RadCases Plus Q&A
Radiologia Pediátrica

Thieme Revinter

RadCases Plus Q&A
Radiologia Pediátrica

Segunda Edição

Autores

Richard B. Gunderman, MD, PhD, MPH
The John A. Campbell Professor of Radiology
Chancellor's Professor of Radiology, Pediatrics,
  Medical Education, Philosophy, Liberal Arts,
  Philanthropy, and Medical Humanities and
  Health Studies
Indiana University
Indianapolis, Indiana

Lisa R. Delaney, MD
Assistant Professor
Department of Radiology
Indiana University School of Medicine
Indianapolis, Indiana

Autores da Série

Jonathan M. Lorenz, MD, FSIR
Professor of Radiology
Section of Interventional Radiology
The University of Chicago
Chicago, Illinois

Hector Ferral, MD
Senior Medical Educator
NorthShore University HealthSystem
Evanston, Illinois

Com 370 figuras

Thieme
Rio de Janeiro • Stuttgart • New York • Delhi

Dados Internacionais de Catalogação na Publicação (CIP)

G975r

Gunderman, Richard B.
  Radiologia Pediátrica / Richard B. Gunderman & Lisa R. Delaney; tradução de Isis Rezende Nunes & Mariana Villanova Vieira – 2. Ed. – Rio de Janeiro – RJ: Thieme Revinter Publicações, 2020.

  264 p.: il; 21 x 28 cm; (RadCases).

  Título Original: *RadCases Plus Q&A Pediatric Imaging, Second Edition*
  Inclui Índice Remissivo
  ISBN 978-85-5465-225-8
  eISBN 978-85-5466-226-5

  1. Diagnóstico por Imagem. 2. Pediatria. I. Delaney, Lisa R. II. Título.

CDD: 616.0757
CDU: 615.849:616-053.2

Nota: O conhecimento médico está em constante evolução. À medida que a pesquisa e a experiência clínica ampliam o nosso saber, pode ser necessário alterar os métodos de tratamento e medicação. Os autores e editores deste material consultaram fontes tidas como confiáveis, a fim de fornecer informações completas e de acordo com os padrões aceitos no momento da publicação. No entanto, em vista da possibilidade de erro humano por parte dos autores, dos editores ou da casa editorial que traz à luz este trabalho, ou ainda de alterações no conhecimento médico, nem os autores, nem os editores, nem a casa editorial, nem qualquer outra parte que se tenha envolvido na elaboração deste material garantem que as informações aqui contidas sejam totalmente precisas ou completas; tampouco se responsabilizam por quaisquer erros ou omissões ou pelos resultados obtidos em consequência do uso de tais informações. É aconselhável que os leitores confirmem em outras fontes as informações aqui contidas. Sugere-se, por exemplo, que verifiquem a bula de cada medicamento que pretendam administrar, a fim de certificar-se de que as informações contidas nesta publicação são precisas e de que não houve mudanças na dose recomendada ou nas contraindicações. Esta recomendação é especialmente importante no caso de medicamentos novos ou pouco utilizados. Alguns dos nomes de produtos, patentes e design a que nos referimos neste livro são, na verdade, marcas registradas ou nomes protegidos pela legislação referente à propriedade intelectual, ainda que nem sempre o texto faça menção específica a esse fato. Portanto, a ocorrência de um nome sem a designação de sua propriedade não deve ser interpretada como uma indicação, por parte da editora, de que ele se encontra em domínio público.

Tradução:
ISIS REZENDE NUNES (Casos 1 a 60)
Tradutora Especializada na Área da Saúde, RJ

MARIANA VILLANOVA VIEIRA (Casos 61 a 100 e Perguntas e Respostas)
Tradutora Especializada na Área da Saúde, SP

Revisão Técnica:
MIRIAM TERESA CAPETTI
Título de Especialista em Pediatria pela Sociedade Brasileira de Pediatria (SBP)
Especialização em Radiologia e Diagnóstico por Imagem pela PUC-RJ
Médica Radiologista do Hospital Federal da Lagoa, RJ
Médica Radiologista do Hospital Municipal Jesus, RJ

Título original:
RadCases Plus Q&A Pediatric Imaging, Second Edition
Copyright © 2019 by Thieme Medical Publishers, Inc.
ISBN 978-1-62623-519-9

© 2020 Thieme
Todos os direitos reservados.
Rua do Matoso, 170, Tijuca
20270-135, Rio de Janeiro – RJ, Brasil
http://www.ThiemeRevinter.com.br

Thieme Medical Publishers
http://www.thieme.com

Impresso no Brasil por BMF Gráfica e Editora Ltda.
5 4 3 2 1
ISBN 978-85-5465-225-8

Também disponível como eBook:
eISBN 978-85-5465-226-5

Todos os direitos reservados. Nenhuma parte desta publicação poderá ser reproduzida ou transmitida por nenhum meio, impresso, eletrônico ou mecânico, incluindo fotocópia, gravação ou qualquer outro tipo de sistema de armazenamento e transmissão de informação, sem prévia autorização por escrito.

Dedicado a Laura, Rebecca, Peter, David e John.

- RBG

Dedicado a Jill Voltmer e Ashley Carman, cuja abnegação mudou para sempre as nossas vidas e nunca poderá ser reembolsada. Nós nunca vamos valorizar o suficiente o que você fez por nós.

- LRD

Prefácio da Série

Como parceiros entusiastas da educação em radiologia, continuamos nossa missão de aliviar o esgotamento e a frustração compartilhada pelos residentes e suas famílias que se dedicam ao treinamento em radiologia! Ao lançar a segunda edição da série RadCases, nossa intenção é expandir, em vez de substituir, essa já rica experiência de estudo que foi experimentada, testada e popularizada por residentes em todo o mundo. Em cada edição de subespecialidade, apresentamos 100 novos casos cuidadosamente escolhidos para elevar o nível em nosso esforço de ajudar os residentes a enfrentar a assustadora tarefa de assimilar enorme quantidade de informação. A segunda edição do RadCases aprimora e expande os conceitos encontrados na primeira edição com variações importantes de casos anteriores, estratégias de diagnóstico e gerenciamento atualizados e novas entidades patológicas. Nosso objetivo contínuo é combinar a popularidade e a portabilidade de livros impressos com a adaptabilidade, qualidade excepcional e recursos interativos de um formato eletrônico baseado em casos. Os novos casos serão adicionados ao banco de dados eletrônico existente para enriquecer o ambiente interativo de imagens de alta qualidade que permite aos residentes organizar sessões de estudo, extrair e dominar rapidamente informações e preparar-se para conferências de radiologia baseadas em temas.

Temos uma dívida de gratidão com nossos próprios residentes e muitos estagiários de radiologia que nos ajudaram a criar, adaptar e melhorar o formato e o conteúdo do RadCases, analisando as sugestões de novos casos, funções e formatação. De volta por demanda popular, é a apresentação concisa, ponto a ponto, dos fatos essenciais de cada caso em tópicos, de fácil leitura e um diferencial breve, crítico, começando com o diagnóstico real. Essa abordagem é fácil para os olhos exaustos e encoraja a preparação repetida de informações importantes durante as revisões rápidas, um processo que acreditamos ser fundamental para a educação em radiologia. Nova desde a edição anterior é a adição de uma seção de perguntas e respostas em cada caso para reforçar conceitos-chave. A intenção dos livros impressos é encorajar repetidos estímulos no uso de informações críticas, fornecendo um grupo portátil de casos centrais excepcionais para dominar. Ao contrário dos autores de outros livros de revisão de radiologia com base em casos, removemos a adivinhação, fornecendo anotações e descrições claras para todas as imagens. Em nossa opinião, não há nada pior do que ser incapaz de localizar um achado sutil em uma imagem mal reproduzida, mesmo depois de se conhecer o diagnóstico final.

Os casos *online* expandem o livro impresso e fornecem uma revisão abrangente de toda a especialidade. Milhares de casos são estrategicamente projetados para aumentar o conhecimento do residente, fornecendo exposição a um espectro de exemplos de casos – do básico ao avançado – e explorando "Aunt Minnies", diagnósticos incomuns e variabilidade dentro de um único diagnóstico. O mecanismo de pesquisa permite que o residente crie listas de estudo diárias individualizadas que não são limitadas por fatores como a subseção de radiologia. Por exemplo, adapte a lista de estudos de hoje a casos envolvendo tuberculose e inclua casos em todas as subespecialidades e em todos os sistemas do corpo. Ou estude apenas casos torácicos, incluindo aqueles relacionados a cardiologia, medicina nuclear e pediatria. Ou, ainda, estude apenas casos musculoesqueléticos. A escolha é sua.

Como parceiros entusiastas neste projeto, começamos pequenos e, com o incentivo, talento e orientação de Timothy Hiscock e William Lamsback na Thieme Publishers, aumentamos ainda mais o nível de nossos esforços para ajudar os residentes a enfrentar a assustadora tarefa de assimilar maciças quantidades de informação. Somos apaixonados por continuar essa jornada e continuaremos a expandir as séries, adaptar os casos com base no *feedback* direto dos residentes e aumentar os recursos destinados à revisão e à autoavaliação do conselho. Em primeiro lugar, agradecemos aos nossos estudantes de medicina, residentes e bolsistas por nos permitirem o privilégio de participar de sua jornada educacional.

Jonathan M. Lorenz, MD, FSIR
Hector Ferral, MD

Prefácio

É um imenso privilégio praticar a radiologia pediátrica. Em comparação com outros especialistas médicos, o radiologista tem o privilégio de espiar dentro do corpo humano vivo e contribuir para o diagnóstico e atendimento de um número extraordinariamente grande de pacientes. Em comparação com outros radiologistas, os especialistas em pediatria têm a oportunidade de avaliar todos os sistemas de órgãos em todas as principais modalidades de imagem. Em nenhuma outra área da radiologia o crescimento e o desenvolvimento do paciente são tão cruciais para o cuidado. Acima de tudo, a radiologia pediátrica oferece uma oportunidade de contribuir para o cuidado, talvez, dos pacientes mais vulneráveis e preciosos de todos, em todos os estágios, desde a vida pré-natal até a adolescência. É uma bênção poder nos incluir entre uma longa lista de estimados colegas, cujos ombros proporcionaram um pedestal de onde todos os que estudam radiologia pediátrica podem enxergar mais longe.

Richard B. Gunderman, MD, PhD
Lisa R. Delaney, MD

Agradecimentos

Muitas pessoas contribuíram para este trabalho: nossos colegas de radiologia pediátrica na Universidade de Indiana, com quem aprendemos muito e com quem continua sendo um privilégio trabalhar lado a lado todos os dias, incluindo Brandon Brown, Matthew Cooper, Donald Corea, Francis Marshalleck, Boaz Karmazyn, Megan Marine e Matthew Wanner, assim como nossa colega recém-aposentada, Mervyn Cohen. Lisa Ferguson e Carlene Webb-Burton forneceram excelente suporte administrativo. RBG também agradece a Kelsey Hilaire, Luke Flood e, especialmente, a Nathan Gruenhagen pela ajuda na preparação de muitos dos casos. Acima de tudo, nossos agradecimentos mais profundos a nossas famílias por sua grande paciência e apoio ao trabalharmos nesse projeto.

Caso 1

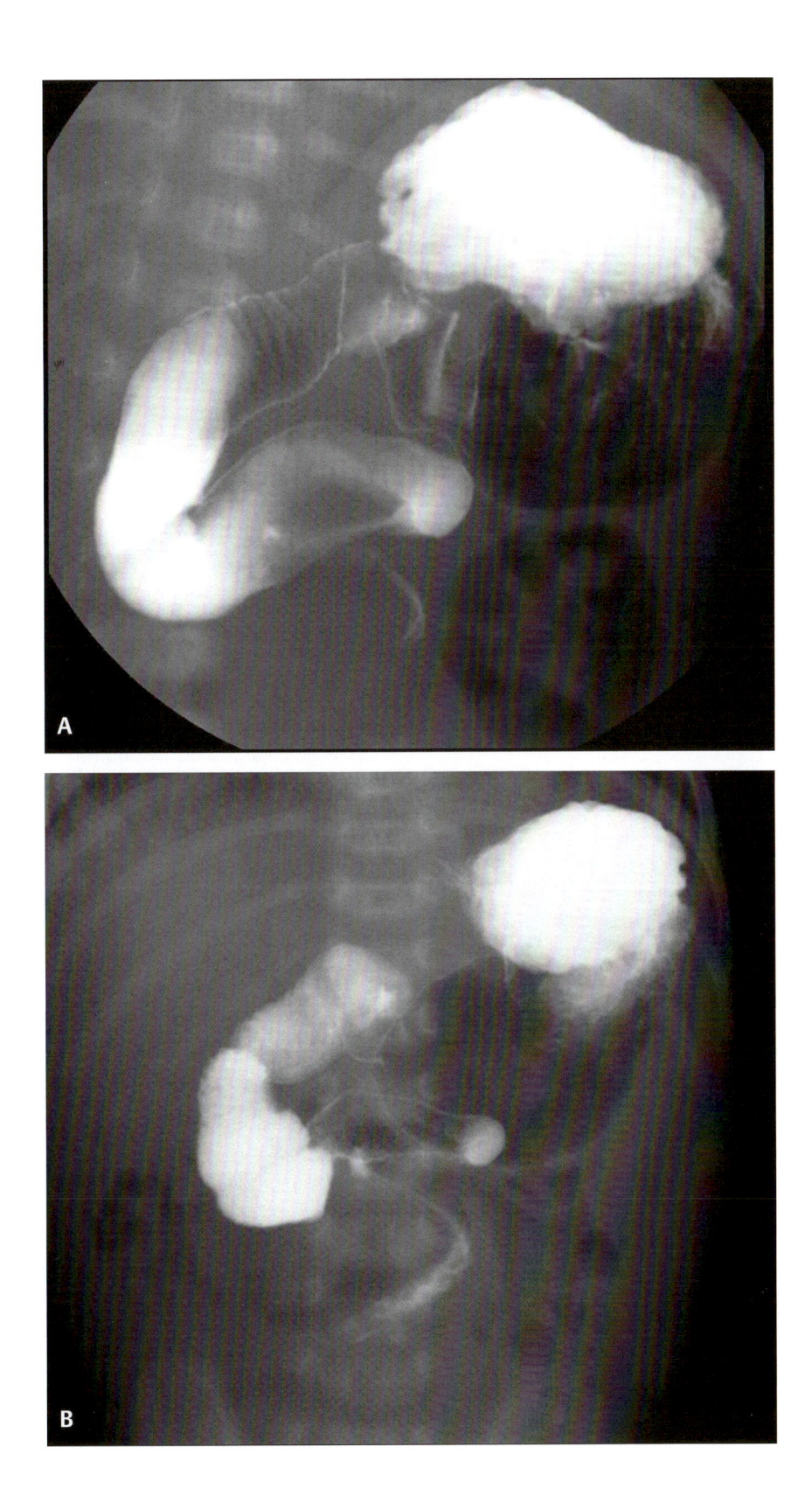

■ **Apresentação Clínica**

Menino de 27 dias apresenta vômitos que se tornaram biliosos no segundo dia.

■ Achados de Imagem

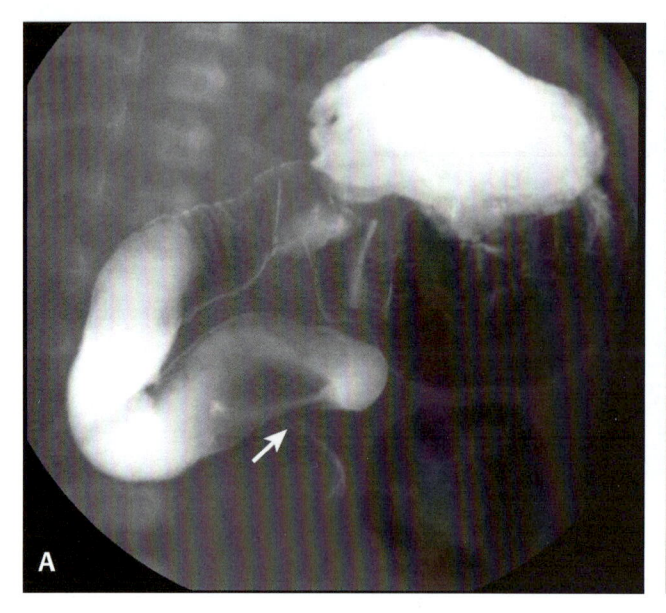

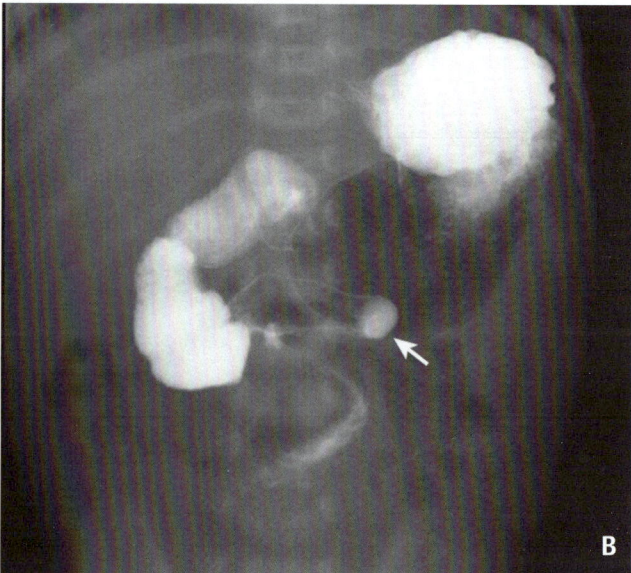

(**A**) Visão oblíqua do exame gastrointestinal superior com bário demonstra dilatação do duodeno proximal que se afunila em aparência semelhante a um bico, seguida, distalmente, por configuração helicoidal ou saca-rolhas do duodeno distal (*seta*). (**B**) A visão frontal do mesmo exame gastrointestinal superior com bário demonstra aparência de saca-rolhas do duodeno distal. A junção duodenojejunal (*seta*) está posicionada de forma caudal demais em relação ao bulbo duodenal.

■ Diagnóstico Diferencial

- ***Volvo do intestino médio:*** Os principais achados de imagem do volvo do intestino médio incluem uma posição anormal da junção duodenojejunal, na qual o contraste radiográfico não se cruza completamente para o lado esquerdo da coluna e uma configuração em saca-rolhas do duodeno distal.
- *Gastroenterite*: A maioria das crianças que apresentam vômitos biliosos não tem uma anormalidade anatômica e, ao contrário, sofre de uma condição funcional, como gastroenterite ou intolerância alimentar.
- *Obstrução duodenal congênita*: Condições como atresia duodenal e membranas duodenais podem estar associadas a vômitos biliosos quando o ponto de obstrução é distal à ampola de Vater.

■ Fatos Essenciais

- O volvo do intestino médio ocorre em pacientes com má rotação intestinal, cujo mesentério do intestino delgado tem raiz mesentérica anormalmente curta e, portanto, é propenso a torção ou volvo.
- O volvo do intestino médio envolve a torção do intestino em torno do eixo da artéria mesentérica superior, o que pode causar isquemia e infarto do intestino.
- Muitos pacientes com má rotação também apresentam bandas de Ladd, bandas fibrosas anormais, semelhantes às bridas, que podem causar obstrução intestinal independentemente de vólvulo.
- Correção cirúrgica através do procedimento de Ladd envolve destorcer o intestino e fixá-lo à parede peritoneal para evitar futuros vólvulos, bem como análise das bandas de Ladd.

■ Outros Achados de Imagem

- Radiografias simples podem ser normais, particularmente se o estômago e o duodeno proximal tiverem sido descomprimidos por vômito ou passagem de sonda nasogástrica.
- Estudos em secção transversal, como a ultrassonografia abdominal ou a CT, podem mostrar uma relação anormal entre a artéria e a veia mesentérica superior, com a veia localizada à esquerda da artéria.
- Estudos em secção transversal também podem mostrar enrolamento helicoidal ou rotacional do intestino ao redor do eixo da artéria mesentérica superior, mais bem apreciado ao rolar pelas imagens axiais.

✓ Pérolas e ✗ Armadilhas

✓ Nos casos em que a posição da junção duodenojejunal é duvidosa, a progressão do contraste radiográfico pode ser acompanhada até o ceco, que está em sua posição normal no quadrante inferior direito em apenas 20% dos pacientes com má rotação.

✗ Observe que os pacientes que passaram pelo procedimento de Ladd ainda terão intestino mal rodado, com o intestino delgado à direita e o intestino grosso à esquerda.

Caso 2

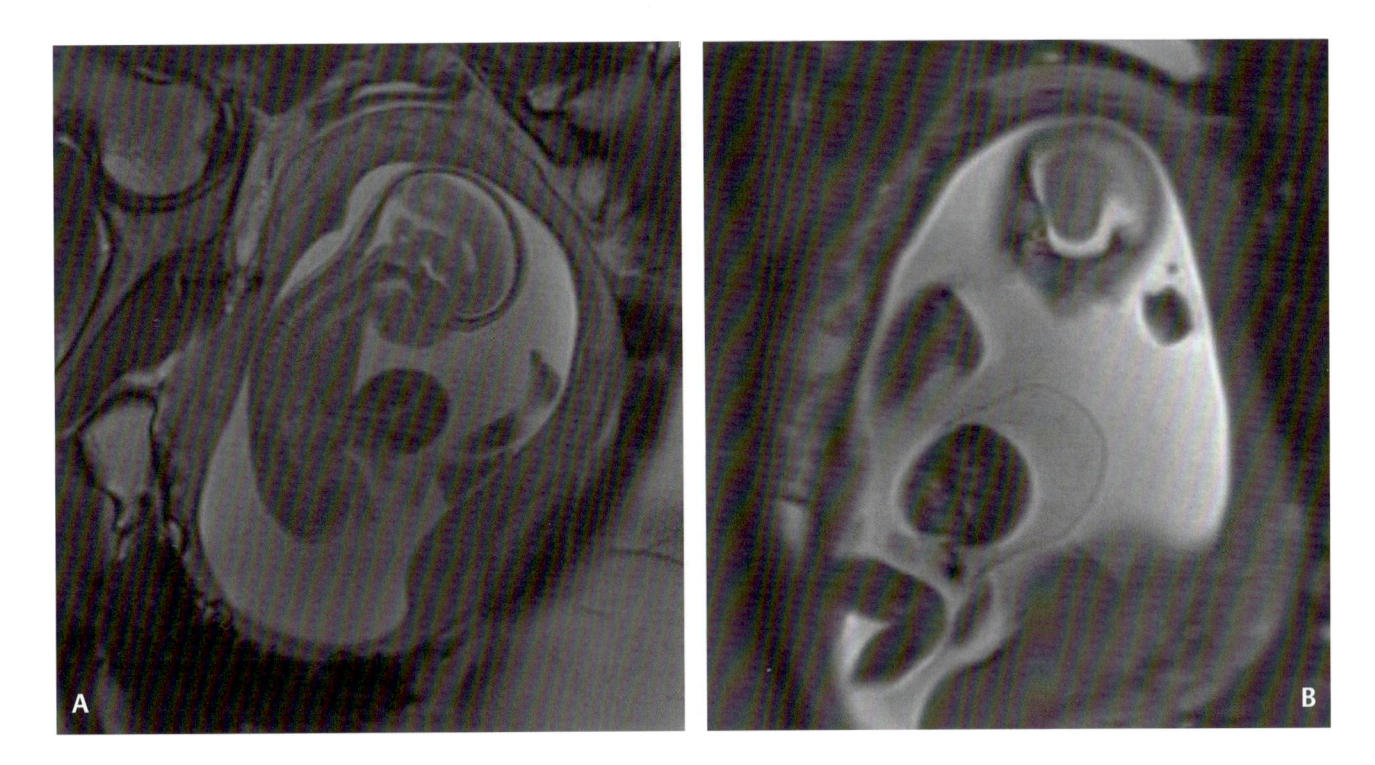

■ Apresentação Clínica

Feto com 21 semanas de idade gestacional com defeito na parede abdominal observado na imagem de ultrassonografia fetal.

■ Achados de Imagem

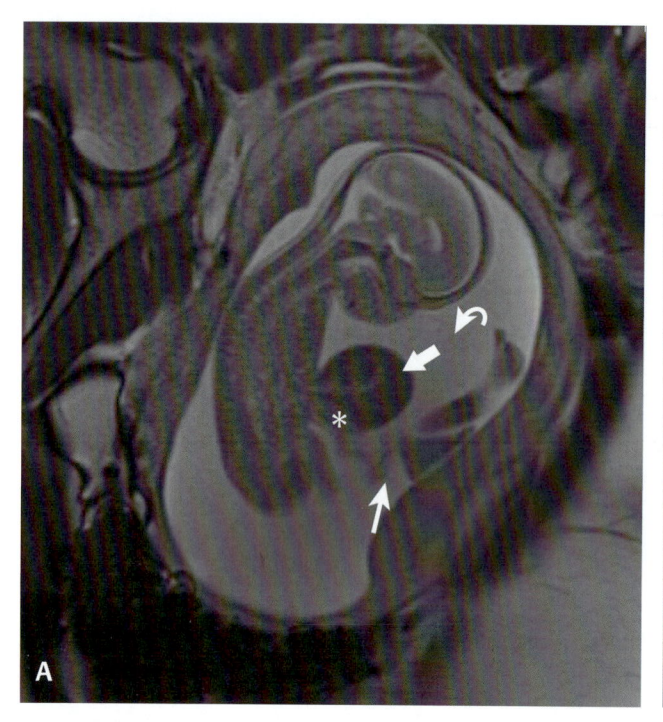

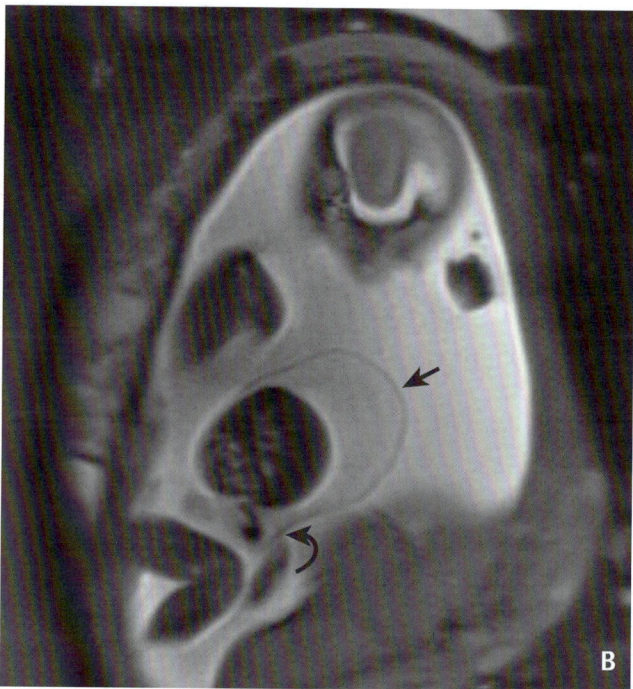

(**A**) Imagens *true fast* sagitais com imagem de MR fetal de precessão em equilíbrio estável (TrueFISP). Parte do fígado (*seta grossa*) e uma pequena quantidade de intestino (*asterisco*) são vistos fora da cavidade abdominal. Há uma membrana curvilínea (*seta curva*) cobrindo o defeito. O cordão umbilical (*seta*) insere-se no aspecto inferior da membrana. (**B**) Imagem sagital de MR fetal em aquisição T2 *half-Fourier single-shot* turbo *spin-echo* (HASTE). O saco herniário (*seta*) é mais bem delineado nesta imagem. A inserção do cordão umbilical no saco (*seta curva*) pode ser vista novamente.

■ Diagnóstico Diferencial

- **Onfalocele fetal:** Um defeito congênito da linha média na parede abdominal com conteúdo abdominal herniando em um saco no qual o cordão umbilical se insere é compatível com onfalocele.
- *Gastrosquise:* Esses defeitos da parede abdominal geralmente estão à direita da linha média e não são cobertos por uma membrana. O cordão umbilical insere-se, normalmente, na parede abdominal, não no defeito.
- *Herniação fisiológica do intestino:* As alças intestinais nunca devem ser vistas fora da cavidade abdominal além das 13 semanas de idade gestacional. Além disso, a herniação fisiológica deve conter apenas alças intestinais, não fígado.

■ Fatos Essenciais

- As anomalias associadas são frequentes e incluem o sistema nervoso central, geniturinário, cardíaco e esquelético. Além disso, a onfalocele está associada a múltiplas síndromes, incluindo trissomias, síndrome de Turner, síndrome de Klinefelter e outras.
- A detecção de anomalias associadas é crucial para o prognóstico. A taxa de mortalidade é muito alta, com qualquer defeito associado e severamente elevada com anomalias cromossômicas ou cardiovasculares associadas. Uma onfalocele isolada tem prognóstico muito melhor.

■ Outros Achados de Imagem

- Quase sempre inicialmente descoberto em imagem de ultrassonografia fetal demonstrando múltiplas alças intestinais herniando a partir de um defeito coberto por membrana.
- A inserção do cordão umbilical está sempre na membrana que cobre a hérnia.
- Cisto alantoide no cordão umbilical é comum.

✓ Pérolas e ✗ Armadilhas

✓ Anomalias associadas parecem ser mais frequentes quanto mais cedo a onfalocele ocorre na gestação e em onfaloceles menores que contêm apenas intestino.

✗ Se a onfalocele se rompe, a membrana que cobre os conteúdos herniados será difícil de visualizar e pode ser difícil de distinguir da gastrosquise.

Caso 3

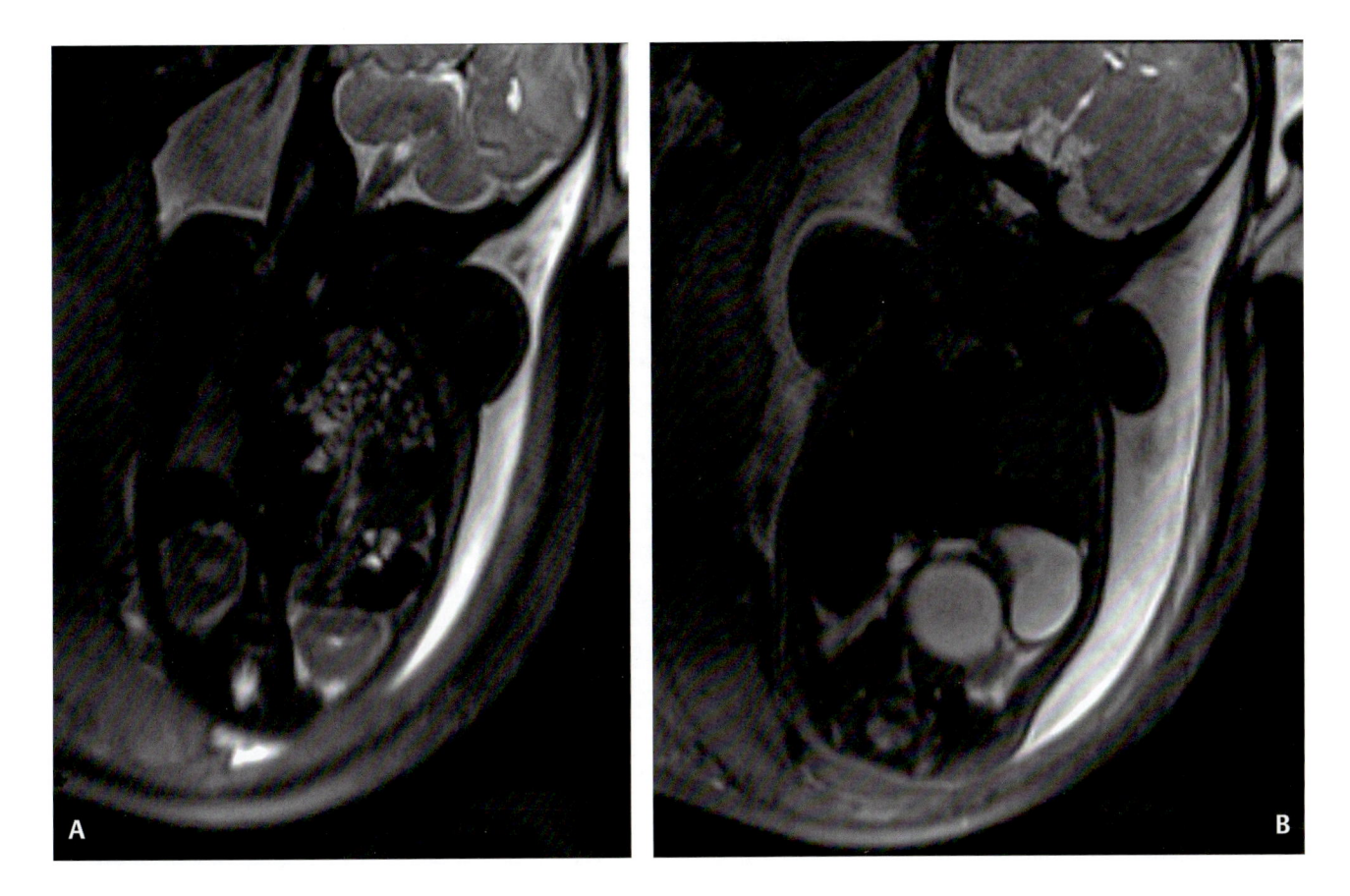

■ **Apresentação Clínica**

Feto com 38 semanas de idade gestacional, preocupação com a massa torácica na imagem ultrassonográfica fetal.

■ Achados de Imagem

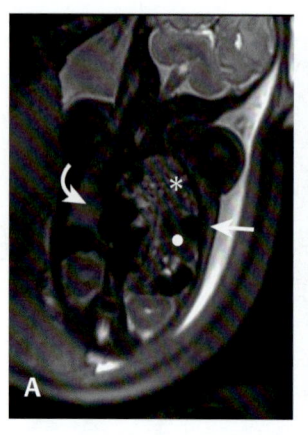

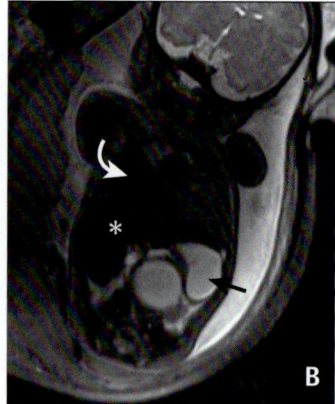

(**A**) Imagem de MR fetal em aquisição coronal *single-shot* turbo *spin-echo* (HASTE). Existem múltiplas alças de intestino delgado (*asterisco*), cólon (*seta*) e baço (*ponto*) na cavidade torácica esquerda, causando efeito de massa no pulmão direito normal (*seta curva*). (**B**) Imagem de MR fetal coronal HASTE. O fígado (*asterisco*) e o estômago (*seta*) não estão herniados na cavidade torácica. O coração (*seta curva*) é deslocado para a direita.

■ Diagnóstico Diferencial

- **Hérnia diafragmática congênita (CDH):** Conteúdo abdominal no hemitórax é consistente com CDH.
- *Malformações congênitas das vias aéreas pulmonares (CPAM):* Embora isso também apareça como cistos cheios de líquido no hemitórax, os cistos não são tipicamente tubulares, como o intestino, e têm uma aparência mais uniforme do que uma CDH que contém intestino e órgãos.
- *Sequestro broncopulmonar (BPS):* Estes geralmente são tipicamente bem definidos e triangulares em forma e homogeneamente alto sinal T2. Muitas vezes, um vaso de alimentação da aorta pode ser identificado.

■ Fatos Essenciais

- CDH pode ocorrer no lado esquerdo ou direito. Raramente é bilateral.
- Quando a CDH ocorre à direita, o fígado está sempre herniado com quantidades variáveis de intestino e estômago.
- Anomalias associadas incluem BPS, anomalias cardíacas, aneuploidia e síndromes múltiplas.

■ Outros Achados de Imagem

- A ressonância magnética fetal pode ser usada para calcular a razão entre os pulmões e a cabeça e para medir os volumes pulmonares fetais, que ajudam a prever prognósticos com base na hipoplasia pulmonar.
- O cardiomediastino se afasta da hérnia.
- Alças intestinais estão ausentes no abdome.
- Na ultrassonografia fetal, a CDH geralmente aparece como massa pulmonar cística. Além disso, se o estômago e o intestino delgado estiverem no mesmo nível transversal que o coração, na visão de quatro câmeras da imagem ultrassonográfica fetal, isso confirma a CDH.
- Na imagem ultrassonográfica fetal de uma CDH direita, a imagem com Doppler colorido pode demonstrar uma inclinação à esquerda do segmento umbilical da veia porta, e os ramos portais para o segmento lateral do lobo esquerdo podem cursar na direção ou acima do diafragma.

✓ Pérolas e ✗ Armadilhas

- ✓ Mais comum no lado esquerdo.
- ✓ O grau de hipoplasia pulmonar, desvio mediastinal, diagnóstico precoce e localização do fígado (acima ou abaixo do hemidiafragma) afetam o prognóstico.
- ✓ A ressonância magnética pode distinguir com segurança CPAM, BPS e CDH, o que é crucial para o planejamento perinatal.
- ✗ Nenhum parâmetro único foi encontrado para correlacionar fortemente com a sobrevivência ou com a necessidade de oxigenação por membrana extracorpórea; no entanto, há um índice prognóstico composto usado em alguns centros que pode correlacionar-se mais fortemente com os resultados.

Caso 4

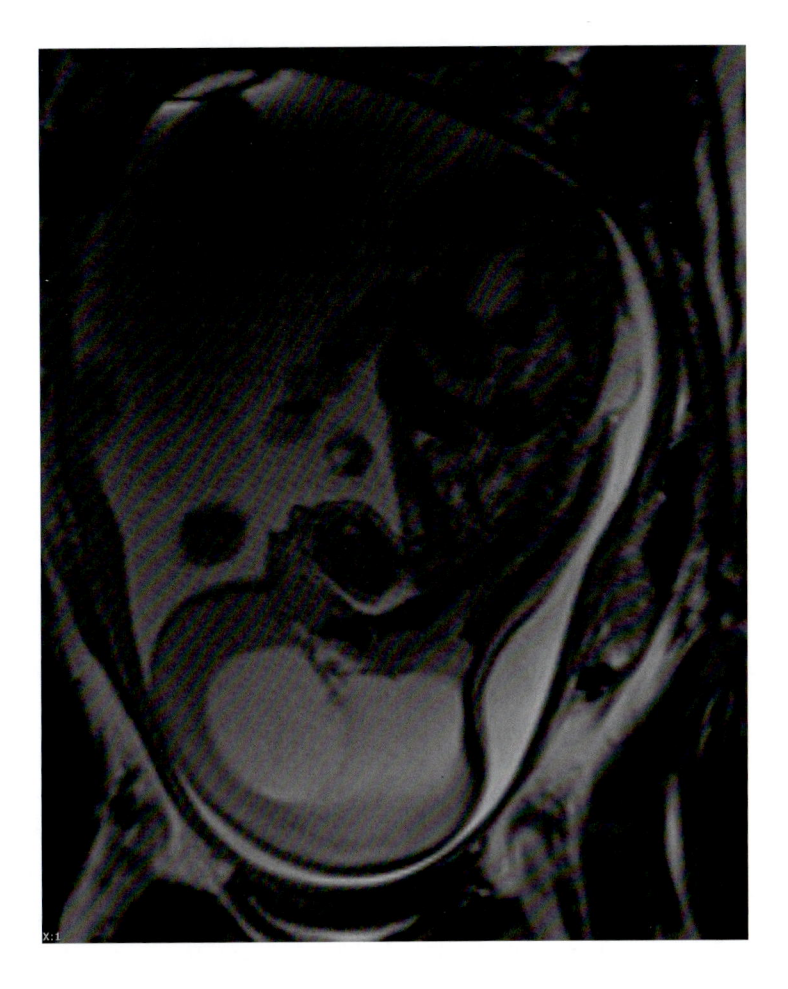

■ **Apresentação Clínica**

Feto com 28 semanas de idade gestacional com hidrocefalia na imagem de ultrassonografia fetal.

Achados de Imagem

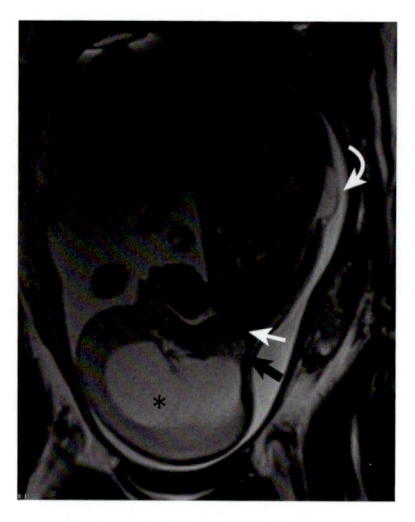

Imagens *true-fast* sagitais de MR fetal de precessão em equilíbrio estável (TrueFISP). Hidrocefalia marcada (*asterisco*) é vista com uma pequena fossa posterior (*seta preta*). Há hérnia das tonsilas cerebelares no nível da coluna cervical (*seta branca*). De, aproximadamente, T12 a L4, há ausência dos elementos posteriores e um saco de mielomeningocele (*seta curva*).

Diagnóstico Diferencial

- **Malformação de Chiari II**: Uma pequena fossa posterior com descida do tronco encefálico e do cerebelo, assim como uma mielomeningocele, é característica da malformação de Chiari II.
- *Malformação de Chiari I*: Tem descida caudal das tonsilas cerebelares, mas não teria a mielomeningocele associada. Estes frequentemente são assintomáticos até a idade adulta.
- *Malformação de Chiari III*: Possui características de Chiari II, mas em vez de mielomeningocele lombar, há encefalocele occipital ou cervical alta.

Fatos Essenciais

- Mielomeningocele é definida como a protrusão de elementos neurais e meninges através de um defeito ósseo da coluna vertebral. É a forma mais comum de defeito do tubo neural.
- A malformação de Chiari II também é conhecida como malformação de Arnold-Chiari.
- Causa vários graus de paralisia, morbidade da bexiga e do intestino e atraso no desenvolvimento.
- Estudos demonstraram que quanto mais alto o nível e maior o tamanho da mielomeningocele, assim como a ausência de cobertura membranosa, estão associados a resultados cada vez mais adversos.
- Causas precoces de mortalidade incluem disfunção do tronco cerebral, ventriculite e complicações relacionadas com o *shunt*. A doença renal é a principal causa de mortalidade no futuro.

Outros Achados de Imagem

- Outros achados de Chiari II no cérebro podem incluir colpocefalia, apontamento inferior dos ventrículos laterais, fenestração da foice do cérebro com interdigitação dos giros pela linha média, aumento da massa intermediária, bico tectal e heterotopia subependimária da substância cinzenta.
- No plano axial da coluna vertebral, o disrafismo espinhal aberto é identificado como ausência do músculo e da pele sobrejacentes.
- Pode ser associado a pé torto, escoliose e crânio de Lückenschädel.

✓ Pérolas e ✗ Armadilhas

- ✓ Quando há mielomeningocele, quase sempre há pequena fossa posterior e achados associados, e vice-versa.
- ✓ Na imagem ultrassonográfica pré-natal, podem-se observar o sinal de limão (concavidade dos ossos frontais) e o sinal cerebelar de banana (cerebelo bem enrolado no tronco cerebral).
- ✗ O sinal de limão na imagem de ultrassonografia pré-natal geralmente não é visto após as 24 semanas de idade gestacional.
- ✗ Mielomeningoceles estão associadas a malformações de Chiari II, mas as meningoceles não estão.

Caso 5

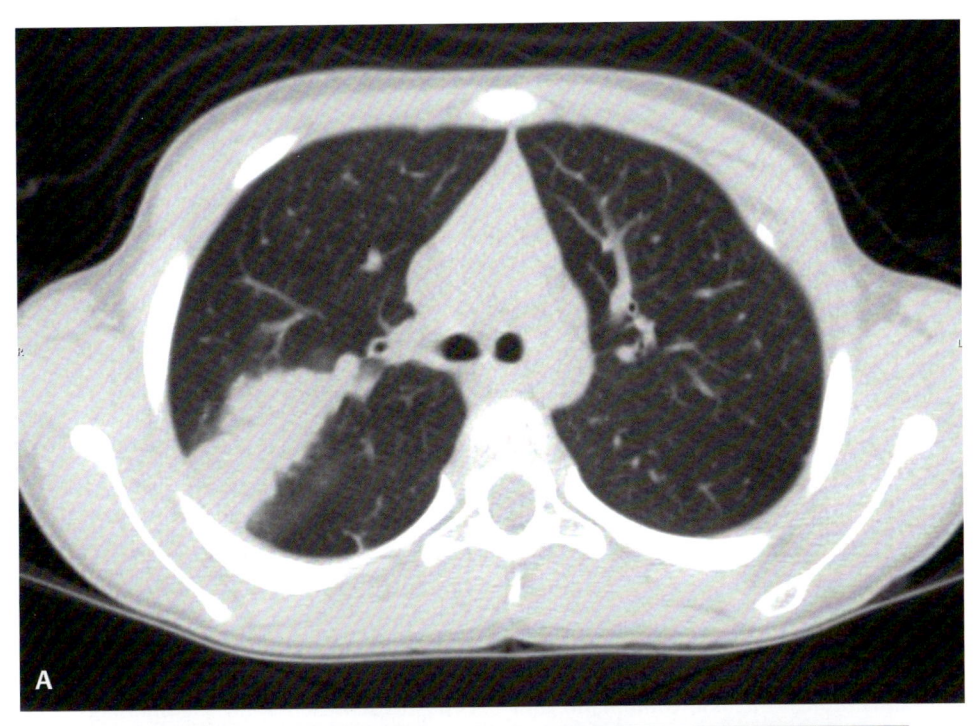

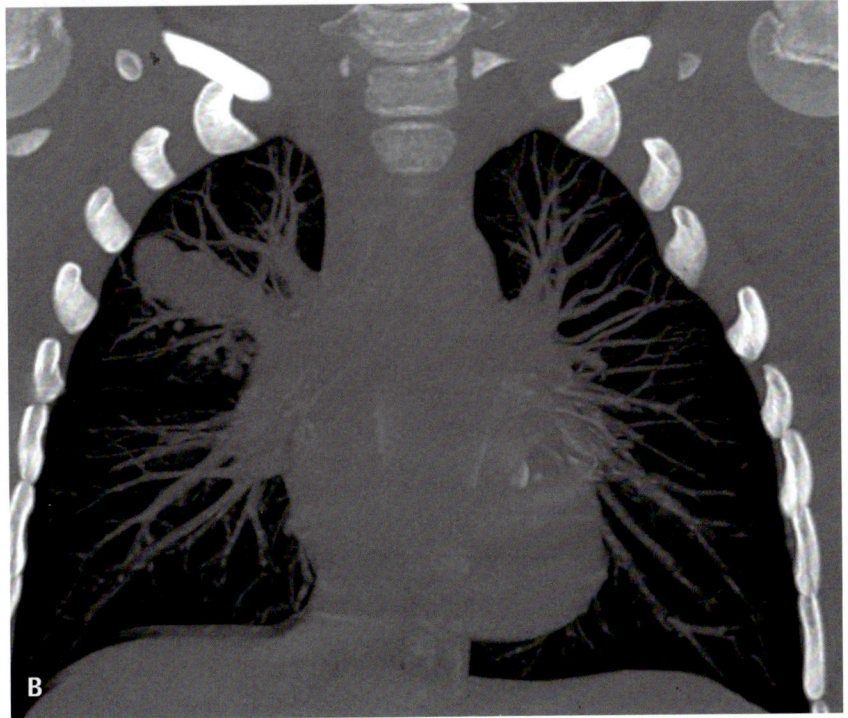

■ Apresentação Clínica

Menino de 10 anos com exacerbação da fibrose cística.

■ Achados de Imagem

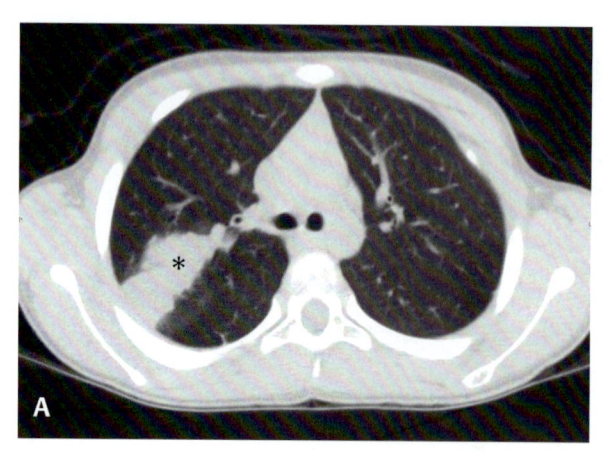

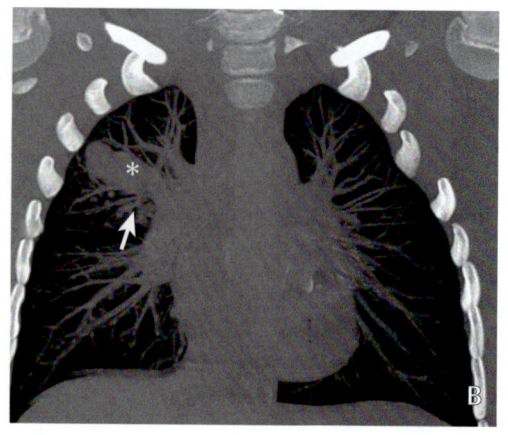

(A) Imagem de CT axial do tórax. Há certa densidade de tecido mole tubular que se estende do hilo direito até a pleura (*asterisco*). (B) Imagem de projeção de intensidade máxima coronal do tórax. Opacidade tubular que se estende do hilo no lobo superior direito (*asterisco*) é vista novamente. Além disso, ao longo da borda inferior da densidade tubular, há densidade de árvore em brotamento (*seta*).

■ Diagnóstico Diferencial

- **Aspergilose broncopulmonar alérgica (ABPA):** Bronquiectasia sacular preenchida com densidade de tecido mole é consistente com uma broncocele. Isso combinado com a história de fibrose cística deve levantar a preocupação da ABPA.
- **Atresia brônquica**: Broncoceles também são vistos na atresia brônquica. Eles geralmente são cercados por uma área de hiperinsuflação e diminuição das marcações vasculares. Além disso, isso não está associado à fibrose cística.
- **Lesão endobrônquica/corpo estranho**: Novamente, isso pode estar associado ao aprisionamento aéreo, mas não está associado à fibrose cística.

■ Fatos Essenciais

- A ABPA é uma reação de hipersensibilidade ao *Aspergillus* que ocorre em pacientes com fibrose cística ou asma.
- *Aspergillus* cresce nas vias aéreas, levando a broncospasmo e edema da parede brônquica e causando danos à parede brônquica e bronquiectasias.
- Os brônquios segmentares e subsegmentares ficam cheios de muco, *Aspergillus* e eosinófilos.

■ Outros Achados de Imagem

- Na radiografia de tórax, achados de asma ou fibrose cística podem estar presentes com opacidades transitórias sobrepostas representando pneumonia eosinofílica.
- A impactação mucoide nos brônquios dilatados pode parecer em massa ou ramificada e pode, também, causar atelectasia.
- Os achados da CT incluem opacidades transitórias, bronquiectasias e broncoceles (brônquios dilatados cheios de muco). Os achados têm distribuição predominante no lobo superior.
- Broncoceles podem ser descritas como dedos-de-luva; sombras em linha de trem; sombras semelhantes a bandas (pasta de dente); e às vezes "V", invertido "V" ou "Y".
- Se não for tratada, a ABPA pode levar a bronquiectasias e fibrose extensas.

✓ Pérolas e ✗ Armadilhas

✓ Em cerca de 30% dos pacientes, o muco se torna calcificado e tem alta densidade nas imagens de CT (o tampão mucoso é visualmente mais denso que os músculos paravertebrais).
✓ Muitos pacientes tossem plugues espessos de muco que podem ter cor laranja.
✗ O *Aspergillus* pode causar muitos achados diferentes nos pulmões, dependendo das comorbidades do paciente e da quantidade de fungos presentes.

Caso 6

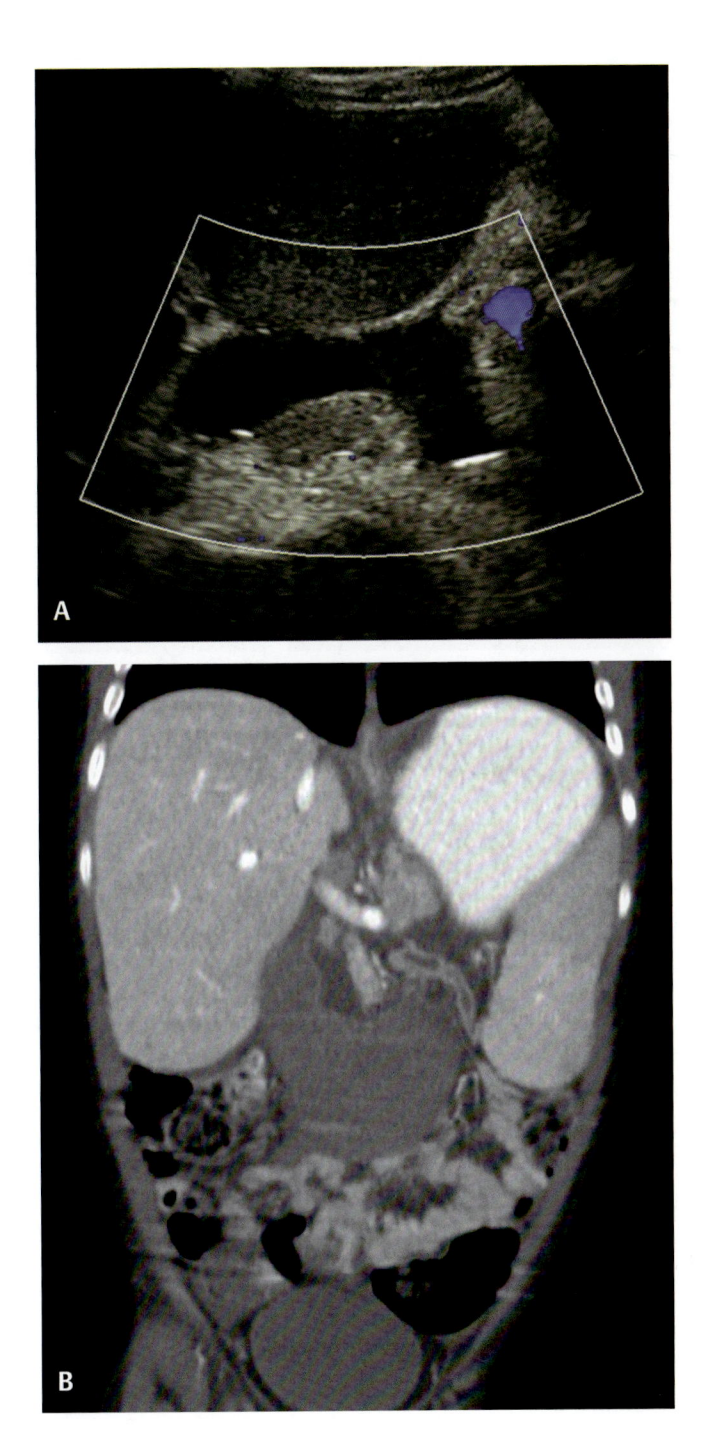

■ Apresentação Clínica

Criança de 8 anos com dor abdominal após uma queda.

■ Achados de Imagem

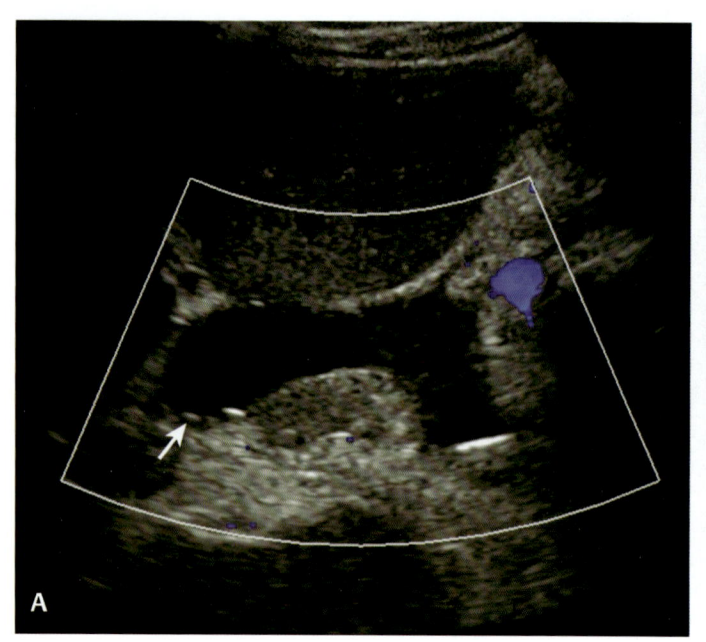

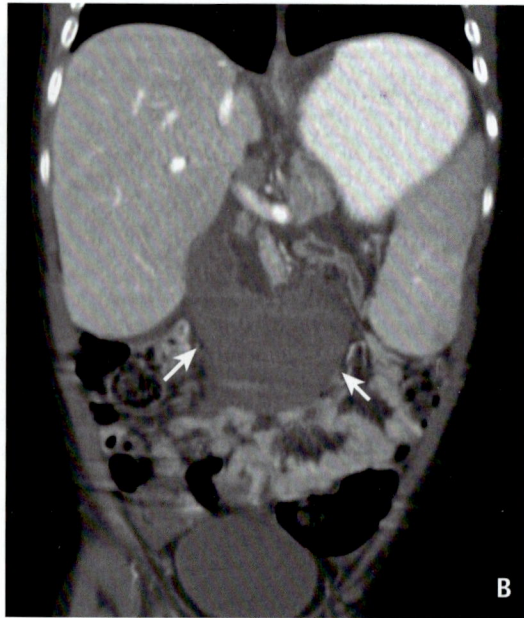

(A) A imagem ultrassonográfica abdominal transversal demonstra uma coleção alongada de fluido hipoecoico atrás do lobo esquerdo do fígado (*seta*).
(B) CT coronal pós-contraste demonstra uma coleção de fluido hipodenso na localização esperada do duodeno distal (*setas*).

■ Diagnóstico Diferencial

- **Hematoma duodenal**: A forma da coleção fluida segue o curso do duodeno distal, e sua ligeira hiperintensidade em comparação com a pequena quantidade de ascite adjacente sugere um hematoma.
- *Pseudocisto pancreático*: Os pseudocistos pancreáticos no saco menor podem assumir uma forma alongada, mas seria incomum que um deles fosse paralelo ao trajeto do duodeno distal.
- *Cisto de duplicação duodenal*: Esses cistos geralmente são encontrados ao longo da parede do duodeno, mas eles não costumam ter forma alongada e suas paredes devem demonstrar a "assinatura intestinal", o que não é visto aqui.

■ Fatos Essenciais

- Associado a equimoses por cinto de segurança, lesões por guidão e abuso infantil.
- Os pacientes geralmente apresentam dor abdominal e vômito.
- A maioria dos hematomas duodenais resolve-se espontaneamente, sem cirurgia.

■ Outros Achados de Imagem

- Os hematomas duodenais traumáticos estão frequentemente associados a outras lesões que envolvem estruturas como o pâncreas e o fígado.
- Grandes hematomas como esse podem estar associados à obstrução duodenal.
- Ao longo dos dias, a densidade e a ecogenicidade de um hematoma duodenal tenderão a diminuir.

✓ Pérolas e ✗ Armadilhas

✓ Em alguns casos de obstrução duodenal pode ser necessário colocar um tubo nasojejunal para permitir a alimentação.
✗ É importante não negligenciar os achados de perfuração duodenal, como gás extraluminal, contraste extravasado e descontinuidades na parede duodenal.

Caso 7

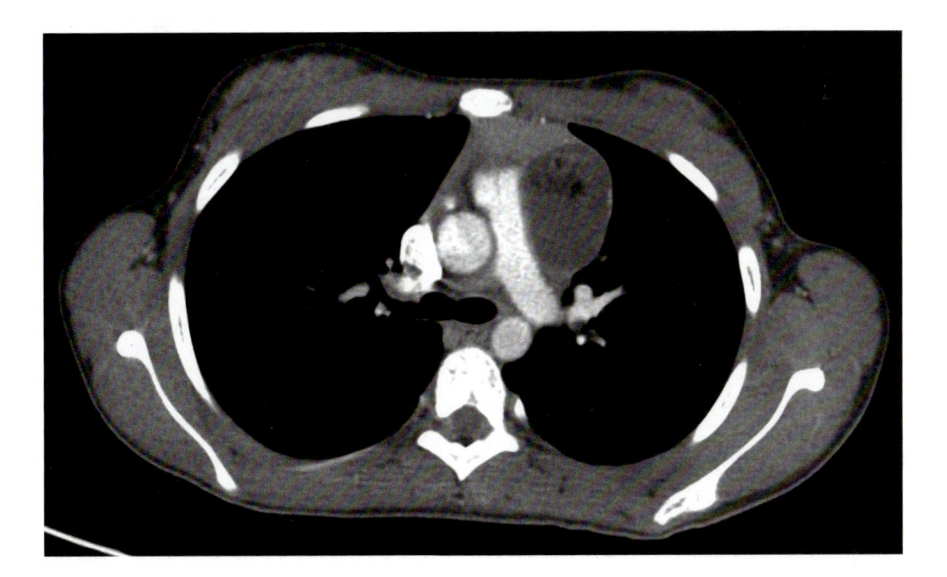

■ **Apresentação Clínica**

Menina de 13 anos com massa torácica.

■ Achados de Imagem

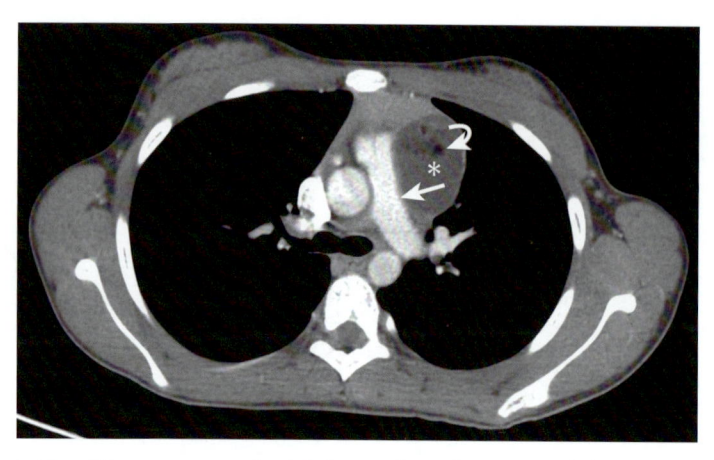

Imagem axial de CT pós-contraste do tórax. Há uma massa arredondada heterogênea e bem margeada (*asterisco*) adjacente ao tronco pulmonar (*seta*). É de densidade mista, mas, provavelmente, contém áreas de baixa densidade consistentes com gordura (*seta curva*).

■ Diagnóstico Diferencial

- **Teratoma**: Massa mediastinal anterior que contém gordura é consistente com teratoma.
- *Linfoma*: Embora o linfoma seja mais comum, o linfoma não deve conter gordura.
- *Timoma*: O timoma compreende apenas 1 a 2% das massas mediastinais em crianças e não contém gordura. Os timomas, em geral, aumentam e podem ter áreas de necrose.

■ Fatos Essenciais

- Os teratomas contêm todas as três camadas de células germinativas e, portanto, podem conter gordura, fluido e calcificações.
- O tumor de células germinativas mais comum no mediastino é o teratoma.
- O tumor de células germinativas é a segunda massa mediastinal mais comum após o linfoma.

■ Outros Achados de Imagem

- Calcificação ocorre em ~25% dos teratomas e pode ser curvilínea, central ou periférica.

✓ Pérolas e ✗ Armadilhas

✓ Para diagnosticar uma neoplasia de células germinativas mediastinais malignas primárias, um tumor gonadal primário como fonte de metástases mediastinais deve ser excluído.
✓ Quanto mais componentes sólidos um tumor tiver, maior a probabilidade de ser benigno.
✗ Embora os teratomas possam ter gordura, fluido e calcificação, todas essas características podem não ser visíveis na imagem.
✗ Múltiplos tumores no mediastino podem conter gordura, incluindo lipoma mediastinal, lipomatose mediastinal, timolipoma e lipossarcoma.

Caso 8

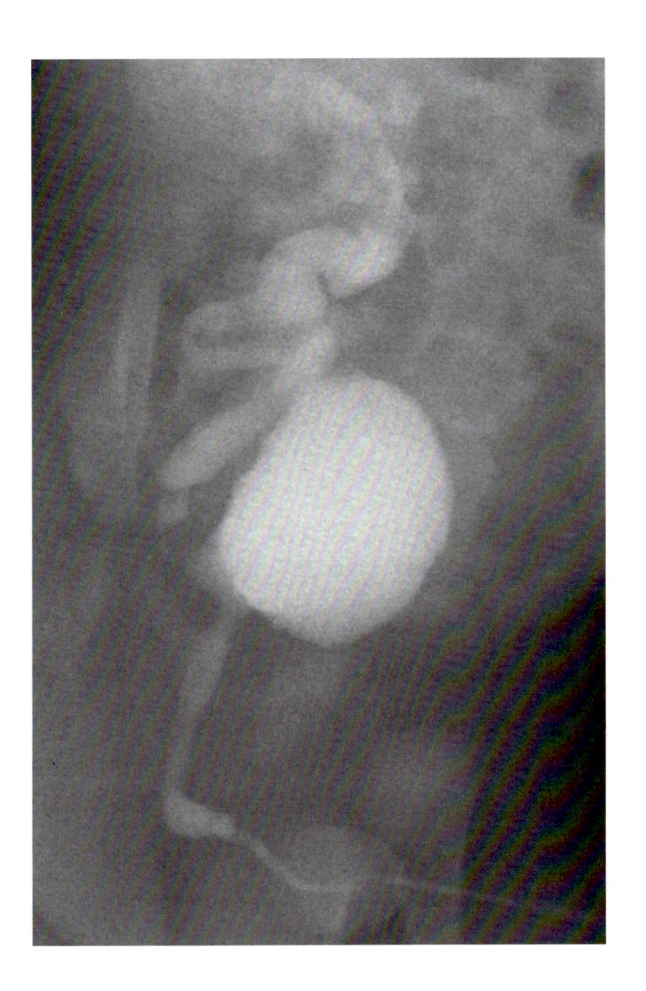

■ **Apresentação Clínica**

Criança de 3 dias com hidronefrose pré-natal.

■ Achados de Imagem

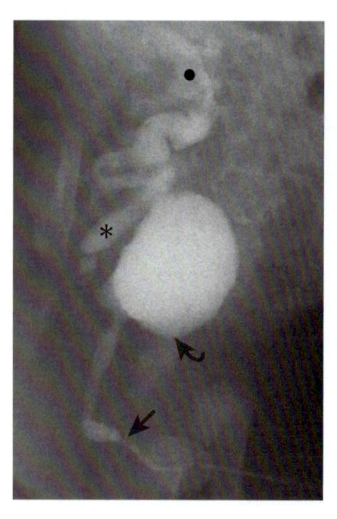

Visão oblíqua de um cistouretrograma miccional. Há mudança abrupta no calibre (*seta*) da uretra peniana com dilatação a montante. Há trabeculação leve da parede da bexiga (*seta curva*) com refluxo vesicoureteral à direita para ureter dilatado e tortuoso (*asterisco*) e para o sistema coletor renal direito distendido (*ponto*).

■ Diagnóstico Diferencial

- **Válvula uretral anterior (AUV):** A mudança abrupta no calibre da uretra peniana é consistente com AUV. Além disso, a trabeculação da bexiga e refluxo vesicoureteral grave são devidos à significativa obstrução do trato urinário inferior.
- *Válvula uretral posterior (PUV)*: A dilatação da uretra em PUVs está na uretra posterior (prostática).
- *Síndrome da barriga de ameixa (Prune belly ou Eagle-Barret):* A síndrome de *Prune belly* compartilha algumas semelhanças com AUVs, incluindo uma uretra dilatada, trabeculação da bexiga, tortuosidade dos ureteres e refluxo vesicoureteral. Outros achados importantes em *Prune belly* incluem flancos salientes em razão da ausência da musculatura da parede abdominal e criptorquidia. Outros achados geniturinários da em *Prune belly* podem incluir a uretra escafoide, o divertículo do úraco e a opacificação do utrículo.

■ Fatos Essenciais

- AUVs podem ser encontrados em qualquer parte da uretra anterior.
- PUVs são 15 a 30 vezes mais comuns que AUVs.

■ Outros Achados de Imagem

- A válvula em si pode aparecer como um defeito de enchimento linear ao longo da parede ventral.
- Alternativamente, a válvula em si não pode ser vista e é indicada apenas por uma uretra dilatada que termina em uma protuberância suave ou uma mudança abrupta no calibre da uretra dilatada.
- O refluxo vesicoureteral ocorre em um terço dos casos.
- Uma bexiga trabeculada com divertículos e um divertículo uretral também podem ser vistos.
- AUVs podem estar associadas a divertículos uretrais. Alguns as consideram entidades separadas, enquanto outros as consideram parte da mesma entidade.

✓ Pérolas e ✗ Armadilhas

✓ Válvulas de Guerin são AUVs ocorrendo no aspecto mais distal da uretra, a fossa navicular.
✗ Pacientes com AUV têm apresentações extremamente variáveis, dependendo do grau de obstrução e da idade do paciente. Os sintomas podem variar de incontinência urinária e retenção com fluxo urinário fraco até infecção, uremia e insuficiência renal.

Caso 9

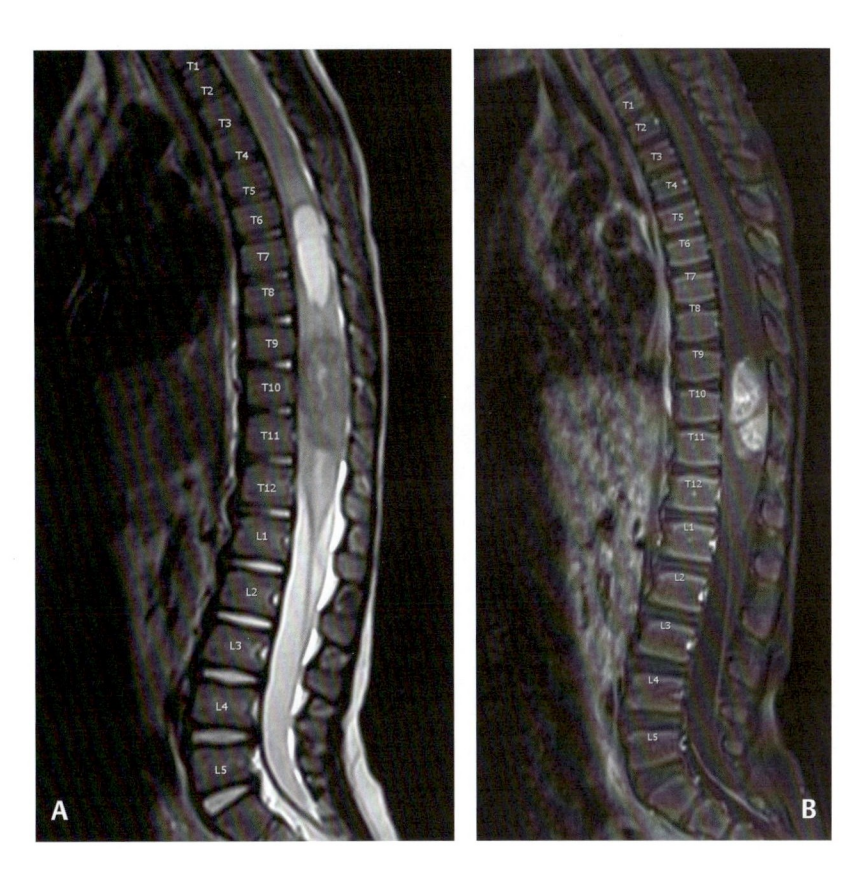

■ Apresentação Clínica

Menino de 4 anos com marcha instável.

■ Achados de Imagem

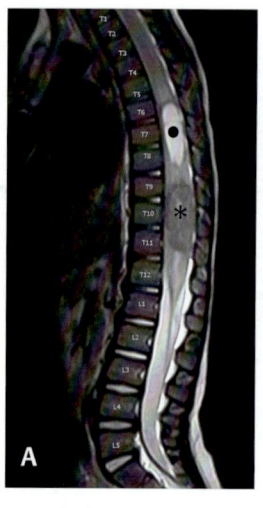

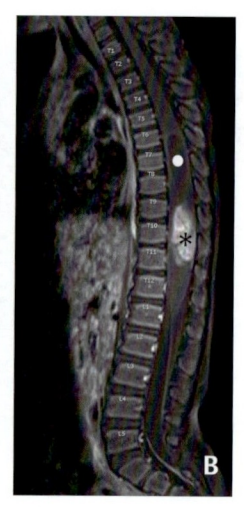

(**A**) Imagem sagital ponderada em T2 da coluna vertebral. Há uma grande massa intramedular expansiva oval (*asterisco*) dentro da medula espinal torácica inferior, de aproximadamente T9 a T11. Tem sinal T2 predominantemente baixo, mas algum sinal T2 central aumentado. Cranial a essa massa, de aproximadamente T6 a T8, há uma lesão cística expansível (*ponto*) com um aro de sinal T2 baixo. (**B**) Imagem sagital T1 pós-contraste de gordura saturada da coluna vertebral. Há realce do contraste da massa sólida (*asterisco*) de T9 a T11, mas não da lesão cística (*ponto*).

■ Diagnóstico Diferencial

- **Astrocitoma da medula espinal**: Massa infiltrante que expande a medula espinal é consistente com astrocitoma.
- *Ependimoma medular*: São incomuns em crianças, mas podem assemelhar-se aos astrocitomas da medula espinal. Os ependimomas contêm, mais frequentemente, hemorragia e geralmente são mais bem definidos que os astrocitomas.
- *Siringo-hidromielia*: É uma cavidade semelhante a um cisto na célula medular que não se realça pelo meio de contraste e geralmente está associada a uma malformação como Chiari I, disrafismo espinal, Dandy-Walker ou diastematomielia.

■ Outros Achados de Imagem

- Escoliose discreta, distância intrapedicular alargada e erosão óssea podem ser vistas em radiografia simples.
- Na imagem CT, a expansão do cordão medular pode ser identificada com frequência. O tumor em si pode ser difícil de identificar; no entanto, geralmente realçará.
- Cistos intratumorais e peritumorais e edema circundante são comuns.
- Astrocitomas podem parecer predominantemente extramedulares.
- O envolvimento de toda a medula espinal (envolvimento de holocórdia) é comum em crianças.

■ Fatos Essenciais

- O astrocitoma é a neoplasia de medula espinal mais comum em crianças.
- A disseminação subaracnóidea pode ocorrer.

✓ Pérolas e ✗ Armadilhas

✓ Os astrocitomas surgem no parênquima medular, enquanto os ependimomas surgem no canal central.
✗ Em uma série, 20 a 30% dos astrocitomas não realçaram pelo meio de contraste.

Caso 10

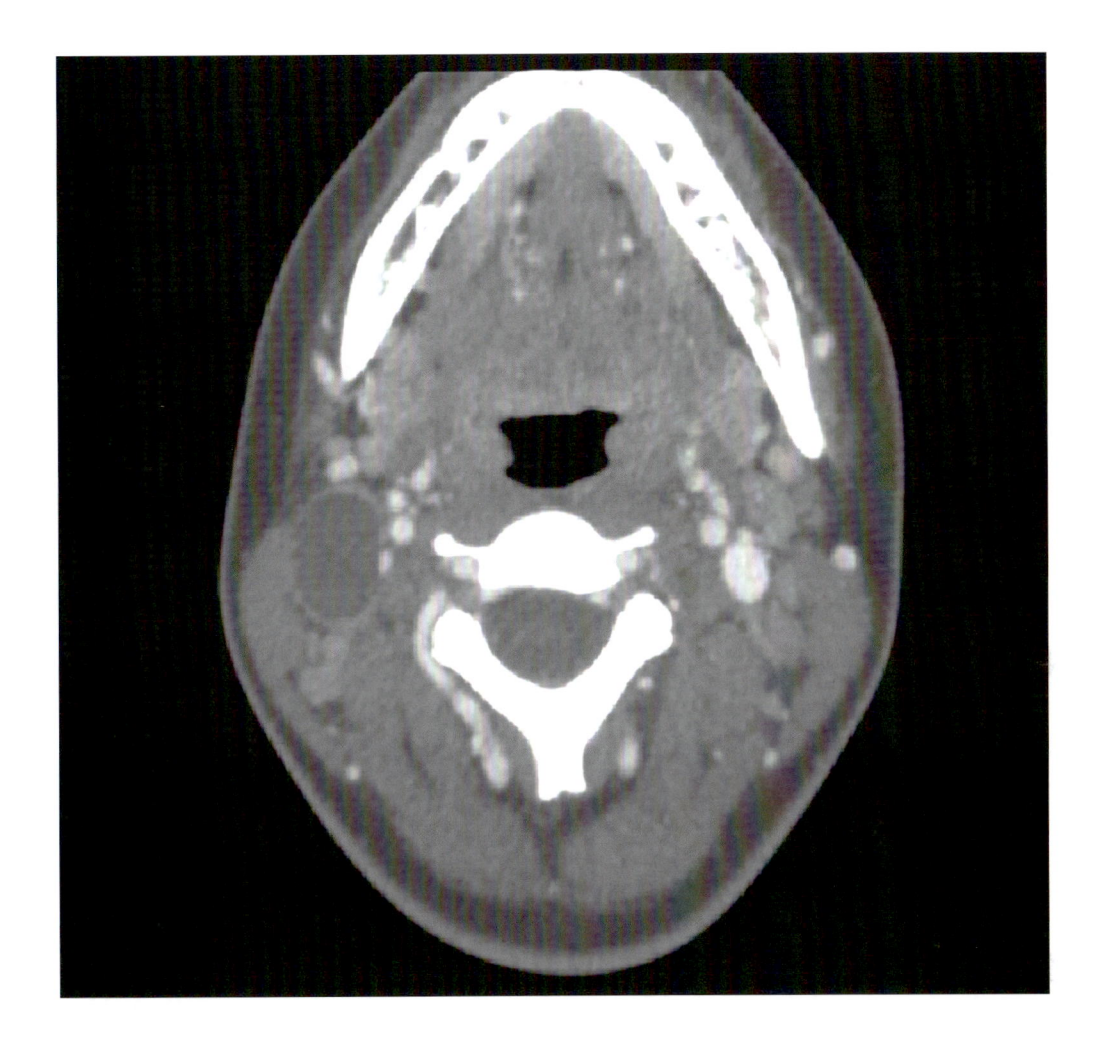

■ **Apresentação Clínica**

Menina de 15 anos com um caroço no pescoço.

Achados de Imagem

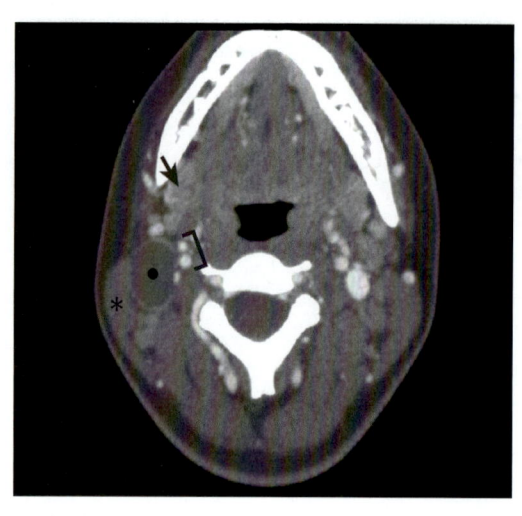

Imagem axial de CT pós-contraste do pescoço. Profundamente e junto ao músculo esternoclidomastóideo direito (*asterisco*), posterolateral à glândula submandibular direita (*seta*) e lateral à artéria carótida interna direita e veia jugular (*suporte*) está uma lesão com densidade de fluidos bem circunscrita (*ponto*) com borda fina de realce periférico suave.

Diagnóstico Diferencial

- **Cisto da segunda fenda branquial (tipo II)**: Essa é a localização clássica de um cisto de fenda branquial.
- **Cisto do ducto tireoglosso**: Geralmente estão na linha média ou ligeiramente fora da linha média.
- **Linfonodo supurativo**: Embora um linfonodo supurativo possa ser de baixa densidade com uma borda fina de realce, isso é bastante grande para um linfonodo e não há outros linfonodos reativos na área.

Fatos Essenciais

- Existem quatro tipos de cistos da segunda fenda branquial, classificados por localização. O tipo II é o mais comum.
- Os cistos da fenda branquial geralmente se apresentam como massas flutuantes e indolores no pescoço lateral em pacientes com idades entre 10 e 40 anos.

Outros Achados de Imagem

- A localização clássica de um cisto de fenda branquial é na borda anteromedial do músculo esternoclidomastóideo (SCM), lateralmente ao espaço carotídeo, e na margem posterior da glândula submandibular.
- Os cistos de fenda branquial geralmente deslocam o SCM posterior ou posterolateralmente. Os vasos do espaço carotídeo são deslocados medial ou posteromedialmente e a glândula submandibular é deslocada anteriormente.
- Uma parede espessada pode indicar infecção.
- Dependendo do conteúdo mucoide do cisto, ele pode ter ecogenicidade interna e pode ter sinal T1 aumentado.

✓ Pérolas e ✗ Armadilhas

✓ Uma borda curvada de tecido pode ser vista apontando medialmente entre as artérias carótidas interna e externa. Isso é chamado de "sinal do bico" ou "sinal do entalhe" e é considerado patognomônico de um cisto da segunda fenda branquial (tipo III), embora um schwannoma também possa ter esse achado.

✓ Fístulas e seios da fenda branquial também podem ocorrer. Pode haver uma abertura óbvia no pescoço entre o osso hioide e o entalhe supraesternal.

✗ Embora o ângulo da mandíbula seja a localização mais frequente, os cistos de fenda branquial podem ocorrer em qualquer lugar ao longo de uma linha desde a fossa tonsilar orofaríngea até a região supraclavicular.

Caso 11

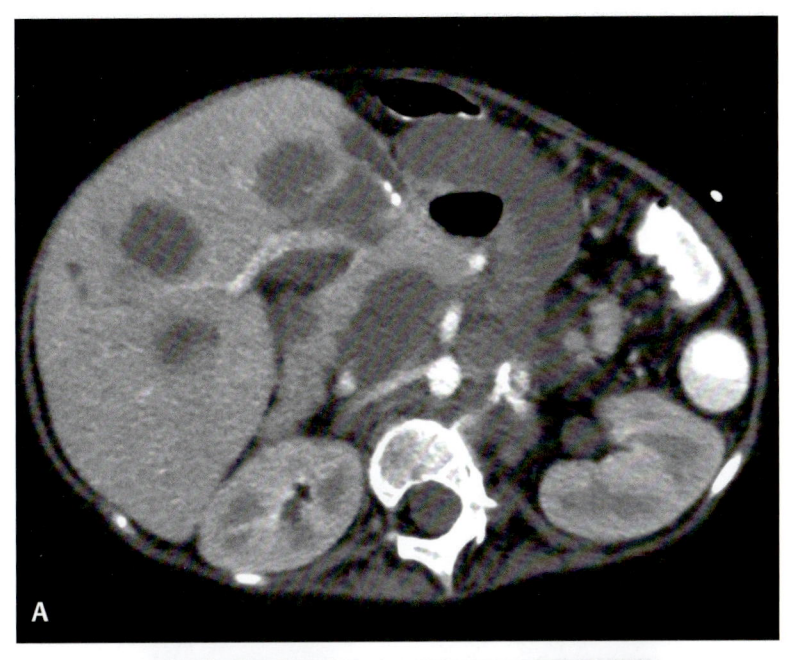

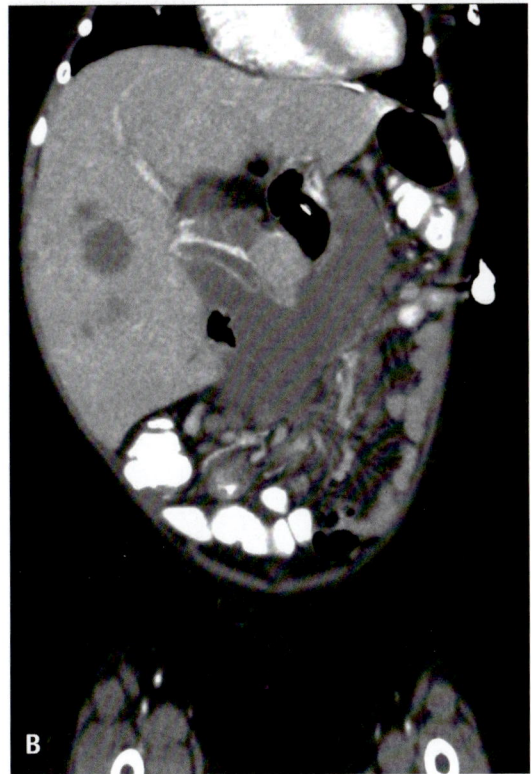

■ Apresentação Clínica

Menina de 6 anos com história de heterotaxia e transplante cardíaco apresenta dor e massa abdominal.

■ Achados de Imagem

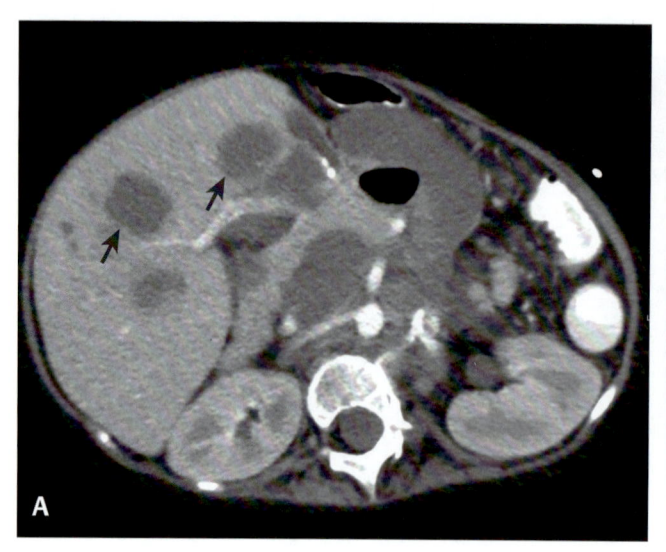

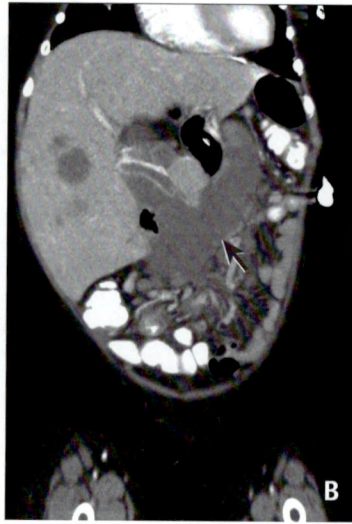

(**A**) A imagem axial de CT pós-contraste demonstra múltiplos nódulos de baixa densidade no fígado (*setas*), *porta hepatis* e ao redor do eixo aórtico.
(**B**) A imagem coronal de CT pós-contraste demonstra as lesões de baixa densidade do fígado e *porta hepatis*, bem como massa alongada anterior ao eixo vascular (*seta*).

■ Diagnóstico Diferencial

- ***Transtorno linfoproliferativo pós-transplante***: Dada a história de transplante cardíaco e imunossupressão associada, os achados aqui são mais suspeitos para o transtorno linfoproliferativo pós-transplante; a redução da imunossupressão frequentemente causa remissão.
- *Linfoma*: O linfoma faz parte de um espectro de doenças linfoproliferativas que inclui o distúrbio linfoproliferativo pós-transplante, e as duas podem ser muito difíceis de distinguir; pacientes após transplante cardíaco têm incidência relativamente alta.
- *Doença granulomatosa*: Doenças infecciosas, como doença da arranhadura do gato e mononucleose (que, como o distúrbio linfoproliferativo pós-transplante, está ligado ao vírus Epstein-Barr), podem estar associadas à linfadenopatia proeminente e confluente.

■ Fatos Essenciais

- Os pacientes apresentam linfadenopatia e efeito de massa associado.
- Linfonodos aumentados podem ser encontrados em qualquer parte do corpo, porém, mais frequentemente, no abdome.
- Mais comum em crianças que em adultos.

■ Outros Achados de Imagem

- Espessamento da parede intestinal que pode precipitar a intussuscepção.
- Pode se ver envolvimento difuso e aumento do baço.
- A tomografia por emissão de pósitrons (PET) e a PET/CT podem ser úteis para determinar a extensão da doença e a resposta à terapia.

✓ Pérolas e ✗ Armadilhas

✓ A doença linfoproliferativa pós-transplante é o diagnóstico presuntivo em um paciente pós-transplante sob imunossupressão que desenvolve adenopatia e/ou massa proeminente.
✗ O risco de distúrbio linfoproliferativo pós-transplante é mais alto em crianças que são Epstein-Barr negativas no momento do transplante e se tornam infectadas a partir de então.

Caso 12

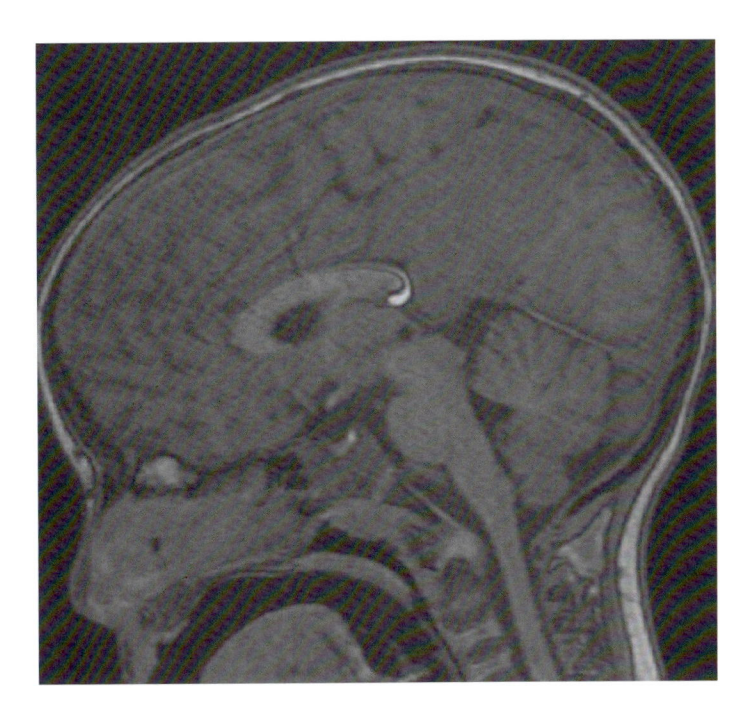

■ **Apresentação Clínica**

Menino de 3 anos com convulsões.

Achados de Imagem

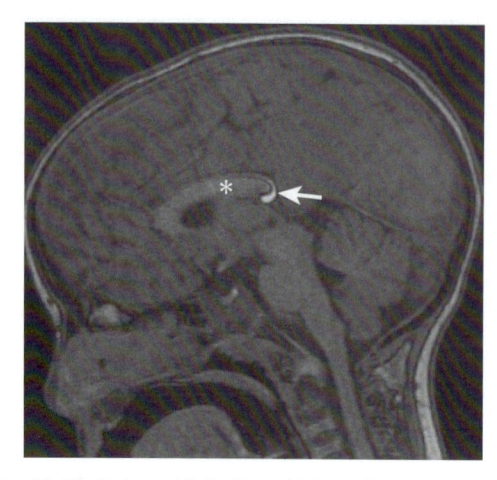

Imagem sagital do cérebro de MR ponderada em T1. Há alta intensidade de sinal T1 curvilínea (*seta*) ao longo da periferia do aspecto posterior do corpo do corpo caloso (*asterisco*). Há ausência do esplênio do corpo caloso.

Diagnóstico Diferencial

- **Lipoma do corpo caloso**: Massa fina e alongada com intensidade de sinal de gordura que corre ao longo da borda do corpo caloso é consistente com lipoma curvilíneo.
- *Cisto dermoide intracraniano*: Apesar de geralmente serem da linha média e de densidade de gordura, eles são quase sempre lobulares, ao contrário dos lipomas calosos curvilíneos.
- *Foice cerebral gordurosa*: Este é um achado incidental comum de gordura entre as duas camadas viscerais da foice. Não está associado à agenesia/disgenesia do corpo caloso. Eles têm intensidade de sinal T2 variável.

Fatos Essenciais

- Existem dois tipos de lipomas pericalosos: curvilíneo e tubulonodular.
- O tipo curvilíneo é menos comum e menos sintomático.
- O tipo tubulonodular é mais comum. Está associado a anormalidades mais graves e extensas, incluindo encefaloceles, anomalias do lobo frontal e malformações calosas. Isso leva a sintomas mais graves.

Outros Achados de Imagem

- Ocorre na fissura inter-hemisférica.
- Os lipomas pericalosos curvilíneos geralmente medem < 1 cm de espessura com corpo caloso apenas levemente hipoplásico.
- Raramente, os lipomas pericalosos curvilíneos conectam-se a um lipoma extracraniano subcutâneo através de um defeito craniano ou por um fino pedículo fibroso lipomatoso sem um defeito aparente no crânio.
- Os lipomas pericalosos tubulonodulares são localizados anteriormente, redondos ou nodulares, com até 2 cm de espessura, e estão associados a grandes defeitos calosos e anomalias faciais. Eles podem estender-se para os ventrículos laterais e plexo coroide.
- Na imagem ultrassonográfica, os lipomas são massas hiperecogênicas da linha média na área do corpo caloso.
- Na CT, os lipomas são de densidade adiposa e o tipo tubulonodular pode apresentar calcificação curvilínea periférica.
- A angiografia pode demonstrar vasos cerebrais anteriores cursando por lipoma e pode mostrar aneurismas e malformações vasculares associados.
- Lipomas não realçam pelo contraste.
- Na imagem por ressonância magnética (MRI), o artefato de deslocamento químico pode ser visto.

✓ Pérolas e × Armadilhas

✓ O corpo caloso é o local mais comum para um lipoma intracraniano.
✓ Os lipomas do corpo caloso podem ser detectados intraútero.
× Apenas metade dos lipomas ocorre com alguma disgenesia calosa.

Caso 13

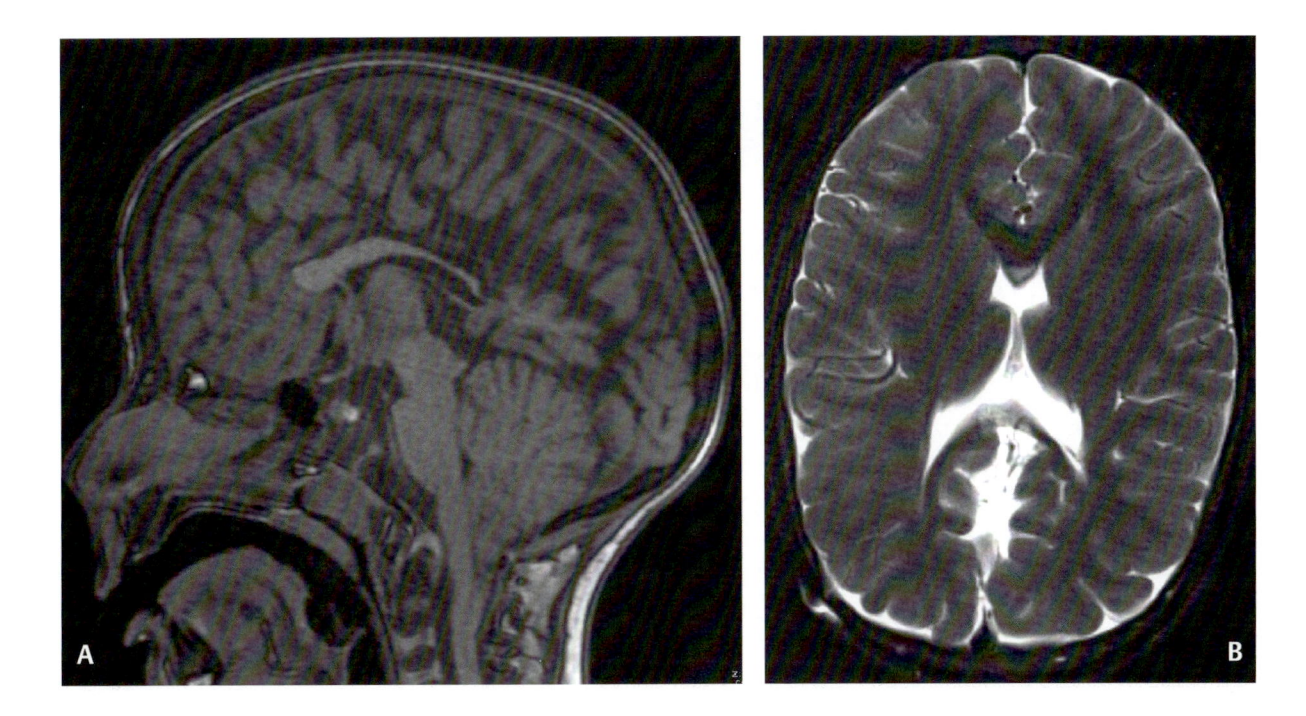

■ Apresentação Clínica

Criança de 5 anos com história de mielomeningocele ao nascimento.

Achados de Imagem

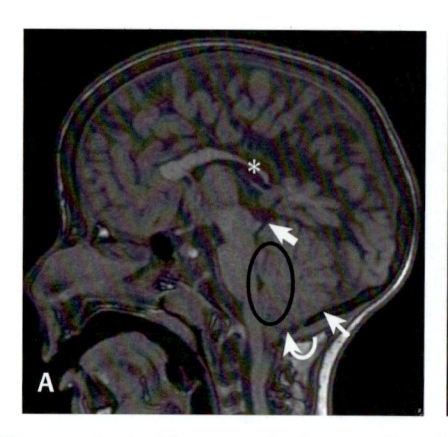

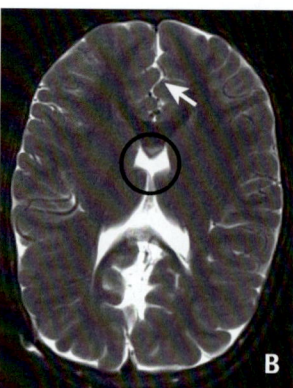

(A) Imagem sagital de MR em T1 sem contraste. A fossa posterior é pequena (*seta fina*) e o cerebelo é herniado através do forame magno (*seta curva*). O quarto ventrículo é pequeno e há estenose aquedutal (*círculo*). Há um bico tectal (*seta grossa*). Hipoplasia/agenesia do corpo posterior do corpo caloso (*asterisco*) é vista. (B) Imagem de MR axial T2 saturada com gordura sem contraste. Há interdigitação da foice (*seta*) e o septo pelúcido não é identificado (*círculo*).

Diagnóstico Diferencial

- **Malformação de Chiari II**: A constelação de achados, bem como o histórico de mielomeningocele, fazem deste o diagnóstico mais provável.
- *Malformação de Chiari I*: Nesta malformação, as tonsilas cerebelares são deslocadas mais que 5 mm caudalmente pelo forame magno; entretanto, geralmente não há outras anormalidades cerebrais e não está associada à mielomeningocele, embora esteja associada à siringomielia.
- *Malformação de Chiari III*: características de Chiari II sobrepõem-se a Chiari III; no entanto, em Chiari III, o conteúdo da fossa posterior é herniado em uma cefalocele occipital ou cervical alta.

Fatos Essenciais

- A malformação de Chiari II é caracterizada por uma mielomeningocele e uma pequena fossa posterior com a medula e o quarto ventrículo sendo deslocados inferiormente e o cerebelo sendo herniado pelo forame magno.
- A hidrocefalia frequentemente requer uma derivação (*shunt*).
- Também chamada de malformação de Arnold-Chiari.

Outros Achados de Imagem

- Supratentorialmente: Massa intermediária aumentada, colpocefalia, hidrocefalia.
- Infratentorialmente: recorte do osso petroso, tórcula baixa, torção cervicomedular.
- Disrafismo espinhal, como meningocele, mielomeningocele, medula presa, lipoma do filo.
- Crânio lacunar (crânio de Lückenschädel): depressões redondas ou ovais na superfície interna do crânio, separadas por cordões ósseos.

✓ Pérolas e ✗ Armadilhas

✓ Sinal do limão. Na imagem ultrassonográfica pré-natal, há endentação do osso frontal que faz com que o crânio pareça estar em forma de limão.
✓ Sinal da banana. Nas imagens axiais através da fossa posterior na ultrassonografia pré-natal, o cerebelo envolve o tronco cerebral e o cerebelo parece uma banana.
✗ O achado de crânio lacunar (crânio de Lückenschädel) desaparece após os 6 meses de idade.
✗ O sinal do crânio do limão é mais frequentemente visto em fetos com idade gestacional menor que 24 semanas e pode não estar presente em fetos mais velhos. Não é exclusivo de Chiari II e pode ser visto em fetos com encefaloceles e outras condições.

Caso 14

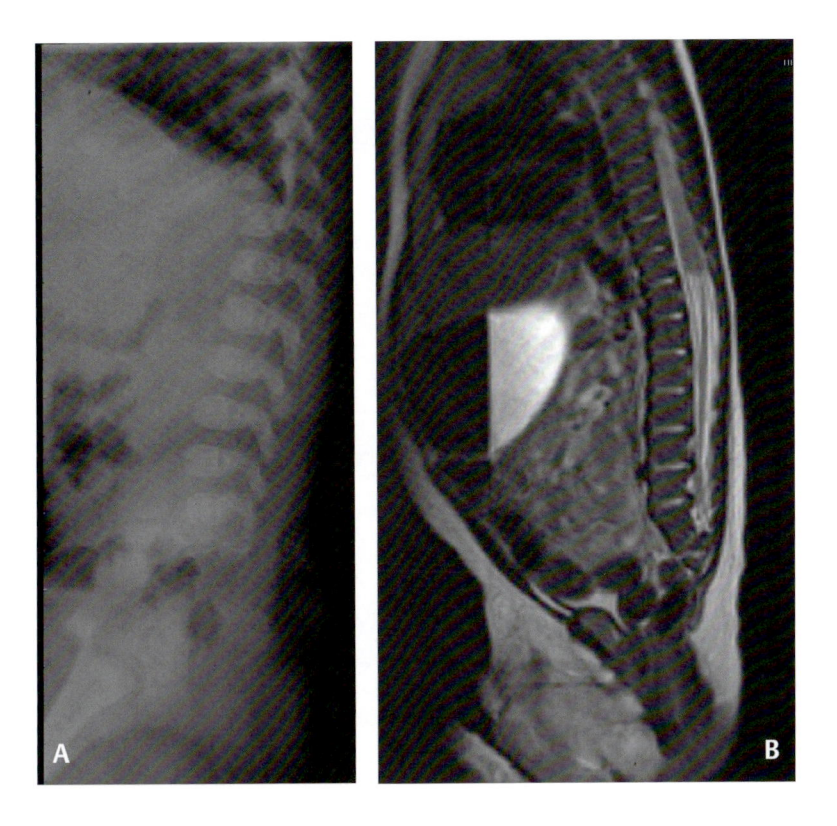

■ Apresentação Clínica

Recém-nascido com grande covinha sacral.

■ Achados de Imagem

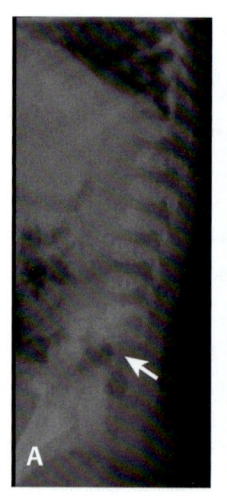

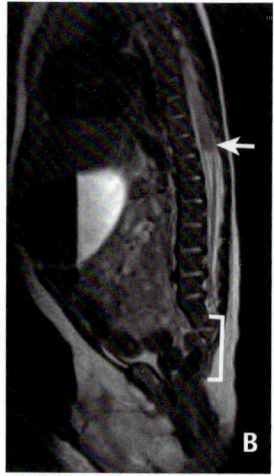

(A) Radiografia lateral da coluna lombar. O sacro e o cóccix não são identificados (*seta*). (B) Imagem sagital ponderada em T2 da coluna vertebral. O cone medular (*seta*) é amputado e localizado no nível T11-T12. Há ausência do sacro e do cóccix (*suporte*).

■ Diagnóstico Diferencial

- **Síndrome de regressão caudal (CRS)**: Agenesia sacral com medula espinal truncada e romba com terminação alta é consistente com a CRS.
- *Tríade Currarino*: Existe um defeito sacrococcígeo; no entanto, não há malformação anorretal ou massa pré-sacral, como seria necessário para completar a tríade Currarino.
- *Sirenomelia*: Embora essa paciente tenha agenesia sacrococcígea, ela não apresenta os outros achados de fusão do membro inferior, atresia anorretal e anormalidades geniturinárias. Além disso, este é um defeito congênito fatal e a sobrevivência ao nascimento é rara.

■ Fatos Essenciais

- A CRS é uma anomalia congênita em que uma porção da coluna lombossacral e da medula espinal não se desenvolvem. As anormalidades variam desde agenesia parcial do cóccix até agenesia da coluna lombar ou sacro.
- A CRS está associada a outras anomalias congênitas, especialmente dos sistemas gastrointestinal e geniturinário.

■ Outros Achados de Imagem

- O aspecto mais característico da medula espinal é a finalização da medula espinal em forma de cunha – o aspecto dorsal se estende mais caudalmente do que a porção ventral.
- A medula espinal termina mais superiormente do que o esperado.
- Achados esqueléticos: Defeitos vertebrais disráficos/displásicos, luxação/displasia do quadril, pé torto, pelve estreita.
- Achados geniturinários: Displasia renal/agenesia, hidronefrose, ectopia renal.
- Achados gastrointestinais: Ânus imperfurado ou atresia anorretal, atresia esofágica ou duodenal.

✓ Pérolas e ✗ Armadilhas

✓ Pode estar associada à síndrome de VACTERL (defeitos vertebrais, atresia anal, defeitos cardíacos, fístula traqueoesofágica, anomalias renais e anormalidades nos membros).
✗ A medula espinal pode estar ancorada apesar da localização do cone.

Caso 15

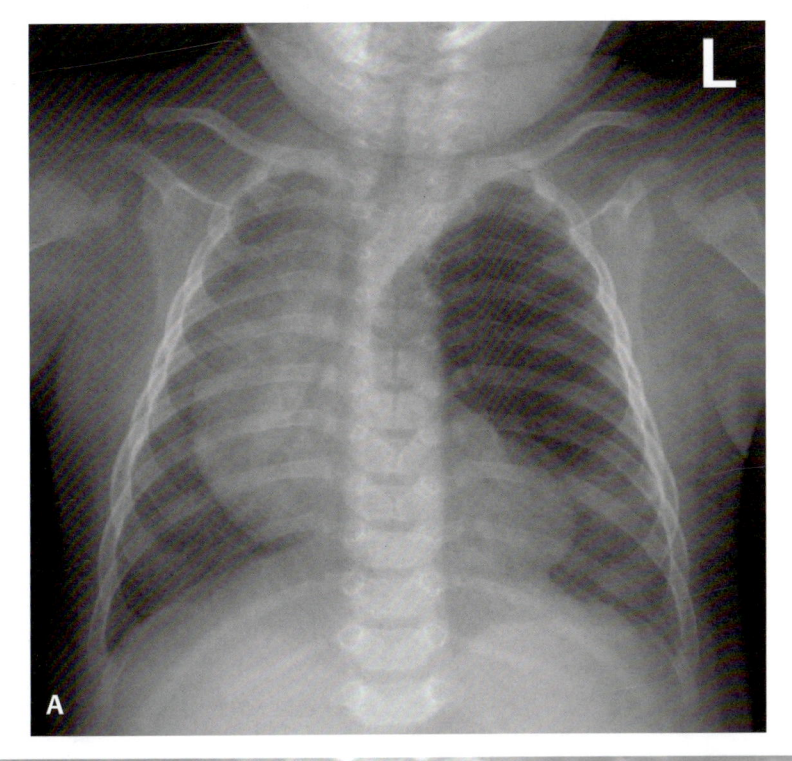

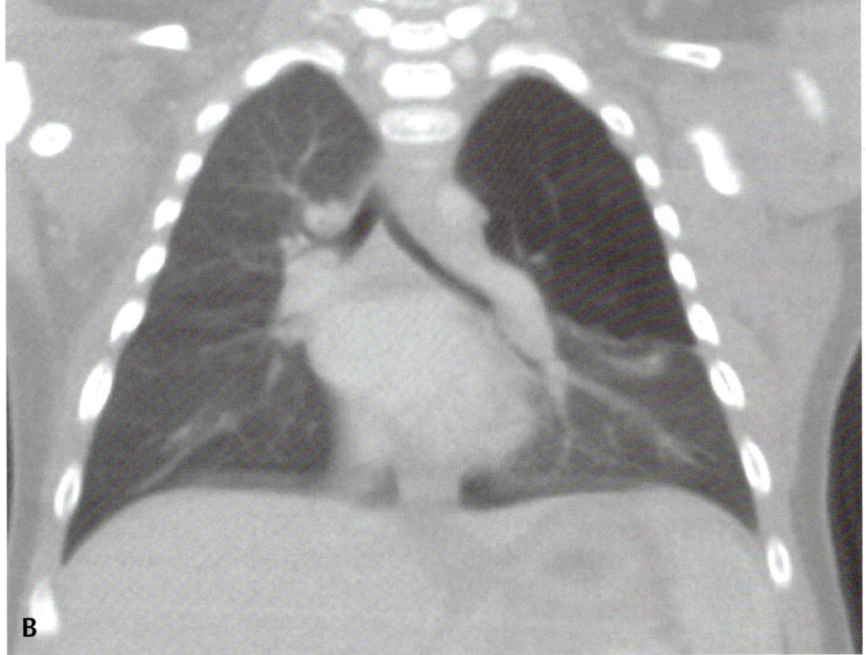

■ **Apresentação Clínica**

Bebê de 4 meses com desconforto respiratório.

■ Achados de Imagem

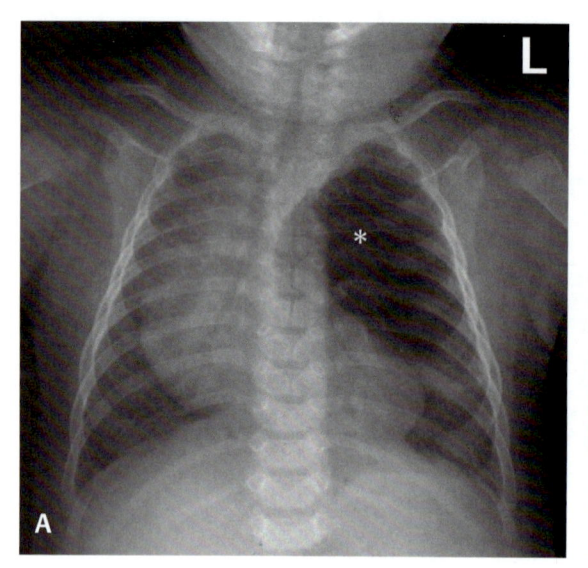

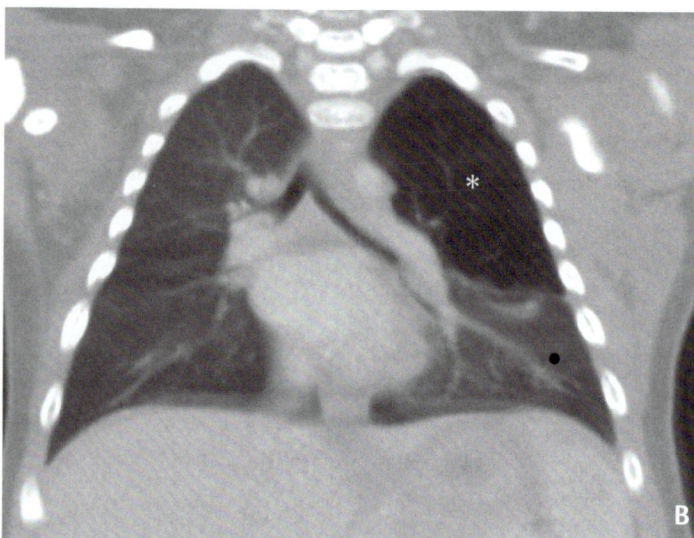

(**A**) Radiografia anteroposterior do tórax. A hiperexpansão do lobo superior esquerdo (*asterisco*) é vista com o deslocamento do mediastino para a direita. (**B**) Imagem coronal de CT do tórax. O lobo superior esquerdo (*asterisco*) é hiperinsuflado com atenuação vascular. O lobo inferior (*ponto*) é suavemente comprimido.

■ Diagnóstico Diferencial

- ***Insuflação lobar congênita***: A hiperinsuflação do lobo superior esquerdo é típica do enfisema lobar congênito.
- *Atresia brônquica congênita*: Embora se observem hiperinsuflação e atenuação vascular, não há estrutura de tecido mole tubular consistente com mucocele.
- *Malformação congênita das vias aéreas pulmonares (CPAM)*: São lesões multicísticas cheias de ar. Estas podem ser lesões grandes, levando a efeito de massa e desvio do mediastino; no entanto, os cistos devem deslocar a vascularização enquanto esta lesão tem vascularização através dela.

■ Fatos Essenciais

- A hiperinsuflação lobar congênita também é chamada de enfisema lobar congênito.
- Os pacientes são tipicamente recém-nascidos com desconforto respiratório; no entanto, pode apresentar-se até 6 meses de idade.
- Pode estar associada a anomalias cardiovasculares em até 15% dos casos.

■ Outros Achados de Imagem

- Ao nascimento, o lobo afetado pode ser opaco e homogêneo em decorrência do fluido fetal retido. Alternativamente, os canais linfáticos distendidos que reabsorvem o líquido fetal podem aparecer como um padrão reticular difuso.
- Pode aparecer como um hemitórax hiperlucente unilateral.
- Os filmes de decúbito podem ser úteis para demonstrar aprisionamento de ar.
- O hemidiafragma ipsolateral pode estar deprimido, pode haver alargamento do espaço intercostal e o lobo afetado pode herniar pelo mediastino.
- Na imagem ultrassonográfica fetal pode aparecer como massa hiperecogênica homogênea.

✓ Pérolas e ✗ Armadilhas

- ✓ Os lóbulos mais comumente afetados são o superior esquerdo, o médio e, a seguir, o superior direito.
- ✓ Em 5% dos casos mais de um lobo está envolvido.
- ✗ A causa subjacente pode ser uma anormalidade cartilaginosa intrínseca; entretanto, a compressão extrínseca de uma via aérea, como por uma grande artéria pulmonar ou cisto broncogênico, também pode ser o culpado.

Caso 16

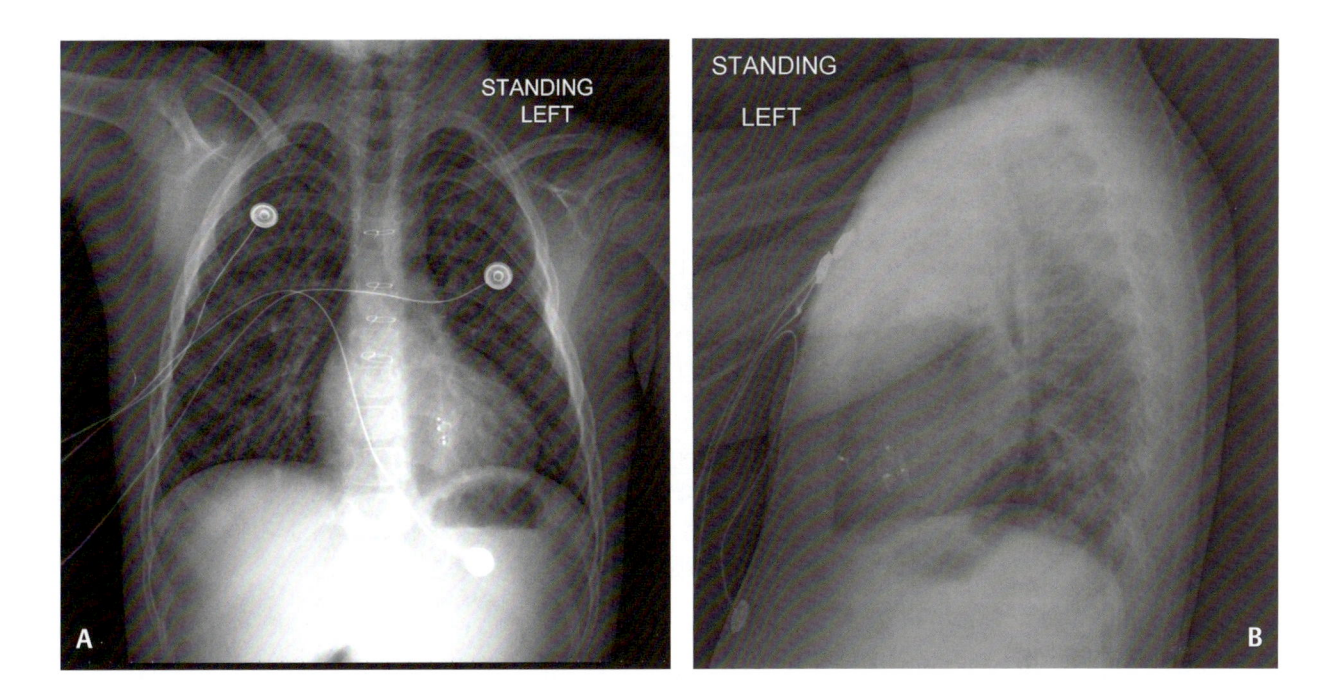

■ Apresentação Clínica

Menino de 8 anos com histórico de defeito do septo ventricular.

Achados de Imagem

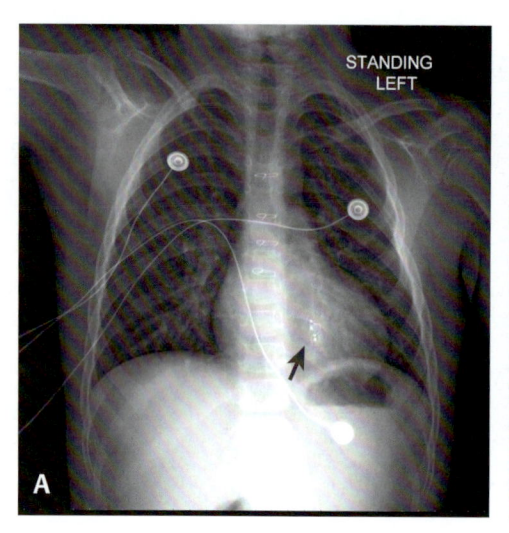

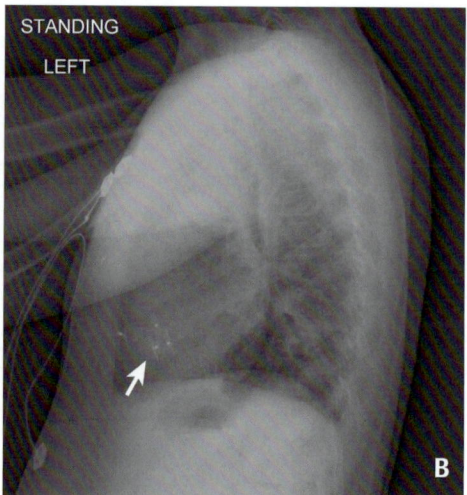

(**A**) Radiografia de tórax frontal demonstra fios de esternotomia e dois dispositivos de fechamento semelhantes a uma malha sobrepostos à localização esperada do septo interventricular (*seta*). (**B**) A radiografia lateral de tórax demonstra melhor a forma de haltere dos dispositivos de fechamento, que estão novamente sobrepostos ao septo interventricular (*seta*).

Diagnóstico Diferencial

- **Dispositivo de fechamento de defeito do septo ventricular (VSD):** A aparência e a localização do objeto são típicas de um dispositivo de fechamento de VSD.
- *Artefato*: Um objeto radiopaco fora do paciente pode ser confundido com um dispositivo de fechamento, embora, neste caso, o objeto seja sobreposto ao coração em duas vistas ortogonais, provando que está no coração.
- *Dispositivo de defeito do septo atrial (ASD):* Um dispositivo de fechamento de ASD estaria localizado mais superior e posteriormente que o dispositivo neste caso.

Fatos Essenciais

- Dispositivos de fechamento estão disponíveis para tratamento de VSDs, ASDs e ducto arterioso patente.
- Tais dispositivos de fechamento são colocados usando uma técnica transcateter percutânea.
- Eles estão posicionados durante a observação fluoroscópica e ecocardiográfica.
- Eles podem ser reposicionados e até removidos durante o procedimento.
- As taxas de fechamento bem-sucedido com esses dispositivos são muito altas.

Outros Achados de Imagem

- As complicações incluem infecção, perfuração, mau posicionamento e formação de trombo.

✓ Pérolas e ✗ Armadilhas

✓ A MRI pode ser realizada com segurança em pacientes com esses dispositivos.
✗ Não deve ser colocado em pacientes com histórico recente de sepse.

Caso 17

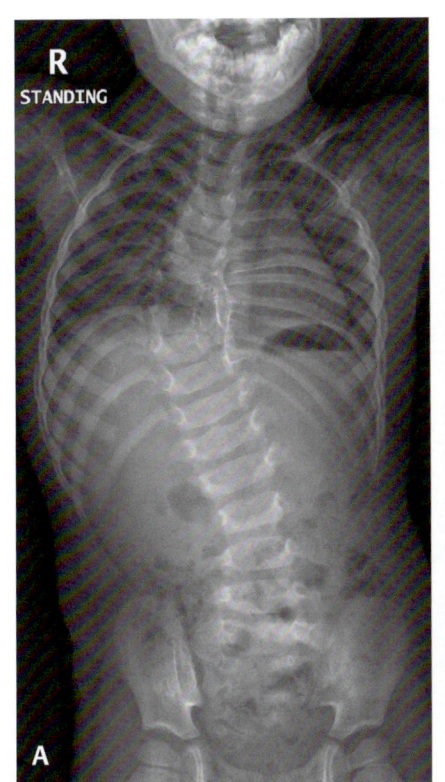

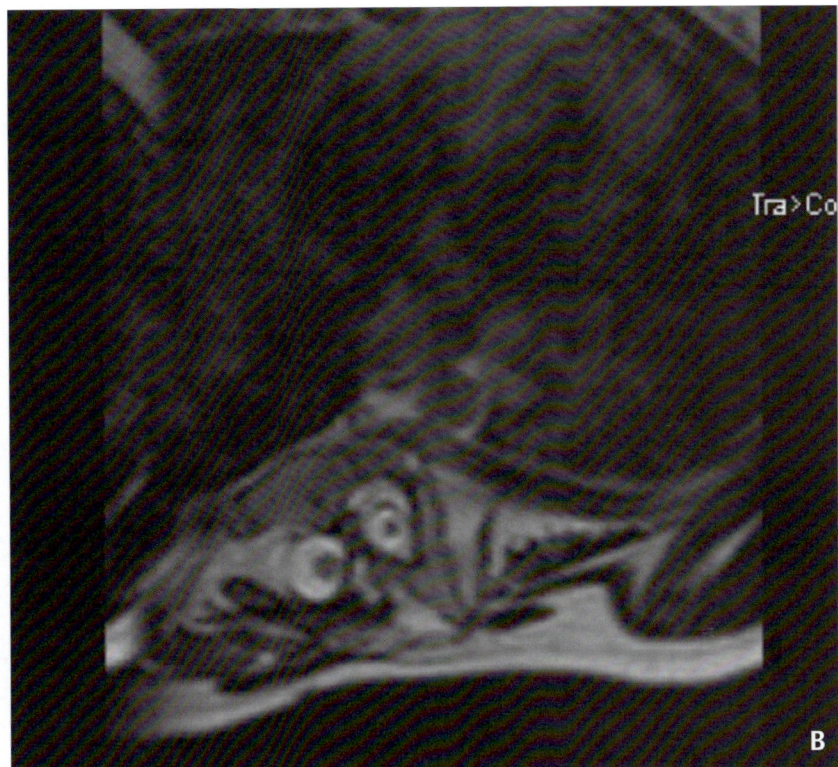

■ **Apresentação Clínica**

Menina de 3 anos com escoliose.

Achados de Imagem

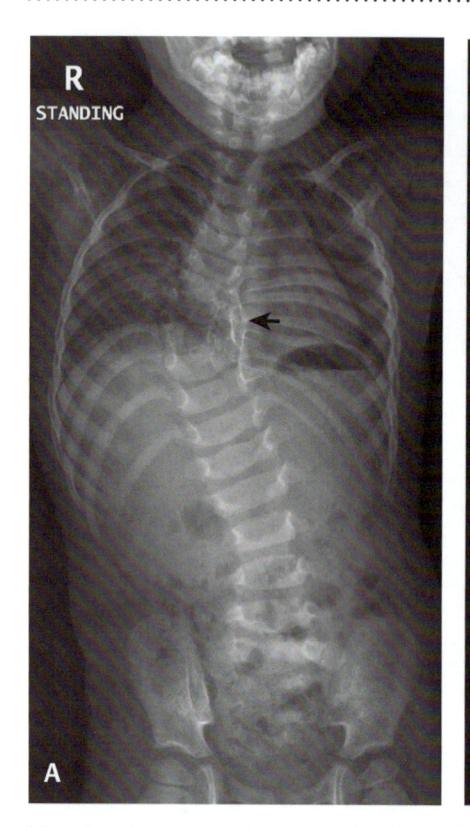

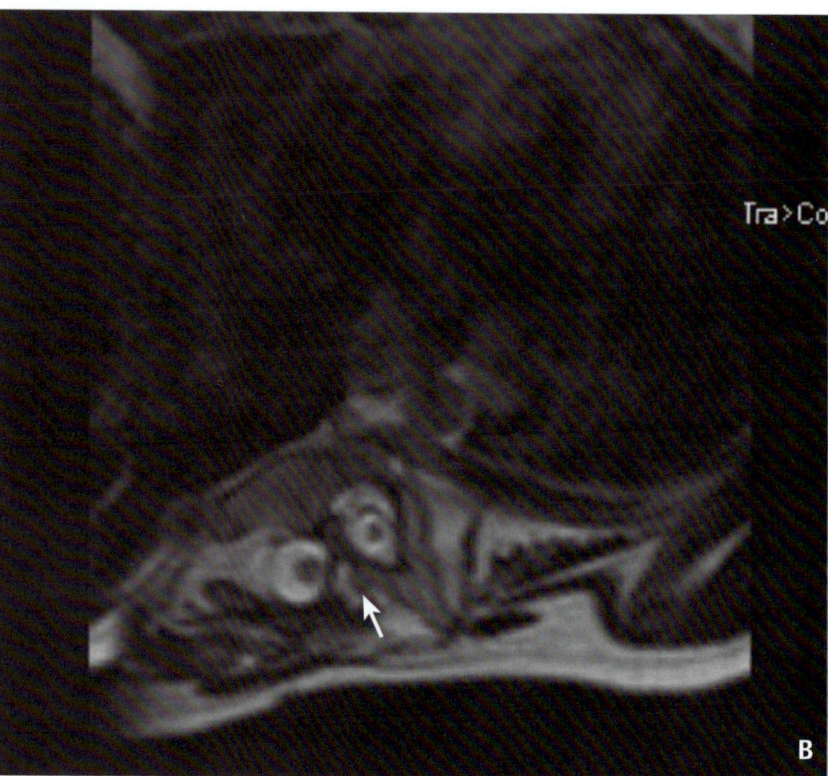

(**A**) Visão anteroposterior da escoliose da coluna vertebral. Existem anomalias de segmentação do sexto ao nono corpo vertebral, incluindo a fusão dos pedículos esquerdos (*seta*) nesses níveis. Há dextroscoliose em forma de C centrada em T8. (**B**) Imagem axial de MR ponderada em T2 da coluna torácica média. Há um esporão ósseo (*seta*) que se estende pelo canal espinal dividindo a medula espinal em duas hemimedulas separadas, cada uma contida em seu próprio saco dural.

Diagnóstico Diferencial

- **Diastematomielia tipo 1**: Um esporão ósseo ou cartilaginoso que separa duas hemimedulas dentro de seus próprios sacos durais é consistente com a diastematomielia tipo 1.
- *Diastematomielia tipo 2*: Nesta condição, existem duas hemimedulas; no entanto, eles estão dentro de um único saco dural e não há septo ósseo. Ocasionalmente, há um septo fibroso.
- *Diplomielia*: refere-se a uma duplicação completa da medula espinhal, enquanto a diastematomielia se refere a um único cordão que foi dividido. Algumas fontes agrupam-nas e referem-se a elas como uma malformação na divisão do cordão.

Outros Achados de Imagem

- Na maioria dos casos, as hemimedulas reúnem-se caudalmente à fissura. Ocasionalmente, elas não o fazem e haverá dois cones medulares separados.
- Radiografias simples podem mostrar um alargamento do canal vertebral, anomalias vertebrais, escoliose e talvez uma crista óssea na linha média.
- As imagens de ultrassonografia axial demonstram tipicamente ambas as hemimedulas em seção transversal, cada uma com um canal central e raízes nervosas.
- O ultrassom pode demonstrar malformações associadas, como siringomielia ou *filum terminalis* espessado.

Fatos Essenciais

- O tipo 1 é a diastematomielia clássica que se apresenta com escoliose e síndrome da corda ancorada.
- Tipo 2 é a forma mais branda que pode ser menos sintomática ou até assintomática.
- Ao nascer, os pacientes podem não apresentar sintomas, mas posteriormente podem desenvolver disfunção intestinal/da bexiga, dificuldades motoras/sensoriais e dor progressiva.

✓ Pérolas e ✗ Armadilhas

- ✓ Um tufo cabeludo nas costas do paciente pode, às vezes, ser observado ao exame físico.
- ✓ Imagem ultrassonográfica pré-natal pode mostrar a anormalidade.
- ✓ A diastematomielia é rara no cordão cervical.
- ✗ Se houver um septo ósseo separando as hemimedulas, a sombra do osso geralmente torna o exame de ultrassonografia da medula espinhal quase impossível nesse nível.

Caso 18

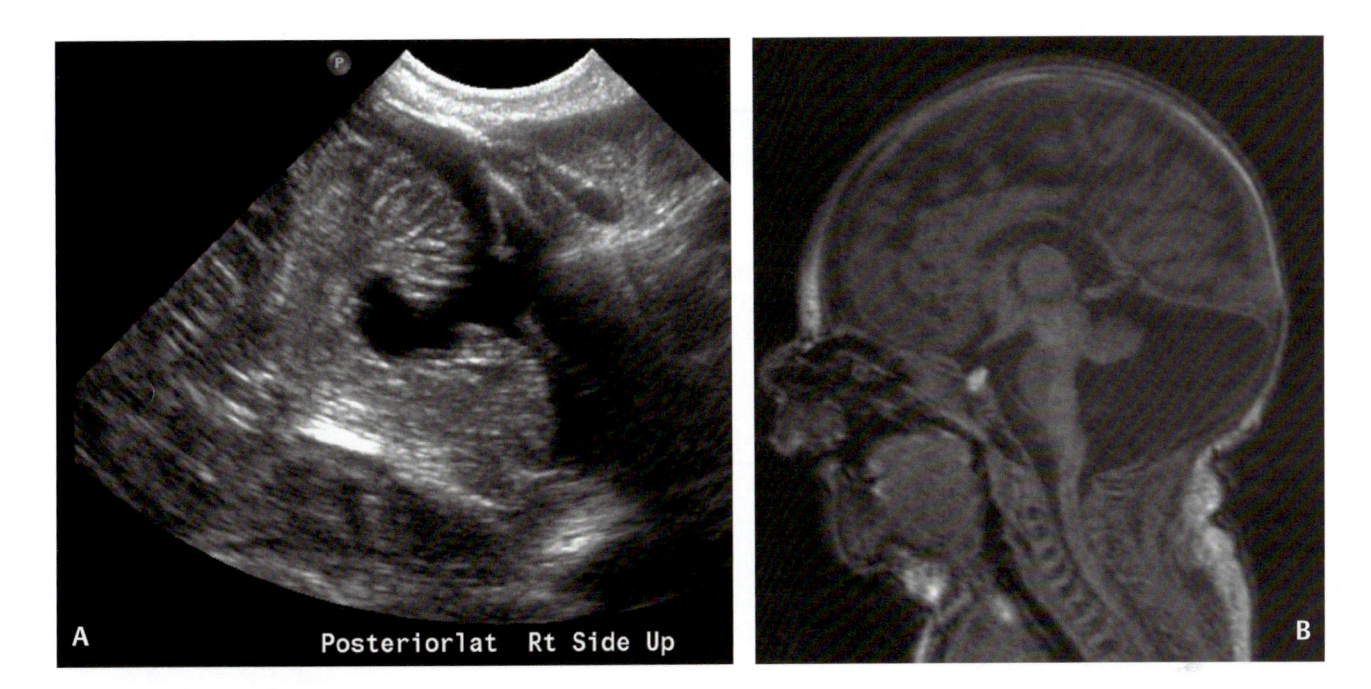

■ Apresentação Clínica

Recém-nascido com macrocefalia.

■ Achados de Imagem

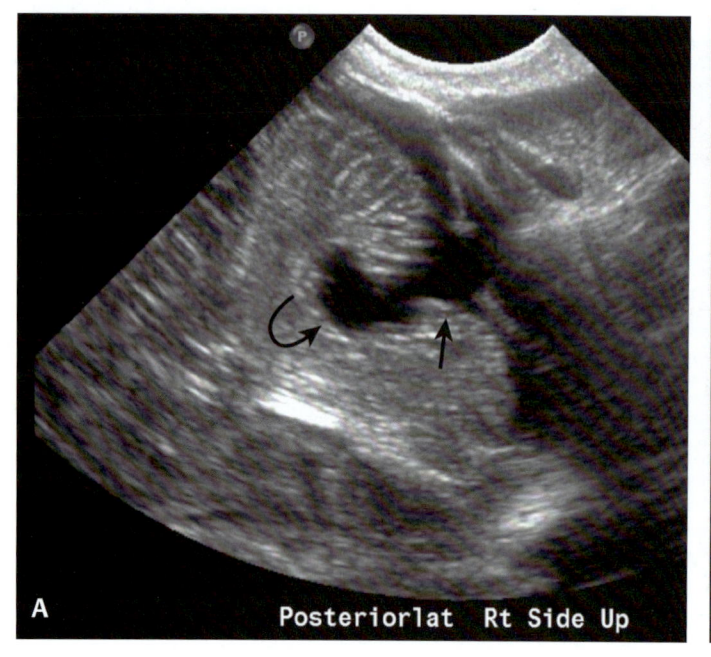

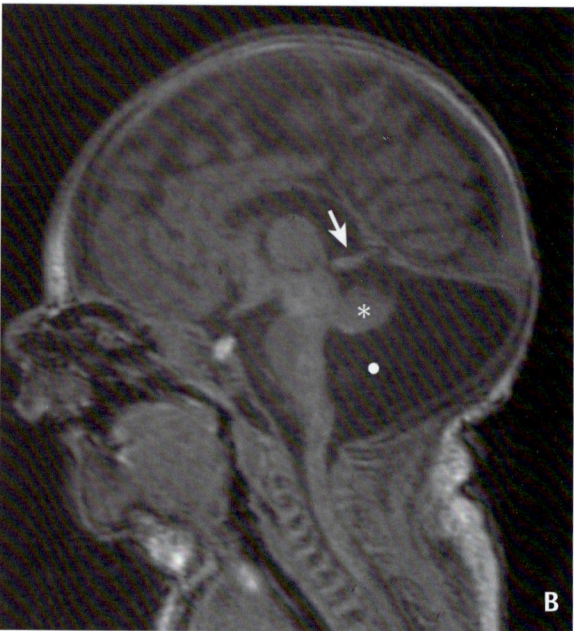

(**A**) Visão ultrassonográfica transversal da fossa posterior. É vista uma coleção de fluido na fossa posterior (*seta*) que se comunica com o quarto ventrículo (*seta curva*). (**B**) Imagem sagital de MR do cérebro ponderada em T1. O *vermis* cerebelar (*asterisco*) é hipoplásico e superiormente deslocado, bem como girado anteriormente. Na imagem é vista a dilatação cística do quarto ventrículo que se comunica com um cisto de fossa posterior ampliado (*ponto*). Este cisto causa elevação da tórcula (*seta*) e inversão lambdoide torcular.

■ Diagnóstico Diferencial

- **Malformação clássica de Dandy-Walker**: Agenesia parcial ou completa do *vermis*; dilatação cística do quarto ventrículo causando deslocamento para cima do tentório, seios transversais e tórcula; e uma fossa posterior aumentada formam a tríade da malformação clássica de Dandy-Walker.
- *Megacisterna magna*: Caracteriza-se por uma grande cisterna magna com *vermis* intacto. O cerebelo e o *vermis* geralmente são normais.
- *Cisto aracnoide*: Não se comunica com o sistema ventricular e normalmente não está associado a mau desenvolvimento cerebral.

■ Fatos Essenciais

- O termo *continuum* (espectro) de Dandy-Walker frequentemente é usado para se referir tanto a Dandy-Walker clássico quanto à variante de Dandy-Walker, em que o *vermis* é hipoplásico e a fossa posterior não é tão aumentada quanto na forma clássica porque a demarcação entre as duas é vaga.
- Até 18 anomalias cromossômicas diferentes e 40 síndromes genéticas diferentes foram associadas ao *continuum* de Dandy-Walker.
- Outros achados podem incluir fissura de palato, baixa implantação de orelhas, poli ou sindactilia, e anomalias cardíacas.

■ Outros Achados de Imagem

- Malformações adicionais são observadas em 30 a 50%, incluindo disgenesia ou agenesia do corpo caloso, encefalocele occipital, holoprosencefalia, polimicrogiria e heterotopia.
- Noventa por cento dos pacientes têm hidrocefalia.
- A maioria dos achados de imagem pode ser bem delineada com ultrassonografia, especialmente com imagens dedicadas da fossa posterior.

✓ Pérolas e ✗ Armadilhas

- ✓ Quando os seios transversais e a confluência dos seios estão acima da sutura lambdoide, ela é chamada de inversão torcular-lambdoide. Isso é causado por um tentório anormalmente alto.
- ✓ O fator prognóstico mais crítico é a presença de anormalidades associadas do sistema nervoso central, conforme listado anteriormente.
- ✗ A avaliação da inserção tentorial é extremamente difícil com a ultrassonografia, mas é facilmente avaliada com a MR multiplanar.
- ✗ Alguns autores recomendam evitar o termo *continuum* ou variante de Dandy-Walker porque são inespecíficos. Eles recomendam uma descrição anatômica mais detalhada.

Caso 19

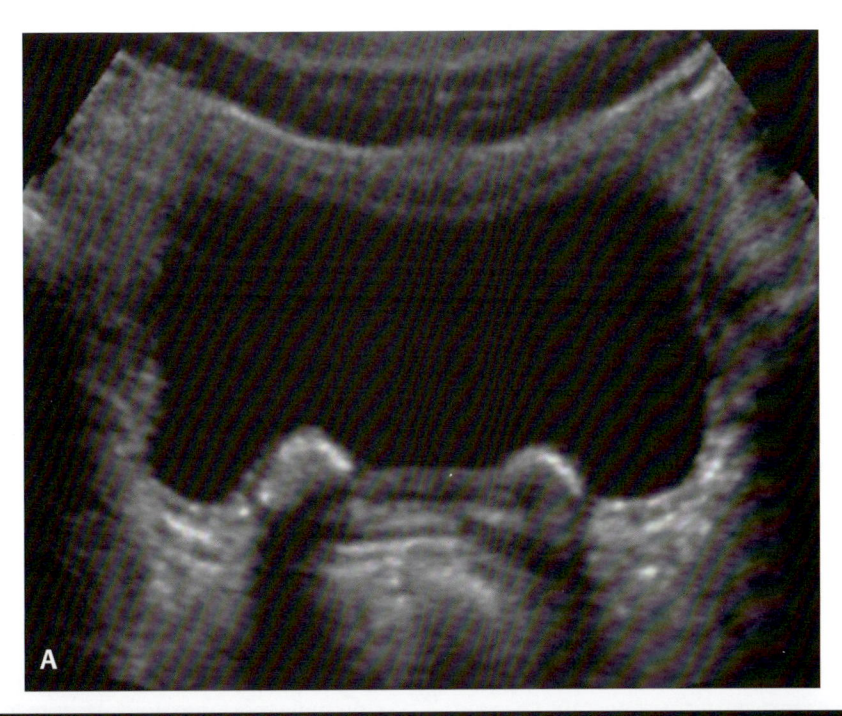

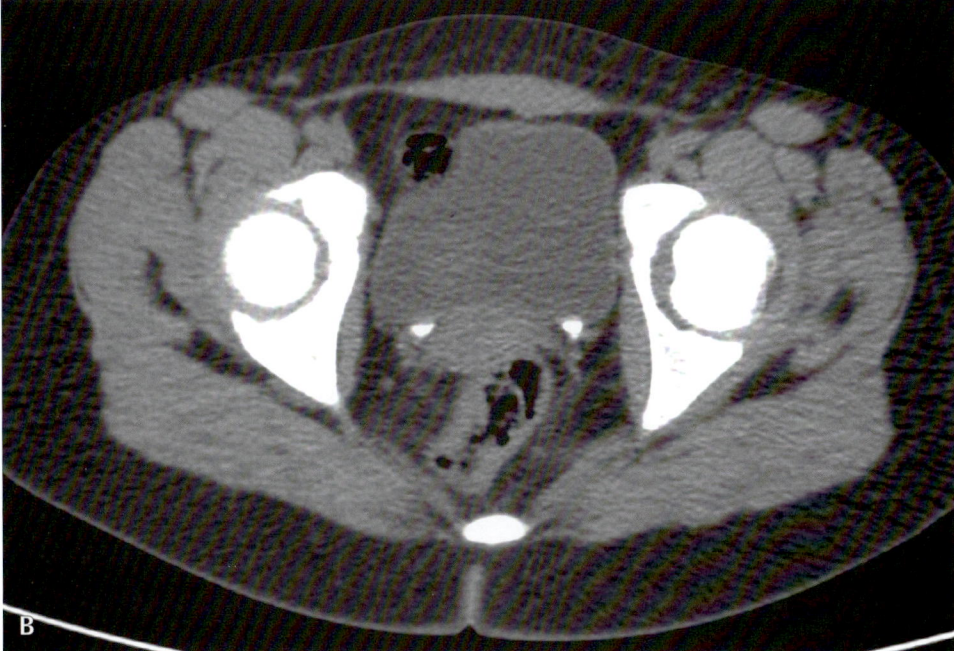

■ Apresentação Clínica

Menina de 12 anos com histórico de hidronefrose.

■ Achados de Imagem

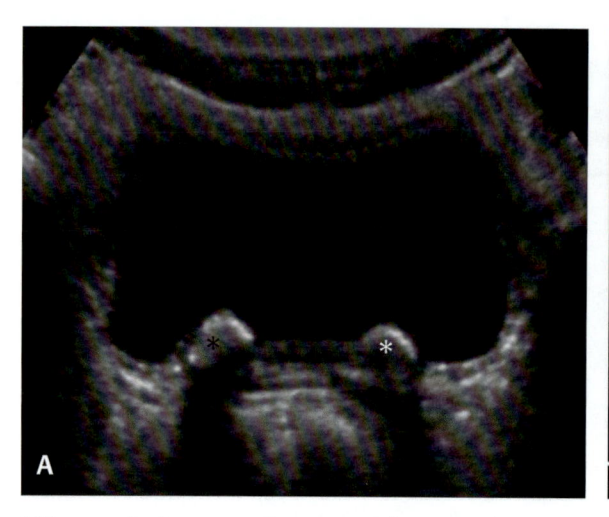

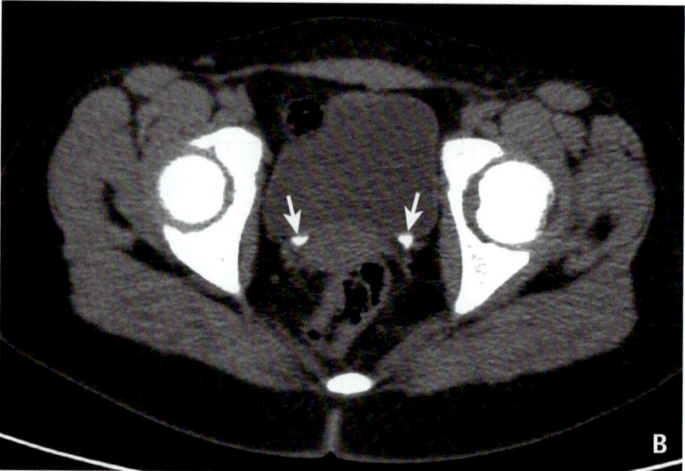

(A) Imagem de ultrassonografia transversal da bexiga. Há massas ecogênicas (*asteriscos*) redondas e com sombras ao longo da parede da bexiga posterior nas junções ureterovesicais (UVJs). (B) Imagem axial de CT sem contraste da pelve. Há massas redondas de alta densidade (*setas*) nos UVJs.

■ Diagnóstico Diferencial

- **Injeções de Deflux**: Massas arredondadas, hiperecogênicas e de sombreamento na imagem ultrassonográfica nas junções ureterovesicais bilaterais (UVJs) que correspondem a massas calcificadas na imagem de CT são consistentes com injeções de Deflux (Oceana Therapeutics, Edison, NJ) para o tratamento do refluxo vesicoureteral (VUR).
- *Pedras alojadas nas junções uretrovesicais*: Embora seja incomum para um paciente ter cálculos bilaterais na UVJ, isso pode acontecer. Com pedras tão grandes, haveria hidroureteronefrose e um histórico de dor. Para a ultrassonografia, o paciente pode ser colocado em decúbito para ver se a camada de cálculos na porção dependente da bexiga exclui as pedras que já passaram.
- *Rabdomiossarcoma da bexiga*: Geralmente aparece como massa heterogênea com componentes sólidos e císticos. Os pacientes geralmente apresentam hematúria e/ou disúria.

■ Fatos Essenciais

- O Deflux, um copolímero de ácido dextranômero-hialurônico produzido pela Oceana Therapeutics, é usado como agente de preenchimento na VUJ para o tratamento endoscópico do VUR.
- Aproximadamente 1 a 1,5 mL de Deflux é injetado por ureter.
- O Polytef (Teflon, Du Pont, Wilmington, DE) e o silicone não são mais utilizados em decorrência da propensão de migrar para órgãos distantes e formar granulomas.
- As taxas de cura do tratamento endoscópico para VUR melhoraram significativamente, rivalizando com as do reimplante ureteral aberto.

■ Outros Achados de Imagem

- O Deflux tem aparência radiográfica consistente com o tecido mole, portanto, inicialmente, não é visto em filmes simples. Pode, no entanto, calcificar vários anos após a injeção e aparecer em filmes simples.
- Injeções de Deflux podem aparecer como calcificadas ou não calcificadas na CT.
- Na ressonância magnética, as injeções de Deflux são brilhantes nas imagens em T2 e não são vistas nas imagens ponderadas em T1. Elas não realçam com o gadolínio.

✓ Pérolas e ✗ Armadilhas

✓ O histórico do paciente pode ajudar a distinguir as injeções de Deflux calcificadas dos cálculos. O lado da injeção e da dor no flanco, a presença de hidronefrose e hematúria e a localização exata da calcificação em relação à junção uretrovesical podem ser fatores de diferenciação.

✗ Injeções de Deflux podem mudar de tamanho ao longo do tempo e podem-se tornar menos visíveis na imagem.

Caso 20

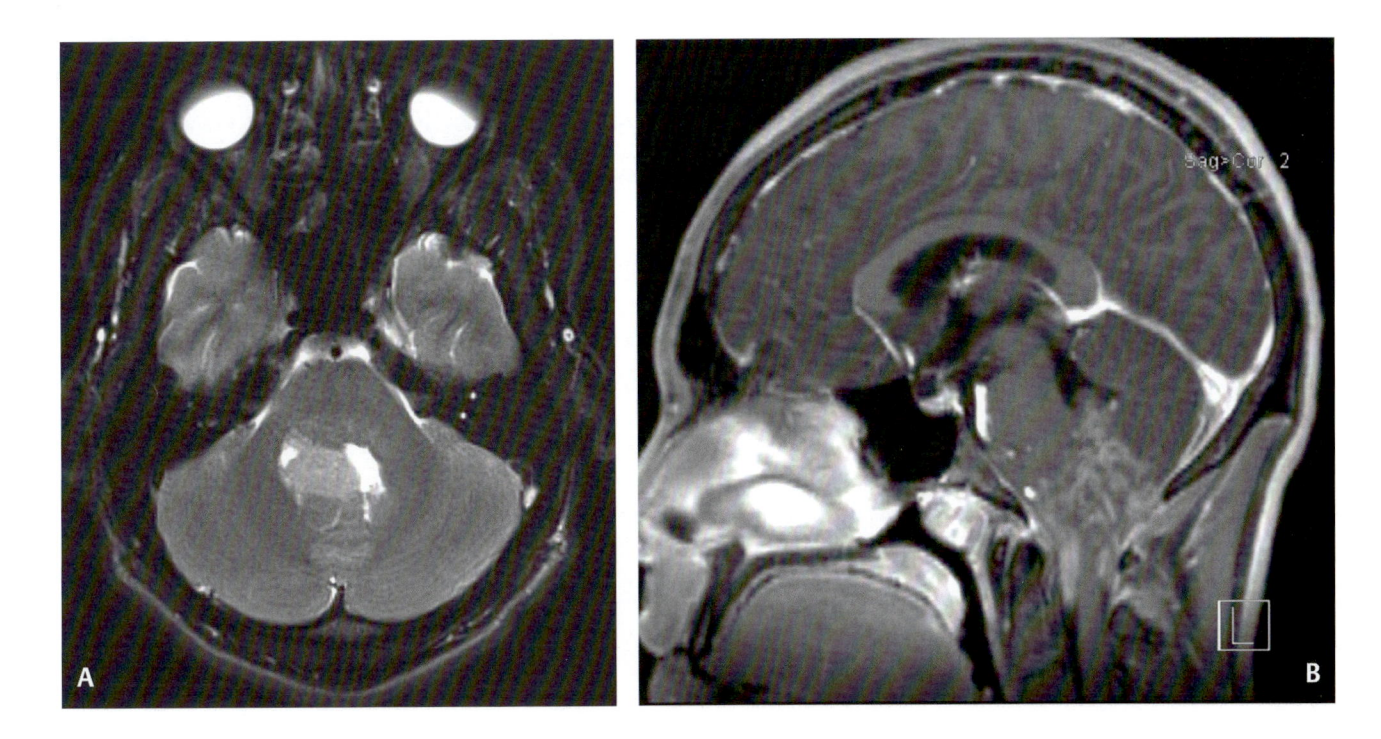

■ Apresentação Clínica

Menino de 16 anos com dores de cabeça intermitentes.

Achados de Imagem

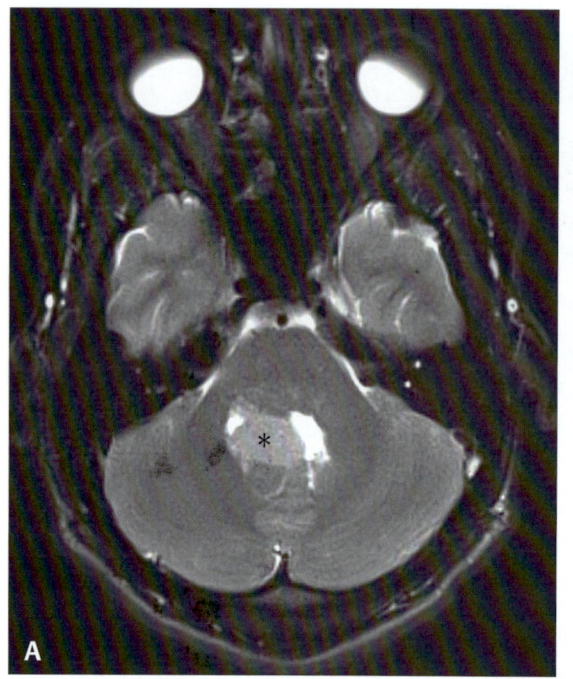

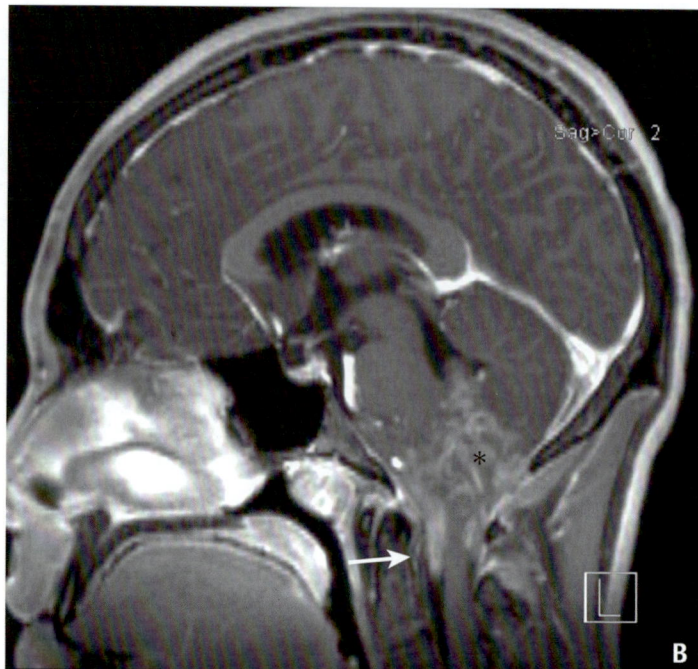

(A) Imagem axial T2 saturada em gordura do cérebro. Há uma massa de tecido mole (*asterisco*) originária do lado direito do quarto ventrículo.
(B) T1 pós-contraste sagital. Há uma massa com realce heterogêneo (*asterisco*) que se estende inferiormente pelo forame magno e para o canal espinal cervical (*seta*).

Diagnóstico Diferencial

- **Ependimoma**: Este é um tumor macio ou "plástico" que surge no quarto ventrículo e se estende pelos forames para dentro das cisternas.
- *Meduloblastoma*: Este também surge no quarto ventrículo; no entanto, expande o ventrículo em vez de escapar através do forame.
- *Glioma do tronco cerebral:* também é uma neoplasia infratentorial pediátrica comum; no entanto, este é um tumor infiltrante que expande o tronco cerebral.

Fatos Essenciais

- Embora a localização mais comum seja dentro do quarto ventrículo, os ependimomas também podem surgir supratentorialmente e na coluna vertebral, embora ambos os locais sejam mais frequentes em adultos.
- Os ependimomas são muito menos comuns que o meduloblastoma ou o astrocitoma pilocítico.

Outros Achados de Imagem

- Calcificação é comum.
- A hidrocefalia está quase sempre presente quando ocorre no quarto ventrículo.

✓ Pérolas e ✗ Armadilhas

✓ Os ependimomas têm uma interface indistinta com o assoalho do quarto ventrículo. O meduloblastoma está associado ao teto do quarto ventrículo.
✗ Os papilomas do plexo coroide também podem ocorrer como uma massa lobular no quarto ventrículo; no entanto, eles realçam densamente.

Caso 21

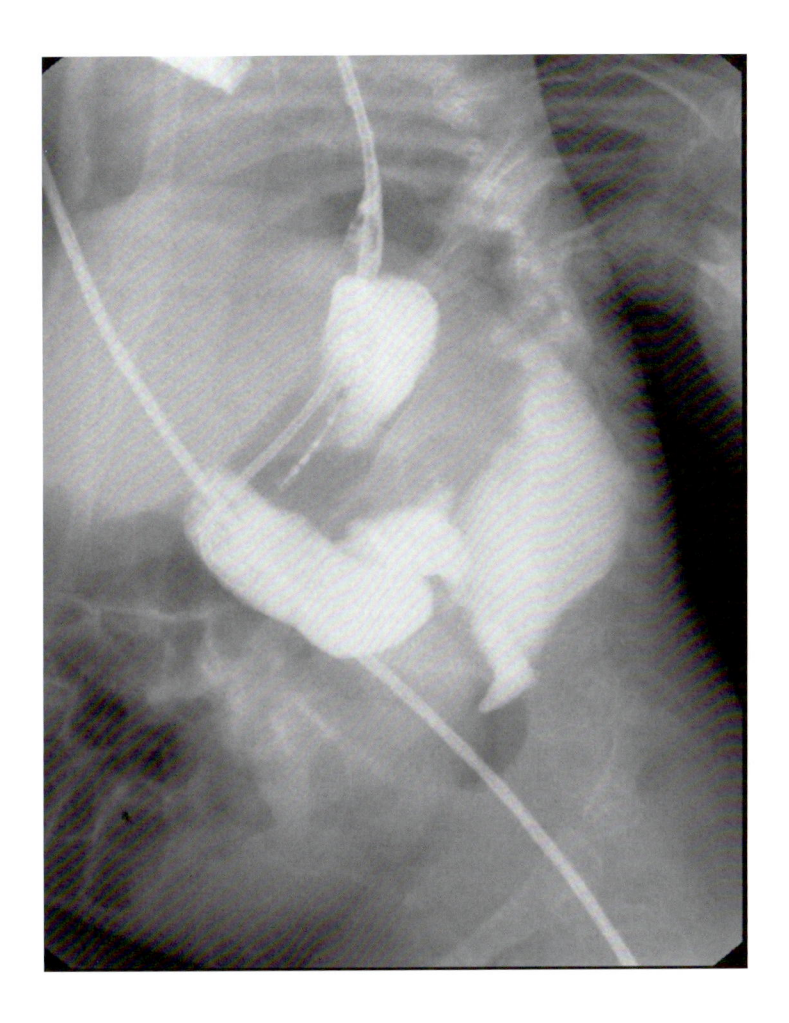

■ Apresentação Clínica

Criança de 5 anos apresenta dor abdominal intensa.

■ Achados de Imagem

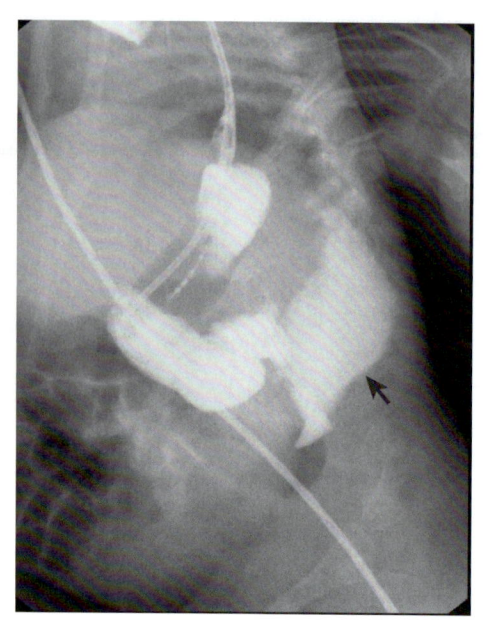

Radiografia em decúbito lateral direito e um exame gastrointestinal superior com contraste hidrossolúvel demonstra grande coleção de contraste conectada à parede posterior da segunda porção do duodeno (*seta*).

■ Diagnóstico Diferencial

- ***Perfuração duodenal***: O vazamento de contraste na cavidade peritoneal ou, como neste caso, o espaço retroperitoneal atrás do duodeno descendente, é essencialmente diagnóstico de perfuração duodenal.
- *Divertículo duodenal:* Os divertículos duodenais estão associados à extensão do contraste além das margens esperadas da luz duodenal, mas os divertículos geralmente têm uma forma ovoide e paredes lisas e regulares.
- *Superposição de outros segmentos de intestino opacificados com contraste*: Em alguns casos, a presença de outros segmentos opacificados do intestino pelo contraste pode imitar uma perfuração.

■ Fatos Essenciais

- Úlceras pépticas perfuradas não são comuns em crianças.
- A perfuração geralmente é uma indicação para cirurgia urgente.
- As complicações incluem peritonite, sepse e morte.

■ Outros Achados de Imagem

- A perfuração intestinal pode estar associada a pequenas quantidades de gás extraluminal ou pneumoperitônio franco.
- A presença de material de contraste no lúmen intestinal é útil em tais casos, porque torna a localização e o tamanho da perfuração fáceis de visualizar.
- Em casos de perfuração não traumática, lesões associadas à perfuração, como ulcerações, podem ser visualizadas.

✓ Pérolas e ✗ Armadilhas

- ✓ Em geral, a CT é o melhor exame para avaliar suspeita de lesão duodenal.
- ✗ O contraste de bário deve ser evitado – pode interferir na imagem subsequente, e o derramamento pode causar peritonite.
- ✗ Para garantir que outros segmentos do intestino opacificado por contraste não sejam confundidos com perfuração, é importante obter imagens pré-contraste para excluir a presença de contraste retido e para obter imagens em várias projeções, o que deve permitir distinguir a perfuração do contraste em outras partes do trato gastrointestinal.

Caso 22

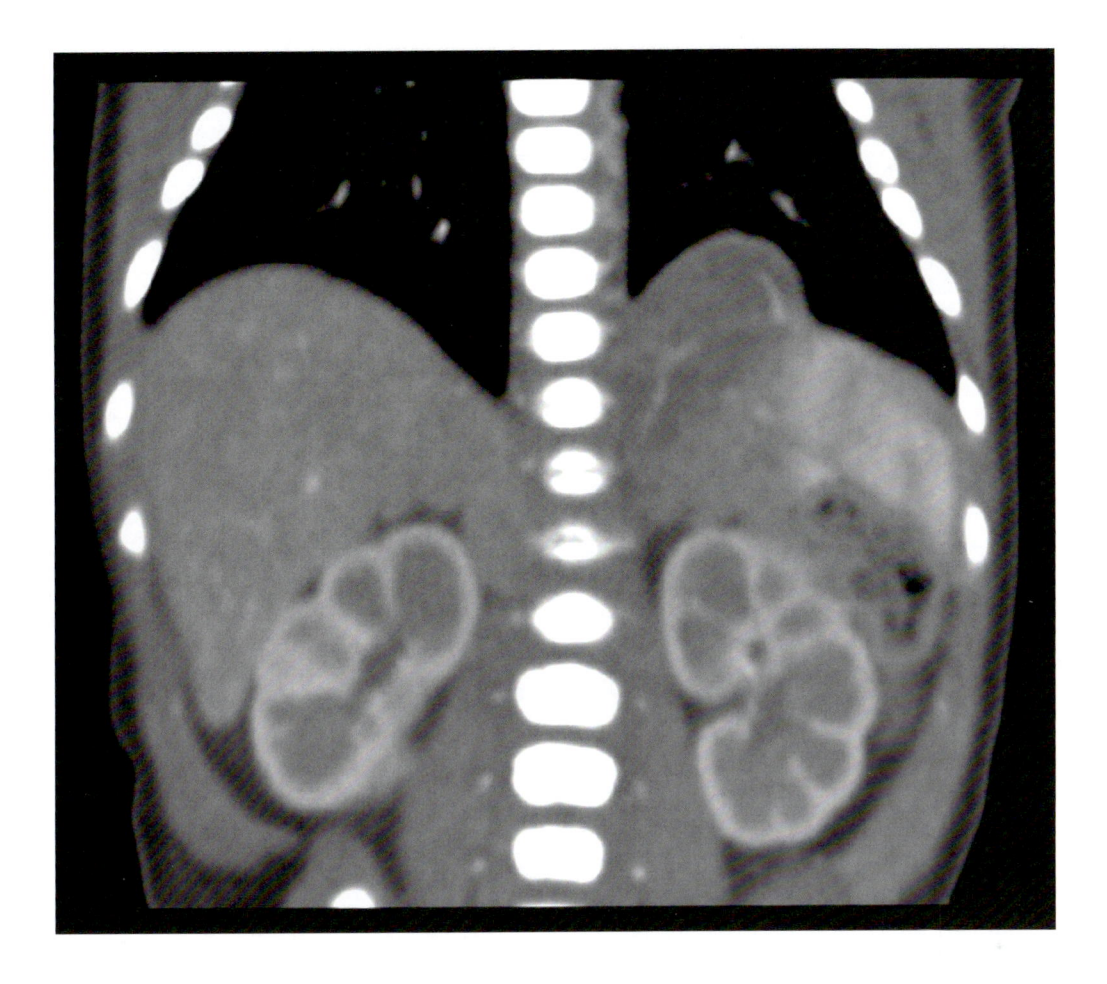

■ Apresentação Clínica

Menina de 2 dias com massa superior ao rim esquerdo vista na imagem de ultrassonografia pré-natal.

■ Achados de Imagem

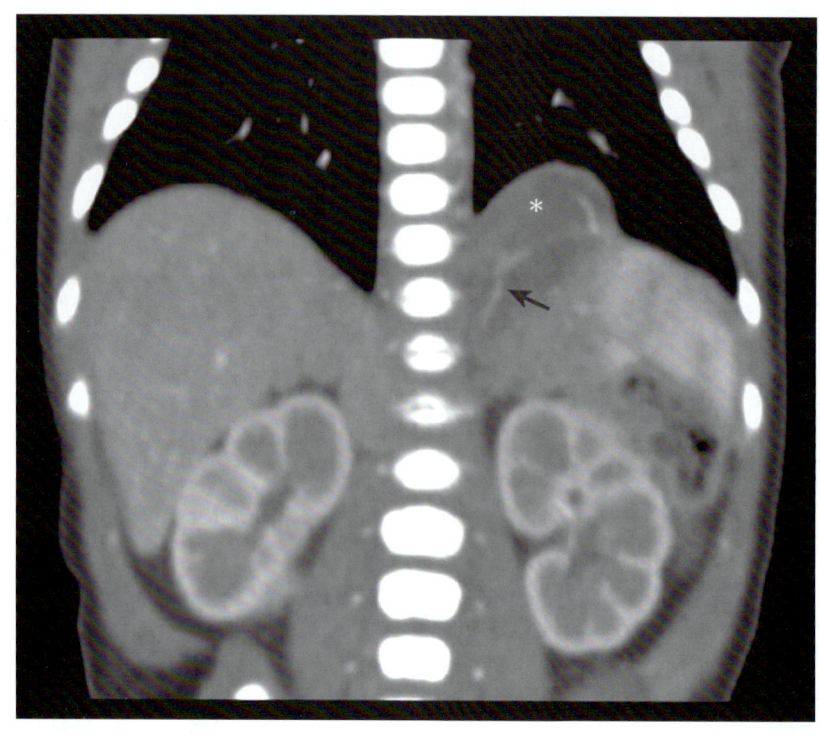

Imagem tomográfica do tórax com contraste, reformatação coronal. Existe uma massa suprarrenal esquerda de baixa densidade (*asterisco*). Ela parece estar coberta pelo hemidiafragma esquerdo e tem um grande vaso central voltado para a aorta (*seta*).

■ Diagnóstico Diferencial

- **Sequestro extralobar**: Massa infradiafragmática com um vaso de alimentação voltado para a aorta é suspeita de sequestro extralobar. Se o vaso tivesse se mostrado originário da aorta, o diagnóstico teria sido confirmado.
- **Neuroblastoma**: A localização dessa lesão seria típica; no entanto, o neuroblastoma é mais heterogêneo e infiltrativo.
- **Pneumonia lipoide**: Embora a pneumonia lipoide seja de baixa densidade, não seria encontrada abaixo do hemidiafragma e não conteria um vaso de alimentação.

■ Fatos Essenciais

- O sequestro é uma área de pulmão anormal que não se comunica com a árvore brônquica ou artérias pulmonares. Sequestros são não funcionantes e propensos à infecção.
- O sequestro extralobar tem sua própria cobertura pleural e sua drenagem venosa geralmente é por veias sistêmicas.

■ Outros Achados de Imagem

- Não contém ar a menos que seja infectado.
- Na radiografia, aparece como uma opacidade basilar que é estável ao longo de múltiplas radiografias.
- Na imagem de angiografia por CT/CT com contraste, um vaso sistêmico de alimentação deve ser identificado para confirmar o diagnóstico.

✓ Pérolas e ✗ Armadilhas

- ✓ O suprimento vascular sistêmico geralmente é da aorta descendente; no entanto, também pode surgir dos ramos abdominais superiores da aorta.
- ✗ Pode ser muito difícil distinguir o sequestro intralobar do sequestro extralobar.

Caso 23

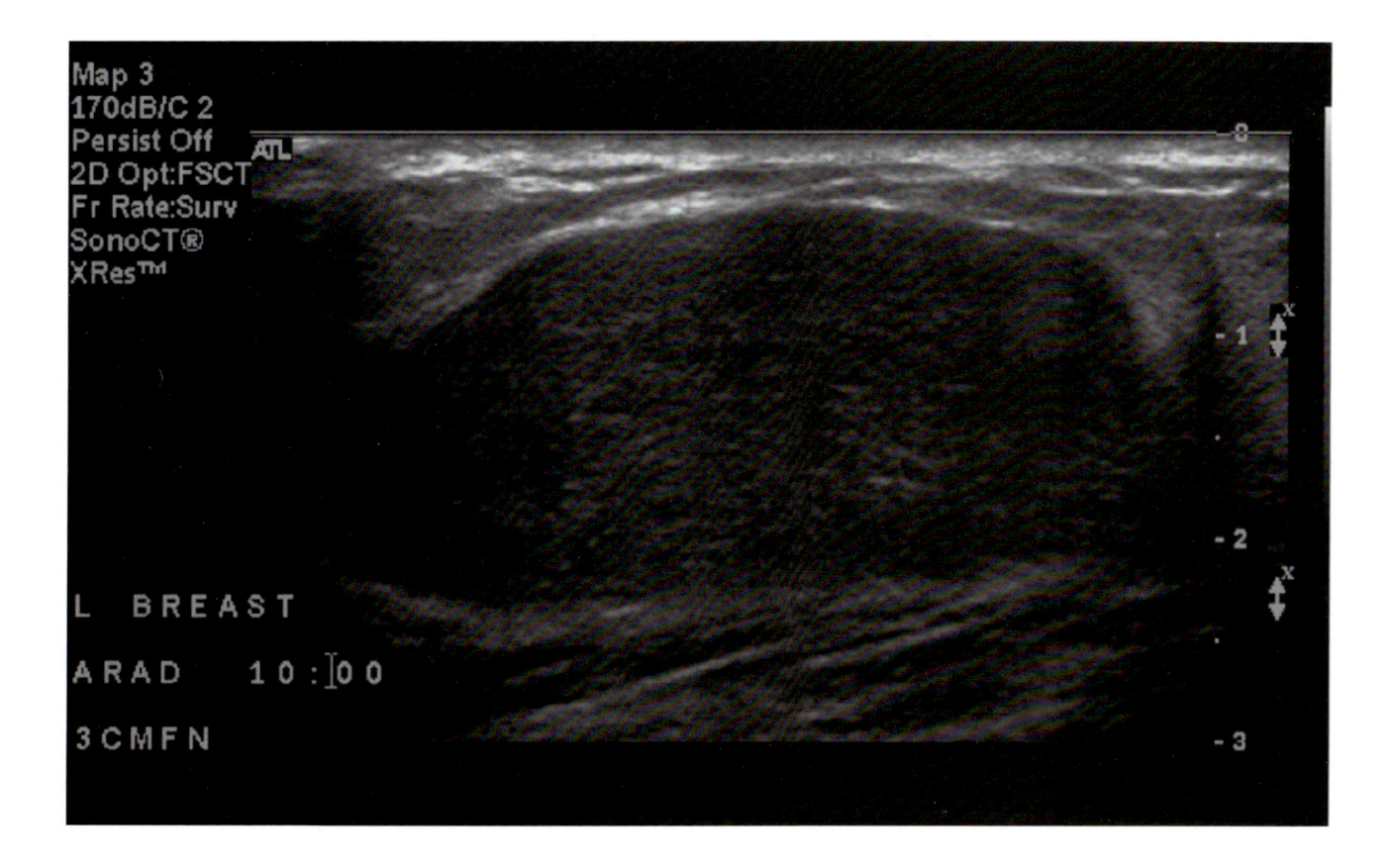

■ Apresentação Clínica

Menina de 12 anos de idade com massa palpável no quadrante superior externo da mama esquerda.

■ Achados de Imagem

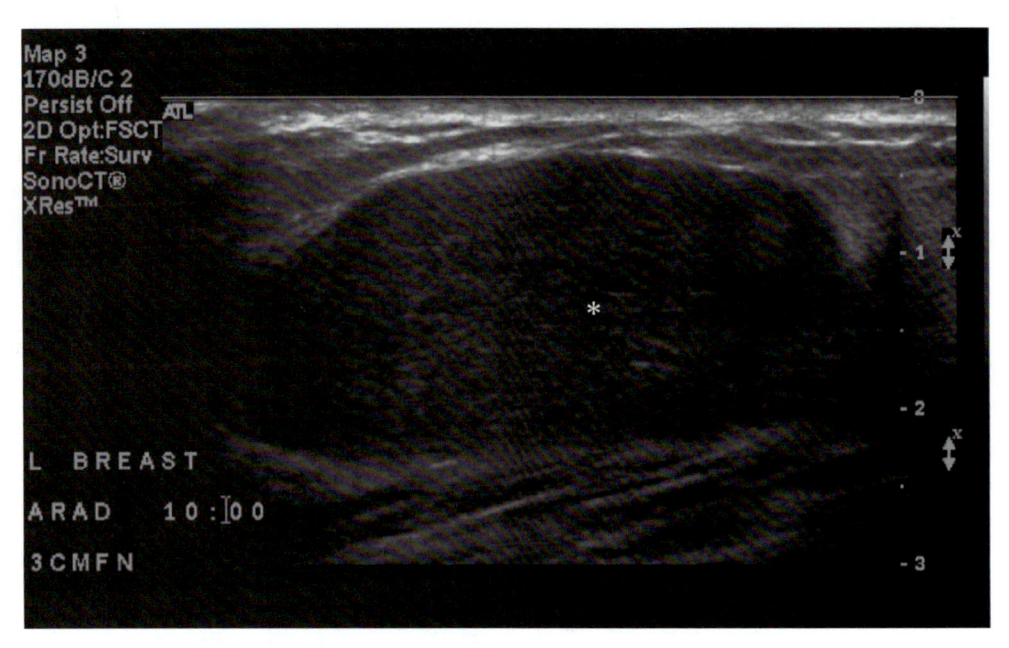

Visão ultrassonográfica transversal em tons de cinza da mama esquerda. Na mama esquerda, há uma massa ovoide hipoecoica bem circunscrita, homogênea, sem transmissão (*asterisco*). O longo eixo da massa é paralelo à parede torácica.

■ Diagnóstico Diferencial

- **Fibroadenoma**: As características dessa massa em uma jovem são compatíveis com fibroadenoma.
- *Tumor filoide*: O aspecto de imagem do tumor filoide é semelhante ao fibroadenoma e uma verdadeira distinção dos dois só pode ser feita por biópsia. A arquitetura interna do tumor filoide é mais frequentemente heterogênea quando comparada aos fibroadenomas, e os filoides geralmente contêm cistos anecoicos ou fendas.
- *Fibroadenoma complexo*: Contém cistos, adenose esclerosante, calcificações epiteliais ou áreas de metaplasia apócrina papilar. Normalmente visto em pacientes mais velhos.

■ Fatos Essenciais

- Os fibroadenomas são massas benignas causadas pelo crescimento excessivo do estroma do tecido conectivo do lóbulo da mama.
- Massas indolores, móveis, "de consistência elástica".
- Geralmente localizado no quadrante superior externo.

■ Outros Achados de Imagem

- Pode variar em tamanho de microscópico a grande e pode ser único ou múltiplo.
- Na ultrassonografia, são massas redondas, ovais ou macrolobuladas, bem circunscritas e uniformemente hipoecoicas, embora possam parecer anecoicas com ecos internos de baixo nível.
- Há uma interface abrupta entre a lesão e o tecido mamário normal com transmissão acústica posterior variável.
- Avascular ou com fluxo sanguíneo levemente aumentado.
- O eixo longo é paralelo à parede torácica.
- A mamografia geralmente não é usada em crianças, mas os fibroadenomas aparecem como massas bem definidas, redondas, ovais ou macrolobuladas com calcificações parecidas com pipocas.
- Os fibroadenomas podem ser vistos acidentalmente na CT. Elas aparecem como massas não calcificadas, bem demarcadas, ovoides, redondas ou suavemente lobuladas.

✓ Pérolas e ✗ Armadilhas

- ✓ Massa mamária mais comum em meninas com menos de 19 anos de idade.
- ✓ Geralmente não visto antes da puberdade.
- ✓ Dez por cento regridem espontaneamente.
- ✓ Um subtipo de fibroadenoma chamado fibroadenoma juvenil ou celular frequentemente sofre crescimento rápido e ocorre mais em meninas afro-americanas.
- ✗ Gestão é controversa. Alguns recomendam o acompanhamento a curto prazo; outros recomendam biópsia.
- ✗ Adolescentes com fibroadenomas complexos apresentam risco ligeiramente maior de desenvolver câncer de mama.
- ✗ Os fibroadenomas têm aparência variável na imagem de ressonância magnética, e a ressonância magnética não pode diferenciá-los dos tumores filoides.

Caso 24

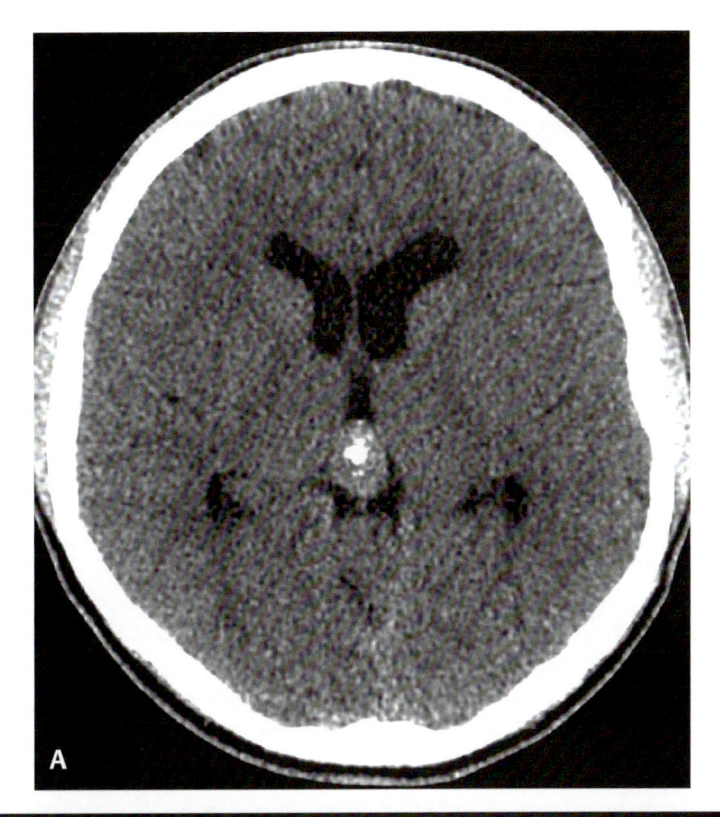

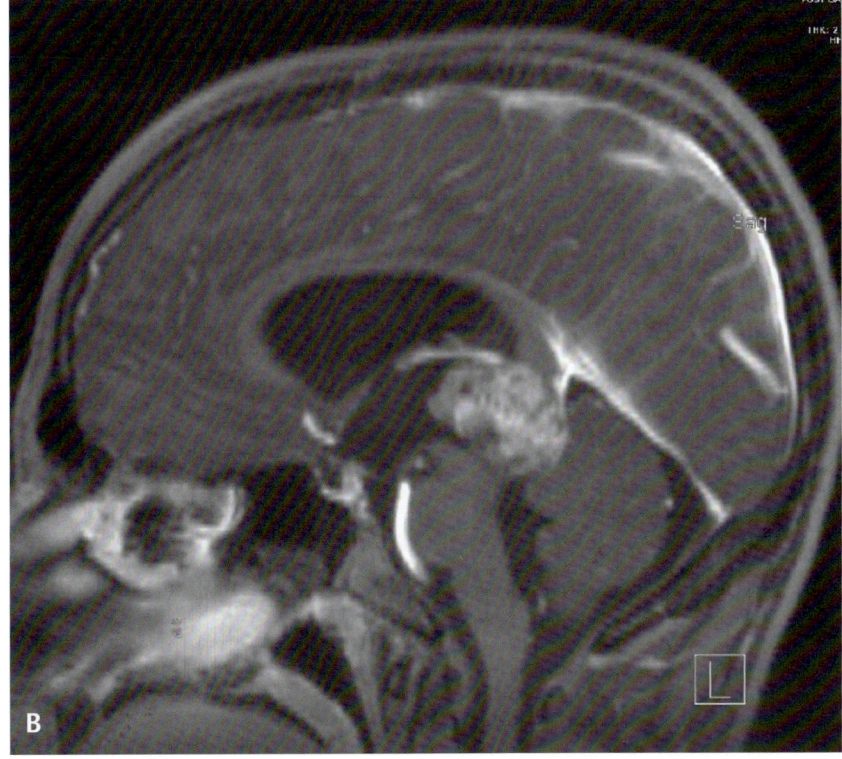

Apresentação Clínica

Menino de 17 anos com diabetes insípido.

■ Achados de Imagem

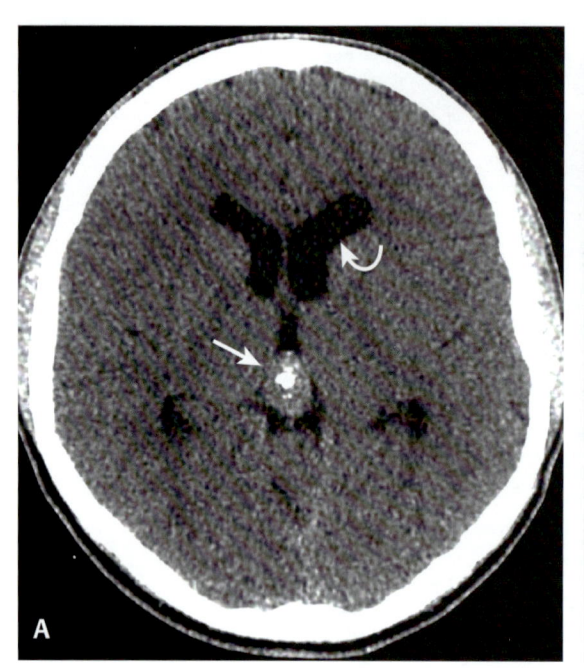

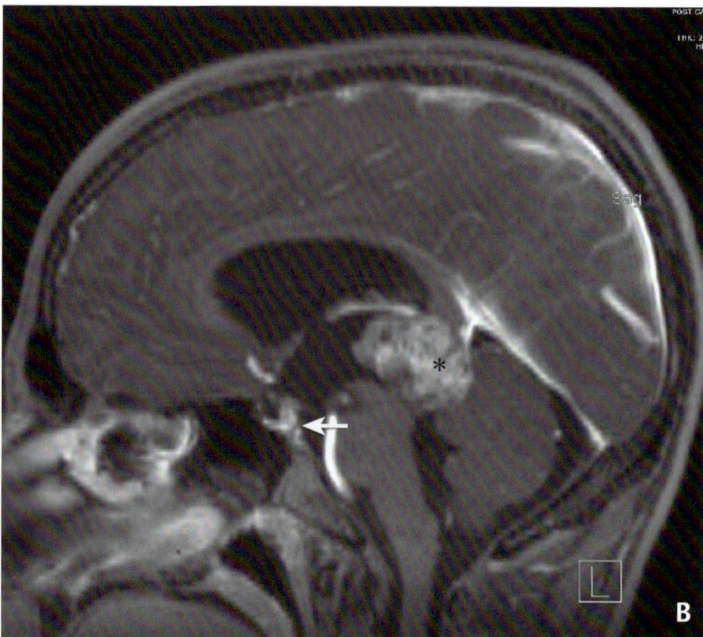

(A) Imagem axial de CT sem contraste do cérebro. Há uma massa de tecido mole arredondada moderadamente hiperdensa, com calcificação central na região pineal do cérebro (*seta*). Há hidrocefalia (*seta curva*). (B) Imagem pós-contraste ponderada em T1 sagital do cérebro. Há realce ávido heterogêneo de uma grande massa da região pineal (*asterisco*). Além disso, há expansão focal do pedúnculo hipofisário com realce heterogêneo (*seta*).

■ Diagnóstico Diferencial

- **Tumor de células germinativas (germinoma):** Massa de tecido mole levemente hiperdensa com calcificação central e espessamento e realce do pedúnculo hipofisário associado em uma criança com diabetes insípido é consistente com um tumor de células germinativas.
- *Tumor do parênquima pineal (pineoblastoma/pineocitoma):* Estes tumores podem ser difíceis de diferenciar de um tumor de células germinativas. Nestes tumores, as calcificações tendem a estar localizadas perifericamente e não centralmente no tumor.
- *Meningioma*: Embora estes realcem vividamente, o realce deve ser homogêneo e não haveria espessamento associado do pedúnculo hipofisário.

■ Fatos Essenciais

- A localização mais comum de um germinoma do sistema nervoso central é na região pineal; eles localizam-se, com muito menos frequência, na região suprasselar, e 5 a 10% surgem em ambas as áreas. Germinomas também podem ser encontrados nos gânglios da base, tálamo e assoalho do terceiro ventrículo.
- A glândula pineal normal é pequena e está localizada no aspecto mais posterior do terceiro ventrículo, superior e posterior ao tecto e inferior às veias cerebrais internas.

■ Outros Achados de Imagem

- CT: os germinomas tendem a ser hiperdensos e realçar vividamente. A calcificação central é comum.
- MRI: os germinomas tendem a ser isointensos à substância cinzenta em imagens ponderadas em T1 e T2, com realce vívido pelo contraste. Restrição em imagens ponderadas por difusão é comum em razão da alta celularidade do tumor.
- Germinomas causam hidrocefalia obstrutiva por pressão no aqueduto.
- A disseminação leptomeníngea ou intraventricular pode ocorrer e aparecerá como realce do contraste. A imagem de toda a coluna é necessária para excluir metástases distantes.

✓ Pérolas e ✗ Armadilhas

✓ Germinomas pineais tendem a englobar a glândula; portanto, as calcificações estão tipicamente no centro da massa. Os pineocitomas e os pineoblastomas surgem do tecido pineal e tendem a "explodir" a glândula, fazendo com que as calcificações se localizem perifericamente.

✓ Se uma criança com diabetes insípido tem um exame de MR negativo, um tumor não é excluído. Uma repetição do estudo deve ser obtida para procurar o espessamento sutil e o aumento do pedúnculo hipofisário.

✗ A glândula pineal normal tem densidade do tecido mole, e a maioria contém calcificação na idade adulta. A calcificação é rara antes dos 5 anos de idade.

Caso 25

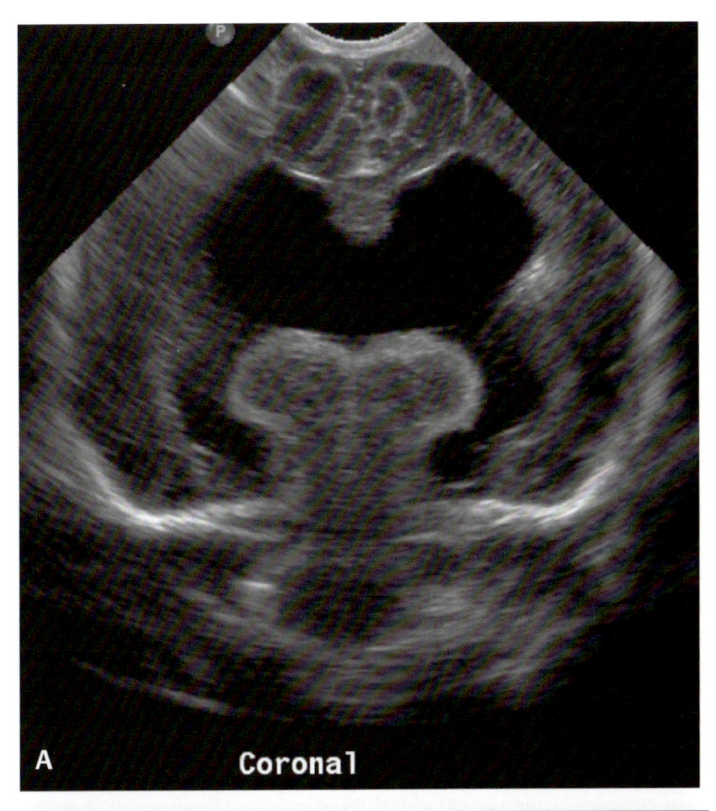

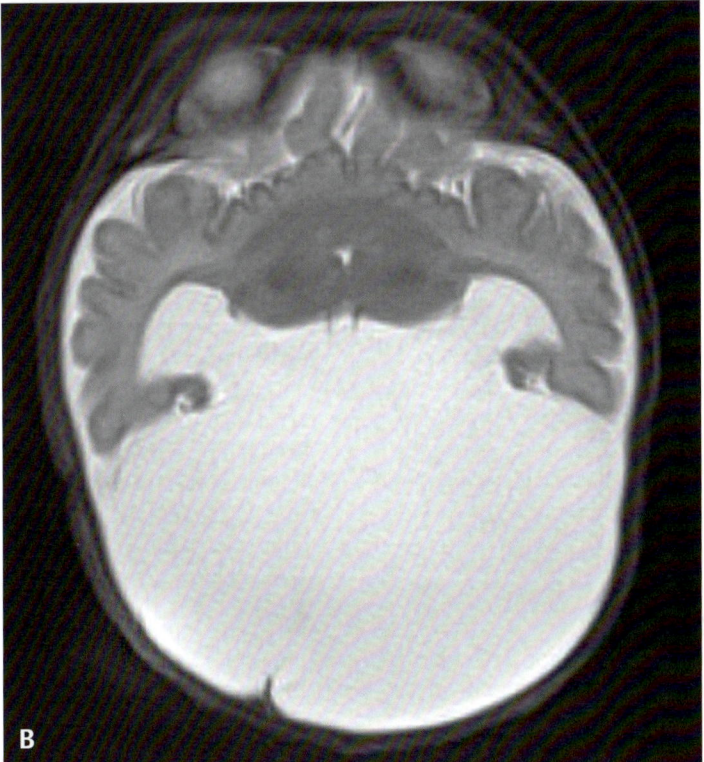

■ Apresentação Clínica

Menino de 14 dias com múltiplas anomalias congênitas.

■ Achados de Imagem

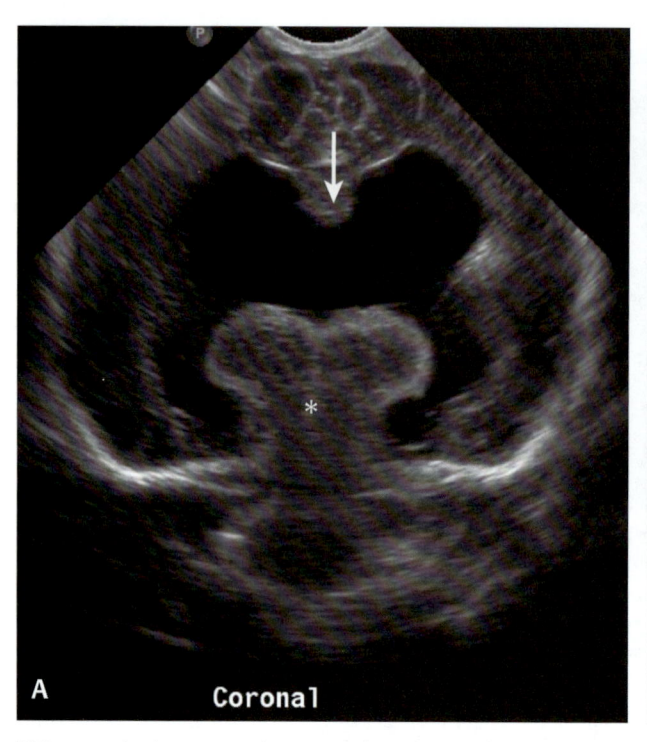

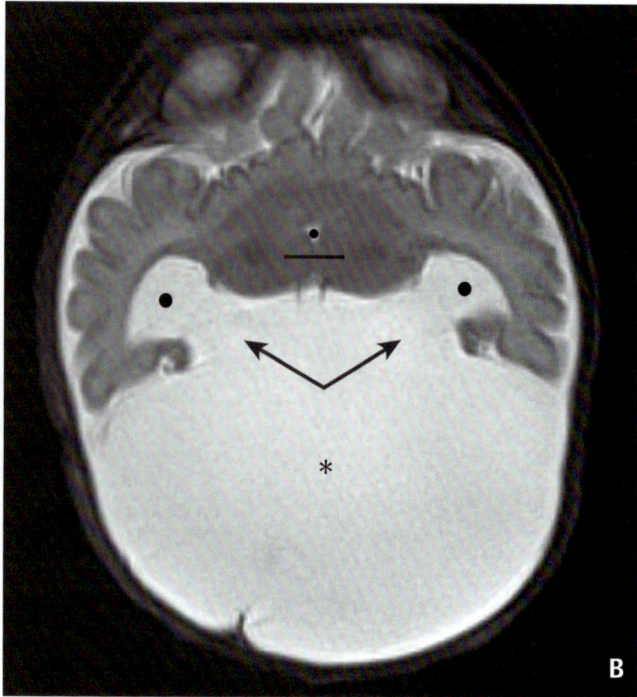

(**A**) Imagem de ultrassonografia em tons de cinza coronal da cabeça. Há ausência do septo pelúcido com fusão dos ventrículos laterais (*seta*). Os tálamos estão fundidos (*asterisco*). (**B**) Imagem axial ponderada em T2 do cérebro. Há um grande cisto dorsal cheio de líquido cefalorraquidiano (*asterisco*) comunicando-se com grande monoventrículo (*setas*). Os cornos temporais estão parcialmente formados (*pontos*). O cisto dorsal, de modo significativo, desloca-se anteriormente e comprime o parênquima cerebral. Os gânglios da base estão parcialmente fundidos anteriormente (*linha*). Há um pequeno terceiro ventrículo (*ponto pequeno*). Ausência do septo pelúcido é novamente observada.

■ Diagnóstico Diferencial

- **Holoprosencefalia (semilobar grave):** Um grande monoventrículo comunicando-se com um cisto dorsal com gânglios da base parcialmente fundidos e um pequeno terceiro ventrículo é consistente com este diagnóstico.
- *Hidrocefalia severa*: Na hidrocefalia grave, deve haver uma borda fina do córtex ao redor dos ventrículos massivamente dilatados. Além disso, as estruturas da linha média, incluindo o septo pelúcido, devem estar presentes e não deve haver fusão dos gânglios da base.
- *Hidranencefalia*: Na hidranencefalia, o córtex cerebral remanescente deve estar ao longo do tentório e o parênquima na distribuição carotídea deve ser obliterado.

■ Fatos Essenciais

- Holoprosencefalia é um espectro com anormalidade congênita do prosencéfalo caracterizada pela falta de desenvolvimento das estruturas da linha média.

■ Outros Achados de Imagem

- Holoprosencefalia alobar: Mais grave. Monoventrículo único de linha média com tecido cerebral anterior em forma de panqueca e fusão dos tálamos. O corpo caloso, a fissura inter-hemisférica, o *cavum* do septo pelúcido e o terceiro ventrículo estão ausentes.
- Holoprosencefalia semilobar: O septo pelúcido está ausente. Há um monoventrículo com cornos temporais e occipitais parcialmente desenvolvidos e uma fissura inter-hemisférica incompleta formada. Há fusão parcial ou completa dos tálamos com agenesia total ou parcial do corpo caloso.
- Holoprosencefalia lobar: menos grave. Há fusão dos cornos frontais dos ventrículos laterais, que se comunicam amplamente com o terceiro ventrículo. Há ausência do septo pelúcido, mas o corpo caloso pode ser normal ou hipoplásico.

✓ Pérolas e ✗ Armadilhas

- ✓ As anomalias faciais da linha média associadas à holoprosencefalia também são um espectro, sendo as mais graves associadas à holoprosencefalia alobar. Pacientes com o tipo lobar podem não ter anomalia facial.
- ✗ Como a holoprosencefalia é um espectro, alguns pacientes podem ter achados limítrofes entre os tipos.

Caso 26

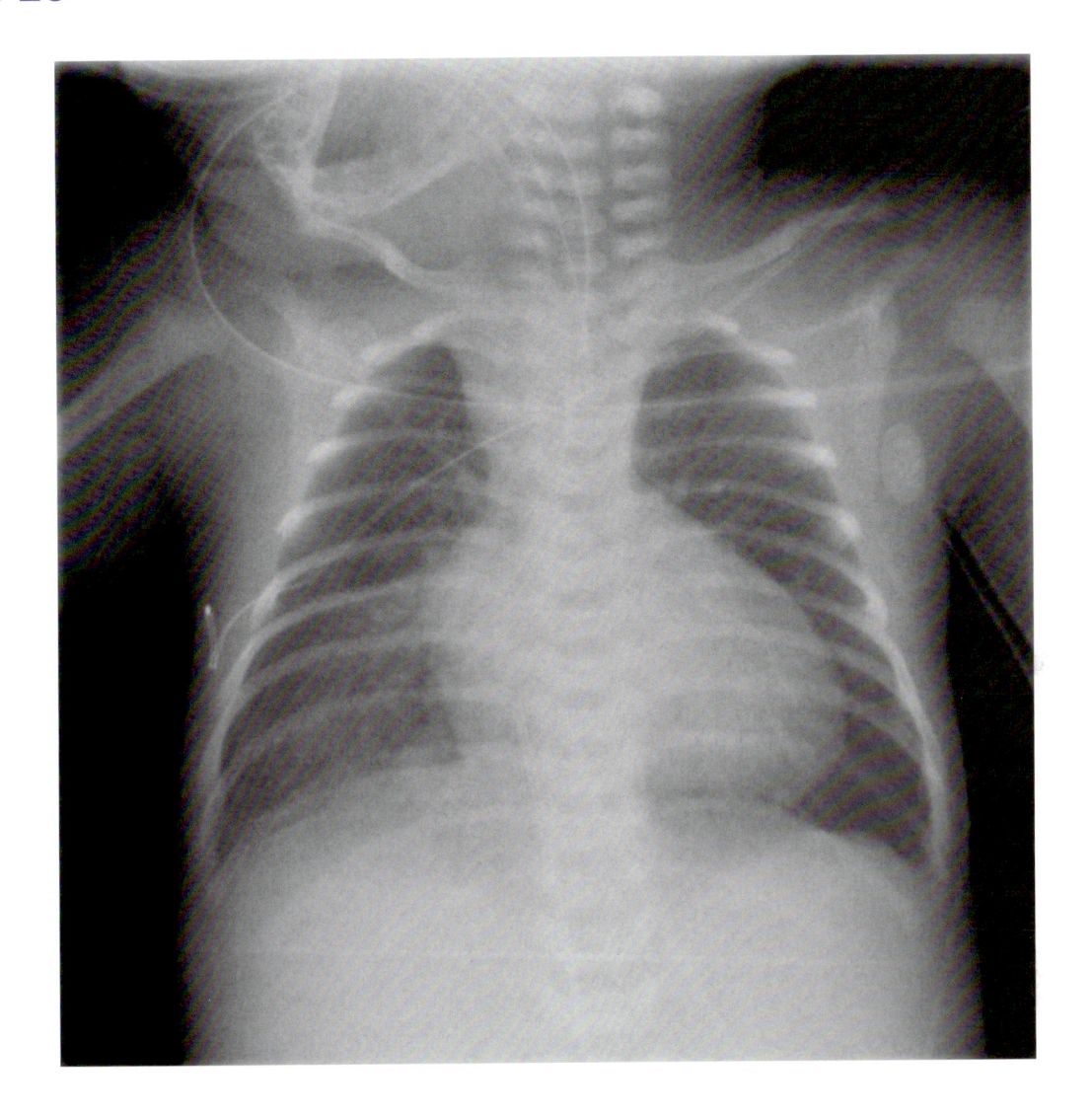

■ **Apresentação Clínica**

Menino de 2 dias com cianose e dificuldade respiratória.

■ Achados de Imagem

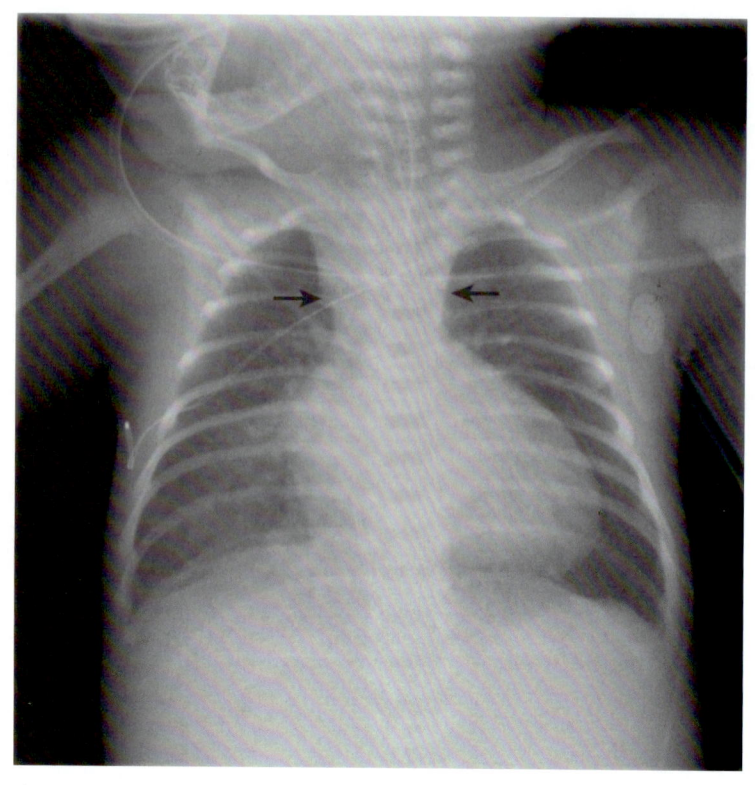

Uma radiografia frontal de tórax demonstra cardiomegalia leve, aumento da vascularização pulmonar, edema pulmonar leve e mediastino superior estreito (*setas*).

■ Diagnóstico Diferencial

- **Transposição das grandes artérias**: Cianose, cardiomegalia, aumento da vascularização pulmonar e mediastino superior estreito são características clássicas da transposição.
- *Insuficiência cardíaca congestiva*: A insuficiência cardíaca congestiva pode estar associada a cardiomegalia, vasos pulmonares aumentados e edema pulmonar, e o mediastino pode parecer mais estreito que o normal em consequência da diminuição do tamanho do timo associada ao desconforto neonatal.
- *Truncus arteriosus*: Esta lesão está associada a cianose, cardiomegalia, desvio da esquerda para a direita e mediastino estreito, embora quase metade dos pacientes também tenha um arco aórtico do lado direito.

■ Fatos Essenciais

- Na transposição-D das grandes artérias, a relação entre os átrios e os ventrículos é normal, mas a aorta surge do ventrículo direito e a artéria pulmonar surge do ventrículo esquerdo.
- Defeito do septo atrial, defeito do septo ventricular ou persistência do canal arterial é necessário para permitir a mistura do sangue dos lados direito e esquerdo, sem o qual a lesão é incompatível com a vida.

- O mediastino superior é estreito em razão de uma combinação de retração tímica relacionada com o estresse e com o fato de a aorta e a artéria pulmonar estarem alinhadas no mesmo plano sagital.
- O tratamento é um procedimento de troca arterial com transposição das artérias coronárias.

■ Outros Achados de Imagem

- Radiografias torácicas neonatais podem estar normais.
- O ecocardiograma e a imagem de MR devem mostrar defeito do septo atrial (frequentemente um forame oval patente), comunicação interventricular ou persistência do canal arterial.
- Defeitos maiores do septo ventricular estão associados à insuficiência cardíaca precoce.

✓ Pérolas e ✗ Armadilhas

✓ Os pacientes demonstram cianose grave não aliviada pela oxigenoterapia.
✗ Importante administrar prostaglandina para manter o canal arterial aberto.

Caso 27

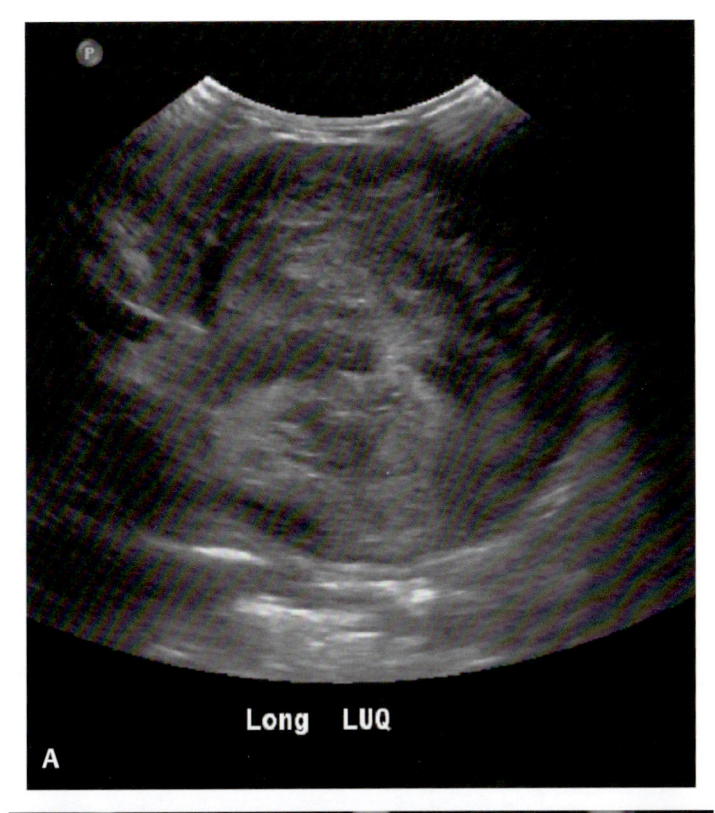

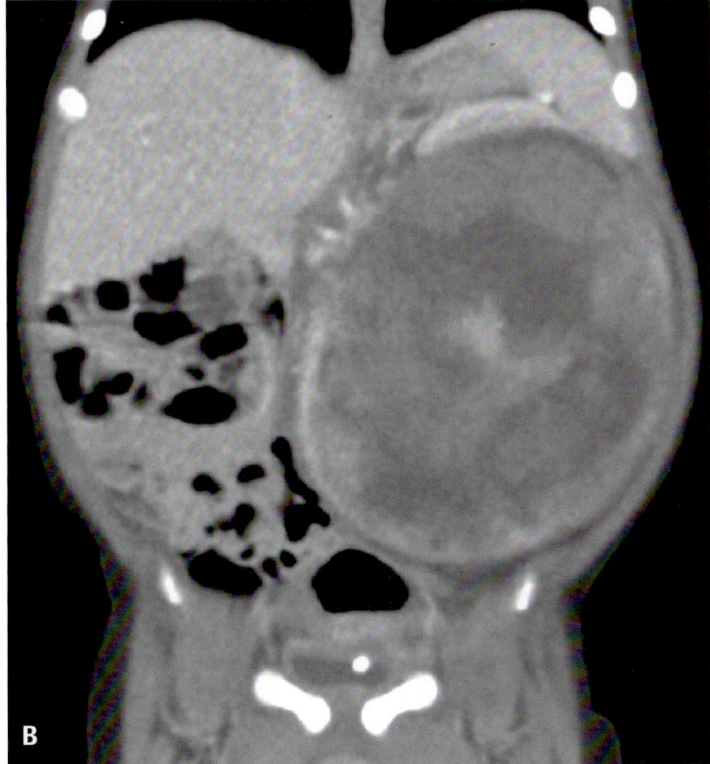

■ **Apresentação Clínica**

Menina recém-nascida com massa abdominal palpável.

■ Achados de Imagem

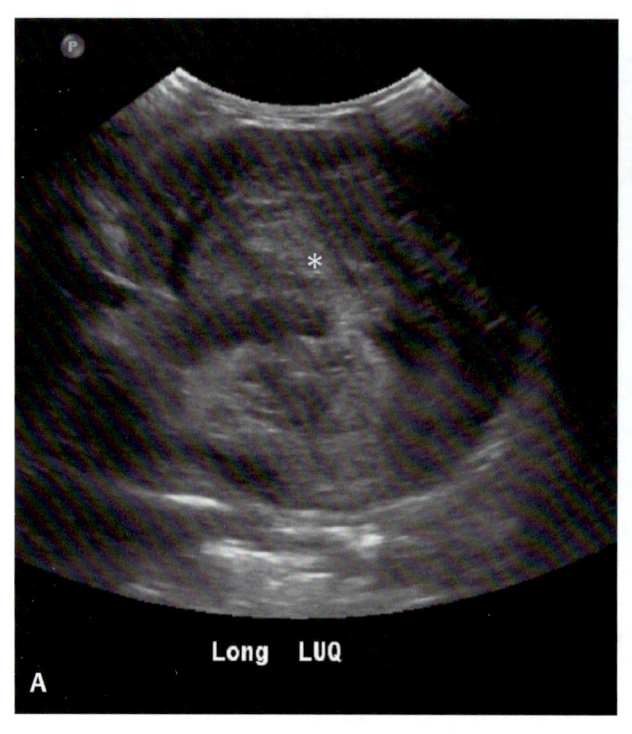

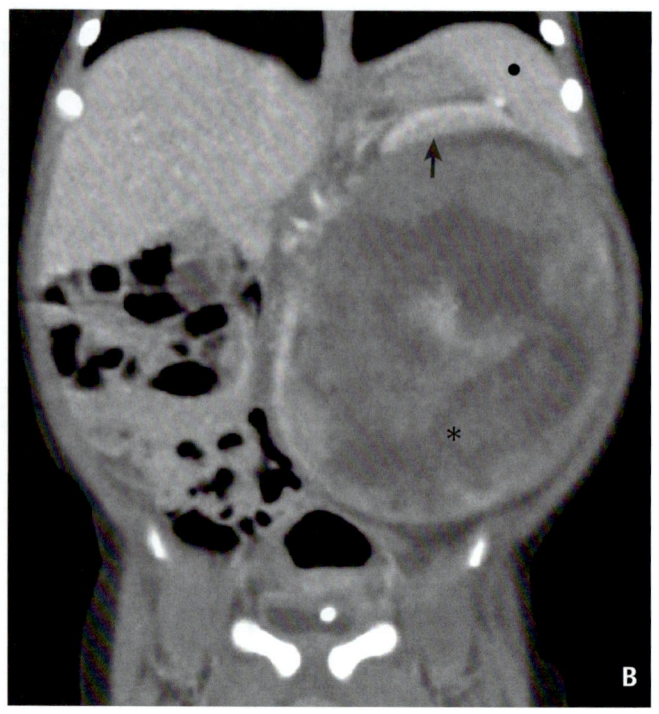

(A) Imagem ultrassonográfica longitudinal em escala de cinza do quadrante superior esquerdo (LUQ). Há uma grande massa heterogênea, redonda e bem definida (*asterisco*). (B) Imagem de CT pós-contraste coronal. No hemiabdome esquerdo, há uma massa grande e redonda e heterogênea (*asterisco*). Ao longo da margem superior, uma pequena quantidade de tecido renal pode ser identificada (*seta*). O baço (*ponto*) é deslocado superiormente.

■ Diagnóstico Diferencial

- **Nefroma mesoblástico**: Grande massa renal em um recém-nascido é típica do nefroma mesoblástico congênito.
- *Tumor de Wilms*: Menos de 2% dos tumores de Wilms ocorrem em pacientes com 3 meses de idade, e esses pacientes geralmente apresentam síndromes congênitas, nefroblastomatose ou tumores bilaterais.
- *Tumores rabdoides*: Embora ocorram em crianças muito pequenas, são mais agressivos que o nefroma mesoblástico. Eles são lobulados e frequentemente têm calcificação linear que delineia os lóbulos. O acúmulo de líquido subcapsular é comum nesses tumores.

■ Fatos Essenciais

- Existem dois subtipos de nefroma mesoblástico. A variante clássica não é agressiva e tende a se apresentar antes dos 3 meses de idade. A variante celular é mais comum que a variante clássica e é mais agressiva. Ele tende a se apresentar após 3 meses de idade.
- Ambos os tipos são tratados com sucesso com ressecção cirúrgica.
- Ambos os tipos quase sempre se apresentam nos primeiros 6 meses de vida e podem ser vistos no pré-natal.

■ Outros Achados de Imagem

- A imagem pode variar de completamente sólida a cística.
- A variante clássica é tipicamente mais sólida na aparência e é menos agressiva.
- A variante celular é mais heterogênea por causa de mudança cística, hemorragia e necrose. Esse subtipo tende a ser maior que a variante clássica.
- Na variante clássica, a ultrassonografia pode demonstrar um padrão de anéis hiperecoico e hipoecogênico concêntricos ao redor do tumor, embora isso não seja visto em todos os casos.
- Normalmente, não há calcificação em nenhum dos subtipos.
- Pode invadir localmente tecidos perirrenais.
- Raramente invade a veia renal.
- Raramente metastatiza.

✓ Pérolas e ✗ Armadilhas

✓ O tumor renal sólido mais comum no neonato é um nefroma mesoblástico congênito.
✓ Também chamado de hamartoma renal fetal ou hamartoma leiomiomatoso.
✗ O nefroma mesoblástico pode recorrer se incompletamente ressecado. Recomenda-se acompanhamento por 1 ano após a ressecção.

Caso 28

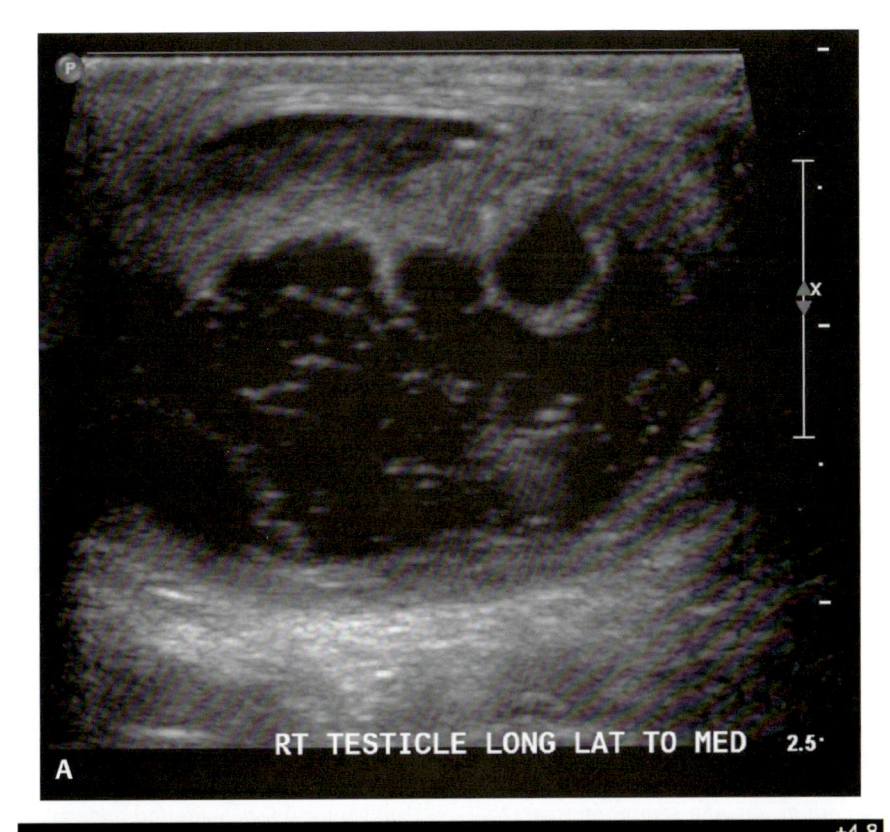

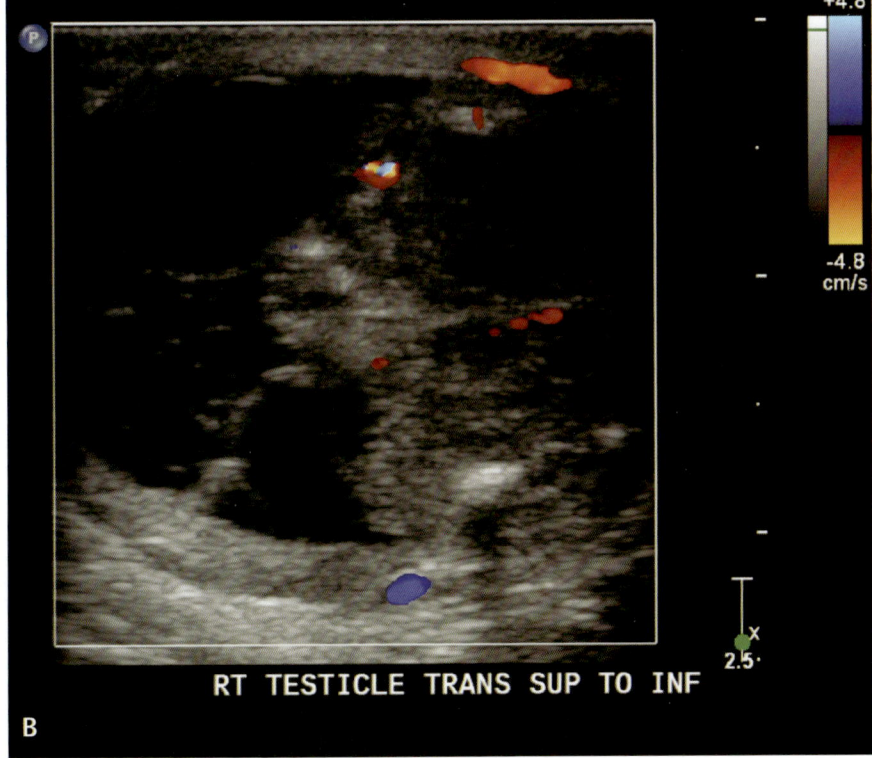

■ Apresentação Clínica

Menino de 6 meses de idade com massa testicular indolor.

Achados de Imagem

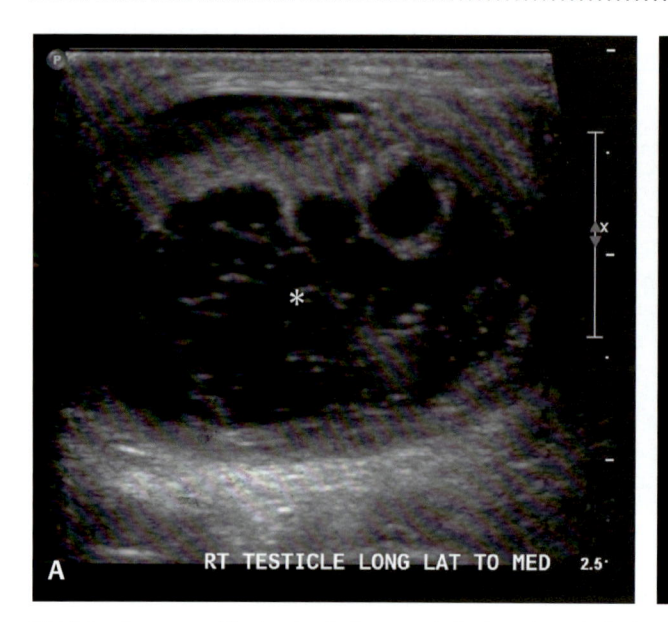

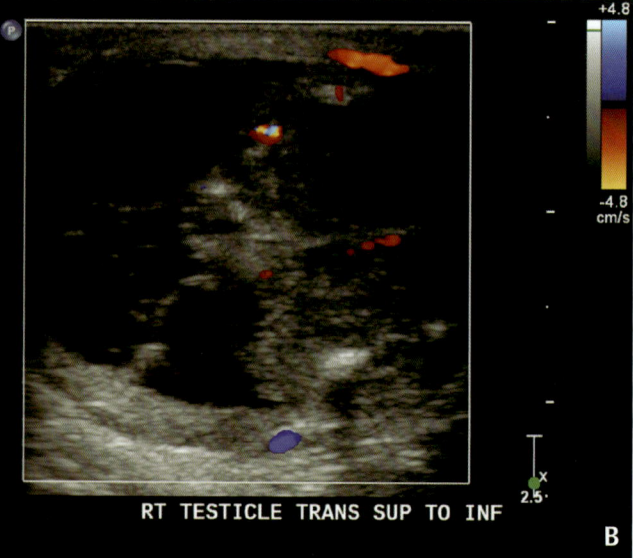

(**A**) Visão ultrassonográfica longitudinal em escala de cinza do testículo direito. Há uma grande massa heterogênea (*asterisco*) com componentes císticos e sólidos substituindo todo o testículo. (**B**) Imagem de ultrassonografia com Doppler colorido do testículo direito; o componente sólido da massa tem fluxo sanguíneo interno.

Diagnóstico Diferencial

- **Tumor de células germinativas não seminomatoso (NS-GCT)**: Tende a ser uma massa heterogênea com áreas de hemorragia e necrose.
- *Hematoma testicular*: Embora um hematoma de resolução possa conter várias septações, o componente sólido não deve conter fluxo sanguíneo. Além disso, algum testículo normal deve ser visualizado e geralmente há histórico de trauma significativo.
- *Orquite*: Embora um abscesso associado à orquite pudesse tornar-se loculado, o testículo não pareceria heterogêneo. Além do que, isso deveria se apresentar como doloroso.

Fatos Essenciais

- Os tumores testiculares mais comuns entre os meninos são os NSGCTs e incluem tumores do saco vitelino (mais comuns), teratomas, carcinomas embrionários e coriocarcinomas.
- Neoplasias testiculares geralmente ocorrem em homens jovens. Quando ocorrem em crianças pré-púberes, elas tendem a ocorrer em pessoas muito jovens (idade de pico, 2 anos).

Outros Achados de Imagem

- Um tumor do saco vitelino pode aparecer como um testículo heterogêneo difusamente aumentado.
- Os teratomas testiculares são semelhantes em aparência a teratomas em outras partes do corpo.
- Os teratomas maduros são císticos com ecos heterogêneos no fluido cístico. Eles podem ter componentes gordurosos hiperecogênicos e sombreados.
- Os teratomas imaturos geralmente são mais sólidos, mas têm alguma heterogeneidade em razão de hemorragia e necrose.

✓ Pérolas e ✗ Armadilhas

✓ Geralmente metastatiza para os gânglios linfáticos e pulmões, seguidos pelo cérebro, ossos e fígado.
✓ Noventa por cento dos pacientes com tumores do saco vitelino apresentam níveis elevados de α-fetoproteína (AFP).
✗ Os tumores de células germinativas podem ser pequenos ou mesmo involutos como resultado do crescimento que supera o suprimento sanguíneo, o que causa a regressão do tumor primário.
✗ Não há achados ultrassonográficos de um tumor testicular que possam prever um diagnóstico histológico específico.
✗ Os níveis de AFP em bebês não são úteis porque os níveis de AFP em bebês saudáveis são elevados nos primeiros 6 meses de vida.

Caso 29

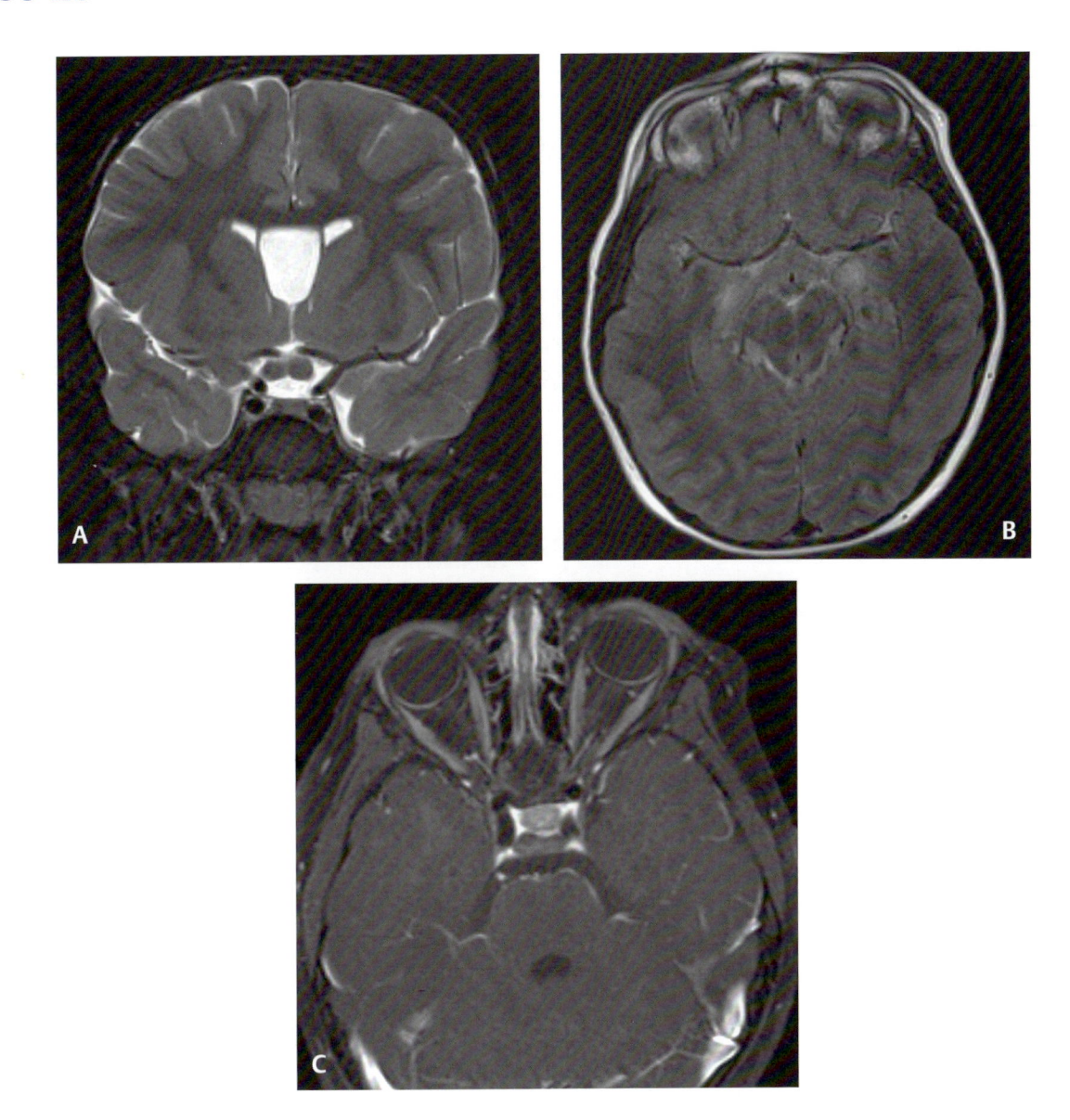

■ Apresentação Clínica

Menina de 3 anos com distúrbios visuais.

■ Achados de Imagem

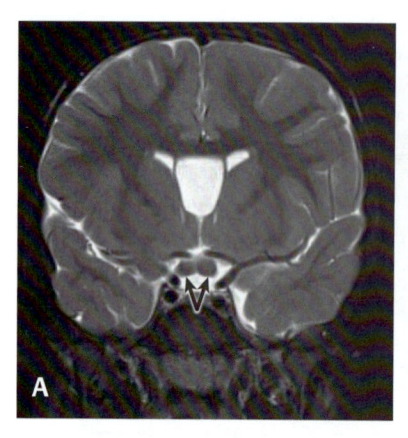

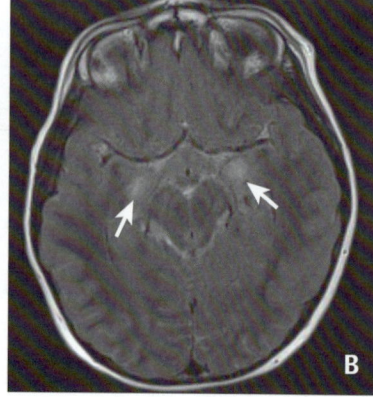

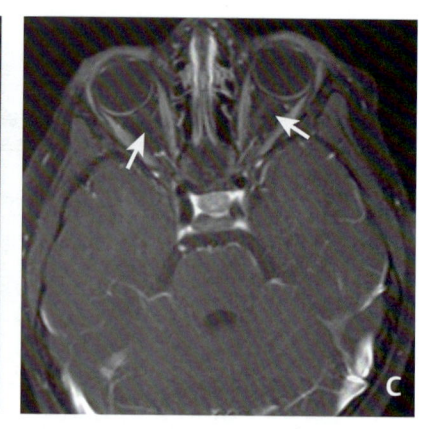

(**A**) Imagem de MR coronal ponderada em T2 do cérebro. Há aumento dos nervos ópticos pré-quiasmáticos (*setas*). (**B**) Imagem axial T2 do cérebro de recuperação de inversão atenuada por fluido. Há aumento da intensidade do sinal nos aspectos mesiais dos lobos temporais (*setas*). (**C**) T1 axial pós-contraste com saturação de gordura. Não há realce do contraste dos nervos ópticos aumentados (*setas*).

■ Diagnóstico Diferencial

- ***Glioma óptico em paciente com neurofibromatose tipo 1 (NF1):*** O aumento dos nervos ópticos em conjunto com focos de aumento da intensidade do sinal T2 (pontos NF) é consistente com esse diagnóstico.
- *Meningioma do nervo óptico*: Estes são marcadamente realçados pelo contraste.
- *Neurite óptica*: Causa alto sinal T2 no segmento retrobulbar, intraorbitário do nervo óptico, com realce do nervo pelo contraste. Geralmente é doloroso e ocorre em adultos jovens, muitas vezes em associação à esclerose múltipla.

■ Fatos Essenciais

- No contexto da NF1, os gliomas ópticos costumam ser de baixo grau e indolentes.
- NF1 também é chamada de doença de von Recklinghausen.
- NF1 é autossômica dominante com penetrância variável. Afeta múltiplos sistemas orgânicos em decorrência de displasia mesodérmica.

■ Outros Achados de Imagem

- O complexo da bainha do nervo óptico é variavelmente aumentado e o glioma pode ser tubular, fusiforme, excêntrico ou globular.
- O nervo óptico pode ser alongado, tortuoso, estirado ou torcido.

- Gliomas ópticos podem envolver qualquer porção da via óptica, incluindo um ou ambos os nervos ópticos, o quiasma óptico, os tratos ópticos, os corpos geniculados laterais ou as radiações ópticas.
- Pontos NF são focos de aumento da intensidade do sinal T2 sem efeito de massa que ocorrem mais comumente nos gânglios da base, cápsula interna, tronco cerebral e cerebelo. Aparecem aos 3 anos de idade e aumentam em número e tamanho até 10 a 12 anos de idade.

✓ Pérolas e ✗ Armadilhas

✓ O efeito de massa dos gliomas ópticos pode levar à proptose e sintomas de pressão intracraniana elevada, bem como déficits neurológicos focais. A distorção do mesencéfalo pode levar à hidrocefalia. Poliúria/polidipsia pode resultar do envolvimento do hipotálamo.

✗ O glioma óptico e o meningioma do nervo óptico podem ser difíceis de diferenciar. No meningioma do nervo óptico, a bainha do tumor realçada envolve o nervo óptico não realçado. Em cortes axiais, aparece como um trilho de trem. Por outro lado, os gliomas ópticos estão intimamente associados ao nervo e não mostram separação clara do nervo após o realce do contraste.

Caso 30

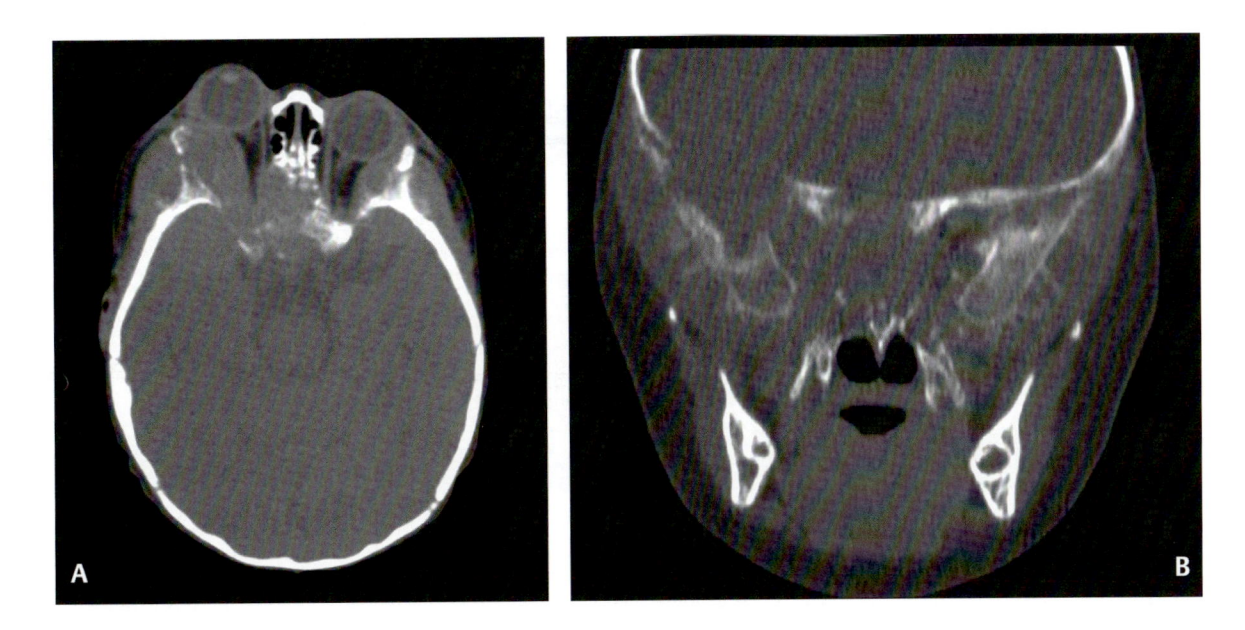

■ Apresentação Clínica

Menina de 7 meses com proptose grave.

■ Achados de Imagem

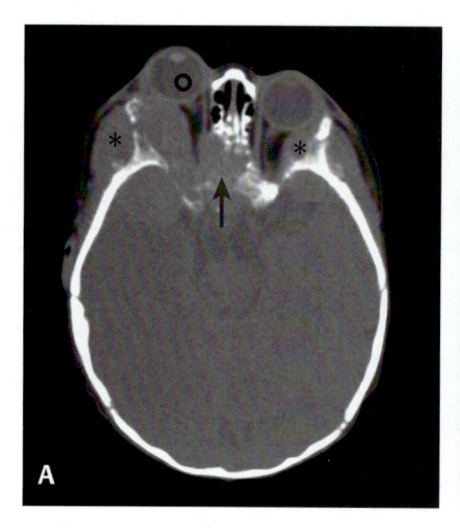

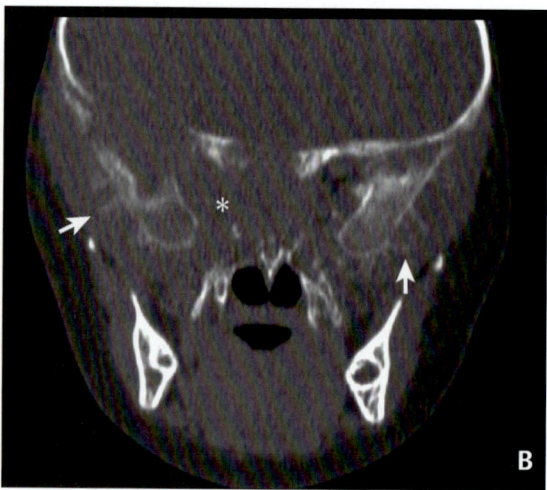

(**A**) Imagem axial de CT sem contraste da cabeça. Existem grandes massas de tecidos moles expansivos, levemente hiperdensas, surgindo dos ossos esfenoidais bilateralmente (*asteriscos*) que se estendem para as órbitas e seios etmoidais (*seta*). Há efeito de massa nos lobos temporais anteriores. Há proptose severa do globo direito (*círculo aberto*) e proptose moderada do globo esquerdo. (**B**) Imagem de CT coronal da cabeça. Novamente são vistos os tumores de tecidos moles envolvendo as órbitas (*asterisco*). Há ruptura cortical óssea com reação periosteal espiculada (*setas*).

■ Diagnóstico Diferencial

- **Metástases de neuroblastoma:** A alta densidade da massa, bem como a destruição óssea com a formação de novo osso, é típica das metástases ósseas do neuroblastoma.
- *Histiocitose de células de Langerhans:* Causa lesões líticas; no entanto, não há osso novo periosteal.
- *Leucemia:* Pode causar massas baseadas nas duras ou calvário; entretanto, envolve, mais frequentemente, o parênquima cerebral.

■ Fatos Essenciais

- Cerca de 10 a 20% dos casos de neuroblastoma apresentam metástases orbitárias, o que é um indicador de mau prognóstico.
- Metástases retrobulbares podem causar proptose e equimoses periorbitais (olhos de guaxinim).

■ Outros Achados de Imagem

- Imagem de MR ponderada em T1: O tumor é isointenso à substância cinzenta.
- Imagem de MR ponderada em T2: O tumor é hipointenso.
- O tumor geralmente é heterogêneo e vigorosamente realçado.

✓ Pérolas e ✕ Armadilhas

✓ Aparência craniana típica é a periostite espiculada de órbitas e crânio.
✓ A outra associação que o neuroblastoma tem com os olhos é a síndrome paraneoplásica opsoclonia-mioclonia, também chamada síndrome de "olhos dançantes, pés dançantes".
✕ O neuroblastoma da órbita é tipicamente metastático; no entanto, há relatos de neuroblastoma originado nas órbitas.

Caso 31

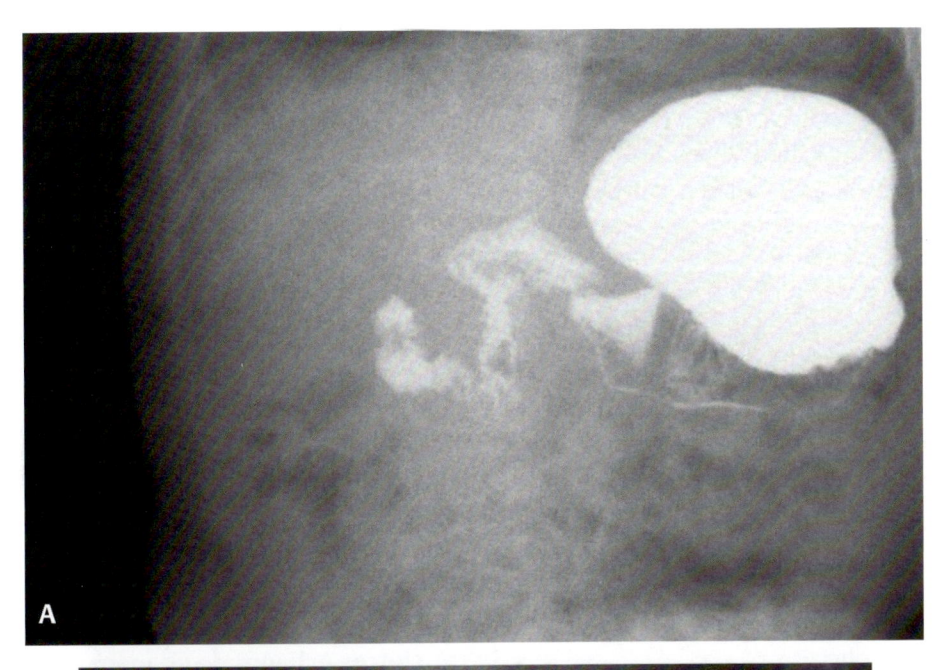

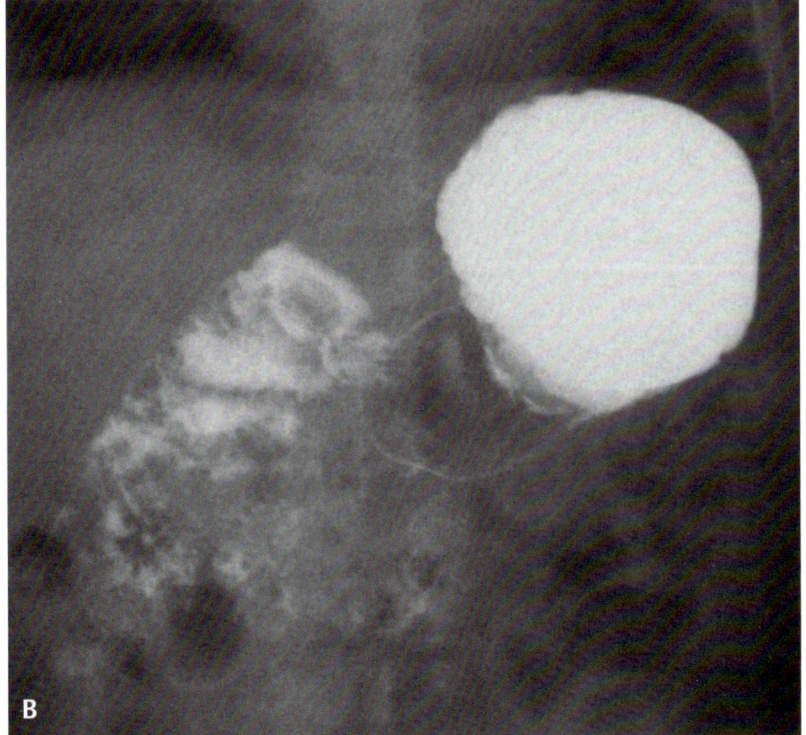

■ Apresentação Clínica

Menina de 4 meses com histórico de vômito bilioso ocasional.

Achados de Imagem

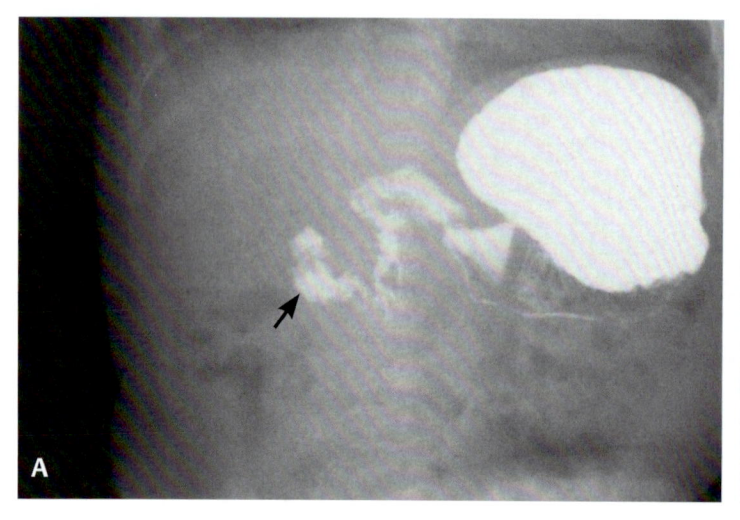

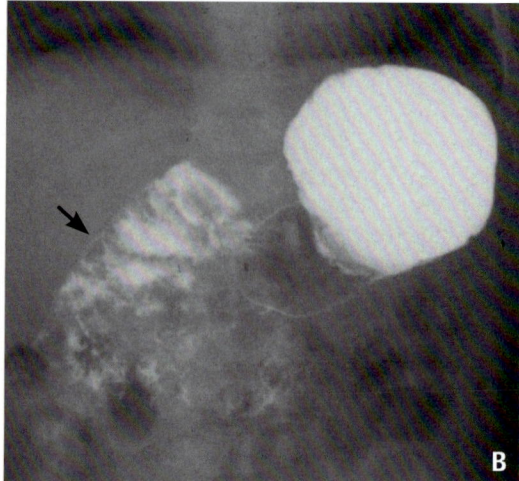

(A) Vista frontal de um exame gastrointestinal superior com bário. O duodeno arqueia para a direita e a junção duodenojejunal está localizada no quadrante superior direito (seta). (B) Imagem obtida um pouco mais tarde, no decorrer do exame, demonstra que o intestino delgado proximal está localizado no quadrante superior direito (seta).

Diagnóstico Diferencial

- **Má rotação intestinal**: A junção duodenojejunal deve estar localizada à esquerda da coluna e no mesmo nível craniocaudal ou acima do bulbo duodenal. Neste caso, a junção duodenal e o intestino delgado proximal estão, ambos, localizados no quadrante superior direito, indicando má rotação.
- *Duodeno redundante*: Em alguns pacientes o duodeno é anormalmente longo, o que pode fazer parecer que a junção duodenojejunal está anormalmente posicionada.
- *Rotação do paciente*: Se o paciente não estiver em posição supina e a imagem for obtida com o paciente girado para a direita, a junção duodenojejunal e o intestino delgado proximal podem parecer estar localizados à direita da coluna.

Fatos Essenciais

- Má rotação é o resultado da falha do intestino delgado em rodar para a posição normal, na qual a junção duodenojejunal está localizada no quadrante superior esquerdo e a junção ileocólica está localizada no quadrante inferior direito.
- A má rotação está associada a uma fixação mesentérica curta e anormal do intestino delgado para a parede posterior do abdome, e essa fixação mesentérica curta permite que o intestino se volvulize em torno de sua raiz mesentérica.
- A maioria dos pacientes com má rotação não terá vólvulo quando sua má rotação for diagnosticada.

Outros Achados de Imagem

- Nas imagens transversais, a relação normal da artéria e da veia mesentérica superior pode ser revertida, com a artéria localizada à direita da veia.
- Se o ceco estiver localizado no quadrante inferior direito, a probabilidade de um paciente com má rotação sofrer de volvo do intestino médio é reduzida.
- Em vez de volvo de intestino médio, alguns pacientes com má rotação podem apresentar obstrução causada por bandas de Ladd (amarração fibrosa anormal do intestino ao peritônio) ou hérnia interna.

✓ Pérolas e × Armadilhas

✓ A má rotação é um achado comum em pacientes cujo intestino estava anormalmente posicionado no útero, como pacientes com hérnia diafragmática congênita e gastrosquise e onfalocele.

× É importante ter cautela ao revisar os exames gastrointestinais superiores de bário realizados em outros lugares. Quando o progresso do bário não é visto em tempo real, as imagens estáticas podem fazer com que os resultados normais pareçam anormais e vice-versa.

Caso 32

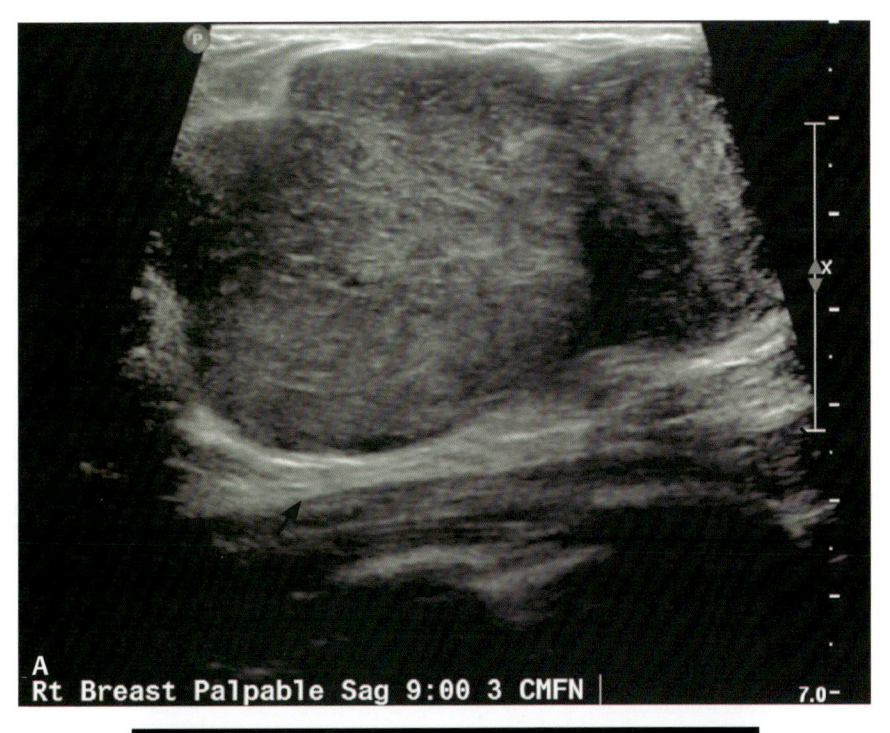

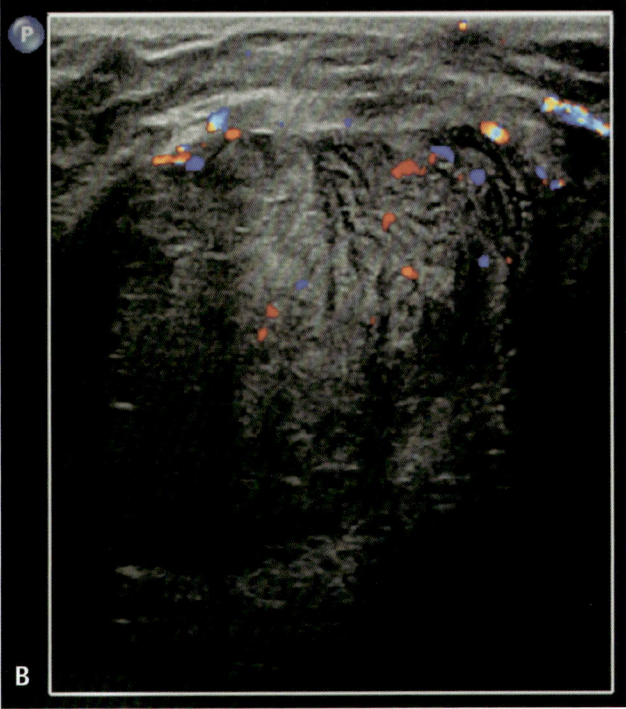

■ Apresentação Clínica

Menina de 12 anos de idade com massa mamária direita palpável.

■ Achados de Imagem

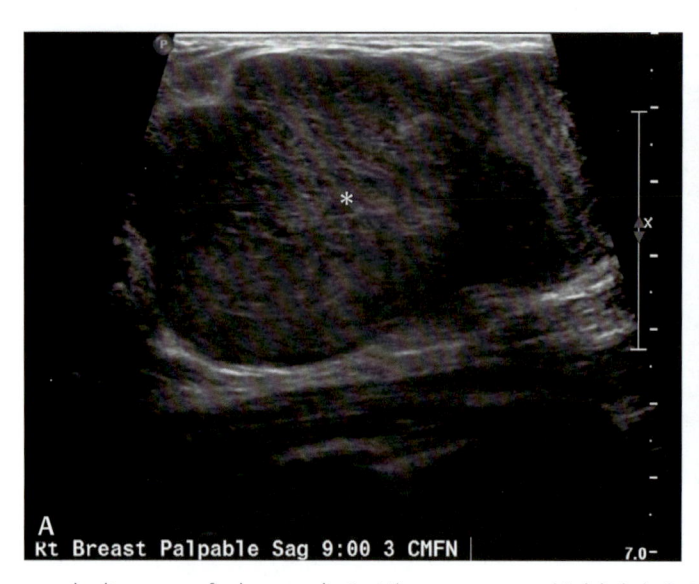

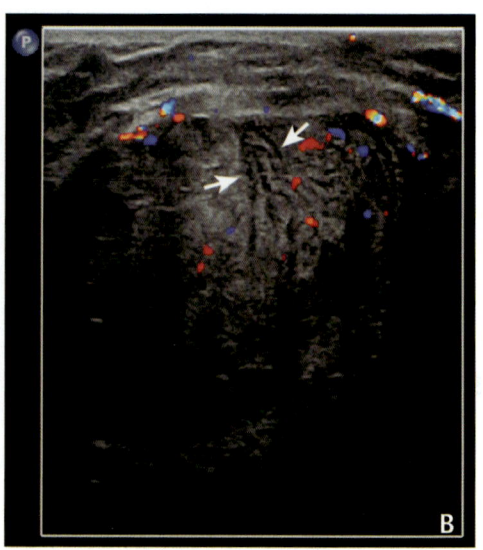

(**A**) Imagem de ultrassonografia da mama direita. Há uma massa mamária lobulada, heterogênea e bem definida (*asterisco*). (**B**) Imagens de fluxo colorido. Existe fluxo sanguíneo interno. Além disso existem vários pequenos canais hipoecogênicos correndo através da massa (*setas*).

■ Diagnóstico Diferencial

- **Tumor filoide**: A massa mamária com estes achados é característica do tumor filoide.
- *Fibroadenoma juvenil*: As características de imagem do fibroadenoma juvenil e do tumor filoide sobrepõem-se, de modo que a biópsia é a única maneira segura de distinguir as duas. Embora este caso não apresente cistos, os cistos periféricos são mais comumente vistos em tumor filoide. Os filoides são heterogêneos em ecotextura mais frequentemente que os fibroadenomas.
- *Fibroadenoma complexo*: Contém cistos, adenose esclerosante, calcificações epiteliais ou áreas de metaplasia apócrina papilar. Eles são vistos, geralmente, em pacientes mais velhos.

■ Fatos Essenciais

- O tumor filoide é um tumor fibroepitelial que representa 1% das lesões mamárias em crianças e adolescentes.
- Malignidade mamária primária mais comum em crianças e adolescentes, embora a maioria dos tumores filoides na adolescência seja histologicamente benigna.
- Os tumores filoides têm um amplo espectro de comportamento, desde massas benignas até crescimento invasivo, recorrência e metástases. Na maioria das vezes, o prognóstico é favorável. A taxa de recorrência em adolescentes é de ± 10%, inferior à dos adultos.

■ Outros Achados de Imagem

- Massa hipoecoica redonda, ovoide ou macrolobular com realce acústico posterior.
- Como eles também podem ser vistos no fibroadenoma juvenil, cistos ou fendas anecoicos são sugestivos, mas não patognomônicos, de tumor filoide.
- Embora a mamografia geralmente não seja recomendada na população pediátrica, nas imagens de mamografia, os tumores filoides são grandes, densos e não apresentam calcificações.
- Nas imagens de ressonância magnética, elas parecem semelhantes aos fibroadenomas, pois são hipo a isointensos em imagens ponderadas em T1 e são variáveis em imagens ponderadas em T2. Ambos podem mostrar um padrão de realce de contraste suspeito. Tumores filoides são mais propensos a serem heterogêneos com septações não realçadas e alto sinal T2 peritumoral. Filoides e fibroadenomas não podem ser diferenciados em imagens de MR.

✓ Pérolas e ✗ Armadilhas

- ✓ A idade do pico de ocorrência é a quarta década de vida, mas 5% ocorrem em meninas ou mulheres com menos de 20 anos de idade.
- ✗ Tumor filoide e fibroadenoma juvenil compartilham muitas características clínicas, patológicas e de imagem.

Caso 33

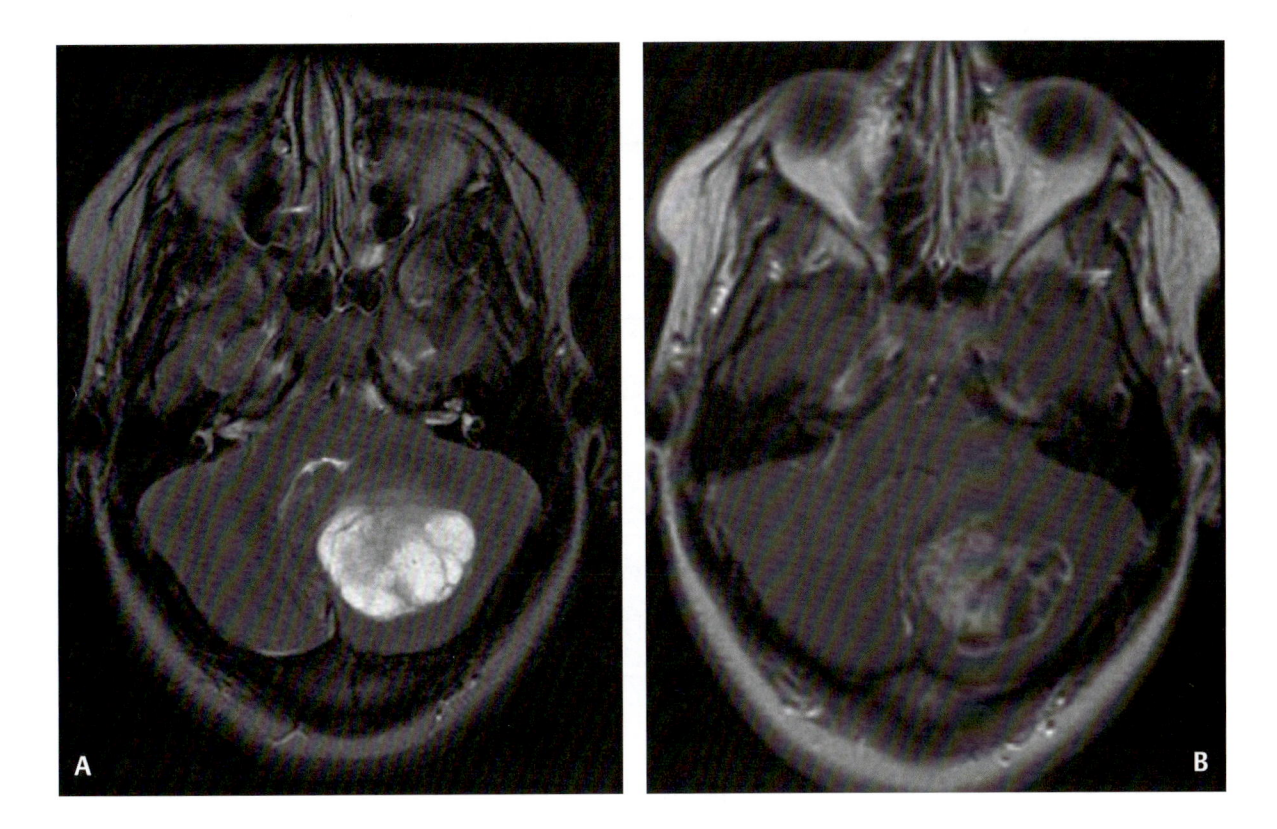

■ Apresentação Clínica

Menina de 14 anos com dores de cabeça e alterações na visão.

■ Achados de Imagem

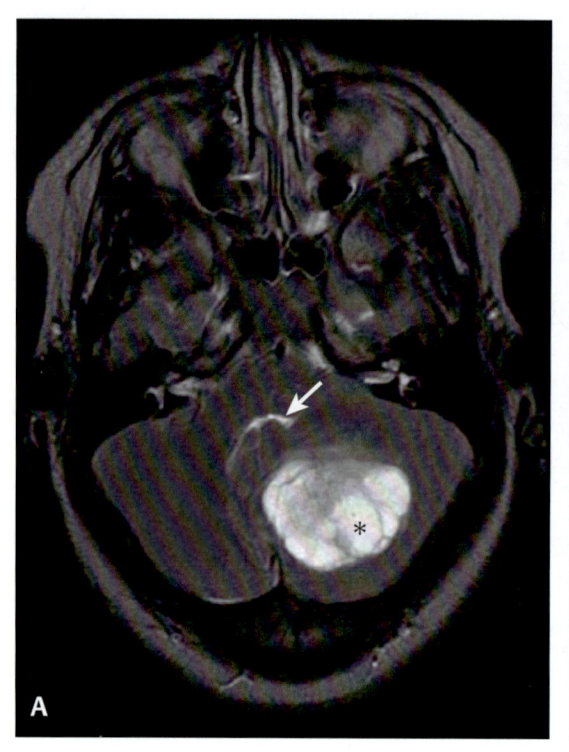

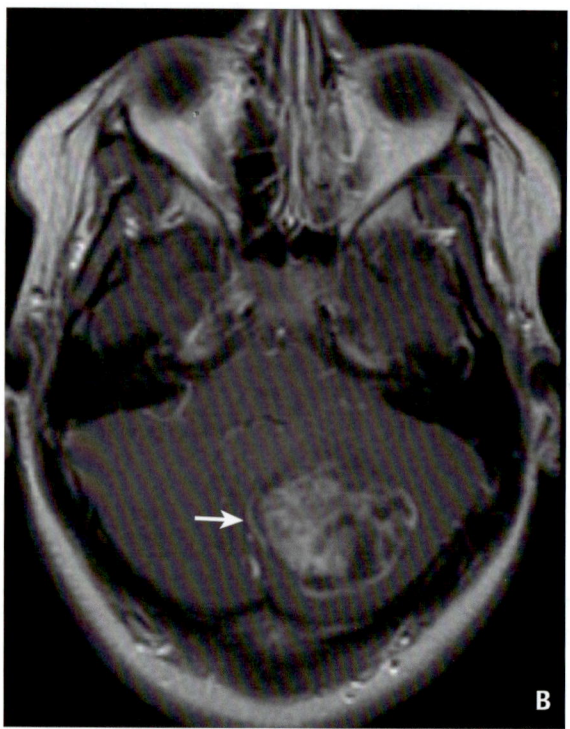

(A) Imagem T2 axial de MR com saturação de gordura. Há uma massa cística complexa no hemisfério cerebelar esquerdo (*asterisco*) que provoca o apagamento do quarto ventrículo (*seta*). (B) Imagem T1 axial pós-contraste. Os componentes sólidos da massa realçam (*seta*).

■ Diagnóstico Diferencial

- **Astrocitoma pilocítico juvenil (JPA)**: O aspecto cístico e sólido, o local e o padrão de realce são típicos de um astrocitoma.
- *Meduloblastoma*: Esses tumores densos surgem do teto do quarto ventrículo.
- *Ependimoma*: Estes geralmente preenchem o quarto ventrículo e podem estender-se até o ângulo pontocerebelar.

■ Fatos Essenciais

- O astrocitoma pilocítico é a neoplasia cerebelar pediátrica mais comum.
- O prognóstico geral dos pacientes com astrocitoma pilocítico é excelente, especialmente se houver ressecção completa. Os astrocitomas pilocíticos no quiasma óptico/região hipotalâmica têm o prognóstico menos favorável de todos os locais.

■ Outros Achados de Imagem

- A maioria desses tumores é redonda ou oval e tem margens bem circunscritas e lisas. Eles frequentemente são mistos, císticos e sólidos e têm calcificações ocasionais.
- A maioria tem realce intenso de contraste.
- Disseminação distante é rara.

✓ Pérolas e × Armadilhas

✓ Dois terços dos JPAs têm a clássica apresentação de imagem de uma massa parecida com um cisto com um nódulo mural que realça.
× Em crianças, a localização mais comum do astrocitoma pilocítico é no cerebelo; no entanto, em adultos, são os hemisférios cerebrais.

Caso 34

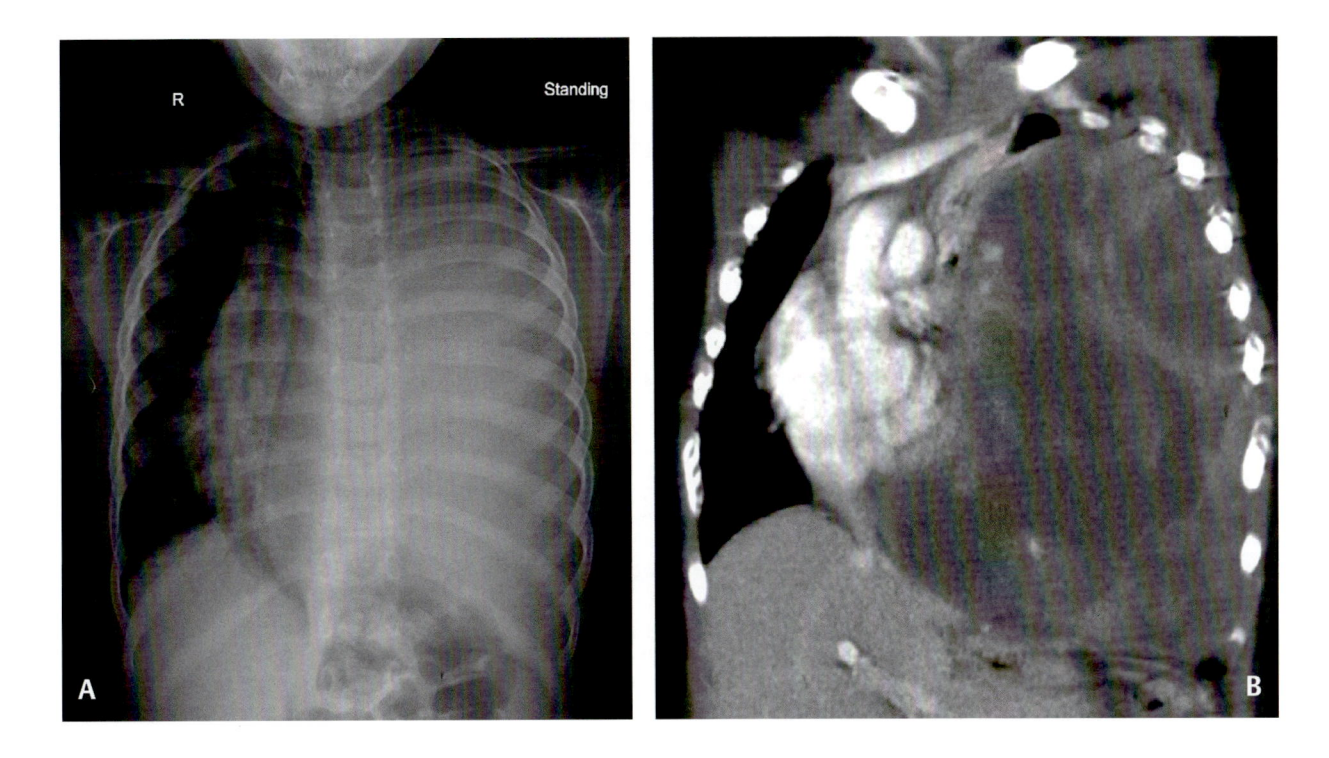

■ Apresentação Clínica

Menina de 4 anos com febre e tosse.

Achados de Imagem

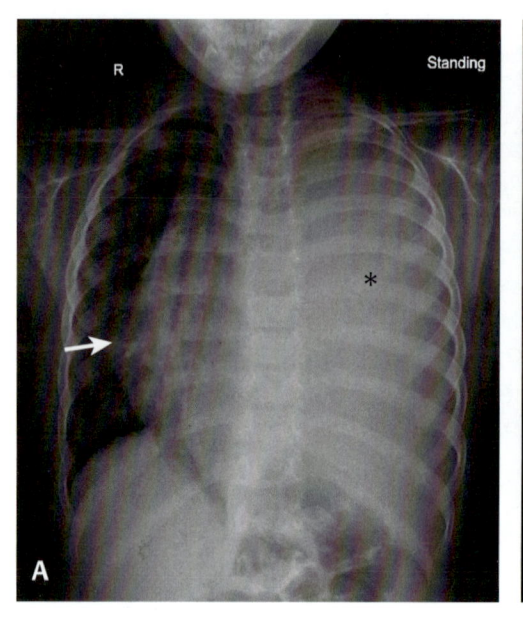

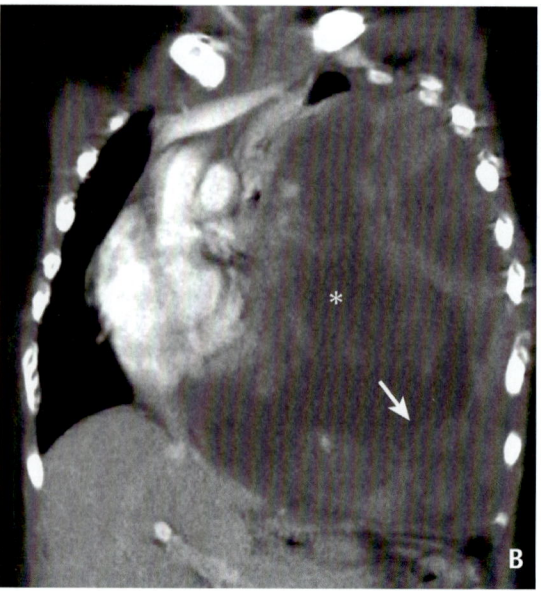

(**A**) Incidência posteroanterior do tórax. Há opacificação quase completa do hemitórax esquerdo (*asterisco*) com deslocamento do coração e do mediastino para a direita (*seta*). (**B**) Reformatação coronal de imagem de CT de tórax pós-contraste. Há uma grande massa heterogênea com áreas sólidas que realçam (*seta*) e áreas císticas (*asterisco*).

Diagnóstico Diferencial

- **Blastoma pleuropulmonar**: Grande massa heterogênea no tórax que não apresenta invasão da parede torácica é consistente com blastoma pleuropulmonar.
- *Sarcoma intratorácico dos tecidos moles*: Sarcoma de Ewing e tumor neuroectodérmico primitivo da parede torácica seriam difíceis de distinguir de um blastoma pleuropulmonar, embora sarcoma de Ewing surgisse a partir do osso.
- *Doença metastática*: O tumor é grande para ser uma metástase solitária. Além disso, não há lesões no outro pulmão e o paciente não tem um tumor primário conhecido.

Fatos Essenciais

- Tumor maligno e altamente agressivo que surge dos pulmões ou da pleura.
- O subtipo cístico (tipo I) ocorre em lactentes (idade média de 10 meses) e tem melhor prognóstico.
- Combinados cístico e sólido (tipo II) e sólido (tipo III) têm média de 34 e 44 meses, respectivamente.

Outros Achados de Imagem

- Pode ser sólido, cístico ou misto.
- Pode surgir do mediastino, diafragma ou pleura.
- Geralmente do lado direito, sem invasão da parede torácica e sem calcificação.
- Pode estar associado a malformação pulmonar congênita das vias aéreas.
- Locais metastáticos comuns: cérebro e osso.
- Em aproximadamente um quarto dos casos, o tumor é extrapulmonar e ligado à pleura parietal.

✓ Pérolas e ✗ Armadilhas

✓ As massas pulmonares em crianças têm ± 10 vezes mais probabilidade de representar uma lesão de desenvolvimento benigna ou reativa do que uma neoplasia. Neoplasias pulmonares primárias são raras em crianças. Em crianças, os tumores intratorácicos sólidos geralmente são metástases de tumores extratorácicos.

✗ Lesões pleuropulmonares císticas do blastoma são impossíveis de distinguir da malformação adenomatoide cística tipo I do pulmão.

✗ As formas sólidas de blastoma pleuropulmonar são frequentemente difíceis de distinguir de outros tumores sólidos torácicos.

Caso 35

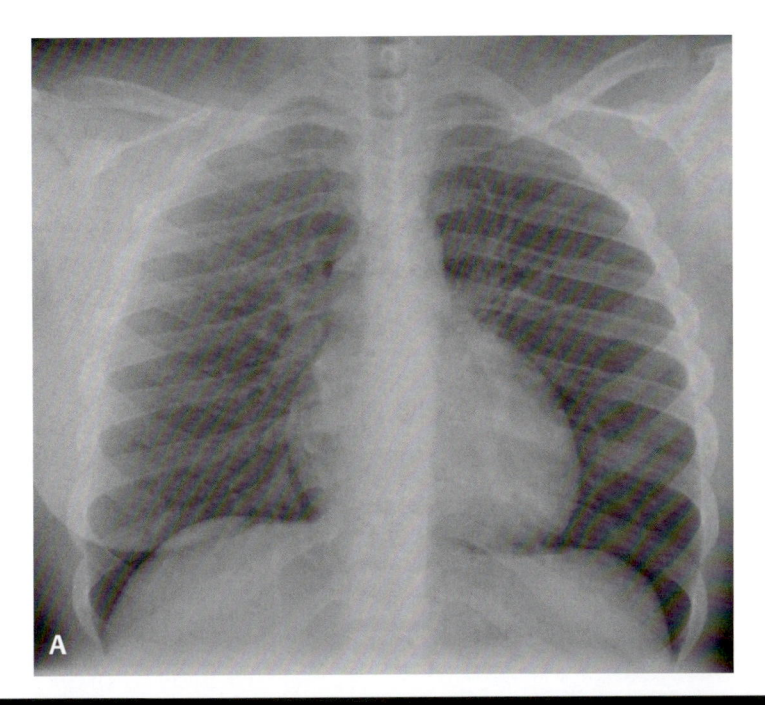

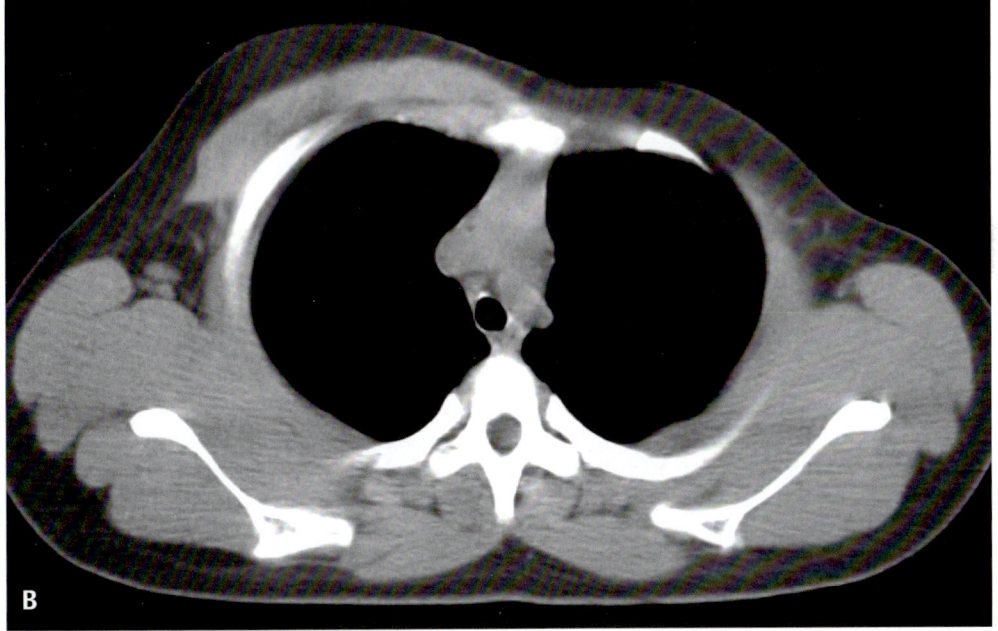

■ **Apresentação Clínica**

Menina de 13 anos com tosse.

Achados de Imagem

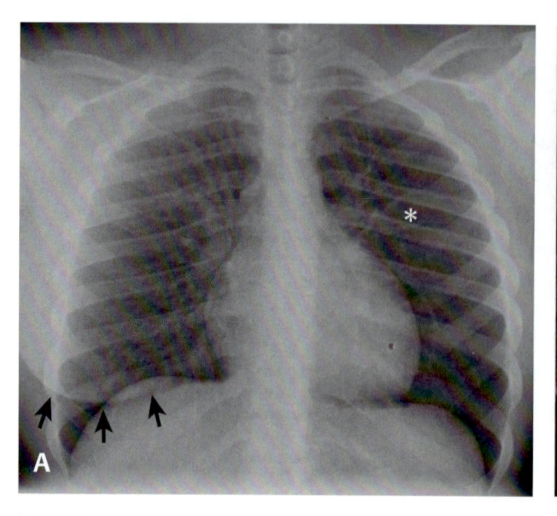

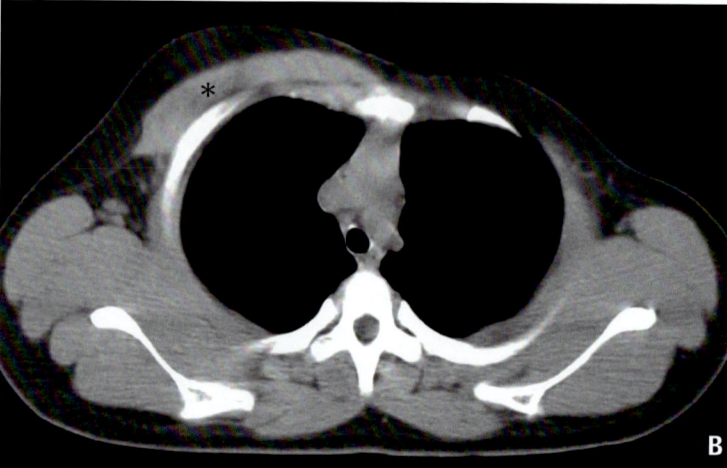

(**A**) Incidência posteroanterior tórax. O pulmão esquerdo é hiperlucente (*asterisco*). Há uma sombra de mama direita (*setas*), mas não há sombra de mama esquerda. (**B**) Imagem axial de CT sem contraste do tórax. O músculo peitoral maior direito está presente (*asterisco*), mas não há músculo peitoral maior esquerdo.

Diagnóstico Diferencial

- **Síndrome de Poland**: Ausência dos músculos peitorais maior e menor pode ser observada na síndrome de Poland.
- *Amastia*: Embora falte tecido mamário à esquerda, a musculatura também está ausente, fazendo com que a amastia não seja o diagnóstico definitivo.
- *Pneumotórax anterior*: Embora o pneumotórax anterior possa causar um pulmão hiperlucente unilateral, essa hiperlucência se deve à ausência de tecidos moles sobrejacentes.

Fatos Essenciais

- Anomalia congênita caracterizada por ausência parcial ou total dos músculos peitorais maior e menor.
- Existem anormalidades ipsolaterais frequentes, incluindo aplasia/hipoplasia da segunda à quinta costela e mama/mamilos, bem como anomalias nos membros superiores.

Outros Achados de Imagem

- Anomalias associadas nos membros superiores incluem braquissindactilia (encurtamento anormal dos dígitos, bem como membranas entre os dígitos adjacentes) e uma prega simiesca da extremidade afetada.
- O músculo peitoral maior pode estar ausente na vista mediolateral oblíqua da mamografia.

✓ Pérolas e ✗ Armadilhas

- ✓ Ocorre, igualmente, em homens e mulheres e nos lados direito e esquerdo.
- ✗ Quando a síndrome de Poland ocorre em um homem ou mulher sem desenvolvimento mamário, um diferencial no filme torácico incluiria causas de um hemitórax hiperlucente unilateral.

Caso 36

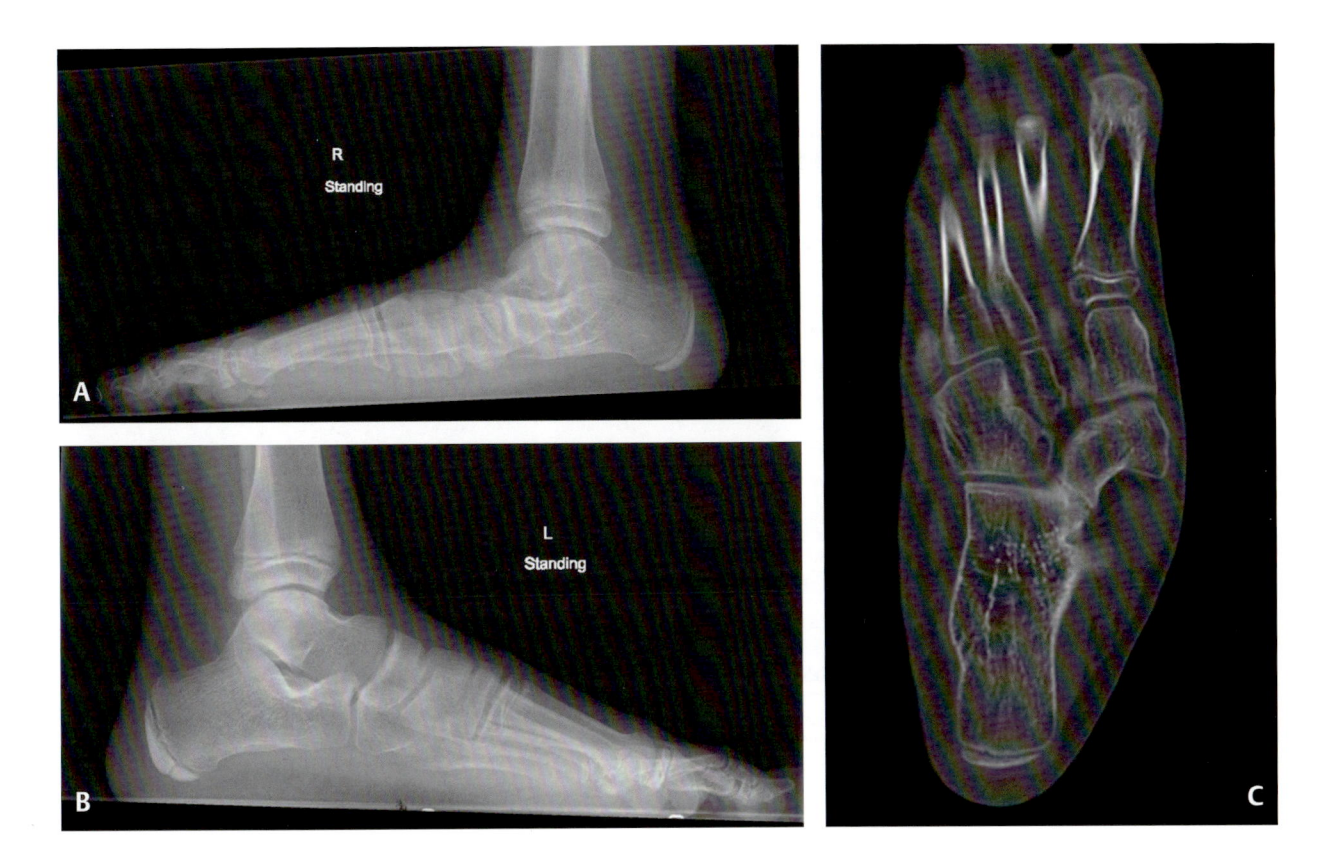

■ Apresentação Clínica

Menino de 13 anos com pé chato e dolorido.

Achados de Imagem

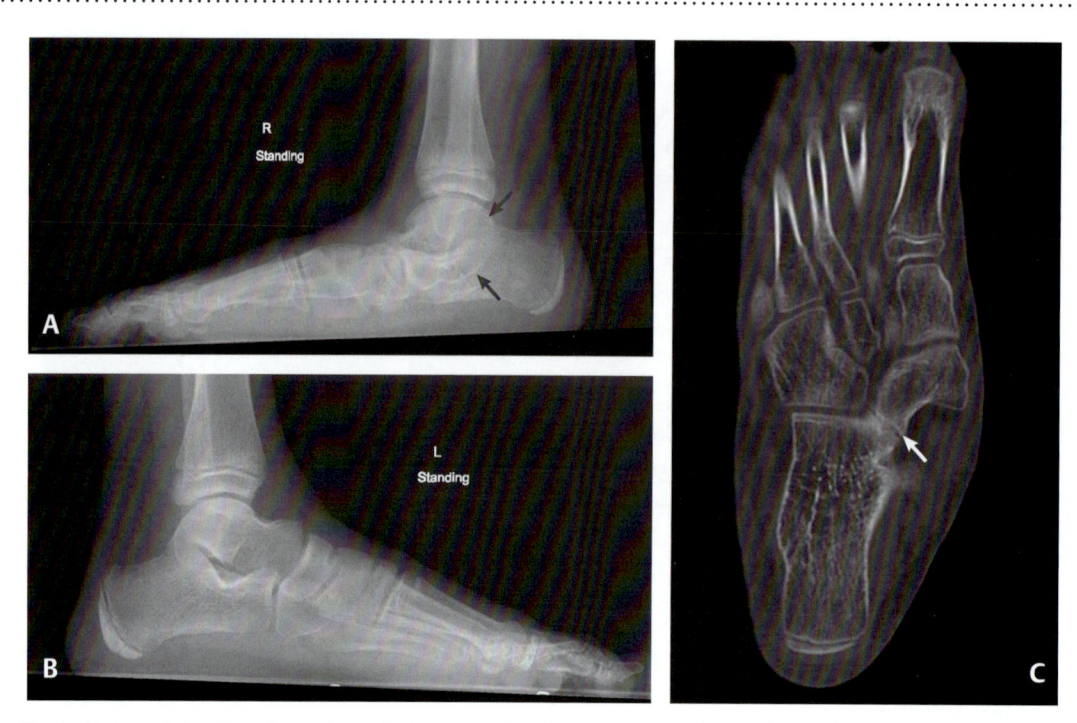

(A) A radiografia lateral do pé sintomático demonstra o pé plano e um sinal C contínuo (formado pelo domo talar e sustentáculo do tálus) (setas).
(B) A radiografia lateral do pé assintomático tem aparência normal, sem sinal C. (C) A imagem axial da CT do pé sintomático demonstra uma ponte predominantemente óssea entre o calcâneo e o osso navicular (seta).

Diagnóstico Diferencial

- **Coalizão calcaneonavicular**: O achado de ponte entre o osso calcâneo e o osso navicular é indicativo de uma coalizão calcaneonavicular.
- **Coalizão talocalcaneal**: Este é o tipo de coalizão mais comumente ligado ao sinal C, mas não deve ser associado à ponte entre o osso calcâneo e o osso navicular.
- **Fratura subtalar**: As fraturas subtalares podem apresentar achados clínicos semelhantes, mas não estão associadas à ponte óssea.

Fatos Essenciais

- A grande maioria das coalizões do tarso é calcaneonavicular ou talocalcânea.
- As coalizões do tarso são bilaterais em aproximadamente um terço dos pacientes.
- Associado a entorses repetidas de tornozelo.

Outros Achados de Imagem

- Coalizões calcaneonaviculares frequentemente associadas ao sinal de "nariz de tamanduá" (alongamento do calcâneo anterior visível nas radiografias laterais).
- Frequentemente bem visto em incidência oblíqua interior de 45 graus.
- A tomografia computadorizada ou a ressonância magnética podem determinar se uma coalizão é fibrosa ou óssea.

✓ Pérolas e ✗ Armadilhas

✓ Suspeite de coalizão em paciente com dor crônica no pé e história de entorse de tornozelo.
✗ CT e MRI geralmente desnecessárias no diagnóstico da coalizão calcaneonavicular.

Caso 37

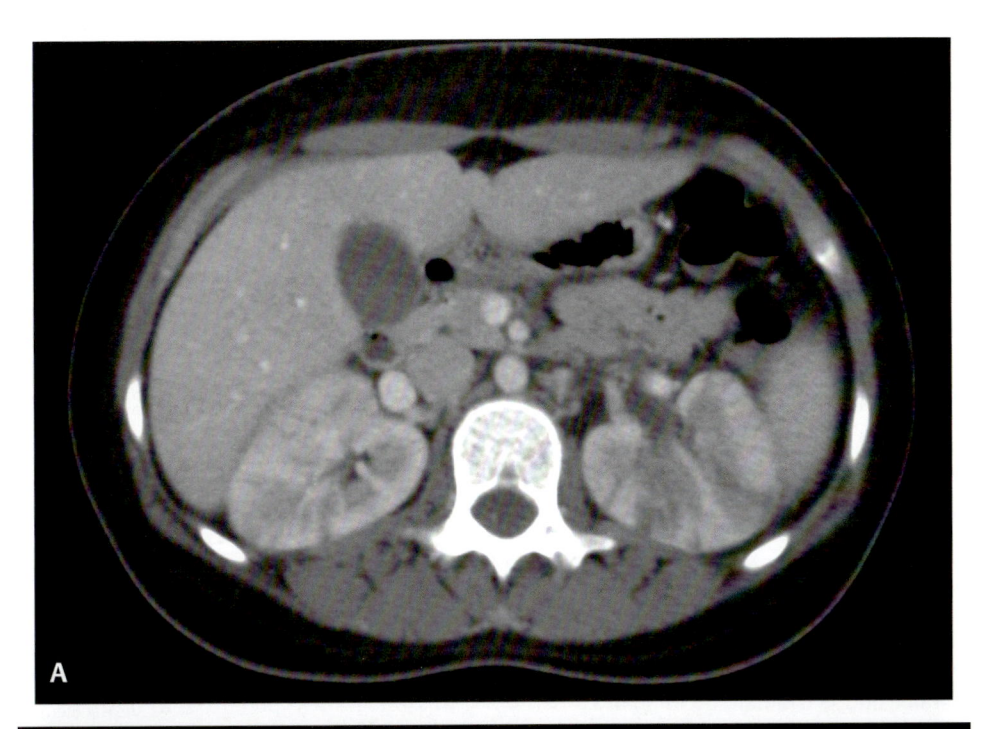

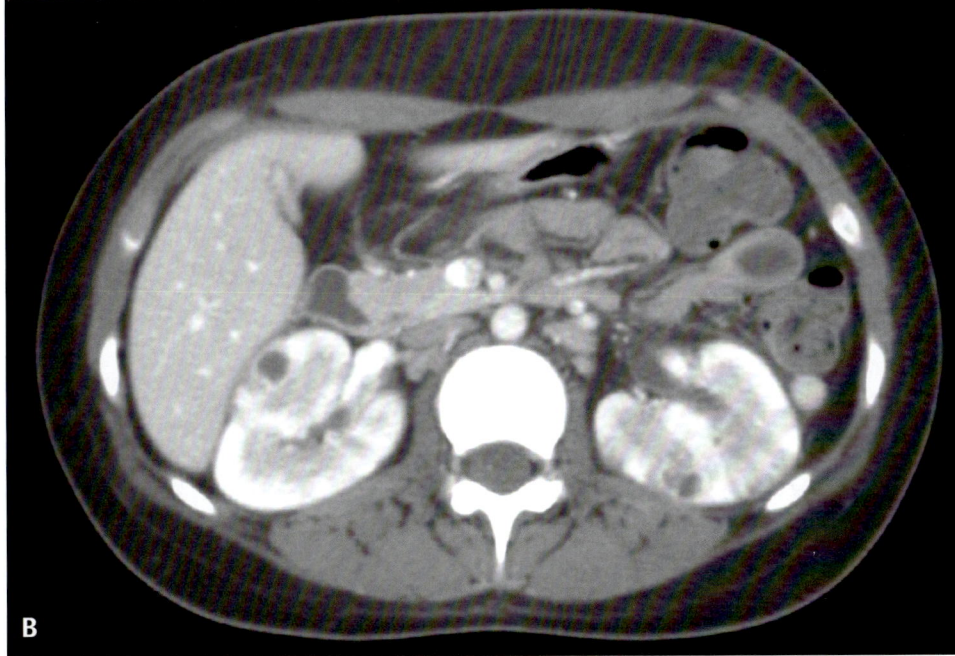

■ Apresentação Clínica

Menina de 15 anos com febre e dor no flanco esquerdo.

■ Achados de Imagem

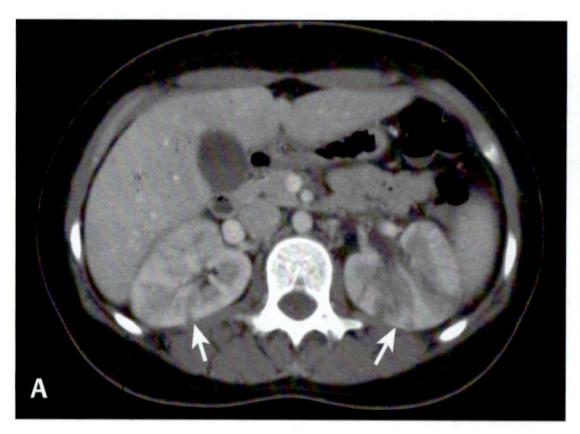

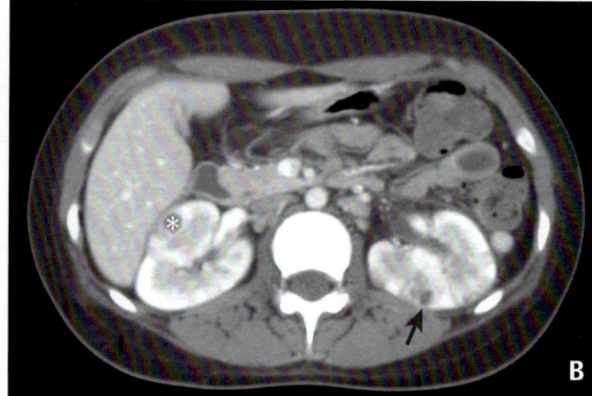

(**A**) Imagem axial inicial de CT pós-contraste dos terços médios dos rins. Existem nefrogramas estriados (*setas*) bilateralmente, pior à esquerda do que à direita. (**B**) Uma semana depois, imagem axial de CT pós-contraste dos rins médio e inferior. No rim esquerdo, na área do nefrograma estriado anterior, existem agora lesões bem definidas de baixa densidade (*seta*). Além disso, no polo inferior do rim direito, há uma lesão de baixa densidade maior e arredondada e bem definida (*asterisco*).

■ Diagnóstico Diferencial

- **Pielonefrite com abscessos**: Existem áreas em forma de cunha de hiporrealce que se irradiam do hilo para a periferia e que depois coalescem para se tornarem abscessos.
- *Tumor de Wilms*: Geralmente se apresenta como massa heterogênea grande e bem definida. Nas imagens originais, nenhuma massa definida é vista.
- *Linfoma renal*: As lesões linfomatosas renais são hipocontrastadas quando comparadas com o tecido renal normal e podem apresentar-se como uma única massa, múltiplas massas ou nefromegalia. Linfoma primário do rim, no entanto, é raro. O linfoma nos rins geralmente ocorre por extensão direta da doença retroperitoneal ou disseminação hematogênica em um paciente com linfoma conhecido.

■ Fatos Essenciais

- A pielonefrite aguda frequentemente é causada por bastonetes Gram-negativos, como *Escherichia coli*, como resultado de uma infecção ascendente do trato urinário.
- Em recém-nascidos, acredita-se que a pielonefrite aguda seja de implante hematogênico.
- Os fatores de risco para o desenvolvimento do abscesso renal incluem bexiga neurogênica, refluxo vesicoureteral e duplicação pelvicoureteral, bem como outras anomalias renais e da bexiga. Crianças imunocomprometidas, diabéticas ou com doença falciforme também estão predispostas ao desenvolvimento de abscesso.

■ Outros Achados de Imagem

- Na pielonefrite precoce ou não complicada, as imagens ultrassonográficas podem estar normais.
- Em casos graves de pielonefrite, pode-se observar aumento renal global ou focal, bem como regiões de hipo ou hiperecogenicidade, perda de diferenciação corticomedular e espessamento da parede do sistema coletor superior.
- A CT é mais sensível para identificar pielonefrite aguda e abscesso do que a ultrassonografia.
- Em uma imagem ultrassonográfica, um abscesso renal pode aparecer como uma área hipoecoica bem definida com ecos internos.
- Pacientes com grandes abscessos podem precisar de intervenção invasiva.

✓ Pérolas e ✗ Armadilhas

✓ A principal complicação de abscesso renal é a ruptura no sistema coletor (pionefrite) ou para o espaço perirrenal (abscesso perinefrético), ou ruptura além da fáscia de Gerota (abscesso paranefrético) ou mesmo no peritônio.

✗ Se um abscesso renal está no estágio inicial e ainda não evoluiu para uma massa distinta e bem definida, ele pode aparecer apenas como nefromegalia em uma imagem ultrassonográfica.

✗ As coleções de fluido cístico pós-inflamatório podem desenvolver-se durante ou após o tratamento com antibiótico para pielonefrite aguda. Elas geralmente são menores que 3 cm e lhes faltam paredes grossas e realce da parede e são chamadas de antibioma renal.

Caso 38

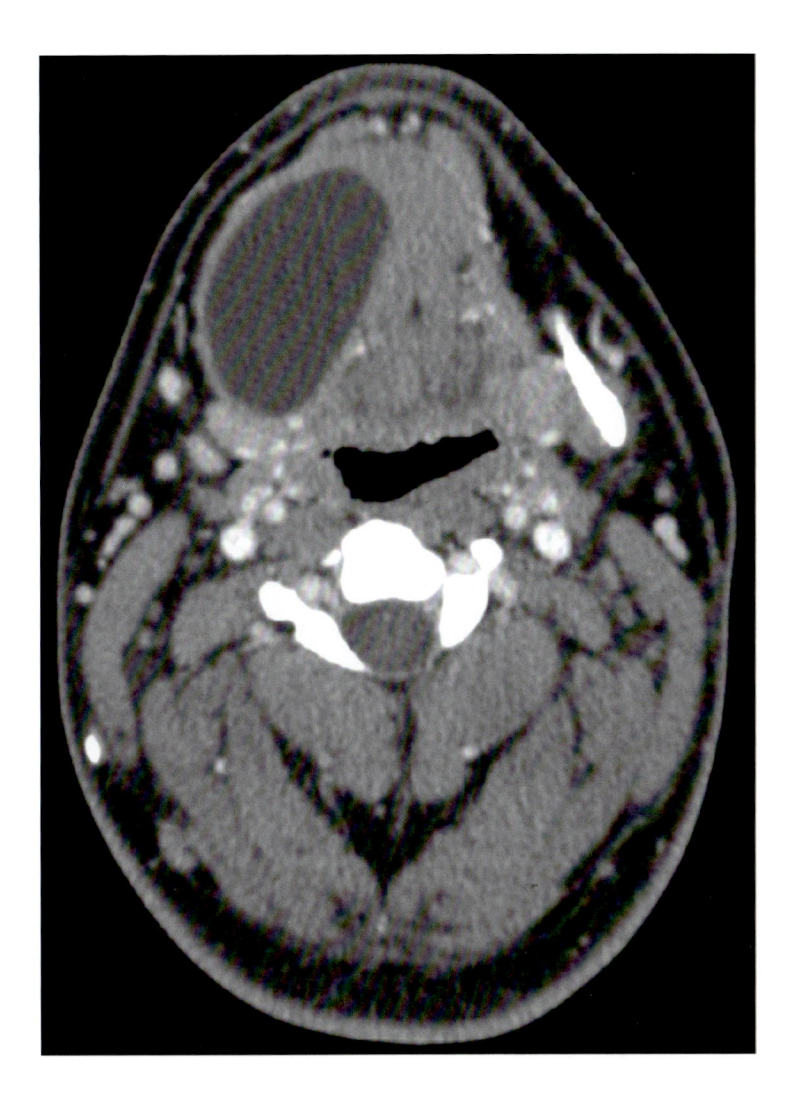

■ **Apresentação Clínica**

Menino de 15 anos com massa debaixo da língua.

■ Achados de Imagem

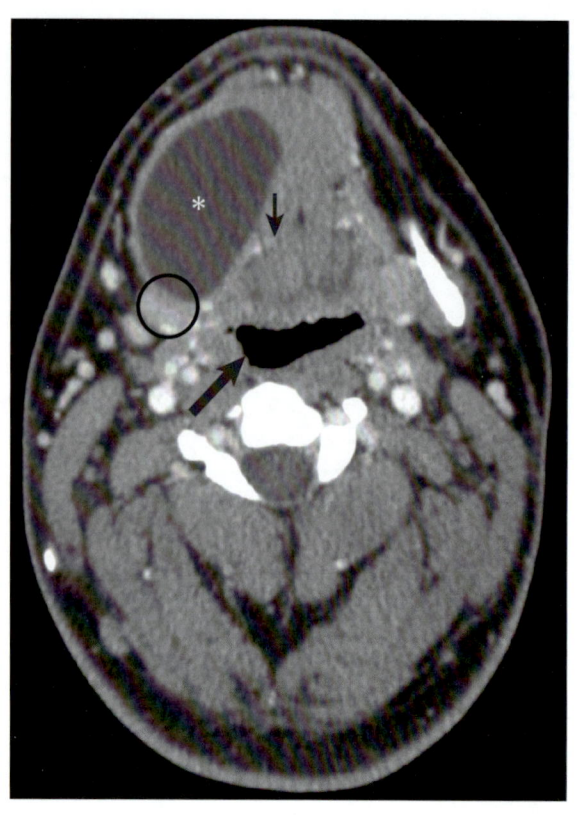

Imagem de CT axial com contraste. Existe uma massa ovoide bem circunscrita com densidade de fluido (*asterisco*) que não realça. Desloca a glândula submandibular posteriormente (*círculo*) e desloca o músculo gênio-hióideo (*seta*) medialmente. Há deslocamento mediano leve da valécula (*seta grossa*).

■ Diagnóstico Diferencial

- **Rânula**: Uma massa cística neste local é típica de uma simples rânula.
- *Cisto do ducto tireoglosso*: Geralmente são na linha média.
- *Cisto da segunda fenda branquial*: Geralmente na borda anterior do músculo esternoclidomastóideo.

■ Fatos Essenciais

- Rânulas ocorrem espontaneamente ou como resultado de trauma ou inflamação das glândulas salivares.
- Formam-se por obstrução de uma glândula sublingual ou glândula salivar adjacente.

■ Outros Achados de Imagem

- Rânulas podem ser visualizadas transoralmente ou a partir do pescoço.
- As rânulas aparecerão como uma lesão cística, a menos que sejam infectadas, e então as paredes serão espessas e o conteúdo ecogênico.
- MRI: Rânulas devem ter sinal baixo em T1 e sinal alto em T2. Realce de parede leve pode ser visto após o contraste.
- Se a rânula foi infectada ou teve uma intervenção, as paredes podem parecer mais espessas e o fluido pode tornar-se mais proteico.

✓ Pérolas e ✗ Armadilhas

- ✓ Também chamado de cisto de retenção mucosa ou mucocele.
- ✗ Uma rânula simples pode romper-se e estender-se posteriormente do espaço sublingual para o espaço submandibular. É então chamada de rânula mergulhante.
- ✗ Uma rânula mergulhante tem uma cauda que se afunila no espaço sublingual.

Caso 39

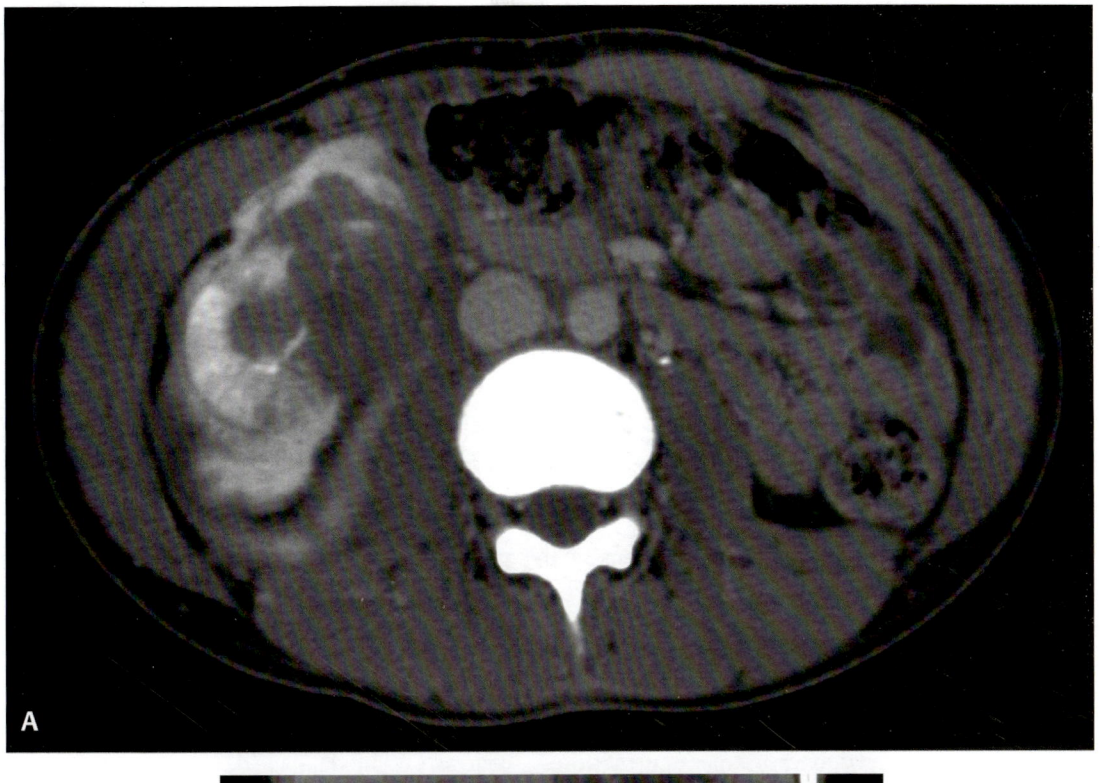

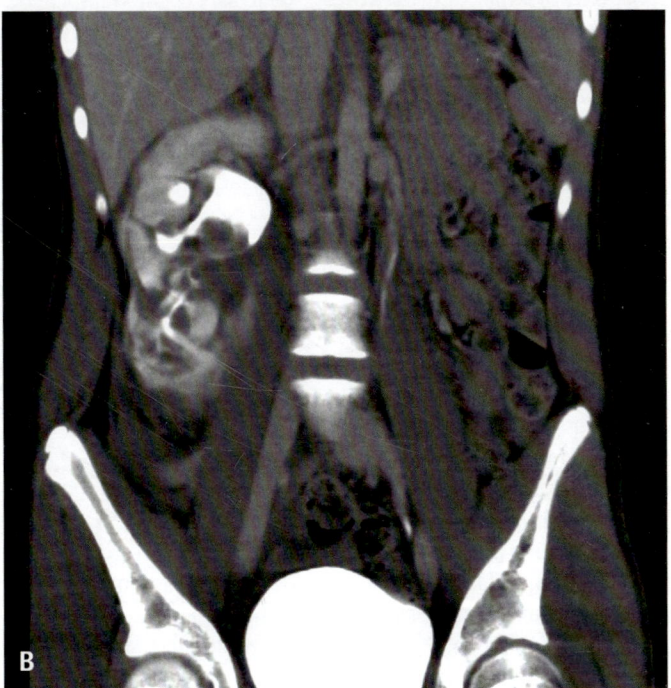

■ **Apresentação Clínica**

Garoto de 15 anos após acidente de bicicleta.

■ Achados de Imagem

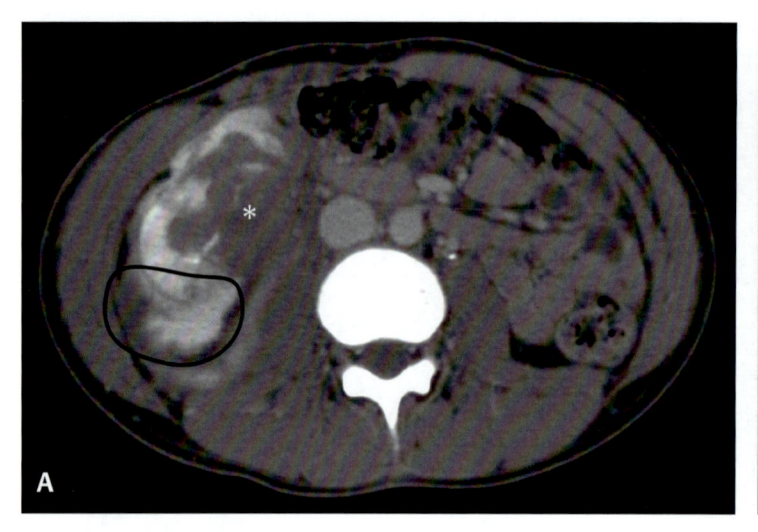

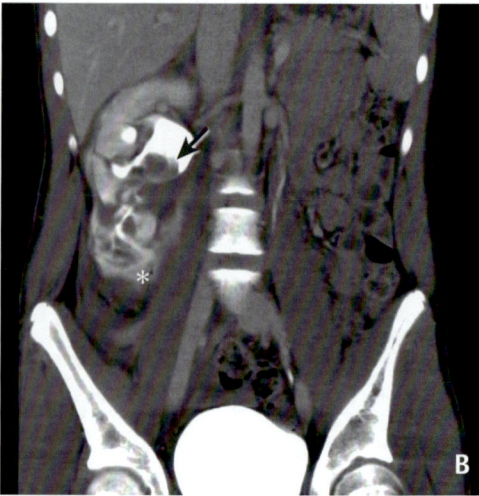

(**A**) Imagem axial de CT pós-contraste do abdome. No polo inferior do rim direito, há baixa densidade que se estende através do córtex renal anterior (*asterisco*). Além disso, há contraste extravasado e fluido ao redor do rim (*círculo*). (**B**) Imagem coronal de CT pós-contraste do abdome. Novamente, a baixa densidade é vista estendendo-se pelo córtex renal para o sistema coletor com extravasamento de contraste (*asterisco*). Dentro do sistema coletor renal, há densidade baixa arredondada e em massa, deslocando o contraste excretado no sistema coletor (*seta*).

■ Diagnóstico Diferencial

- **Laceração renal grau IV**: Quando uma laceração renal se estende para a pelve renal e há extravasamento urinário e de contraste, isso é consistente com uma laceração grau IV. Existe um trombo no sistema coletor.
- *Laceração renal grau III*: Lacerações renais grau III não se estendem à pelve renal ou ao sistema coletor e o extravasamento de urina ou contraste não deve ser identificado.
- *Laceração renal grau V*: A laceração renal grau V consiste em um rim completamente quebrado com desvascularização do rim em decorrência de avulsão do hilo renal.

■ Fatos Essenciais

- A escala de lesão renal da American Association for the Surgery of Trauma (AAST) prevê a necessidade de reparo do rim, remoção, morbidade e mortalidade após lesões renais.
- A lesão renal grau I consiste em um hematoma subcapsular, não expansível, sem laceração parenquimatosa.
- A lesão renal grau II consiste em hematoma perirrenal não expansível confinado ao retroperitônio e/ou laceração parenquimatosa de menos de 1 cm de profundidade sem extravasamento urinário.
- Ao atribuir um grau AAST, avançar um grau para lesões bilaterais até o grau III.
- A CT renal é indicada em pacientes com trauma com hematúria macroscópica, contusão ou hematoma dos tecidos moles do flanco, hipotensão, lesão medular lombar e fraturas das costelas inferiores ou um processo transverso.

■ Outros Achados de Imagem

- A tomografia computadorizada com multidetectores com contraste é a modalidade de escolha para imagem do traumatismo renal pois avalia o parênquima renal, o sistema coletor e a vascularização.
- A ultrassonografia pode ser útil no diagnóstico do hemoperitônio, mas não é tão sensível quanto a CT para o diagnóstico de lesões parenquimatosas.
- Se a lesão renal for detectada em uma imagem do trauma na CT da fase venosa portal sem evidência de extravasamento, uma série tardia de 5 a 15 minutos deve ser considerada para avaliar o extravasamento de urina, especialmente se houver sinais clínicos de lesão do sistema coletor.
- A complicação mais comum é o urinoma. O sangramento tardio pode ocorrer de 1 a 2 semanas após o trauma.

✓ Pérolas e ✕ Armadilhas

- ✓ Crianças com trauma contuso devem ser submetidas a exames de imagem renais, independentemente da presença de hipotensão ou do grau de hematúria.
- ✓ A incidência de lesões renais aumenta na patologia renal congênita ou adquirida preexistente, como cistos, tumores, hidronefrose crônica e anomalias congênitas, como rim em ferradura, rim ectópico, obstrução da junção ureteropélvica congênita e rins policísticos.
- ✕ Embora a hematúria macroscópica seja o indicador mais confiável de lesão urológica grave, o grau de hematúria não se correlaciona com o grau de lesão renal.
- ✕ A ausência de hematúria não descarta a lesão renal.

Caso 40

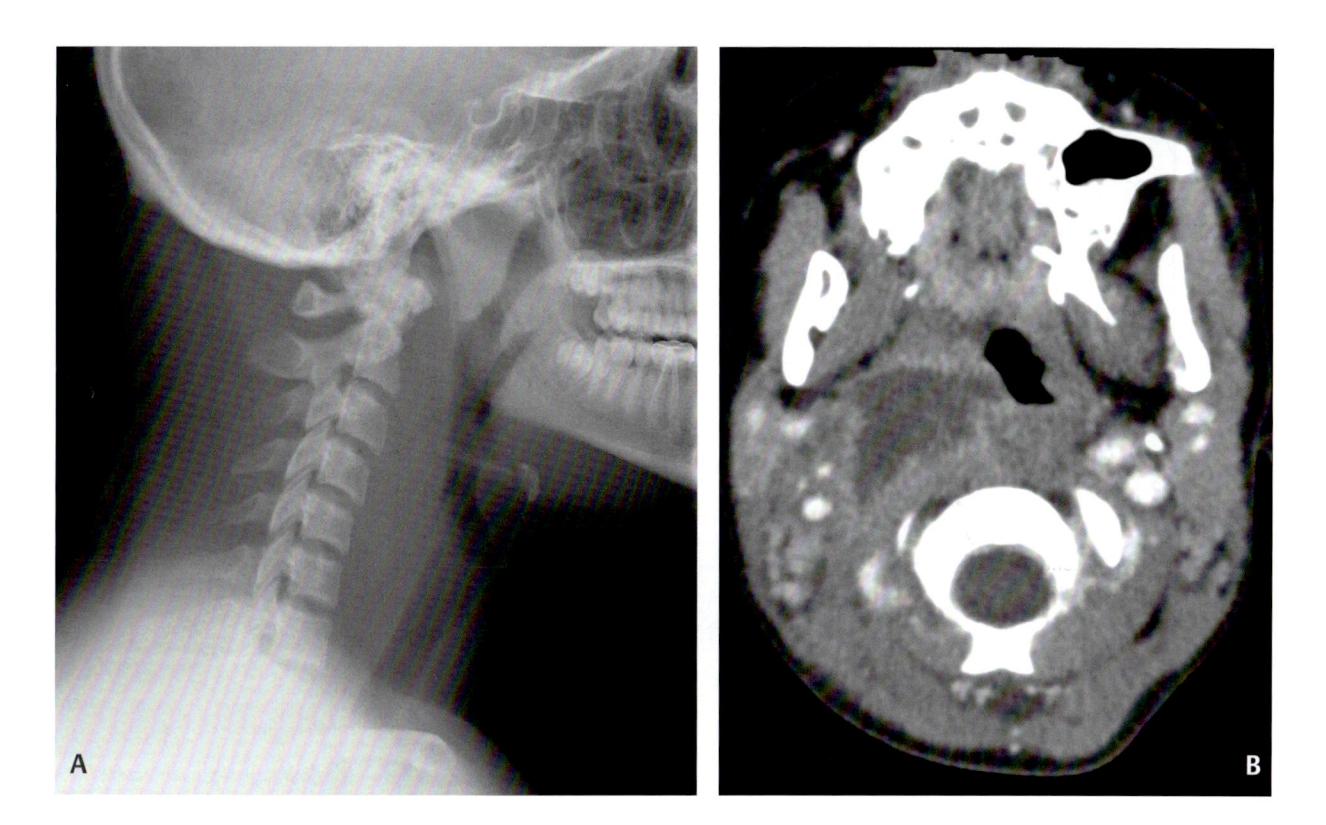

■ Apresentação Clínica

Menino de 13 anos com dor de garganta.

Achados de Imagem

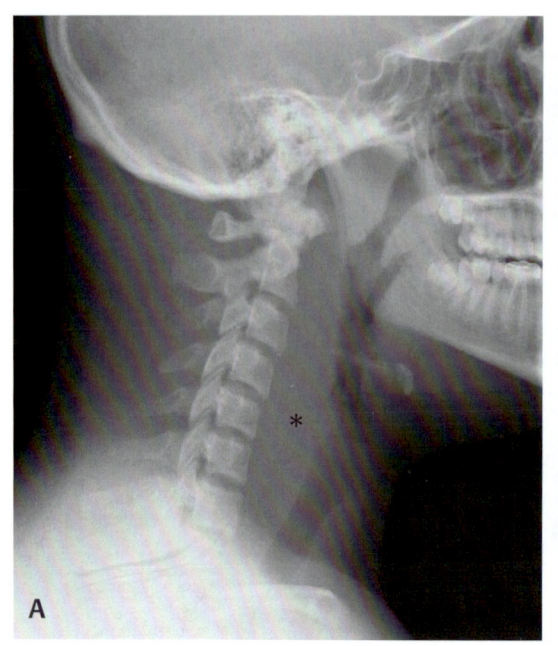

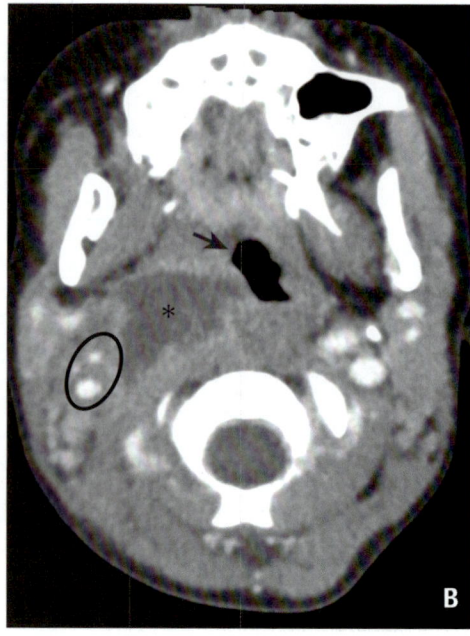

(A) Radiografia lateral dos tecidos moles do pescoço. Os tecidos moles pré-vertebrais estão acentuadamente espessados (*asterisco*). (B) Imagem axial de CT pós-contraste do pescoço. Há uma coleção irregular de baixa densidade (*asterisco*) com realce espesso na borda no espaço retrofaríngeo lateral direito, que desloca a faringe (*seta*) para a esquerda. Há deslocamento lateral da artéria carótida interna direita e da veia jugular (*círculo*).

Diagnóstico Diferencial

- **Abscesso retrofaríngeo (RPA)**: O espessamento do tecido mole pré-vertebral na visão lateral do pescoço é preocupante para um processo retrofaríngeo. A coleção de baixa densidade com realce na borda na imagem da CT é diagnóstica para o abscesso.
- *Linfonodo supurativo retrofaríngeo*: Um linfonodo supurativo reteria uma forma ovoide e teria apenas um fino rebordo.
- *Cisto de fenda branquial:* Embora um cisto de fenda branquial infectado possa ser de baixa densidade e ter um realce no rebordo, a localização clássica é ao longo da superfície anterior do músculo esternoclidomastóideo, lateral ao espaço carotídeo e posterior à glândula submandibular.

Fatos Essenciais

- O RPA pode ser fatal devido à compressão das vias aéreas. Outras complicações incluem extensão no espaço pré-vertebral, extensão lateral para envolver a artéria carótida ou veia jugular, mediastinite e sepse.
- Acredita-se que a RPA provenha de uma infecção em outra parte da cabeça e do pescoço, que drena para os linfonodos retrofaríngeos. Esses linfonodos se tornam supurativos e podem romper-se no espaço retrofaríngeo, levando à formação de abscessos.

Outros Achados de Imagem

- Um RPA tem forma oval a arredondada e pode causar deslocamento anterior da faringe e achatamento dos músculos pré-vertebrais.
- A síndrome de Lemierre é uma complicação do RPA. Consiste em tromboflebite da veia jugular levando a sepse metastática à distância.

✓ Pérolas e ✗ Armadilhas

✓ Um linfonodo retrofaríngeo supurativo é contido pela cápsula do linfonodo e pode ter realce fino da borda, enquanto um RPA tem centro de baixa densidade e aro espesso de realce.

✓ Nas radiografias simples, em crianças, uma espessura do espaço pré-vertebral menor que 6 mm no nível de C3 é considerada normal. Em adultos, deve ser menor que 6 mm em C2 e menor que 22 mm em C6.

✗ Na visão lateral dos tecidos moles do pescoço, se o pescoço do paciente é flexionado ou o exame é feito na expiração final, o espaço retrofaríngeo pode parecer falsamente aumentado.

Caso 41

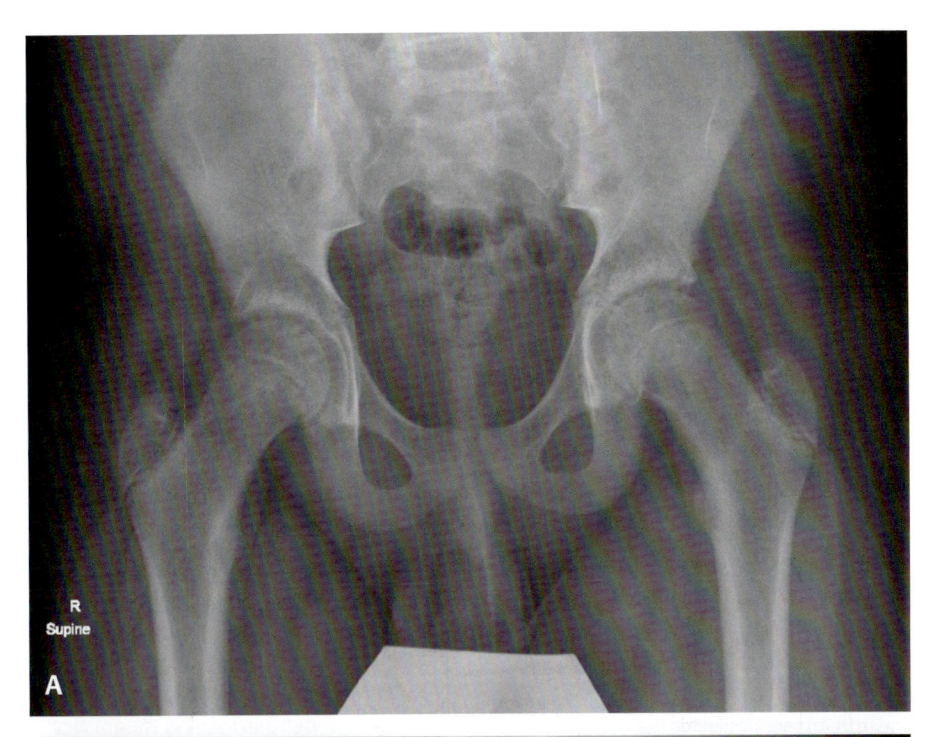

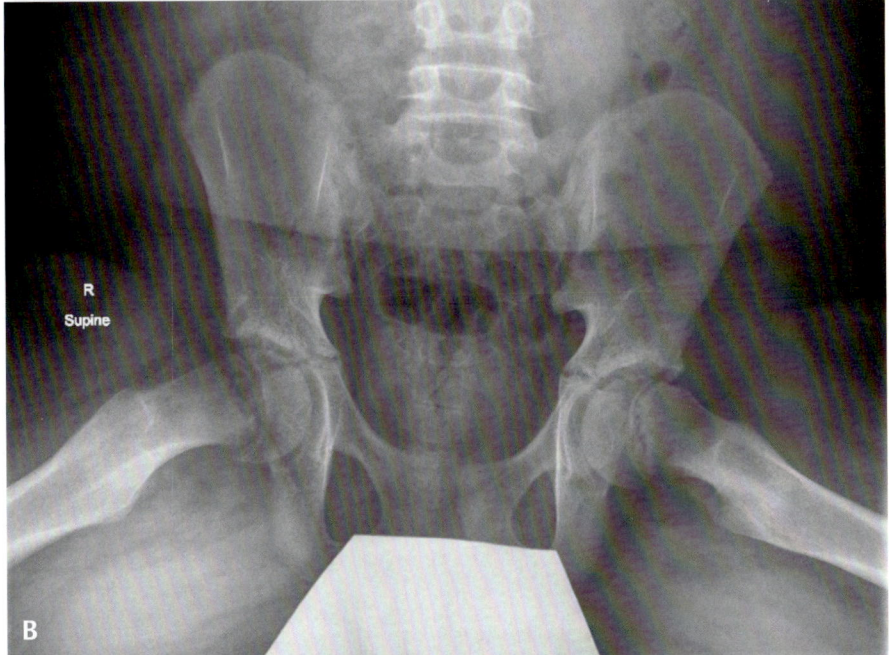

■ **Apresentação Clínica**

Menino de 12 anos com dor no quadril direito.

■ Achados de Imagem

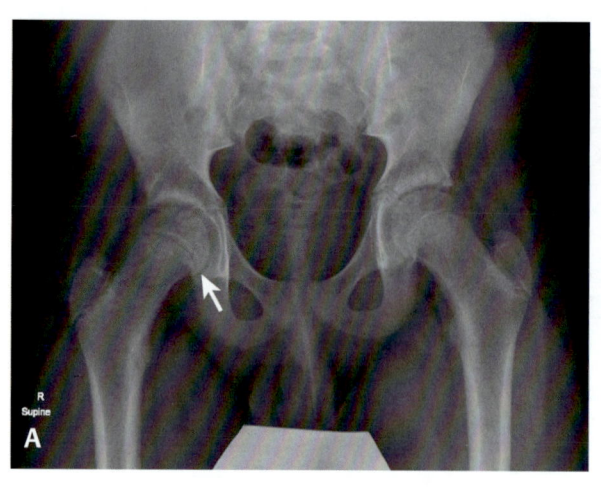

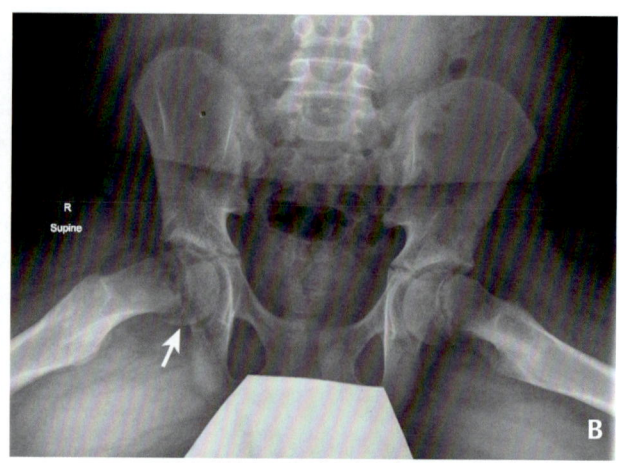

(**A**) Radiografia frontal da pelve demonstra alargamento da fise femoral proximal direita (*seta*) em relação à esquerda. (**B**) A radiografia em perna de rã da pelve demonstra o deslocamento inferomedial da epífise da cabeça femoral do lado direito em relação à metáfise (*seta*).

■ Diagnóstico Diferencial

- **Epífise da cabeça femoral deslizada**: A apresentação e a idade do paciente, bem como o deslocamento da epífise da cabeça femoral, indicam epifisiólise (epífise da cabeça femoral deslizada).
- *Doença de Perthes*: A doença de Perthes também pode manifestar-se como dor crescente no quadril, mas a epífise da cabeça femoral não demonstra evidência de necrose avascular e este paciente é bastante velho para a doença de Perthes, que geralmente ocorre entre 3 e 8 anos. Além disso, a doença de Perthes não está associada ao alinhamento anormal da epífise e da metáfise.
- *Sinovite transitória*: A sinovite transitória também pode manifestar-se com o agravamento da dor crescente no quadril, mas a dor geralmente dura apenas um período de dias e não se deve demonstrar anormalidade no alinhamento do fêmur proximal.

■ Fatos Essenciais

- Fratura Salter-Harris I da fise proximal do fêmur.
- Estresse mecânico cronicamente aumentado no fêmur proximal.
- Associado à obesidade.
- Apresenta entre 9 e 16 anos, um pouco depois nos meninos.
- Mais comum em negros.
- Bilateral em um quarto dos pacientes.

■ Outros Achados de Imagem

- A epífise femoral por capital escorregada crônica pode levar a alterações de condrólise e necrose avascular.
- A imagem de ressonância magnética pode mostrar o alargamento da fise mesmo quando ainda não ocorreu deslizamento.
- A menos que o grau de deslocamento seja severo, a cabeça femoral normalmente é fixada no local sem redução, a fim de reduzir o risco de necrose avascular.

✓ Pérolas e ✗ Armadilhas

✓ A incidência em perna de rã lateral é a visão radiográfica mais sensível.
✗ Radiografias simples normais não excluem epifisiólise femoral.

Caso 42

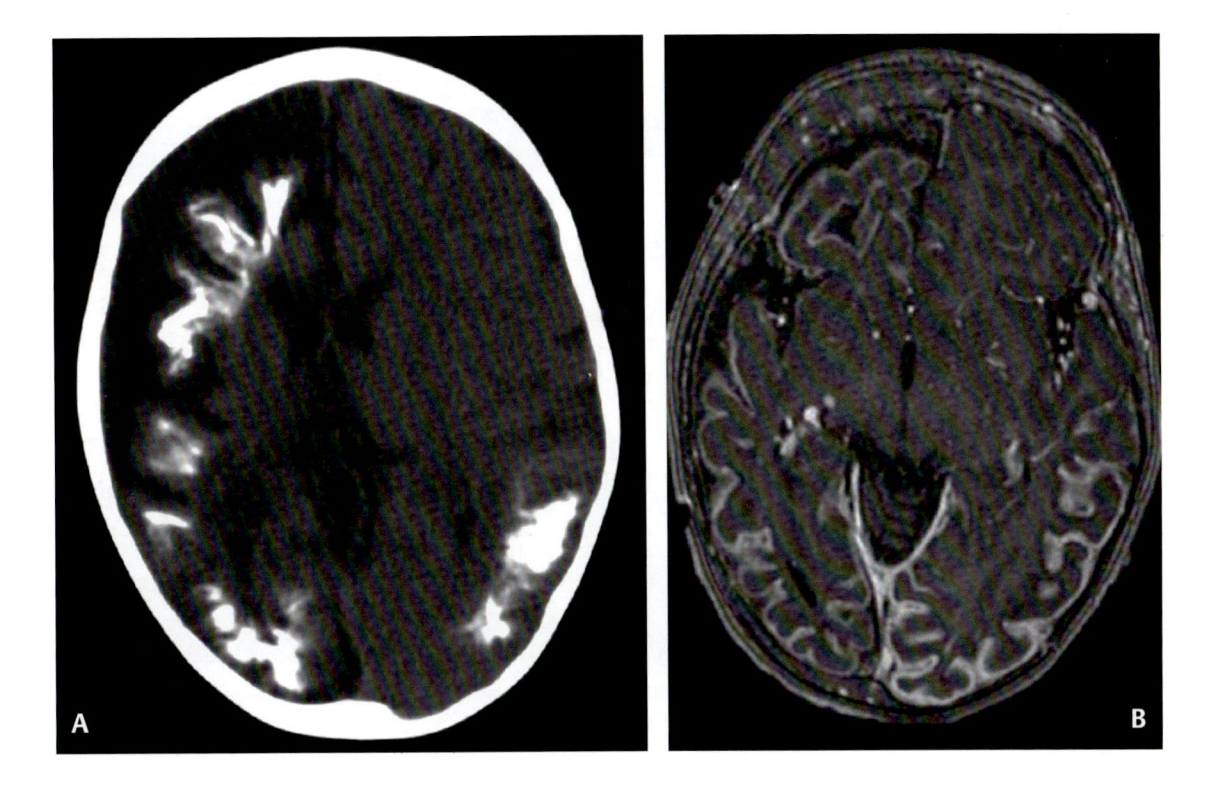

■ Apresentação Clínica

Menina de 3 anos com convulsões refratárias.

■ Achados de Imagem

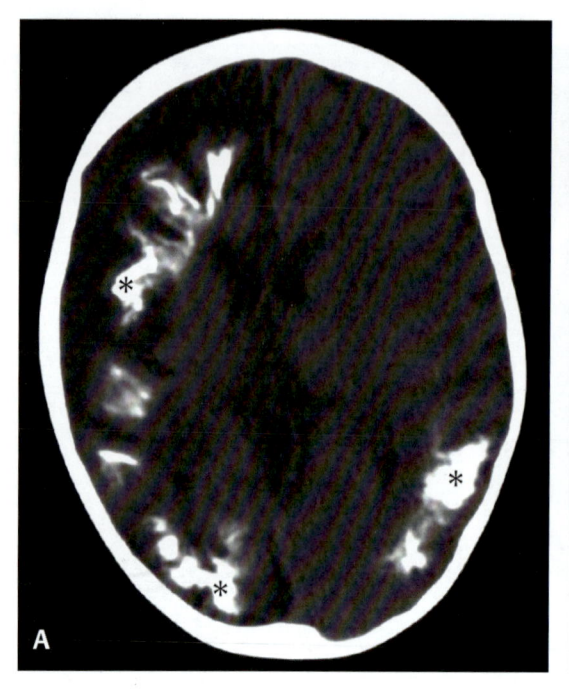

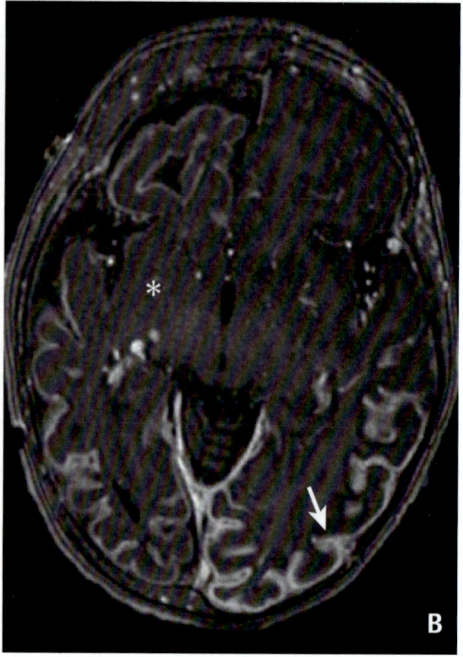

(A) CT axial não contrastada do crânio. Há calcificações densas e giriformes no hemisfério cerebral direito e lobos parietais/temporais esquerdos (calcificações em trilho de trem) (*asteriscos*). Além disso, há atrofia do hemisfério cerebral direito. (B) MR do crânio T1 axial pós-contraste. Há um realce giriforme marcado no lobo parietal/occipital esquerdo (*seta*). Há perda severa de volume do hemisfério cerebral direito (*asterisco*).

■ Diagnóstico Diferencial

- **Síndrome de Sturge-Weber (SWS)**: As calcificações em trilho de trem, bem como a perda de volume cerebral e o realce leptomeníngeo proeminente são consistentes com SWS.
- *Infecção por TORCH*: As calcificações na síndrome de TORCH (toxoplasmose, outros agentes, rubéola [também conhecida como sarampo alemão], citomegalovírus e herpes simples) geralmente são periventriculares e menos confluentes.
- *Infarto cortical cicatrizado*: A extensão e a distribuição da calcificação tornam isso menos provável.

■ Fatos Essenciais

- Também chamada de angiomatose encefalotrigeminal.
- SWS é uma síndrome neurocutânea (facomatose) caracterizada por manchas em vinho do Porto na face e angiomas leptomeníngeos. Os pacientes geralmente apresentam convulsões intratáveis e retardo mental.

■ Outros Achados de Imagem

- Crânio: Espessamento do espaço diploico, seio frontal ipsolateral e aumento das células aéreas das mastoides, elevação das cristas petrosas.
- Veias medulares e subependimárias profundas aumentadas.
- Aumento do plexo coroide ipsolateral.

✓ Pérolas e ✗ Armadilhas

✓ Também associado a glaucoma congênito e buftalmia (globo ocular aumentado sem deformação ou lesão).
✓ A SWS é a única facomatose não associada a neoplasma intracraniano.
✗ Calcificações giriformes são raras antes dos 2 anos de idade.
✗ As calcificações giriformes também podem ser causadas por infarto, glioma, meningite purulenta, após metotrexato intratecal e radiação craniana por leucemia, e meningoencefalopatia ossificante.

Caso 43

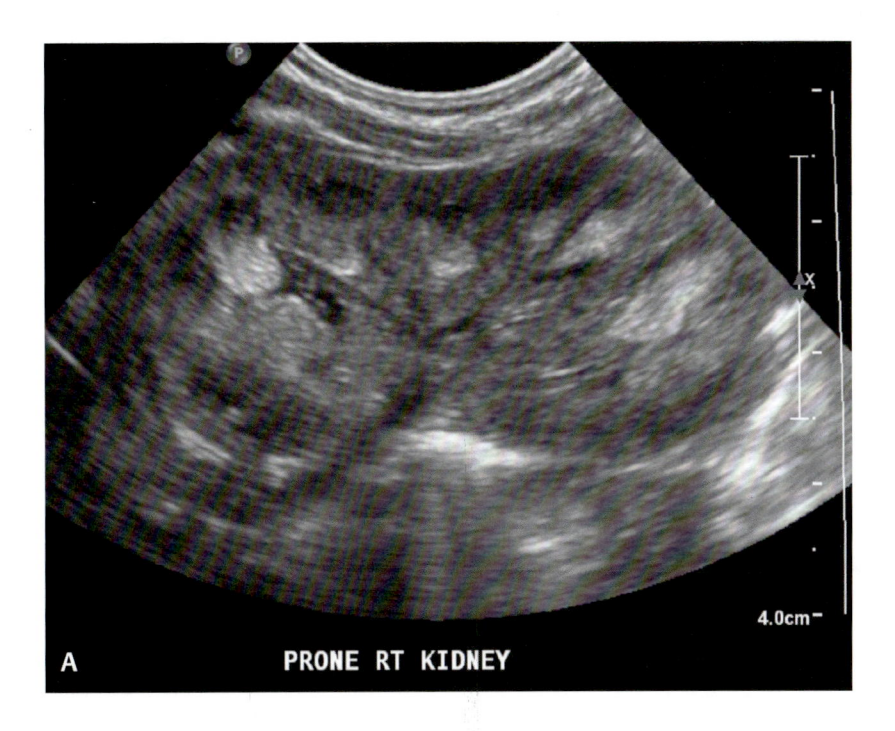

A PRONE RT KIDNEY

■ Apresentação Clínica

Menino saudável de 2 dias com oligúria.

■ Exame Realizado Posteriormente

Exame de acompanhamento 14 dias depois.

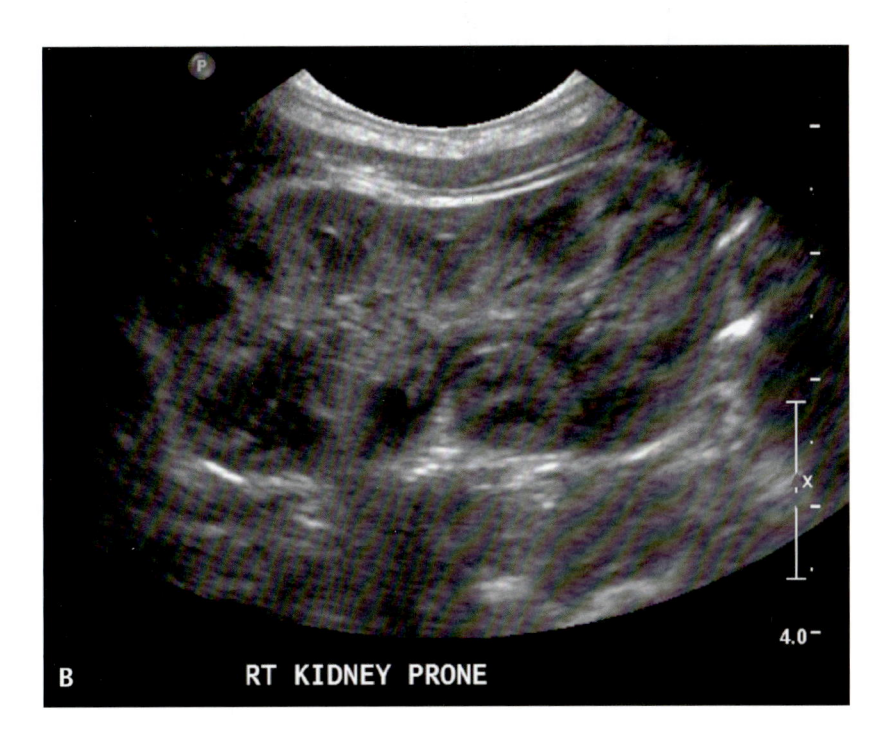

B RT KIDNEY PRONE

■ Achados de Imagem

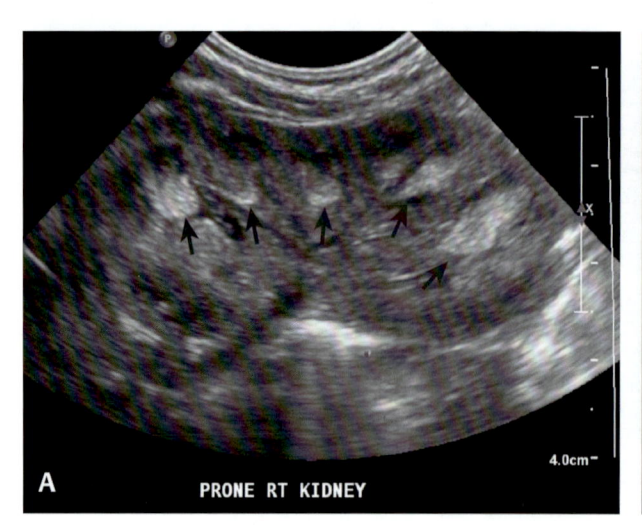

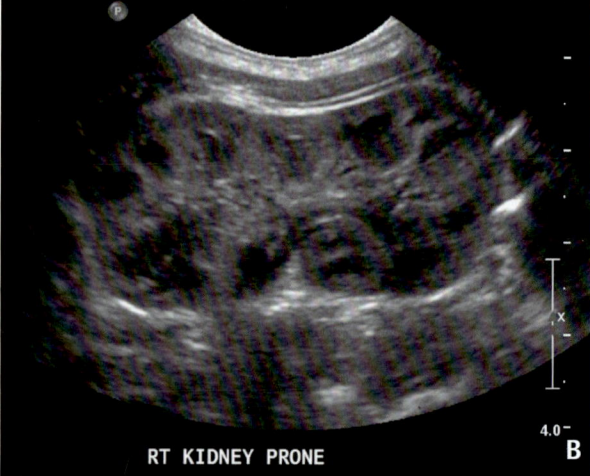

(A) Imagem ultrassonográfica longitudinal do rim direito 2 dias após o nascimento. O ápice das pirâmides renais (papilas) é ecogênico (*setas*).
(B) Imagem ultrassonográfica longitudinal do rim direito 2 semanas depois. A ecogenicidade nas pontas das pirâmides renais foi resolvida.

■ Diagnóstico Diferencial

- **Hiperecogenicidade transitória das pirâmides em recém-nascidos e lactentes (proteinúria de Tamm-Horsfall)**: O aumento transitório na ecogenicidade das pirâmides renais em um recém-nascido saudável que se resolve sem tratamento é consistente com proteinúria de Tamm-Horsfall.
- *Infecção por* Candida: Isso pode ser difícil de distinguir da proteinúria de Tamm-Horsfall, porque pode causar hiperecogenicidade das papilas, especialmente em um bebê prematuro, que seria mais suscetível à infecção. Correlação com culturas de sangue e urina é útil. Além disso, a progressão natural da infecção por *Candida* não seria para resolução, mas as papilas podem desprender-se e formar bolas de fungo no sistema coletor.
- *Trombose venosa renal*: Embora isso possa causar ecogenicidade anormal das pirâmides renais, estas são geralmente heterogêneas e o rim quase sempre está aumentado. A diferenciação corticomedular pode ser perdida.

■ Fatos Essenciais

- A prevalência de hiperecogenicidade nas extremidades das pirâmides renais varia, mas pode ser observada em até 50% dos neonatos normais.

■ Outros Achados de Imagem

- A hiperecogenicidade máxima está no ápice das pirâmides renais. A ecogenicidade diminui aos poucos distalmente às papilas até cerca de metade das pirâmides.
- A base da pirâmide é normal em ecogenicidade.
- Geralmente afeta várias pirâmides, mas pode afetar apenas algumas ou uma única pirâmide.
- Este é um achado transitório e deve ser resolvido em alguns dias, mas pode levar até 14 dias ou mais em bebês prematuros.
- Os debris hiperecoicos também podem ser notados no sistema coletor e na bexiga.

✓ Pérolas e ✗ Armadilhas

✓ As ecogenicidades lineares paralelas duplas na base das pirâmides renais representam as artérias arqueadas.
✗ A causa da hiperecogenicidade transitória das pirâmides permanece incerta e um tanto controversa. Foi debatido se é causado pela proteinúria de Tamm-Horsfall.

Caso 44

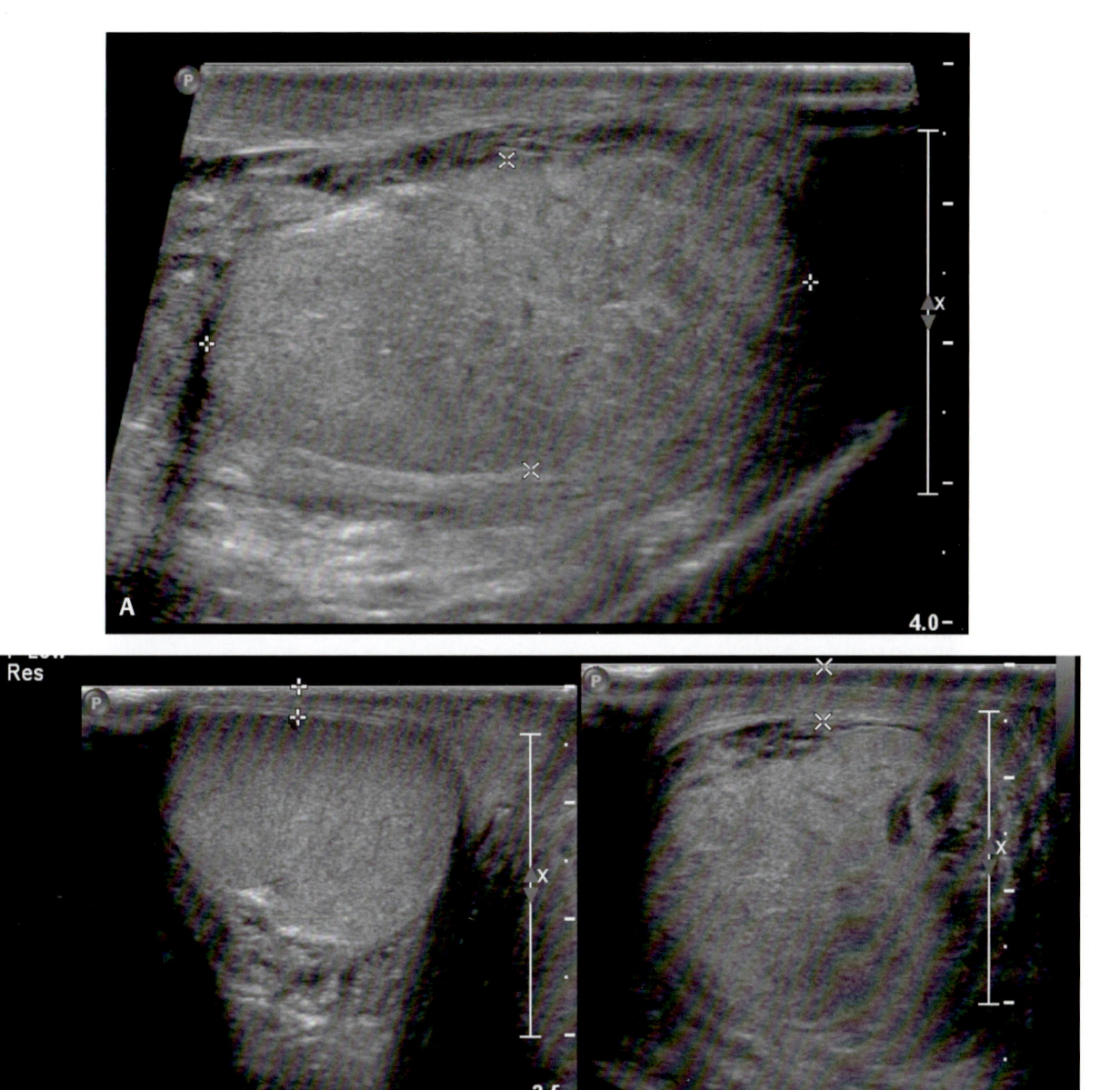

■ Apresentação Clínica

Menino de 13 anos com trauma contuso no escroto.

■ Achados de Imagem

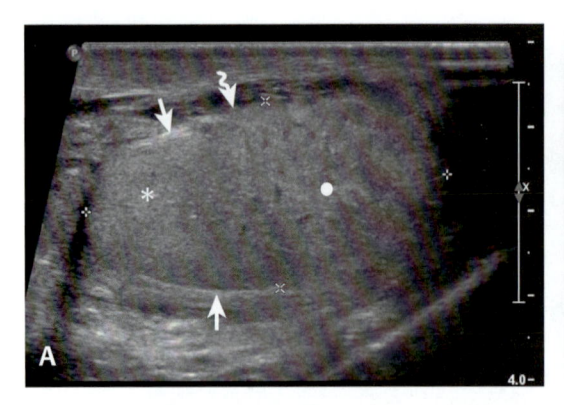

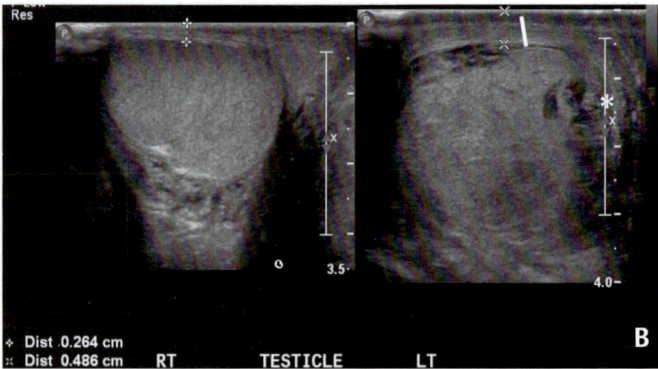

(**A**) Imagem ultrassonográfica longitudinal em escala de cinza do testículo esquerdo. O polo superior do testículo esquerdo é relativamente normal em ecotextura (*asterisco*); no entanto, o polo inferior é heterogêneo (*ponto*). Há um contorno normal do polo superior que se torna abruptamente irregular no meio do testículo (*seta ondulada*). A túnica albugínea ecogênica (*setas*) circunda a porção superior, mas não é visualizada ao redor do testículo médio e inferior. (**B**) Imagens de ultrassom transversal em escala de cinza lado a lado dos testículos. O testículo e o escroto direito são normais. No escroto esquerdo, o testículo é heterogêneo e deslocado medialmente por uma coleção heterogênea dentro do escroto (*asterisco*). Há espessamento da pele escrotal (*linha*).

■ Diagnóstico Diferencial

- **Ruptura testicular com hematoma**: Mudança abrupta no contorno do testículo com descontinuidade da túnica albugínea e falta de homogeneidade compatível com ruptura testicular. O aspecto heterogêneo do polo inferior é, provavelmente, causado pelo hematoma. Além disso, há um hematoma intraescrotal e edema da parede escrotal.
- *Fratura testicular*: Embora a fratura do testículo possa ocorrer com trauma, não há evidência de linha de fratura. Na imagem vascular (não mostrada), a porção fraturada não teria fluxo sanguíneo; no entanto, superior e inferior à fratura haveria fluxo.
- *Hematoma intratesticular*: Pode variar em aparência de simples a múltiplo e de pequeno a grande. Eles podem variar de hipoecoico a isoecoico ou hiperecoico, dependendo do tempo de lesão. Embora haja, provavelmente, um hematoma intratesticular neste caso, é essencial mencionar a ruptura por causa das implicações.

■ Fatos Essenciais

- Se o reparo cirúrgico for realizado dentro de 72 horas após a lesão testicular, 80% dos testículos rompidos podem ser recuperados.
- O acompanhamento de todos os hematomas intratesticulares tratados conservadoramente é essencial por causa da alta incidência de infecção e necrose.

■ Outros Achados de Imagem

- A túnica albugínea normalmente é uma linha ecogênica suave ao redor do testículo. Sinais de interrupção incluem descontinuidade, torção e retração.
- A ruptura testicular resulta em perda de vascularização para uma porção ou a totalidade do testículo, dependendo da gravidade da lesão.

✓ Pérolas e ✗ Armadilhas

- ✓ A avaliação ultrassonográfica com Doppler colorido do testículo é importante para determinar a viabilidade do parênquima testicular e para orientar o manejo cirúrgico adequado.
- ✓ Em crianças, os hematomas extratesticulares e intraescrotais podem ser secundários a trauma abdominal.
- ✗ Trauma leve de escroto é comum em crianças. Não deixe que uma história de trauma desencoraje o diagnóstico de um tumor ou torção subjacente.
- ✗ Hematomas hiperagudos podem ser difíceis de identificar, pois podem ser isoecoicos ao parênquima adjacente.

Caso 45

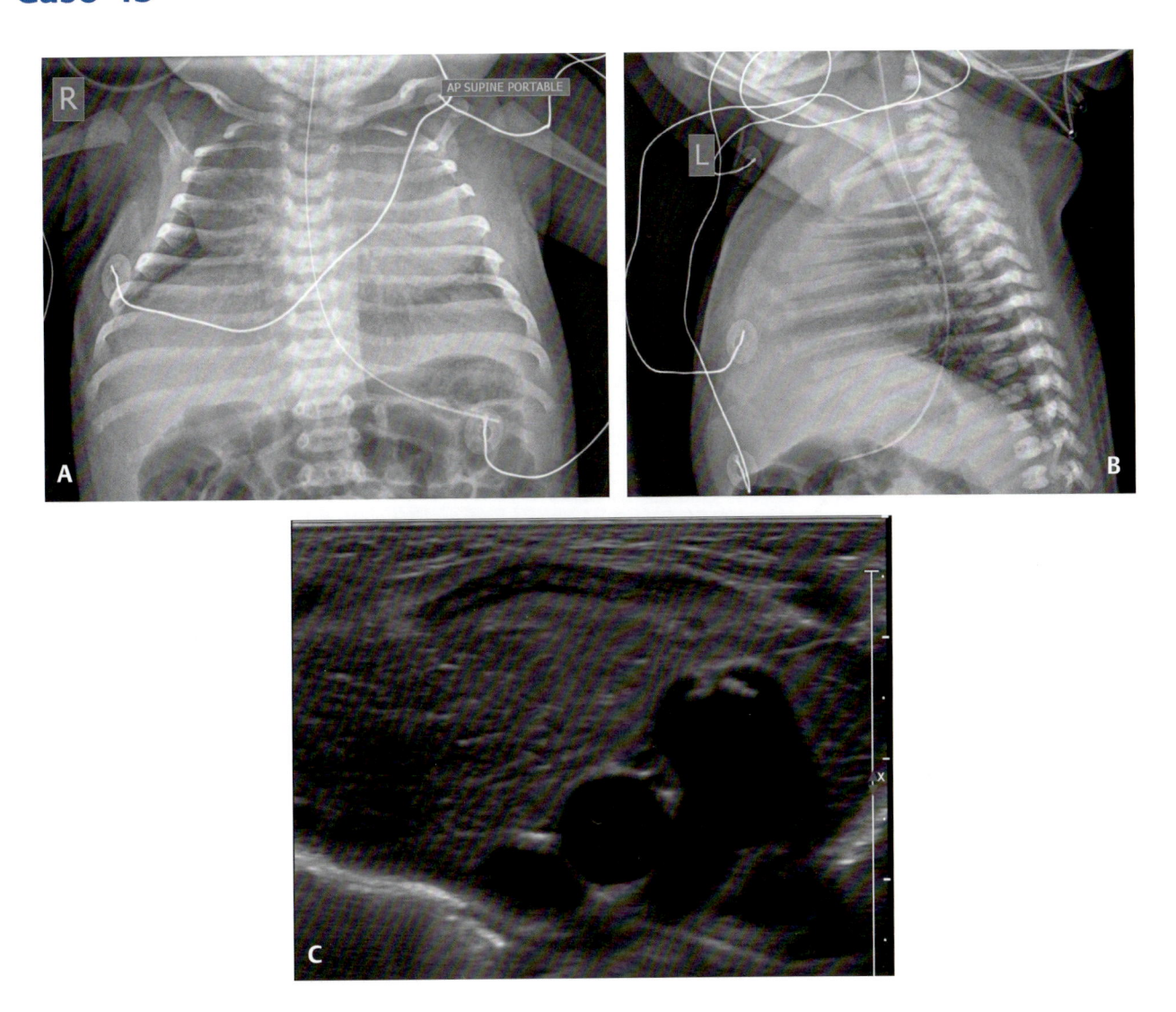

■ Apresentação Clínica

Recém-nascido com dificuldade respiratória.

■ Achados de Imagem

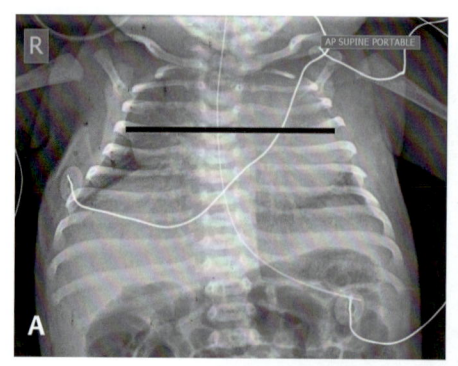

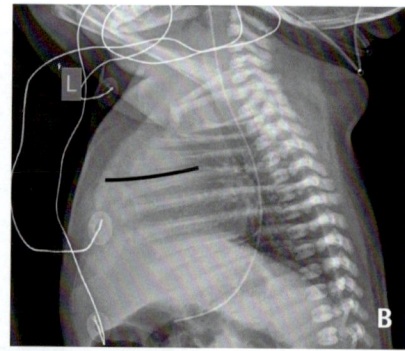

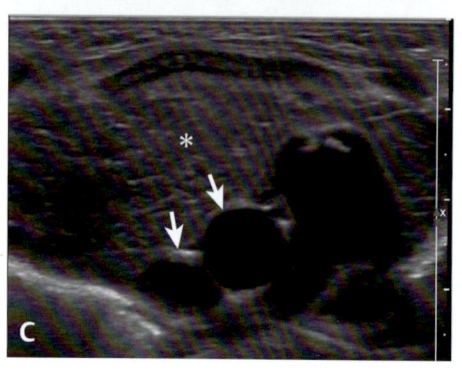

(**A**, **B**) Vistas anteroposterior (**A**) e lateral (**B**) do tórax. Há uma grande massa mediastinal anterior (*linhas*) que obscurece a visualização das bordas do coração. Existem baixos volumes pulmonares. (**C**) Visão ultrassonográfica transversal em tons de cinza do mediastino anterior. Há uma grande massa homogênea (*asterisco*) anterior aos grandes vasos (*setas*).

■ Diagnóstico Diferencial

- **Timo**: O timo é desproporcionalmente grande em recém-nascidos e o tamanho neste exame provavelmente é acentuado pelos baixos volumes pulmonares.
- **Linfoma**: O linfoma seria raro em um recém-nascido. Se isso fosse um grande neoplasma, provavelmente comprimiria os vasos principais em vez de insinuar-se em torno deles.
- **Timoma**: Os timomas são raros em recém-nascidos e representam apenas 5% dos tumores do mediastino em crianças. Eles podem não se conformar com a forma normal do timo e podem envolver estruturas adjacentes e serem calcificados ou necróticos.

■ Fatos Essenciais

- O timo é um órgão linfático vital para o desenvolvimento do sistema imunológico durante a infância.
- O timo reage a qualquer tipo de estresse – incluindo infecção sistêmica, neoplasias malignas, quimioterapia e cirurgia – por atrofia rápida e, em seguida, regeneração para um tamanho maior do que o original. É capaz de crescer em qualquer idade.

■ Outros Achados de Imagem

- Nas radiografias de tórax em bebês e crianças pequenas, o timo é grande e difícil de discriminar a silhueta cardíaca. Geralmente é visível até 3 anos de idade.
- Na imagem ultrassonográfica, a ecogenicidade do timo é semelhante ao fígado e ao baço. É homogêneo, mas pode ter múltiplos focos ecogênicos lineares ou ramificados.
- O timo é visível na CT geralmente até os 20 anos de idade. Em crianças com menos de 5 anos de idade, normalmente tem bordas convexas e, em seguida, gradualmente se torna mais côncavo e triangular.
- Na imagem de MR, o timo é homogêneo e aparece mais brilhante que o músculo nas imagens ponderadas em T1 e tem intensidade de sinal semelhante à gordura nas imagens ponderadas em T2.

✓ Pérolas e ✗ Armadilhas

✓ Na imagem de radiografia, o sinal da vela tímica é causado pelo lobo direito do timo adjacente à fissura menor.
✓ O contorno recortado ou ondulado do timo é causado pela impressão das costelas anteriores no timo. Essa aparência é chamada de sinal de onda.
✗ O tecido ectópico do timo pode ser encontrado no pescoço e confundido com uma massa.

Caso 46

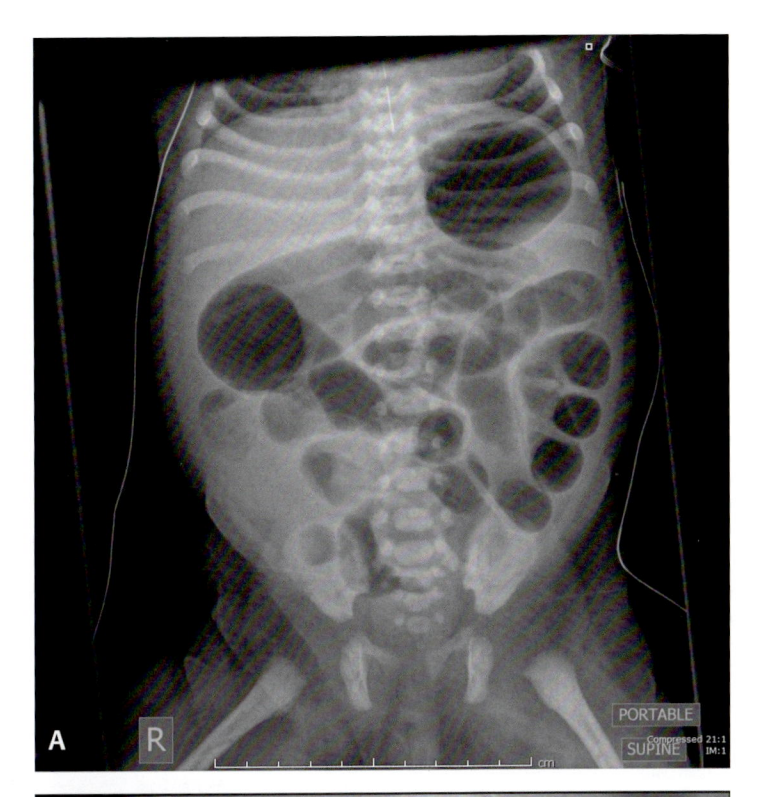

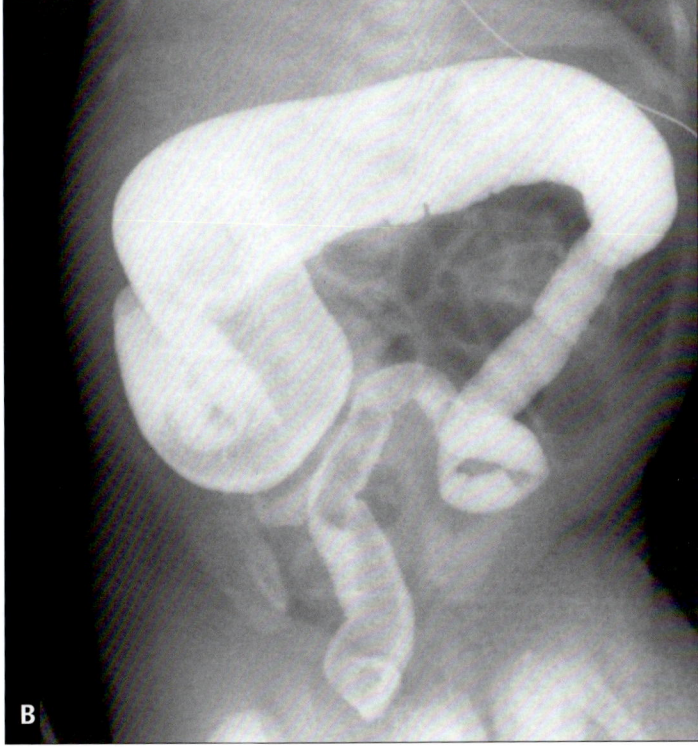

■ Apresentação Clínica

Recém-nascido de 1 dia de idade com distensão abdominal e ausência na eliminação de mecônio. Mãe tem diabetes.

■ Achados de Imagem

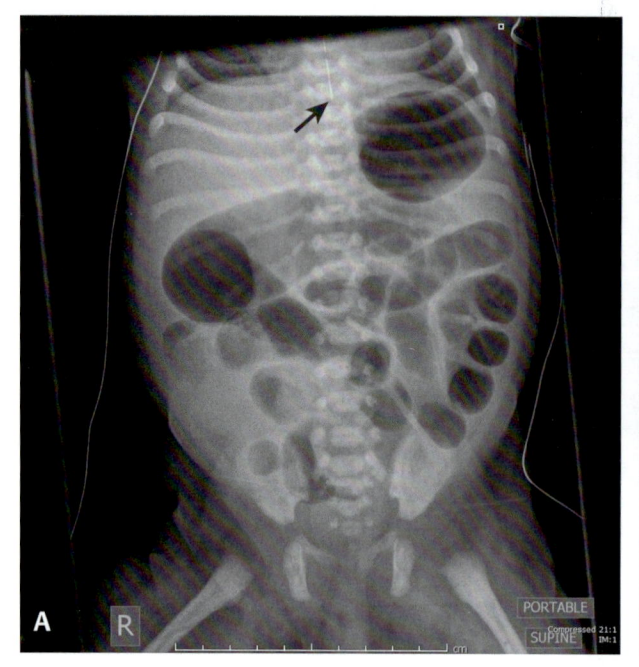

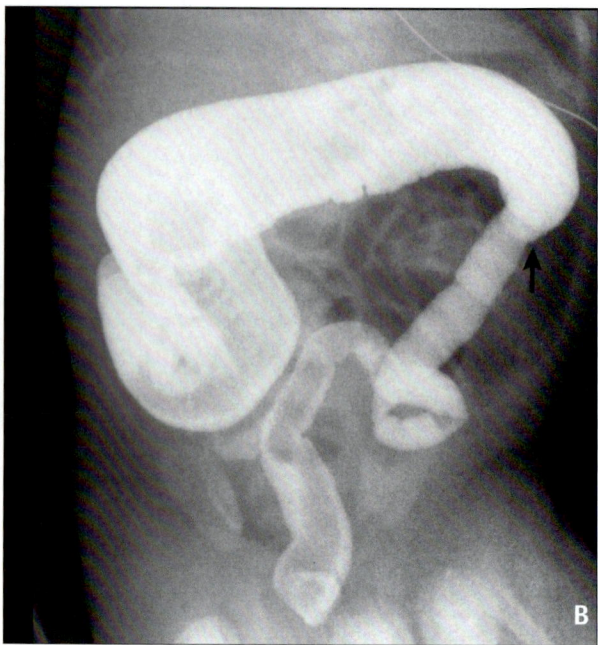

(**A**) Uma radiografia abdominal demonstra muitos segmentos do intestino anormalmente dilatados em um padrão indicando obstrução intestinal distal. Tubo orogástrico está posicionado muito alto, com sua ponta no esôfago distal, onde é improvável que seja eficaz na descompressão do estômago (*seta*). (**B**) Uma radiografia de um enema de contraste demonstra pequeno calibre do cólon desde o reto até a flexura esplênica, proximal ao local em que o cólon se torna marcadamente dilatado (*seta*).

■ Diagnóstico Diferencial

- ***Síndrome do tampão meconial***: Na síndrome do tampão meconial, o cólon distal à flexura esplênica é pequeno em calibre e o cólon proximal à flexura esplênica é dilatado, uma descrição que combina perfeitamente com este caso.
- *Doença de Hirschsprung*: Os achados aqui não são típicos da doença de Hirschsprung, onde a transição do cólon proximal dilatado para o cólon distal de pequeno calibre é tipicamente encontrada no reto ou no cólon sigmoide. No entanto, esses achados podem representar uma aparência atípica da doença de Hirschsprung.
- *Atresia ileal*: Na atresia ileal, todo o cólon deve ser estreito em calibre, sem transição para o intestino dilatado em qualquer parte do cólon.
- *Íleo meconial*: Novamente, o íleo meconial deve demonstrar um microcólon completo.

■ Fatos Essenciais

- Frequentemente associado ao diabetes materno ou à administração de sulfato de magnésio como tratamento para pré-eclâmpsia.
- Geralmente se resolve espontaneamente em 1 a 2 dias, quando o cólon começa a funcionar normalmente; o enema de contraste pode ser útil na estimulação do cólon.
- Se a obstrução persistir, faça biópsia para descartar doença de Hirschsprung.

■ Outros Achados de Imagem

- O reto geralmente é maior em calibre do que o sigmoide, argumentando contra a doença de Hirschsprung.
- O ponto de transição no calibre do cólon não precisa estar exatamente na flexura esplênica.

✓ Pérolas e ✗ Armadilhas

✓ No enema de contraste, uma vez identificado o ponto de transição no calibre do cólon, não há necessidade de refluir contraste mais proximalmente.
✓ Paciência pode ser necessária para detectar refluxo de contraste passando os plugues meconiais no cólon distal.
✗ Os achados de imagem não podem excluir uma aparência atípica da doença de Hirschsprung, que deve ser suspeitada se o paciente não melhorar em 1 a 2 dias.

Caso 47

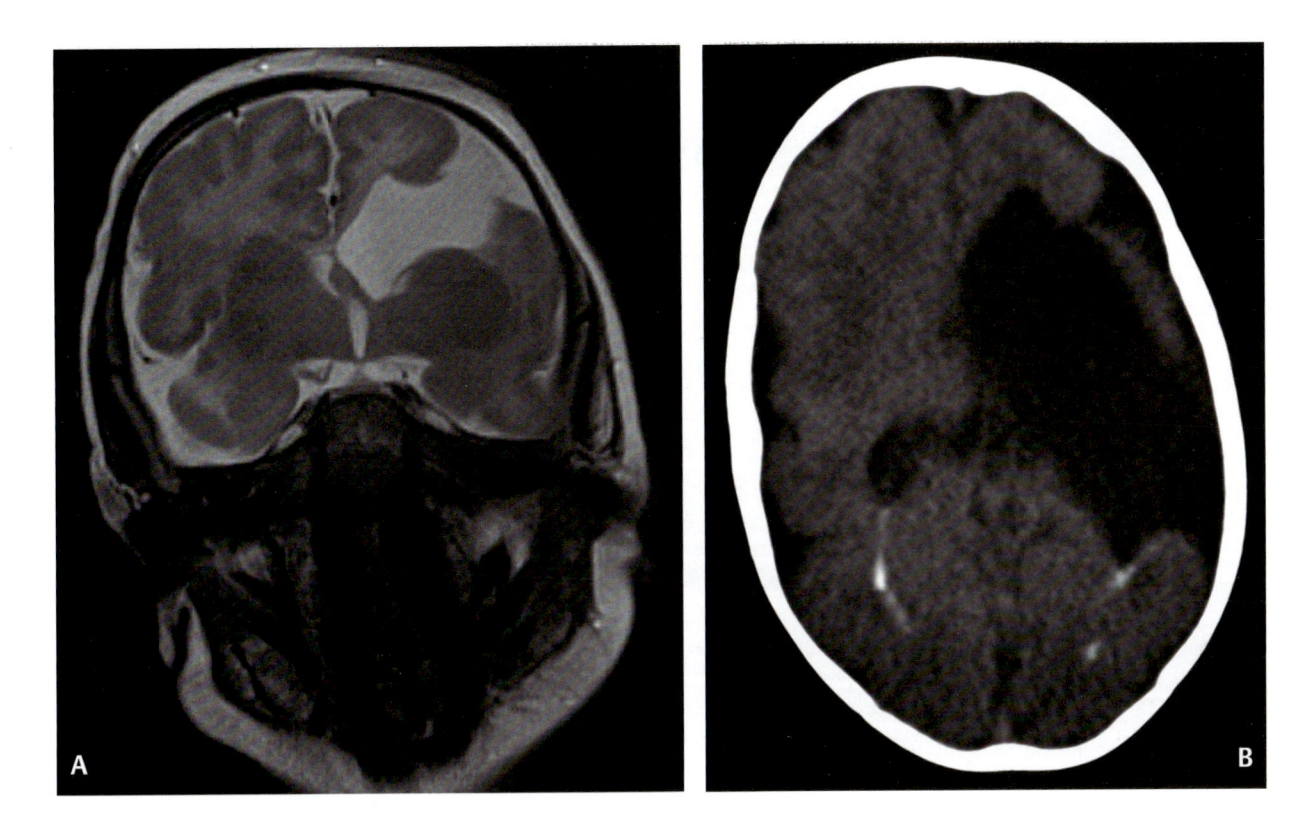

■ Apresentação Clínica

Criança de 5 meses com histórico de microcefalia congênita.

Achados de Imagem

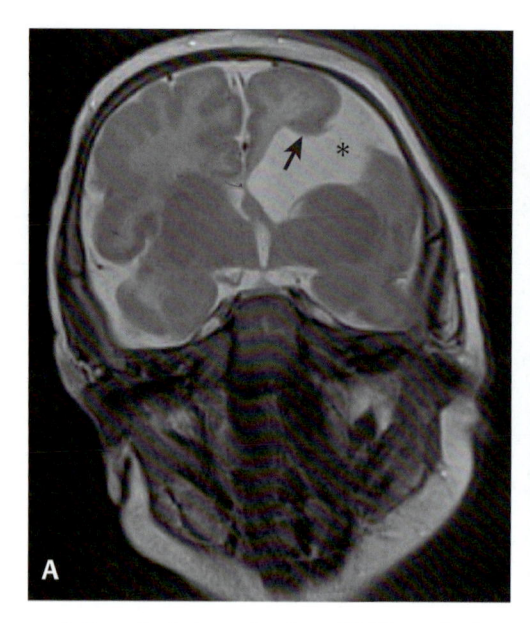

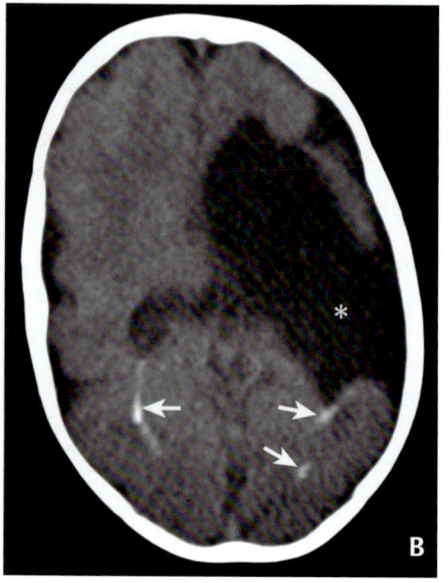

(**A**) MR do crânio coronal não contrastada ponderada em T2. Há uma fenda revestida de matéria cinzenta (*seta*) que se estende do ventrículo lateral esquerdo para o espaço extra-axial (*asterisco*). As paredes das fendas não se tocam e são separadas pelo líquido cefalorraquidiano (esquizencefalia de lábios abertos). (**B**) Imagem axial de CT não contrastada do crânio. Há calcificações distróficas (*setas*) ao longo dos aspectos posteriores dos ventrículos laterais. Novamente observada esquizencefalia de lábios abertos (*asterisco*).

Diagnóstico Diferencial

- **Infecção por citomegalovírus congênito (CMV):** Os achados de migração desordenada e calcificações periventriculares são consistentes com infecção congênita por CMV.
- *Infecção por toxoplasmose congênita*: As calcificações na toxoplasmose congênita geralmente estão espalhadas por todo o parênquima cerebral, em vez de serem periventriculares, como no CMV. A toxoplasmose congênita é muito menos comum que a CMV nos Estados Unidos, mas é mais prevalente na França e na Bélgica.
- *Rubéola congênita ou sífilis*: Estas infecções raramente causam calcificações cerebrais.

Fatos Essenciais

- A infecção congênita por CMV é a infecção intrauterina mais comum nos Estados Unidos e é a infecção viral congênita mais comum no mundo.
- O CMV é mais prejudicial para o feto quando a mãe tem uma infecção primária durante a gravidez, em que o CMV congênito ocorre em cerca de um terço dos pacientes. A taxa de transmissão da mãe para o feto de uma infecção recorrente por CMV é de ± 1,5%.

Outros Achados de Imagem

- Os achados neurológicos podem incluir calcificação intracraniana, ventriculomegalia, aderências intraventriculares, cistos periventriculares, doença da substância branca, distúrbios migratórios neuronais e hipoplasia cerebelar e microcefalia.
- Hepatomegalia, esplenomegalia.
- Calcificação intra-hepática fetal e intestino ecogênico.

✓ Pérolas e × Armadilhas

- ✓ Os diferentes tipos de infecções congênitas podem ser lembrados com mnemônico TORCH: Toxoplasmose; outro (sífilis); rubéola; citomegalovírus; herpes.
- ✓ Quanto mais precoce a idade gestacional no momento da infecção, mais graves são os achados fetais.
- × A síndrome de pseudo-TORCH (síndrome de Baraitser-Reardon) tem os mesmos achados de imagem que uma infecção por TORCH, mas com sorologias negativas.

Caso 48

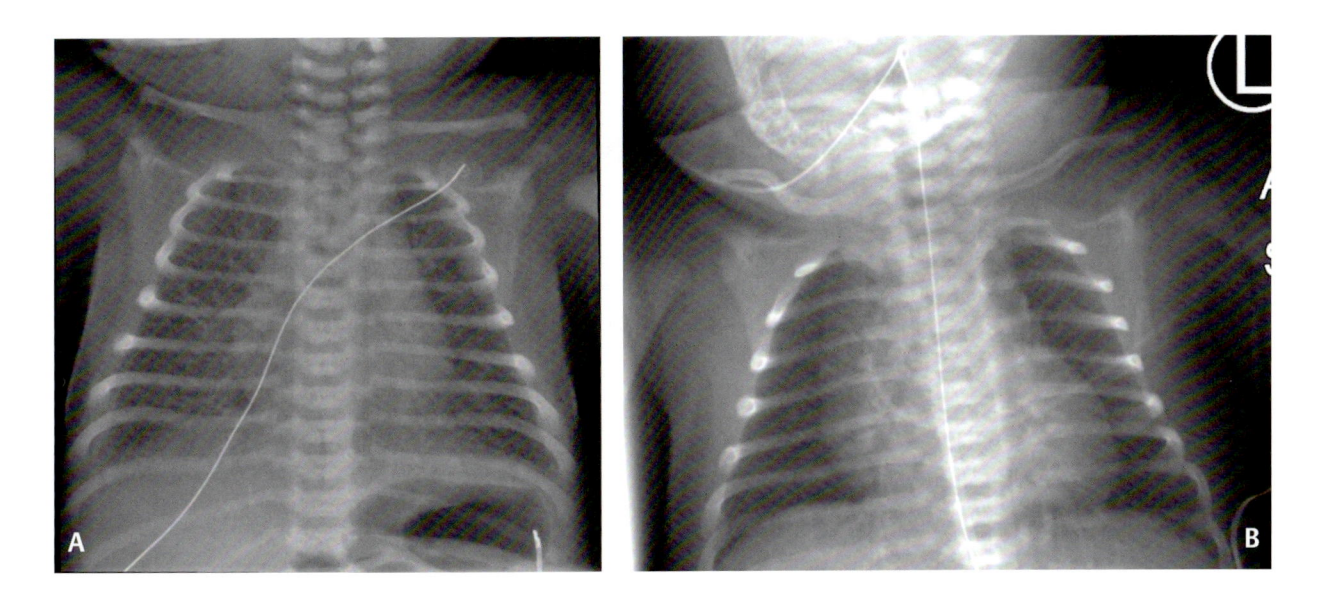

■ **Apresentação Clínica**

Um recém-nascido a termo com dificuldade respiratória. A primeira imagem foi tirada no nascimento e a segunda, 36 horas depois.

■ Achados de Imagem

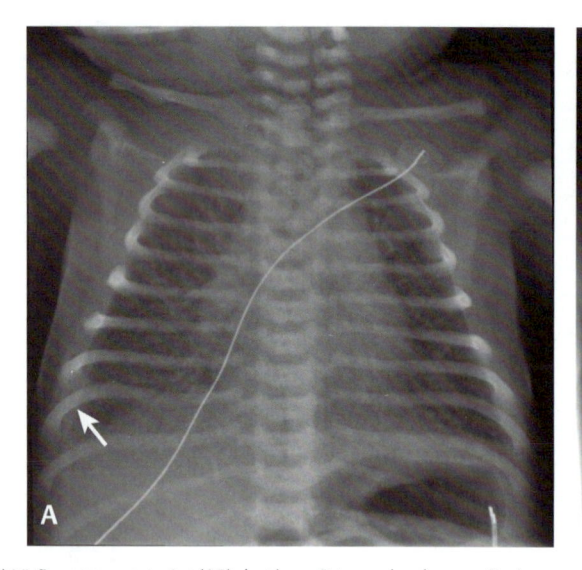

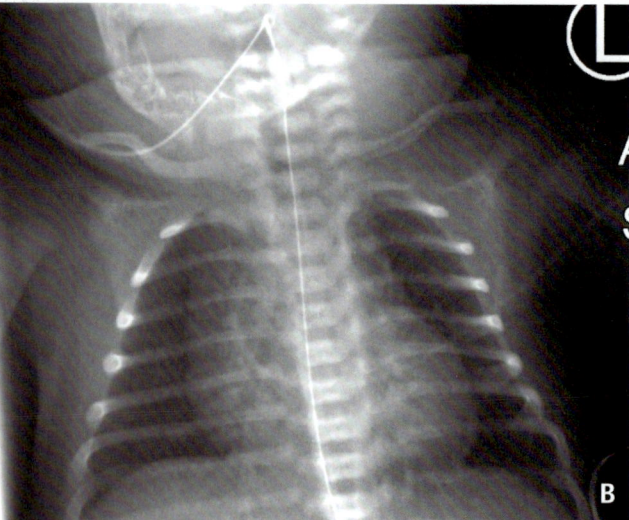

(A) Visão anteroposterior (AP) do tórax. O tamanho do coração é normal. Existem opacidades peri-hilares grosseiras e marcas intersticiais proeminentes. Há um pequeno derrame direito (*seta*). (B) Vista AP do tórax. Houve resolução intervalar das marcas peri-hilares e intersticiais, bem como da efusão direita.

■ Diagnóstico Diferencial

- ***Taquipneia transitória do recém-nascido (TTN):*** Os achados, incluindo a resolução rápida, são consistentes com TTN.
- *Edema pulmonar*: TTN e edema pulmonar podem ser difíceis de diferenciar. Nesse caso, o tamanho do coração é normal e há rápida resolução dos achados, que favorecem a TTN.
- *Síndrome de aspiração de mecônio (MAS)*: Novamente, TTN e MAS podem ser difíceis de diferenciar. Falta histórico de fluido amniótico com mecônio e há rápida resolução dos achados, que favorecem a TTN.

■ Fatos Essenciais

- Também referida como *retenção de fluido fetal* ou doença do pulmão úmido e ocorre pelo acúmulo de líquido nos pulmões.
- Pode ser por compressão torácica reduzida (como em uma cesariana) durante o parto ou drenagem capilar/linfática retardada.

■ Outros Achados de Imagem

- Os achados radiológicos do tórax devem ser resolvidos em 24 a 48 horas de vida.
- As descobertas geralmente resolvem com orientação de superior para inferior e periférica para central.

✓ Pérolas e ✗ Armadilhas

✓ O fator de risco mais comum para TTN é o parto cesáreo; no entanto, outros fatores de risco incluem prematuridade, diabetes materno, hidropisia/hipervolemia, sedação materna e tabagismo materno.

✗ O TTN pode ser difícil de distinguir de outras doenças. A ecocardiografia pode ser necessária em pacientes com suspeita de doença pulmonar congênita.

Caso 49

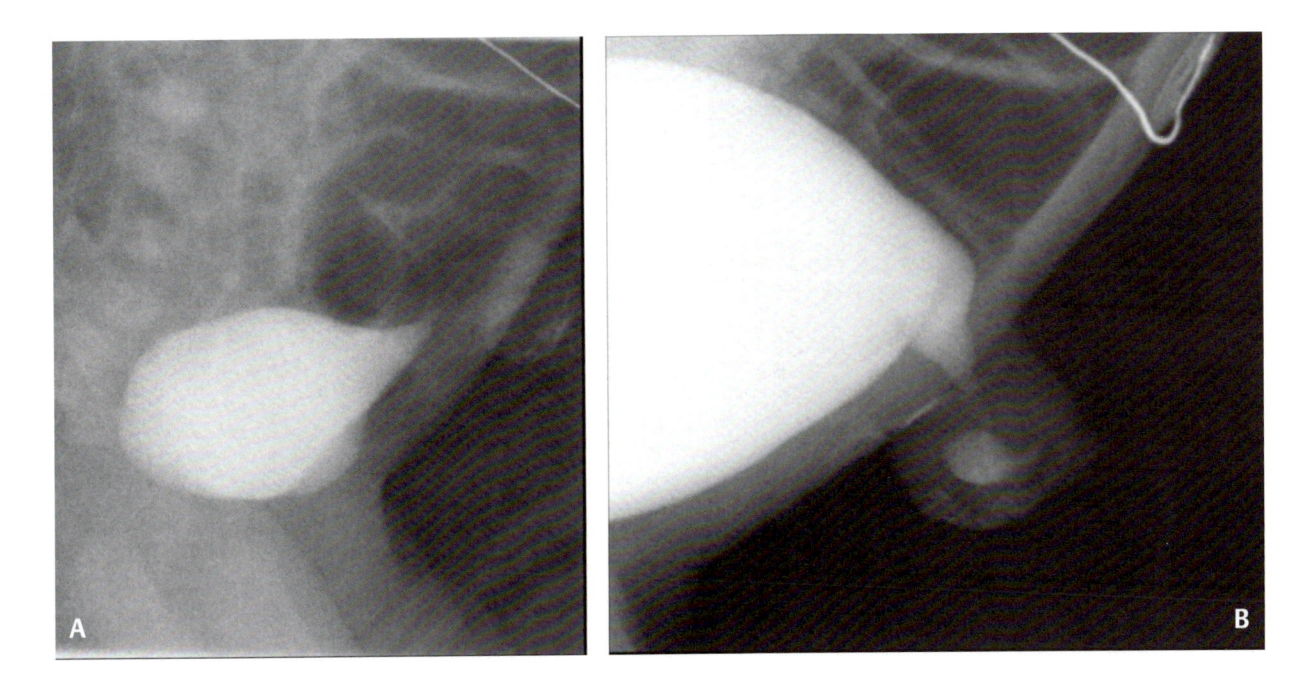

■ **Apresentação Clínica**

Menino de 2 semanas de idade com drenagem contínua do coto umbilical.

■ Achados de Imagem

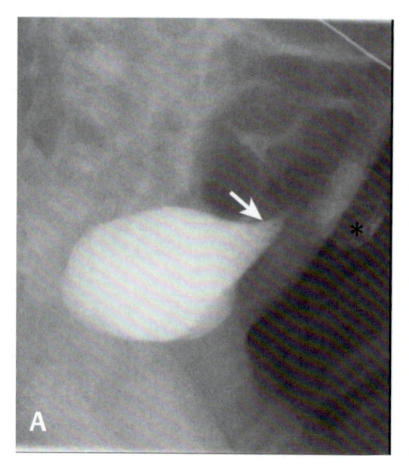

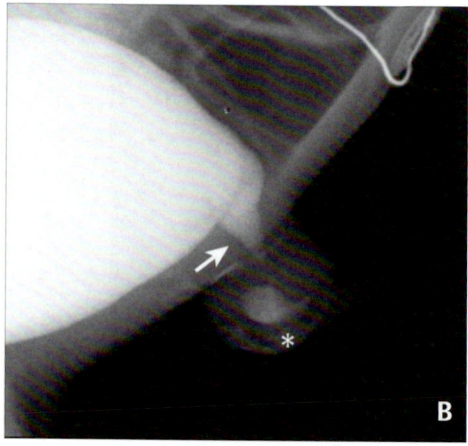

(A) Visão lateral da bexiga durante cistouretrografia miccional (VCUG). A bexiga é parcialmente preenchida e há afunilamento suave da cúpula (*seta*) apontando para o umbigo. (B) Vista lateral da cúpula da bexiga durante VCUG. A bexiga está marcadamente distendida. Existe um pequeno canal entre a cúpula da bexiga e o umbigo (*seta*). O contraste pode ser visto fracamente no tecido mole do coto umbilical (*asterisco*).

■ Diagnóstico Diferencial

- **Úraco patente (fístula uracal)**: Uma fístula conectando a cúpula da bexiga ao exterior por meio de uma abertura no umbigo é consistente com úraco patente.
- *Cisto do úraco*: Desenvolve-se quando ambas as extremidades do úraco, umbilical e da bexiga, obliteram-se, mas um segmento focal entre as duas permanece patente. Isso não se deve comunicar com a bexiga ou o umbigo e, portanto, não seria visualizado em VCUG.
- Além disso, como a extremidade umbilical não é patente, ela não vazaria fluido.
- *Fístula onfalomesentérica*: Embora possa apresentar drenagem do umbigo no período neonatal, a fístula se comunica com o intestino, não com a bexiga.

■ Fatos Essenciais

- O úraco estende-se desde a cúpula da bexiga até o umbigo no espaço extraperitoneal de Retzius (espaço retropúbico). Durante o final da gestação, o úraco involui e seu lúmen é obliterado. É então chamado de ligamento umbilical mediano.
- Seu comprimento pode variar de 3 a 10 cm e sua largura é de 8 a 10 mm.

■ Outros Achados de Imagem

- Na ultrassonografia, um úraco patente aparecerá como uma estrutura tubular com paredes hipoecoicas e fluido anecoico que se estende da cúpula da bexiga até o umbigo.
- Se uma abertura puder ser vista na pele umbilical, um sinograma pode ser realizado para determinar se o trato se comunica com a bexiga.

- Existem quatro tipos de anomalias uracais com base na localização da patência residual do úraco:
  - Úraco patente (fístula uracal): Conforme descrito anteriormente. É patente da bexiga até o umbigo.
  - Cisto do úraco: Conforme descrito anteriormente. Só pode ser visto com imagens com cortes transversais ou ultrassom, não com fluoroscopia. Aparece como estrutura na linha média cheia de líquido, geralmente no terço inferior do trato uracal.
  - Seio umbilical/uracal: Trato fusiforme de extremidade cega que se estende do umbigo em direção à bexiga. Por não se comunicar com a bexiga, ela não será vista em uma VCUG, mas pode ser diagnosticada por injeção retrógrada ou imagem transversal.
  - Divertículo Vesicouracal: Estende-se da cúpula da bexiga em direção ao umbigo, mas não se comunica com o exterior. Isso pode ser visto na VCUG, mas não haveria maneira de fazer uma injeção retrógrada porque não há abertura do lado de fora.

✓ Pérolas e ✗ Armadilhas

- ✓ A complicação mais comum de um úraco remanescente é a infecção. A ecogenicidade complexa observada em uma imagem de ultrassonografia sugere infecção.
- ✓ Em adultos, a malignidade pode desenvolver-se em um úraco remanescente, geralmente na porção adjacente à bexiga. Pode ser cístico, sólido ou ambos. Calcificações estão presentes na maioria dos adenocarcinomas, geralmente de modo periférico.
- ✗ Ocasionalmente, o úraco patente é tão estreito que os pacientes só se apresentam quando a obstrução da bexiga causa aumento das pressões da bexiga, forçando o fluxo retrógrado pelo úraco. Isso atrasa o diagnóstico.
- ✗ Um úraco patente não é incomum em pacientes com graves obstruções do trato urinário inferior; no entanto, geralmente não está associado a válvulas uretrais posteriores.

Caso 50

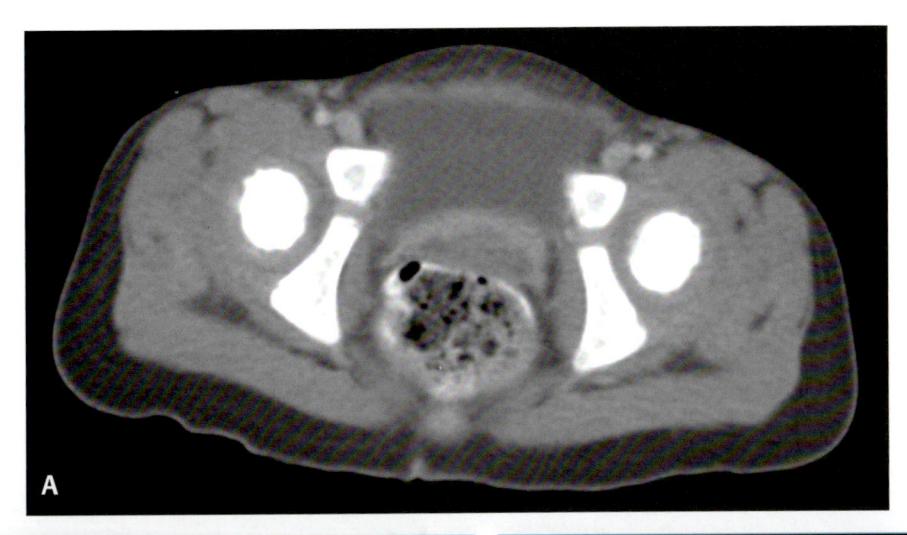

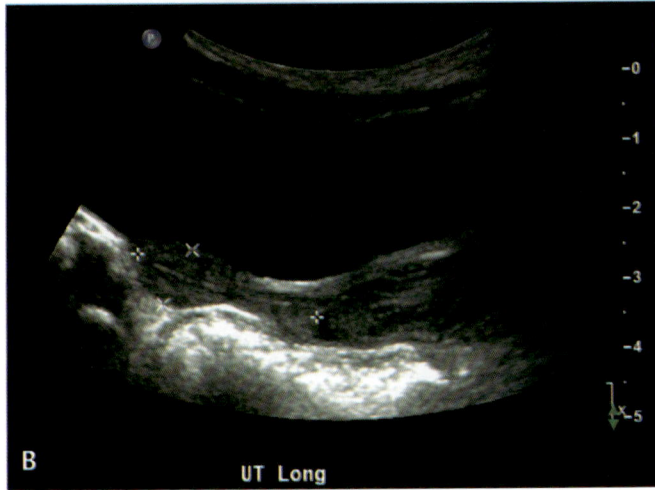

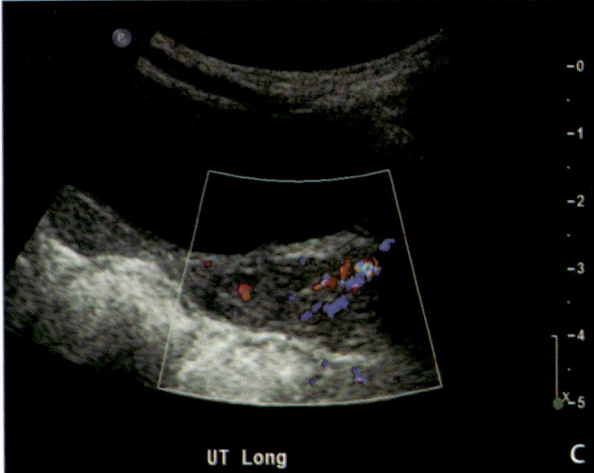

■ Apresentação Clínica

Criança de 2 anos com retenção urinária.

■ Achados de Imagem

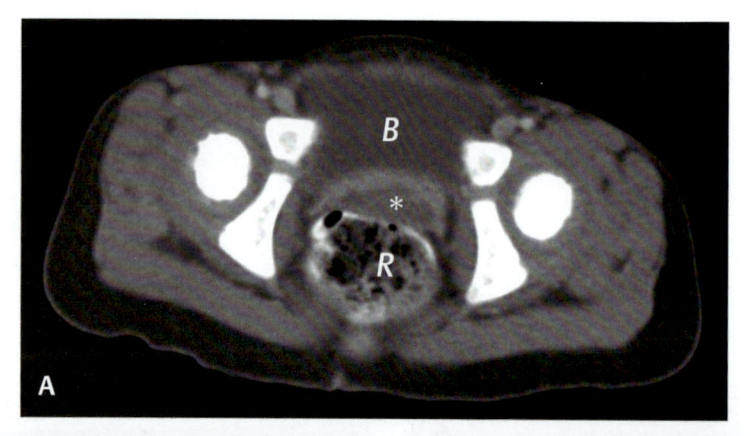

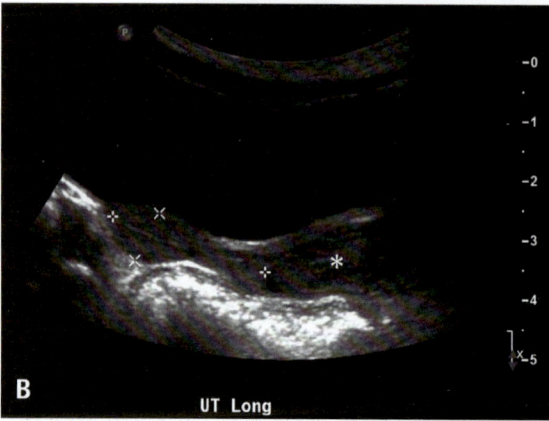

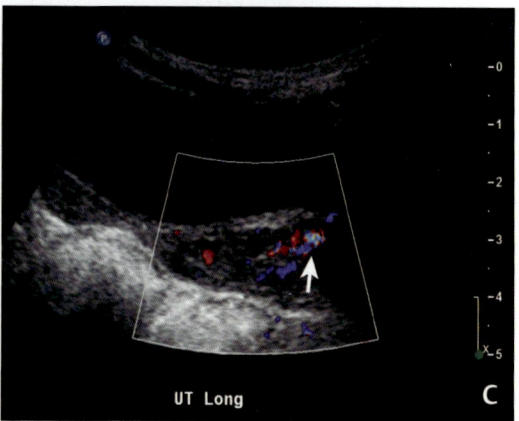

(**A**) Imagem axial de CT pós-contraste. Entre a bexiga (*B*) e o reto (*R*), provavelmente distendendo a vagina, há massa ovoide heterogênea que realça (*asterisco*). (**B**) Imagem ultrassonográfica longitudinal do útero. Logo abaixo do útero (*pinças*), há material heterogêneo distendendo a vagina (*asterisco*). (**C**) Visão de ultrassonografia longitudinal com Doppler colorido do útero. Há fluxo sanguíneo (*seta*) dentro da massa heterogênea dentro da vagina.

■ Diagnóstico Diferencial

- **Sarcoma botrioide**: Massa sólida de tecido mole dentro da vagina é consistente com sarcoma botrioide.
- *Hematocolpos:* Considerando que os produtos sanguíneos podem, definitivamente, distender a vagina em uma menina com um hímen ou septo vaginal intactos, os produtos sanguíneos não devem realçar com a administração de contraste e não devem ter fluxo sanguíneo interno na avaliação com Doppler colorido.
- *Corpo estranho*: Embora as crianças pequenas muitas vezes coloquem materiais estranhos nos orifícios corporais, não deve haver realce interno nem fluxo sanguíneo em um corpo estranho.

■ Fatos Essenciais

- Um tipo de rabdomiossarcoma embrionário que cresce em relação à mucosa de uma víscera, como vagina, bexiga ou ductos biliares extra-hepáticos.
- Na inspeção macroscópica, o sarcoma botrioide frequentemente é descrito como massa polipoide multinodular que se assemelha a um cacho de uvas.
- Rabdomiossarcoma não metastático tem excelente prognóstico.

■ Outros Achados de Imagem

- Pode ter aparência cística multisseptada em qualquer modalidade de imagem.
- As características da imagem de MR são similares a outros rabdomiossarcomas com sinal de baixo a intermediário nas imagens de T1 e alto sinal nas imagens de T2.
- Pode ter disseminação hematogênica para os pulmões, ossos, fígado ou medula óssea por via linfática ou por extensão direta para o tecido circundante, como útero, bexiga ou uretra.

✓ Pérolas e × Armadilhas

- ✓ "Botrioide" significa semelhante a um cacho de uvas.
- ✓ O rabdomiossarcoma do trato geniturinário é quase exclusivo da população pediátrica.
- × Embora o sarcoma botrioide geralmente ocorra no trato geniturinário, ele também pode ser encontrado na nasofaringe e na via biliar.

Caso 51

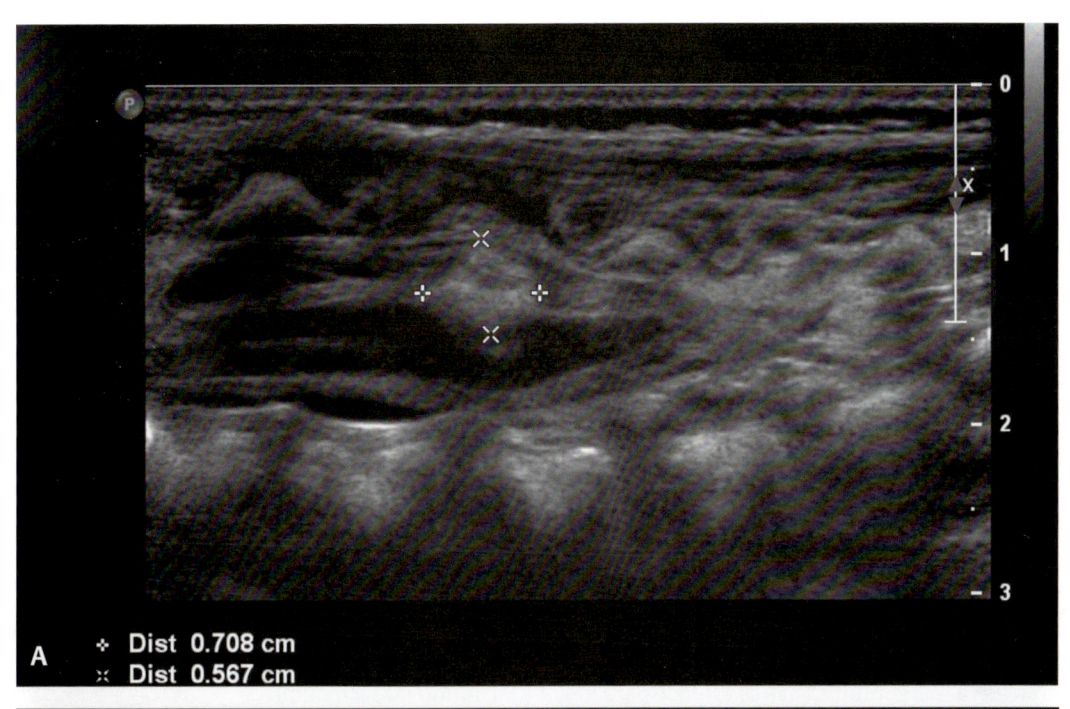

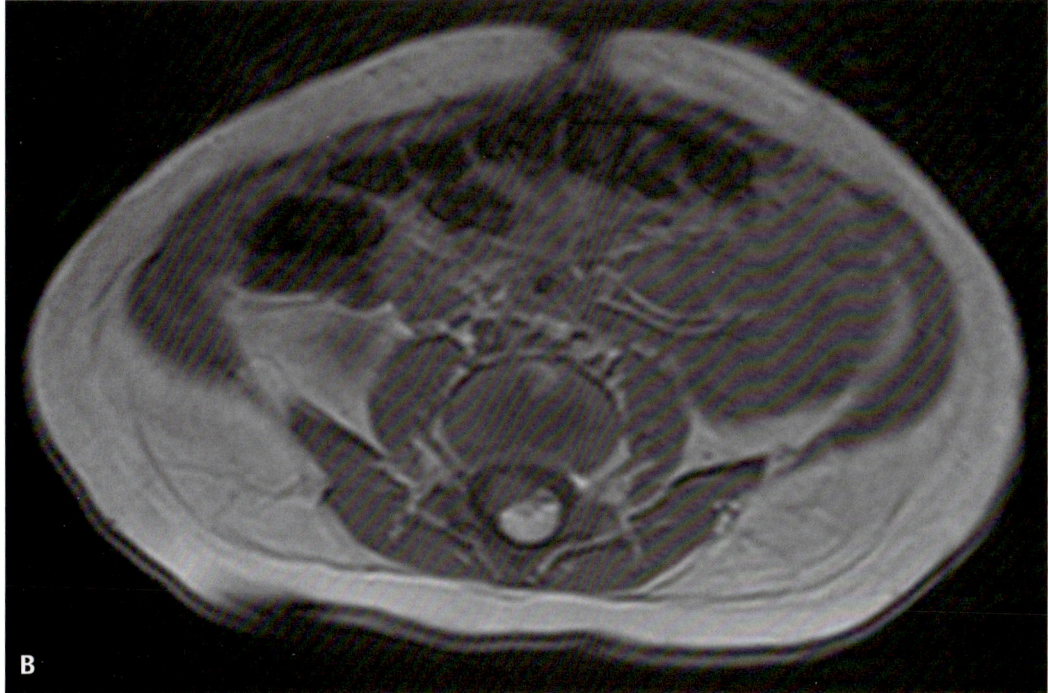

A ⊹ Dist 0.708 cm
   ⨯ Dist 0.567 cm

■ Apresentação Clínica

Recém-nascido com uma covinha (*dimple*) sacral.

Achados de Imagem

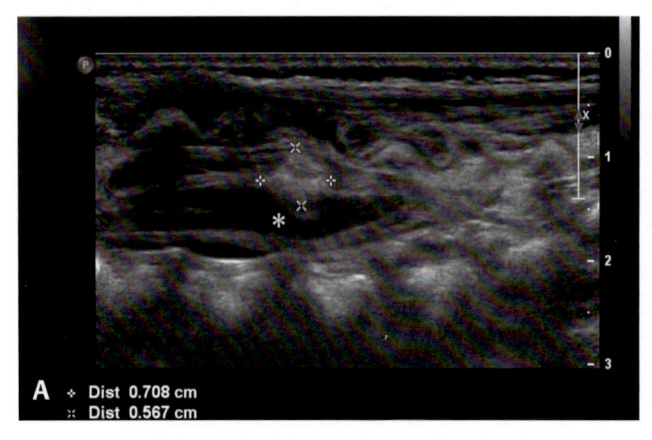

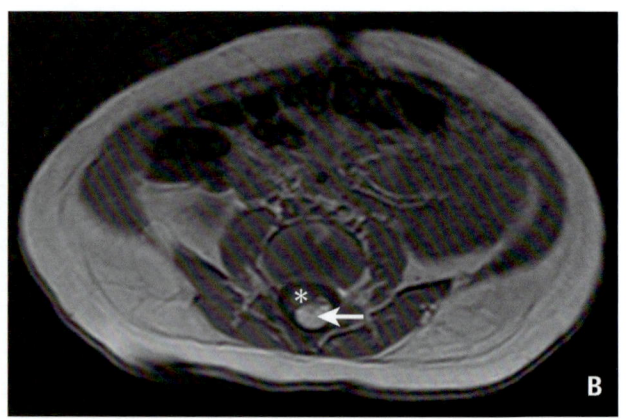

(A) Ultrassonografia longitudinal da coluna lombar inferior. Existe massa ecogênica subcentimétrica (pinças) adjacente à superfície posterior da medula espinal. Ela desloca o cordão (*asterisco*) anteriormente. (B) Exame da coluna lombar, MR volumétrica, axial T1 sem contraste, interpolado com respiração. Há massa ovoide de alta intensidade de sinal (*seta*) no lado esquerdo do canal medular que desloca o cordão (*asterisco*) à direita. Tem a mesma intensidade de sinal que a gordura, mas não é contíguo à gordura subcutânea.

Diagnóstico Diferencial

- **Lipoma intradural**: Hiperintensidade de T1 é consistente com a gordura. A massa gordurosa não se estende para fora do canal medular ou para a própria coluna. Nenhum disrafismo espinhal aberto é mostrado nestas imagens.
- **Lipomielomeningocele**: Na lipomielomeningocele, o lipoma é adjacente a uma fissura na medula espinal e se estende até o canal central da medula, bem como ao canal medular. O lipoma é contínuo com a gordura subcutânea e é coberto por pele intacta.
- *Fibrolipoma do* filum terminale: Nesta situação, o sinal T1 hiperintenso estaria dentro do filamento terminal em vez de adjacente ao cordão.

Fatos Essenciais

- Lipomas intradurais sem disrafismo espinhal são apenas, aproximadamente, 4% dos lipomas espinhais.
- A maioria dos pacientes não apresenta sintomas neurológicos ao nascimento, mas pode ter achados cutâneos de uma covinha sacral, marca de pele ou retalho piloso.
- Se não for diagnosticado na infância, déficits sensoriais e motores, anormalidades ortopédicas, incluindo dedos em martelo e pé plano, dor nas pernas, bem como incontinência urinária e fecal, podem desenvolver-se.

Outros Achados de Imagem

- Lipoma localizado ao longo da linha média dorsal que está contido no saco dural.
- Não há disrafismo espinhal aberto, mas pode haver espinha bífida em um ou mais níveis.
- Mais comumente lombossacral.
- Cone baixo (medula ancorada)

✓ Pérolas e × Armadilhas

✓ Os lipomas espinhais intradurais são o único tipo de lipoma espinhal nem sempre associado a disrafismo espinhal, como a espinha bífida ou a lipomeningocele.

× Lipomas intradurais não são restritos ao período neonatal. Eles podem ocorrer em adultos jovens, onde são mais comumente encontrados na coluna torácica e cervical superior.

Caso 52

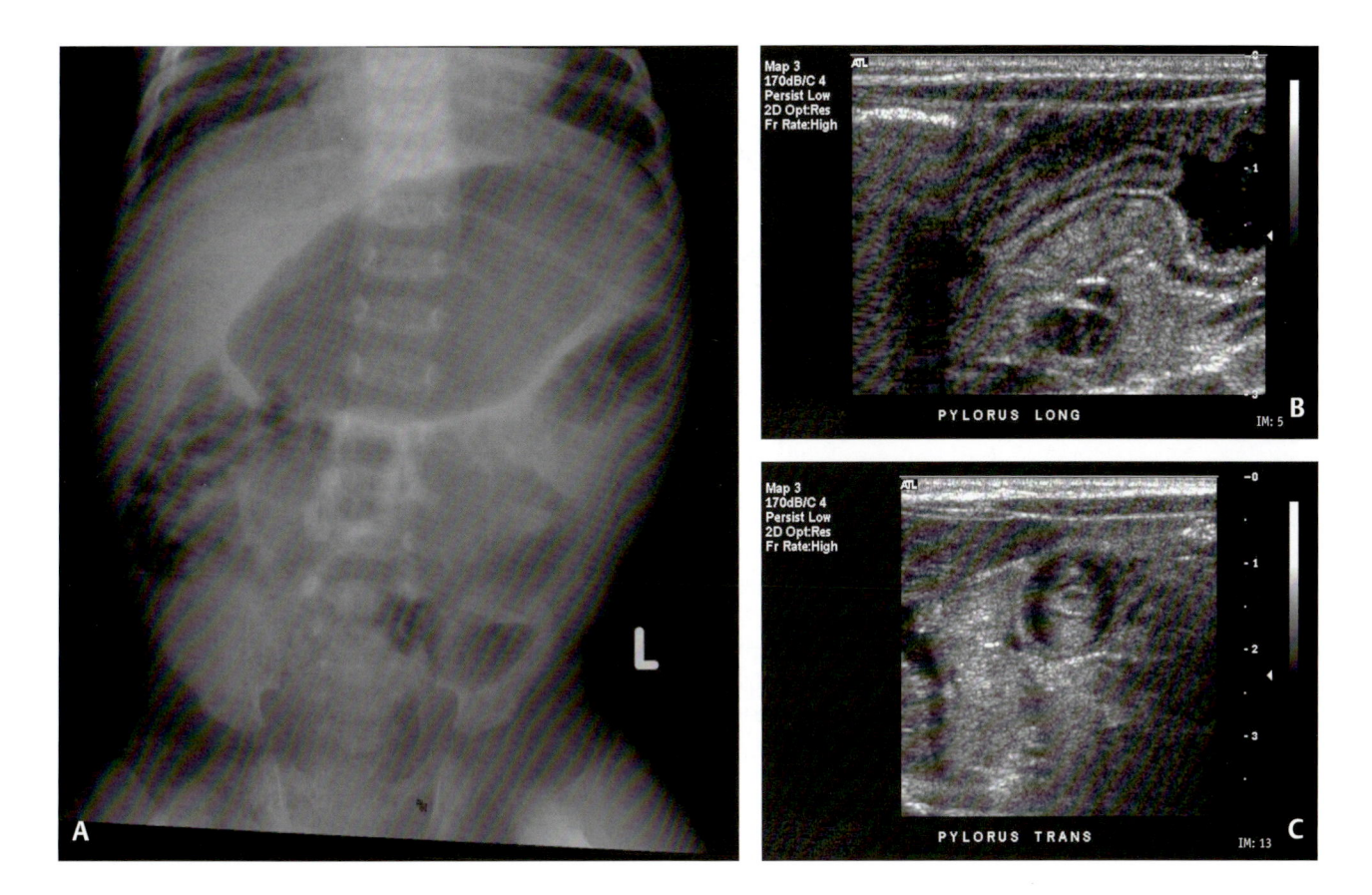

■ Apresentação Clínica

Um menino de 5 semanas com vômitos persistentes.

■ Achados de Imagem

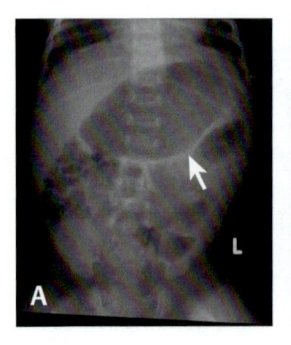

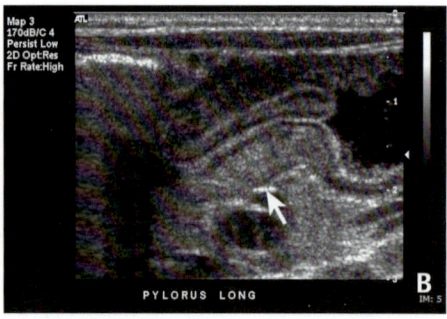

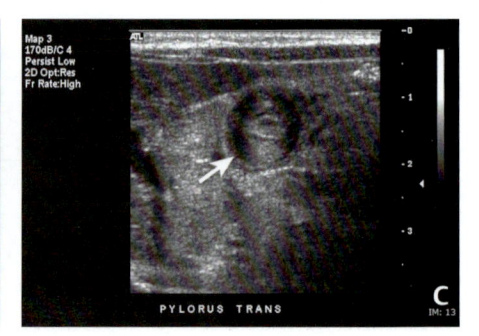

(**A**) A radiografia abdominal demonstra um estômago dilatado (*seta*) sem dilatação do intestino mais distal. (**B**) A visão longitudinal do piloro demonstra tanto o alongamento quanto o espessamento do canal pilórico, que mede ± 20 mm de comprimento (*seta*). (**C**) A vista transversal do piloro demonstra espessamento circunferencial da parede pilórica, que mede cerca de 4 mm de largura (*seta*).

■ Diagnóstico Diferencial

- ***Estenose pilórica hipertrófica***: O espessamento idiopático do músculo pilórico causa obstrução da saída gástrica associada ao vômito não bilioso em jato.
- *Pilorospasmo*: Durante o espasmo transitório, o piloro pode aparecer anormalmente espesso e alongado. Com a observação durante vários minutos, entretanto, o espasmo irá resolver-se e o piloro será relaxado, reduzindo a espessura do músculo e abrindo o canal pilórico.
- *Má rotação com vólvulo do intestino médio*: Importante causa de vômito em lactentes, mas o vômito no vólvulo do intestino médio geralmente é bilioso, enquanto na estenose pilórica não é bilioso.

■ Fatos Essenciais

- Visto em bebês entre várias semanas e vários meses de idade.
- A proporção homem-mulher é 5:1.
- Tratado com piloromiotomia.

■ Outros Achados de Imagem

- No exame gastrointestinal superior com bário, há o "ombro" do antro gástrico, "trilhos de trem" ou estreitamento severo do canal pilórico, e o sinal do "cogumelo" do bulbo duodenal, tudo em decorrência do efeito de massa do músculo pilórico hipertrofiado.

✓ Pérolas e × Armadilhas

- ✓ Usando o ultrassom, observar o piloro por vários minutos ajuda a distinguir o pilorospasmo da estenose hipertrófica do piloro.
- × A falta de distensão gástrica nas radiografias simples não exclui o diagnóstico de estenose pilórica hipertrófica, porque o estômago pode ser descomprimido pelo vômito.
- × Os achados de imagem continuam a parecer estenose pilórica hipertrófica por algumas semanas após a piloromiotomia.

Caso 53

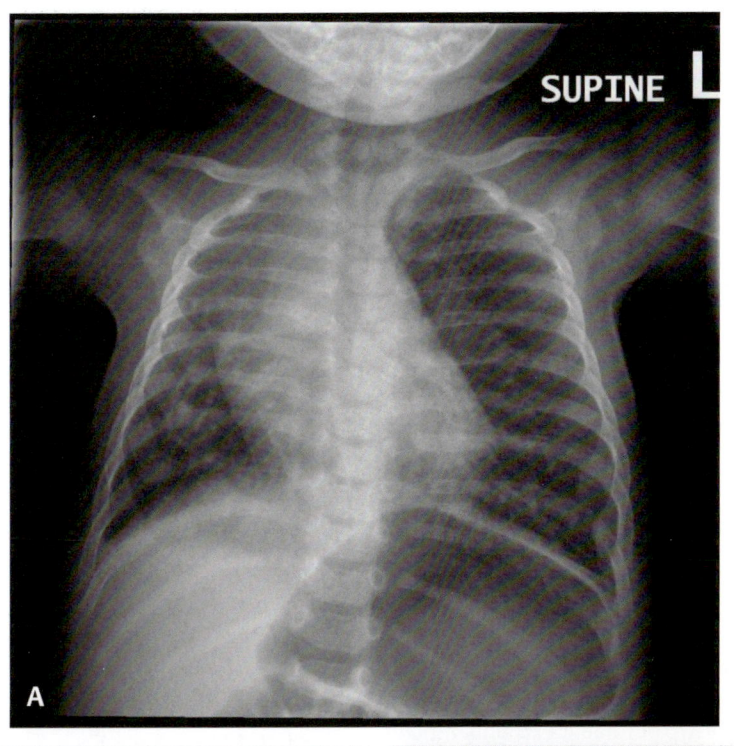

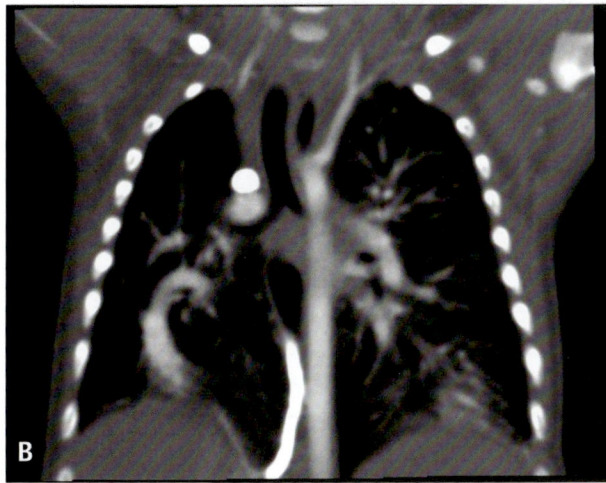

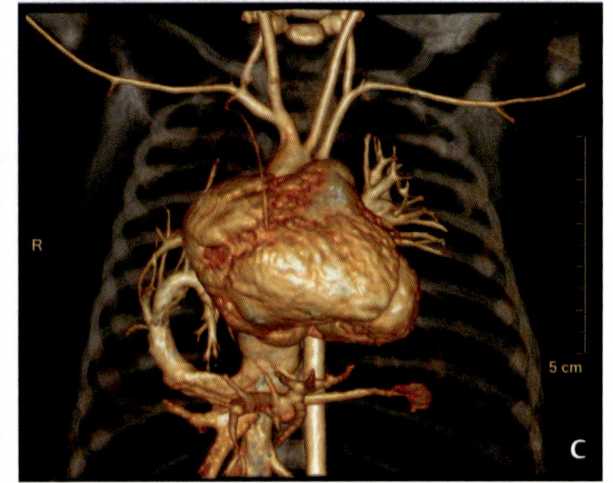

■ Apresentação Clínica

Menina de 2 meses de idade com dificuldade respiratória.

Achados de Imagem

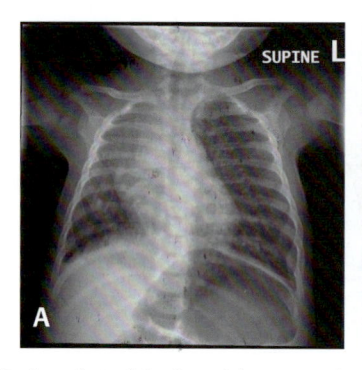

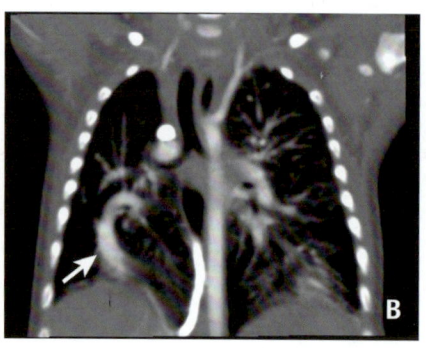

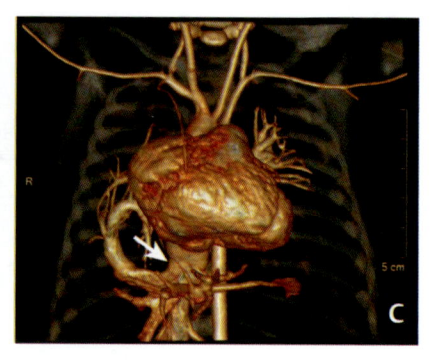

(**A**) Radiografia torácica frontal demonstra desvio para a direita do coração e o que parece ser um vaso anormal cursando inferomedialmente a partir do pulmão médio direito. (**B**) CT de tórax coronal pós-contraste demonstra melhor a forma e o curso do vaso aberrante (*seta*). (**C**) Imagem de CT tridimensional no plano coronal demonstra que a veia pulmonar aberrante drena para a veia cava inferior (*seta*).

Diagnóstico Diferencial

- ***Síndrome da cimitarra:*** As características clássicas da síndrome da cimitarra incluem um pulmão direito hipoplásico e drenagem anômala das veias pulmonares, tipicamente na veia cava inferior, e suprimento arterial sistêmico de uma porção do pulmão direito; o vaso anômalo em forma de cimitarra (espada turca) é clássico.
- *Sequestro pulmonar:* Sequestro pulmonar extralobar inclui drenagem anômala das veias pulmonares para a circulação sistêmica, mas deve haver uma massa associada no lobo inferior, não observada neste caso.
- *Hipoplasia pulmonar:* O pulmão pode ser hipoplásico, mas a hipoplasia isolada não deve demonstrar veia pulmonar aberrante, como observado neste caso.

Fatos Essenciais

- Também conhecida como síndrome venolobar congênita.
- Uma forma acianótica de cardiopatia congênita, que pode estar associada à insuficiência cardíaca congestiva.
- Pode ser tratada por embolização do suprimento arterial sistêmico aberrante.

Outros Achados de Imagem

- As veias pulmonares direitas não entram no átrio direito.
- Dextroposição do coração, mas não dextrocardia.
- Pode estar associada a *shunt* vascular.

✓ Pérolas e ✗ Armadilhas

✓ Pode ser um achado incidental em uma criança mais velha assintomática ou adulto.
✗ A falta de embolização no pré-operatório pode levar à hemorragia intraoperatória.

Caso 54

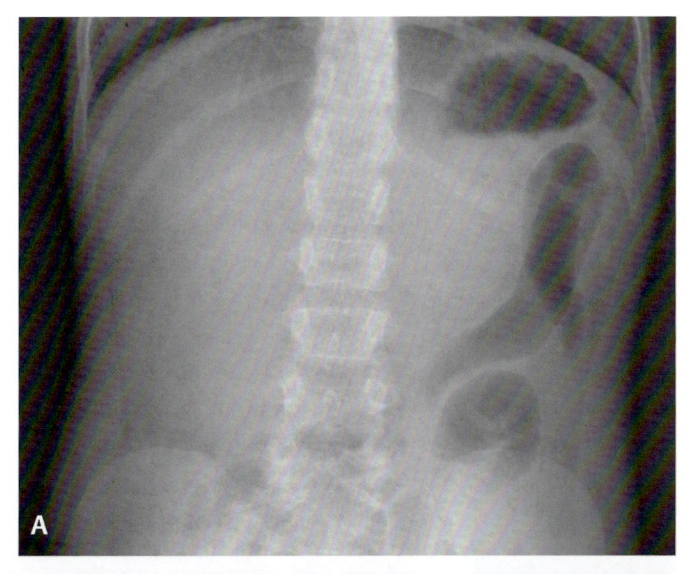

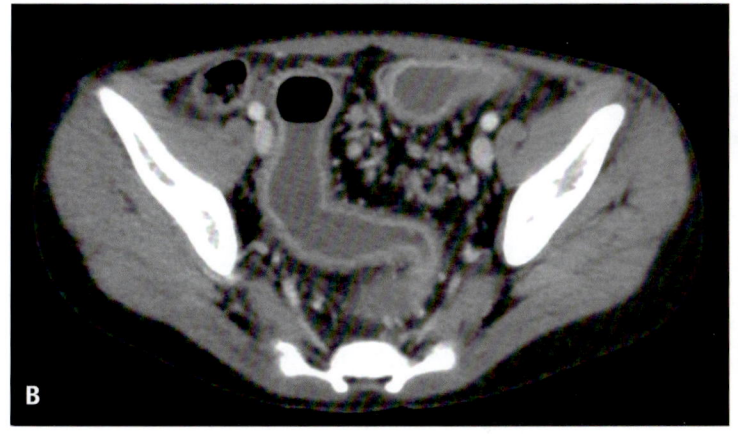

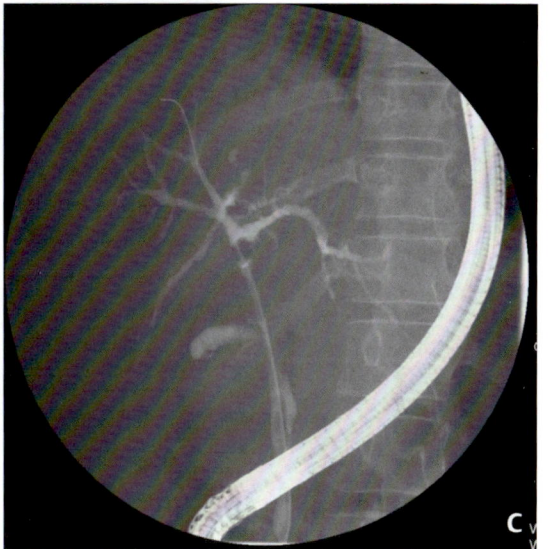

Apresentação Clínica

Menino de 13 anos com dor abdominal, fezes com sangue e marcadores elevados de inflamação.

Achados de Imagem

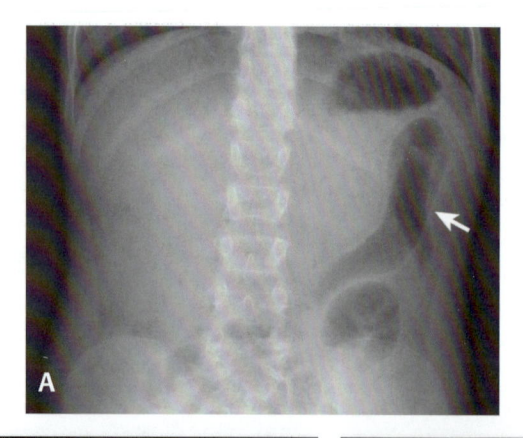

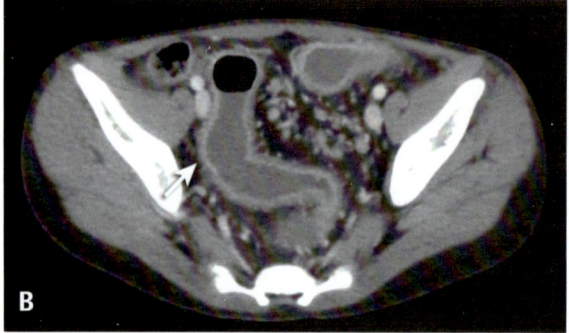

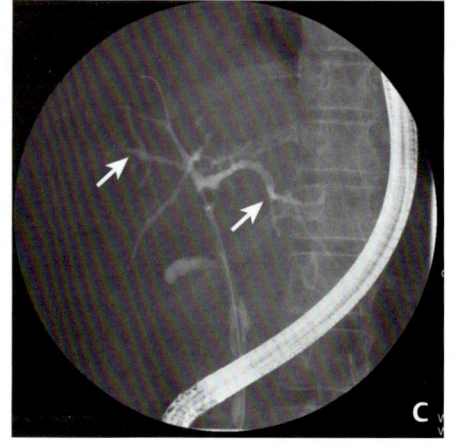

(**A**) Radiografia abdominal demonstra aparência lisa de cólon descendente transverso e proximal distal (*seta*). (**B**) Imagem axial de CT pós-contraste demonstra espessamento da parede e aumento do realce da mucosa do cólon sigmoide (*seta*). (**C**) Colangiopancreatografia endoscópica retrógrada demonstra irregularidade e aparência em colar de contas dos ductos biliares intra-hepáticos (*setas*), consistente com a colangite esclerosante primária.

Diagnóstico Diferencial

- **Colite ulcerativa**: Os achados de um cólon sem marcas características e com espessamento da parede e inflamação da mucosa são consistentes com colite ulcerativa; porque a maioria dos pacientes com colangite esclerosante primária tem colite ulcerativa, o que torna esse diagnóstico especialmente provável.
- *Doença de Crohn*: A doença de Crohn geralmente se manifesta com doença colônica e pode estar associada à colangite esclerosante primária, mas não há evidência de doença do intestino delgado, neste caso, e a inflamação da parede intestinal não parece ser transmural.
- *Colite infecciosa*: Uma variedade de bactérias pode causar colite, mas o intestino delgado também está frequentemente envolvido, e tais infecções não estão associadas à colangite esclerosante primária.

Fatos Essenciais

- Inflamação idiopática do cólon que geralmente começa no reto e pode avançar proximalmente para envolver todo o cólon.
- A doença é contínua, ao contrário das "lesões por saltos" da doença de Crohn.
- A colectomia é curativa e elimina o risco de câncer colorretal.

Outros Achados de Imagem

- Megacólon tóxico, manifestando-se como dilatação colônica e sinais da impressão digital.
- Colangite esclerosante.
- Risco muito aumentado de adenocarcinoma colorretal com doença de longa data.

✓ Pérolas e × Armadilhas

- ✓ A doença prolongada pode resultar em cólon rígido e estreito (cano de chumbo).
- × O diagnóstico de colite ulcerativa deve ser considerado em qualquer paciente diagnosticado com colangite esclerosante primária.

Caso 55

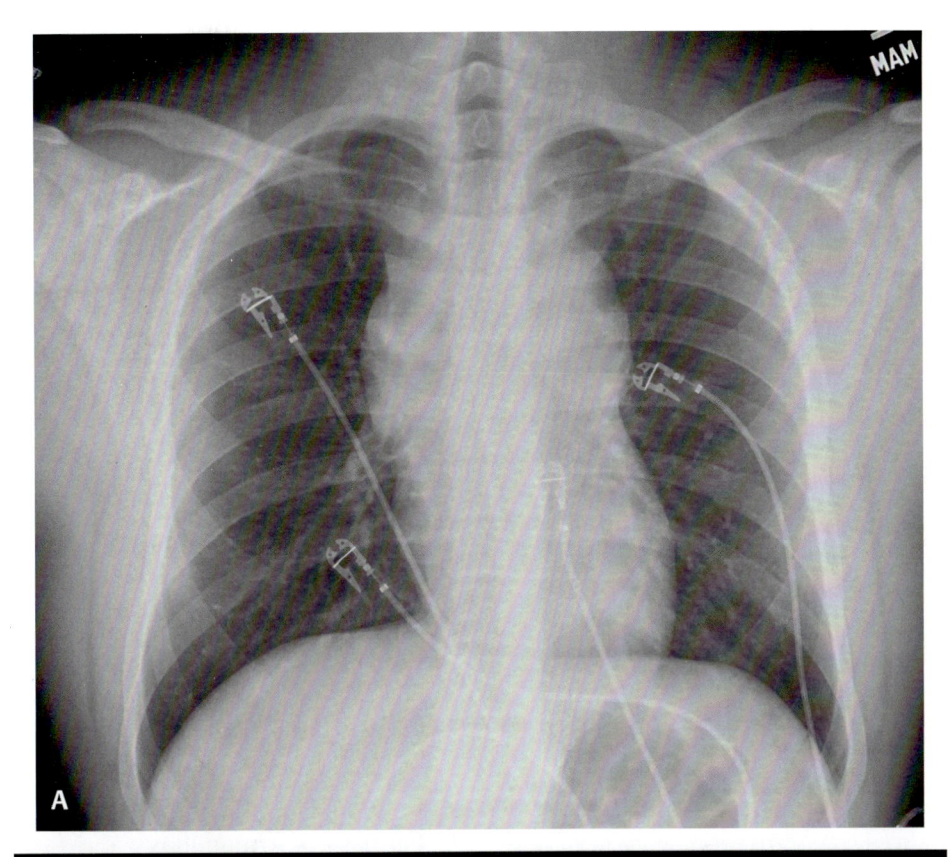

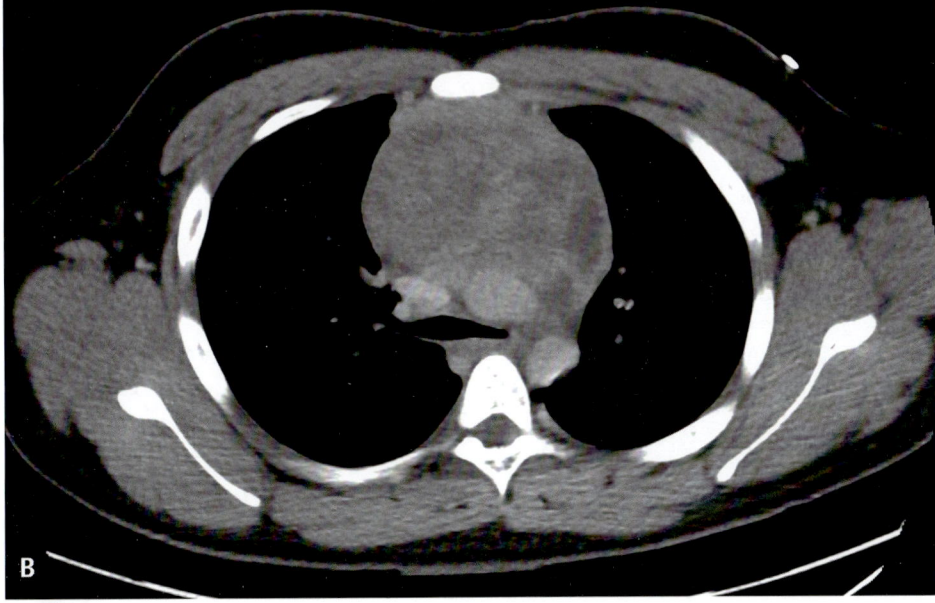

■ **Apresentação Clínica**

Menino de 16 anos com dor no peito.

Achados de Imagem

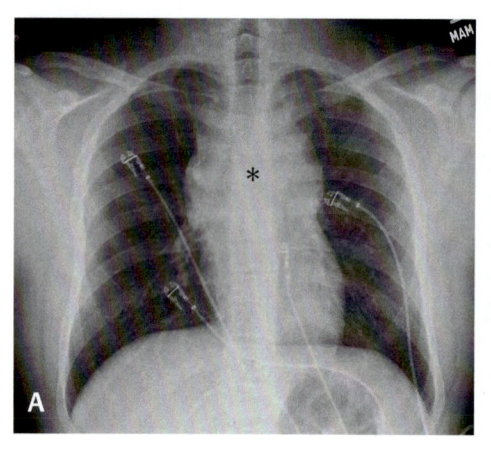

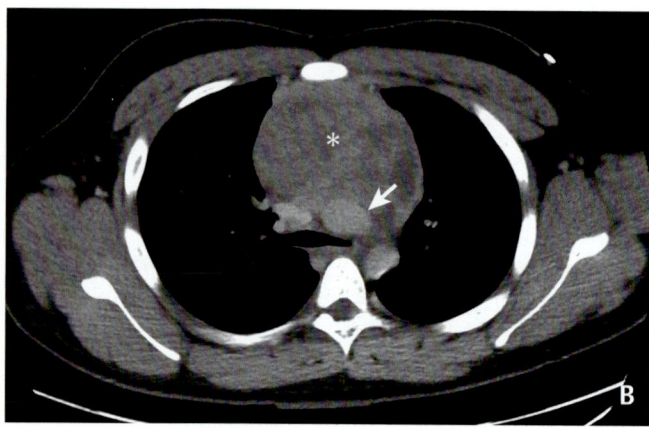

(A) Radiografia anteroposterior do tórax mostra alargamento anormal do mediastino (*asterisco*). (B) A imagem axial de CT pós-contraste do tórax mostra massa mediastinal anterior de tecido mole (*asterisco*) que realça de forma heterogênea e que desloca os grandes vasos (*seta*) posteriormente.

Diagnóstico Diferencial

- **Linfoma**: Massa sólida de tecido mole no mediastino anterior é compatível com o linfoma.
- *Tumor de células germinativas*: Embora isso também ocorra no mediastino anterior, o tumor de células germinativas mais comum nessa faixa etária é o teratoma. Os teratomas frequentemente contêm gordura e calcificação, ambos ausentes neste tumor.
- *Timo*: Na radiografia de tórax, o timo normal não deve ser visível em adolescentes. Na imagem da CT, o timo não deve ter efeito de massa nos vasos. O timo normal deve ser mínimo em um paciente de 16 anos de idade. Geralmente, aos 15 anos, o timo é menor e mais triangular e as margens são retas ou côncavas.

Fatos Essenciais

- Tanto o linfoma de Hodgkin quanto o não Hodgkin podem ocorrer em crianças. Qualquer tipo pode causar massas mediastinais anteriores; no entanto, a maioria das massas mediastinais anteriores em crianças é causada por linfoma de Hodgkin.

Outros Achados de Imagem

- Conglomerados de linfonodos afetados raramente se calcificam antes do tratamento, mas podem calcificar após o tratamento.
- Invasão do pericárdio não é incomum e pode levar a derrame pericárdico.

✓ Pérolas e ✗ Armadilhas

✓ O linfoma é a causa mais comum de massa mediastinal em crianças.
✓ Ao pensar em massas anteriores do mediastino em crianças, considere os "4 Ts" – timo, teratoma/tumores de células germinativas, tireoide e "terrível linfoma".
✗ Em uma criança, um timo de aspecto normal pode ser confundido com uma massa mediastinal anterior.

Caso 56

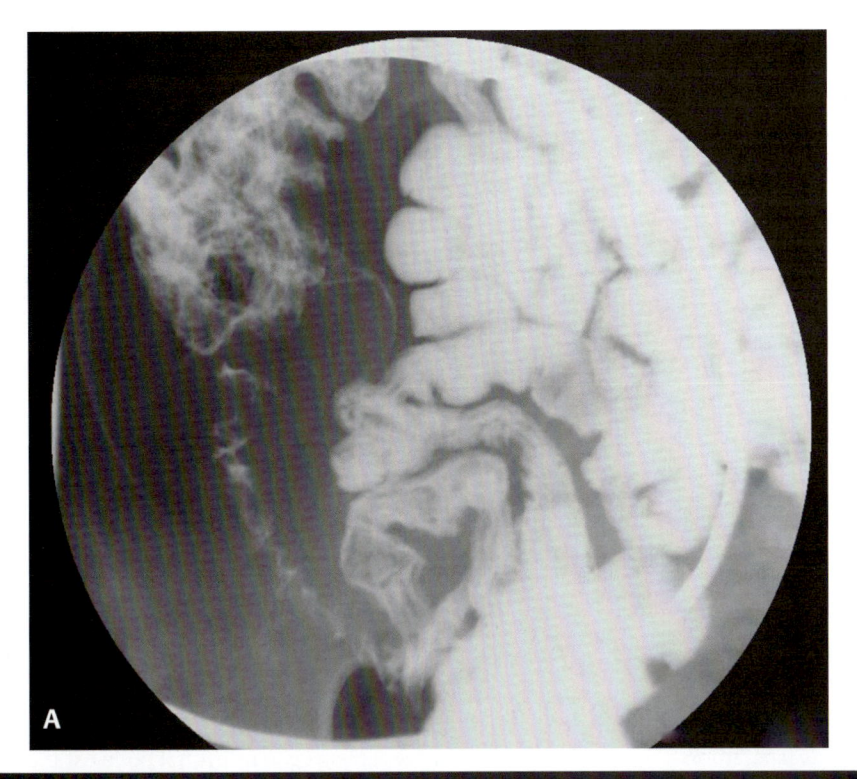

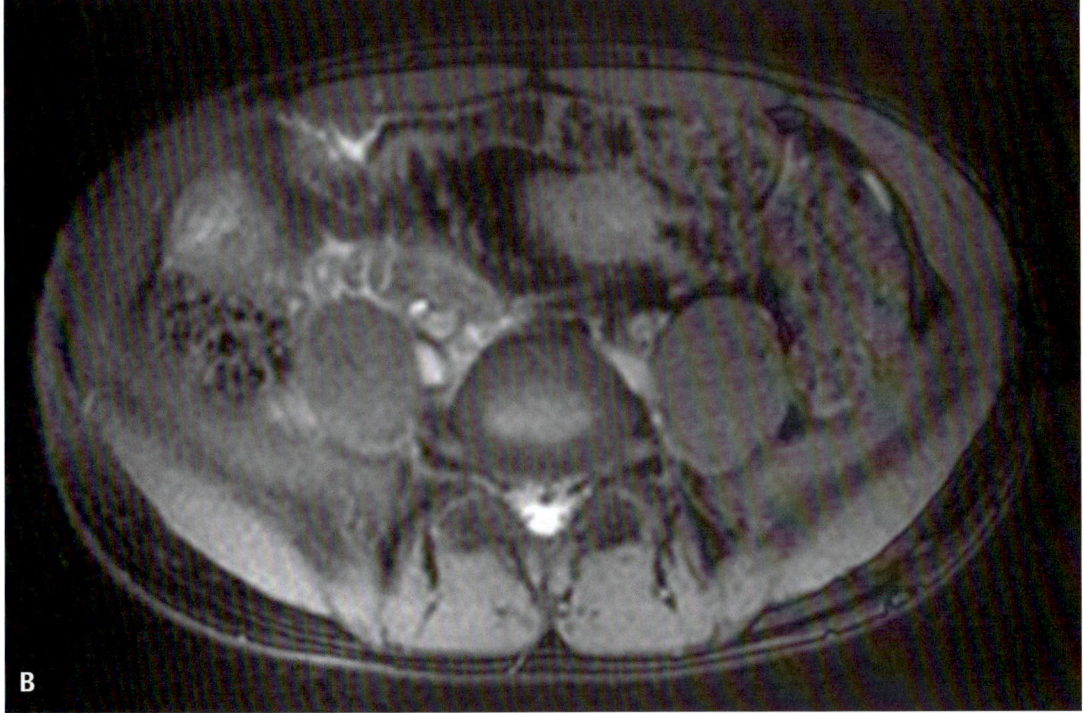

■ **Apresentação Clínica**

Menino de 15 anos com diarreia, febre e leucocitose.

■ Achados de Imagem

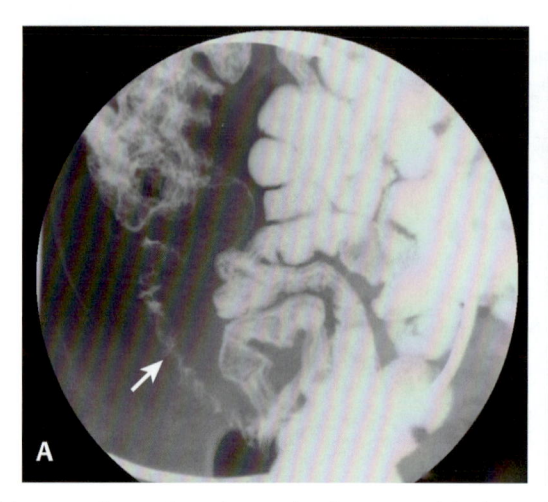

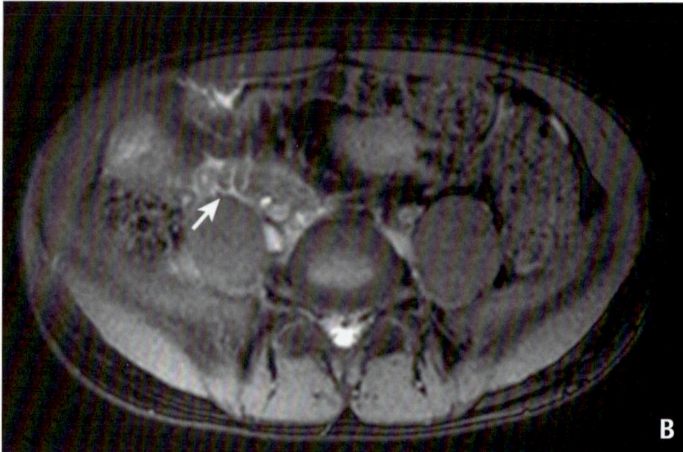

(A) Imagem fluoroscópica de uma série de intestino delgado com bário demonstra estreitamento luminal e nodularidade mural envolvendo o íleo terminal (seta). (B) Imagem ponderada em T1 pós-contraste axial demonstra espessamento da parede intestinal e aumento do realce do íleo terminal no quadrante inferior direito (seta).

■ Diagnóstico Diferencial

- **Doença de Crohn:** O histórico clínico e os achados de imagem são típicos – embora não sejam diagnósticos – da doença de Crohn. Testes de laboratório e biópsia são úteis para confirmar o diagnóstico.
- *Linfoma:* Como o maior órgão linfoide do corpo, o intestino é um local relativamente frequente de envolvimento em linfoma, que se pode apresentar com espessamento da parede do íleo, embora as alterações inflamatórias perientéricas não sejam típicas.
- *Ileíte infecciosa:* Infecções do íleo como *Yersinia* podem estar associadas ao espessamento da parede do intestino ileal, embora o curso clínico geralmente seja mais agudo que na doença de Crohn.

■ Fatos Essenciais

- Doença inflamatória idiopática do intestino.
- Inflamação transmural.
- Envolvimento descontínuo de qualquer parte do canal alimentar da boca ao ânus.

■ Outros Achados de Imagem

- Úlceras, tratos sinusais, fístulas.
- Doença perianal.
- A obstrução intestinal pode estar associada a restrições.

✓ Pérolas e ✗ Armadilhas

✓ Aumento do risco de cálculos biliares (em razão de circulação entero-hepática interrompida dos sais biliares) e nefrolitíase (em decorrência do aumento da absorção de oxalato).
✗ Cuidado com risco aumentado de adenocarcinoma com doença de longa data.

Caso 57

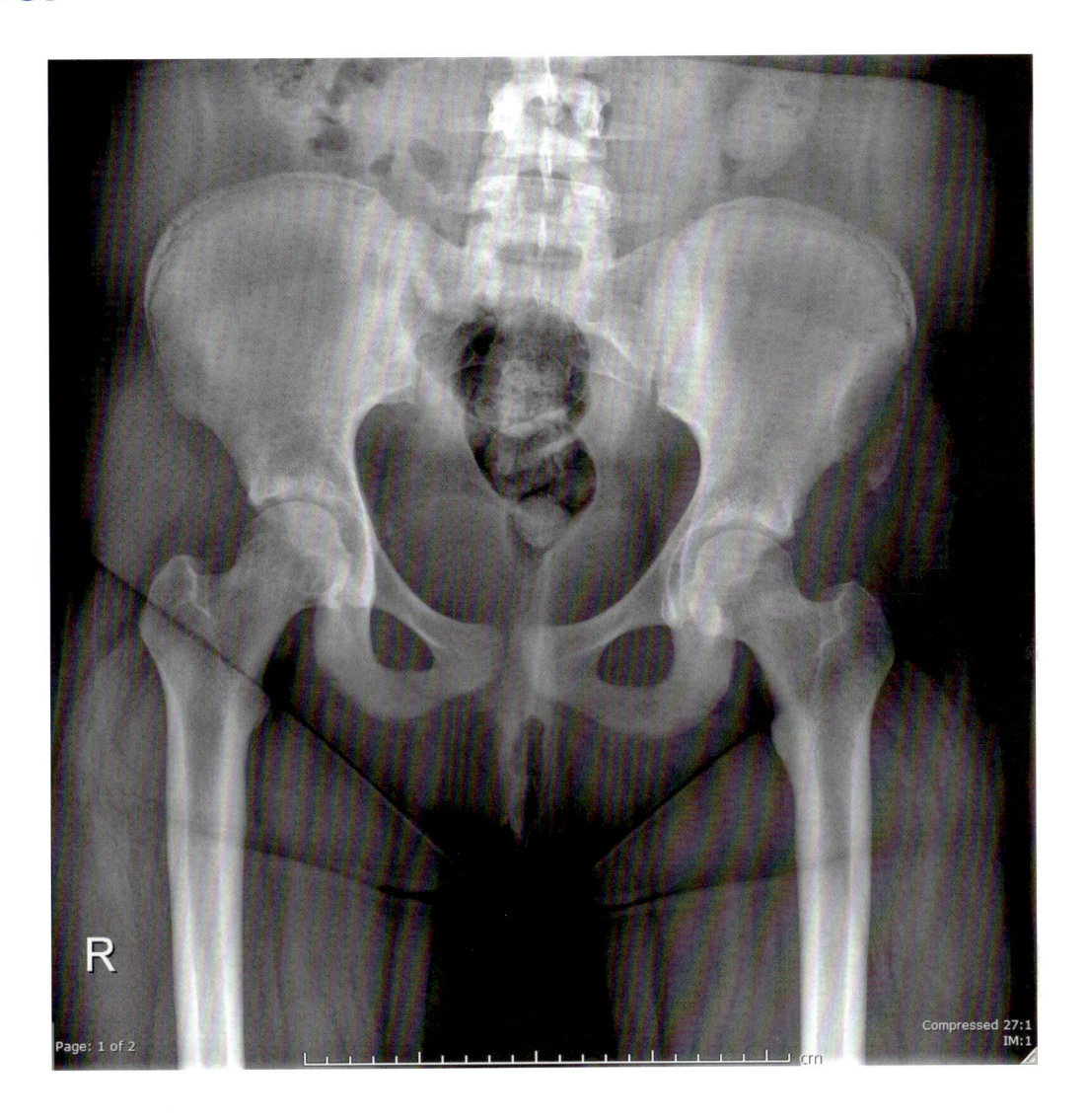

■ **Apresentação Clínica**

Menina de 12 anos de idade com início abrupto de dor no quadril esquerdo.

Achados de Imagem

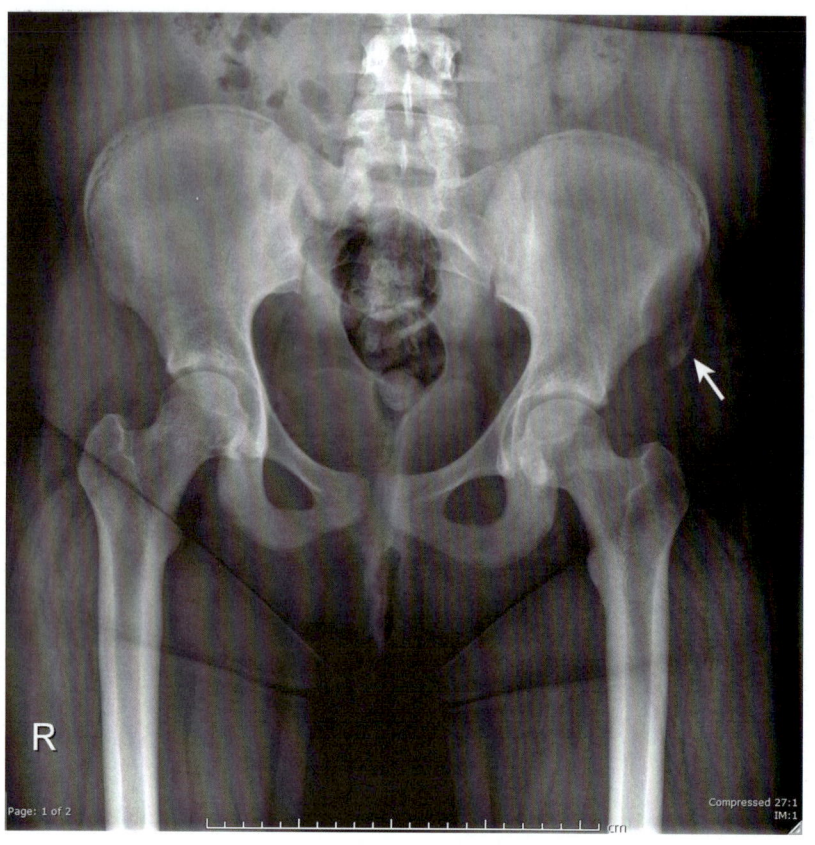

A radiografia frontal da pelve demonstra um fragmento curvilíneo do osso apenas inferolateral à espinha ilíaca anterossuperior esquerda (*seta*).

Diagnóstico Diferencial

- **Avulsão da espinha ilíaca anterossuperior**: O aspecto do fragmento do osso deslocado é consistente com o centro de ossificação apofisária, mais consistente com uma lesão por avulsão.
- *Osteoma osteoide*: Osteoma osteoide pode causar espessamento cortical, mas não deve haver separação entre a apófise e o ílio.
- *Osteosarcoma*: Um osteossarcoma pode causar nova formação óssea além das margens esperadas de um osso, mas o osso ectópico, neste caso, não parece representar uma formação óssea anormal.

Fatos Essenciais

- Associado à contração do músculo sartório.
- O início da dor pode ser abrupto ou insidioso.
- Visto mais comumente em adolescentes, cujos músculos esqueléticos podem tornar-se mais fortes que seus anexos ósseos.
- Deslocamento significativo ou não união pode requerer fixação cirúrgica.

Outros Achados de Imagem

- Outros locais pélvicos de avulsão podem incluir espinha ilíaca anteroinferior, tuberosidade isquiática, crista ilíaca, sínfise púbica e trocânter maior e menor.
- Na fase aguda, frequentemente associada a edema dos tecidos moles.
- Podem haver sinais de lesão visíveis por estresse crônico na ausência de avulsão, especialmente na imagem da MR.

✓ Pérolas e ✗ Armadilhas

- ✓ Radiografias simples geralmente são suficientes para avaliação diagnóstica.
- ✗ Uma causa comum de "dor no quadril" em um paciente cujos quadris parecem normais.

Caso 58

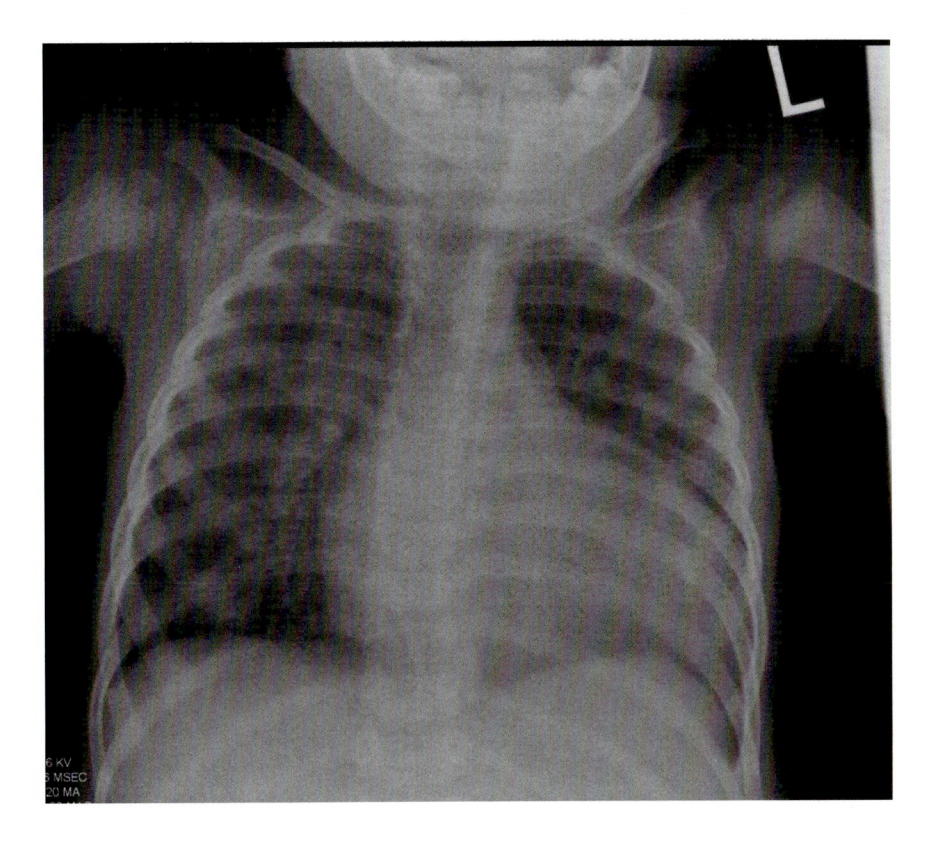

■ Apresentação Clínica

Menina de 3 meses de idade em dificuldade respiratória.

■ Achados de Imagem

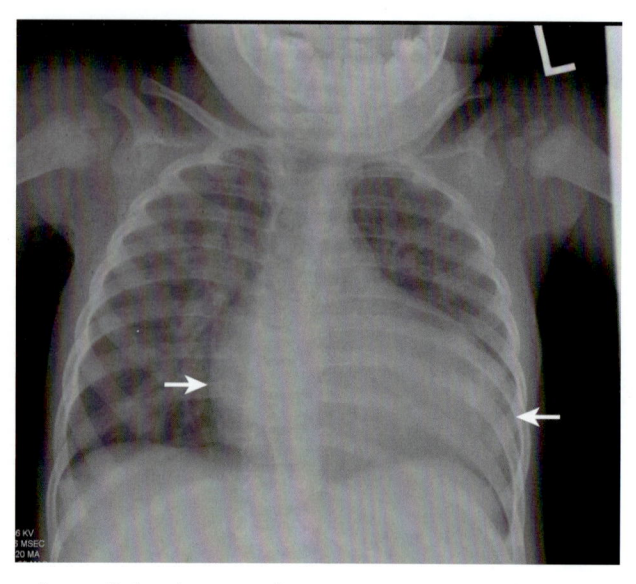

Radiografia torácica frontal demonstra cardiomegalia (*setas*) e vasos pulmonares centrais aumentados e indistintos, sugerindo insuficiência cardíaca congestiva.

■ Diagnóstico Diferencial

- **Origem anômala da artéria coronária esquerda**: Esta lesão apresenta-se, classicamente, com insuficiência cardíaca congestiva nos primeiros meses de vida.
- *Cardiomiopatia dilatada*: Pode apresentar aparência idêntica, incluindo cardiomegalia e outros achados de insuficiência cardíaca congestiva.
- Shunt *periférico da esquerda para a direita*: Lesões como veias de malformação de Galeno e hemangioendoteliomatose também podem apresentar-se com achados de insuficiência cardíaca congestiva, embora os pacientes com essas lesões geralmente recebam atenção clínica no período neonatal.

■ Fatos Essenciais

- Na maioria dos casos, a artéria coronária esquerda surge da artéria pulmonar principal.
- O fluxo na artéria coronária esquerda é revertido, com o miocárdio do lado esquerdo suprido por colaterais da artéria coronária direita, que está aumentada.
- O miocárdio afetado é pouco perfundido, resultando em diminuição da função ventricular esquerda.

■ Outros Achados de Imagem

- O aumento cardíaco é causado, principalmente, pelo ventrículo esquerdo aumentado.
- A ecocardiografia demonstra fluxo reverso na artéria coronária esquerda.
- Na angiografia, a injeção da artéria coronária direita demonstra preenchimento retrógrado da artéria coronária esquerda.

✓ Pérolas e ✗ Armadilhas

✓ Deve ser considerado em uma criança que desenvolve insuficiência cardíaca congestiva inexplicada.
✓ A correção cirúrgica envolve a mudança da origem da artéria coronária esquerda para a aorta.
✗ Perda da função ventricular esquerda, muitas vezes não completamente reversível.

Caso 59

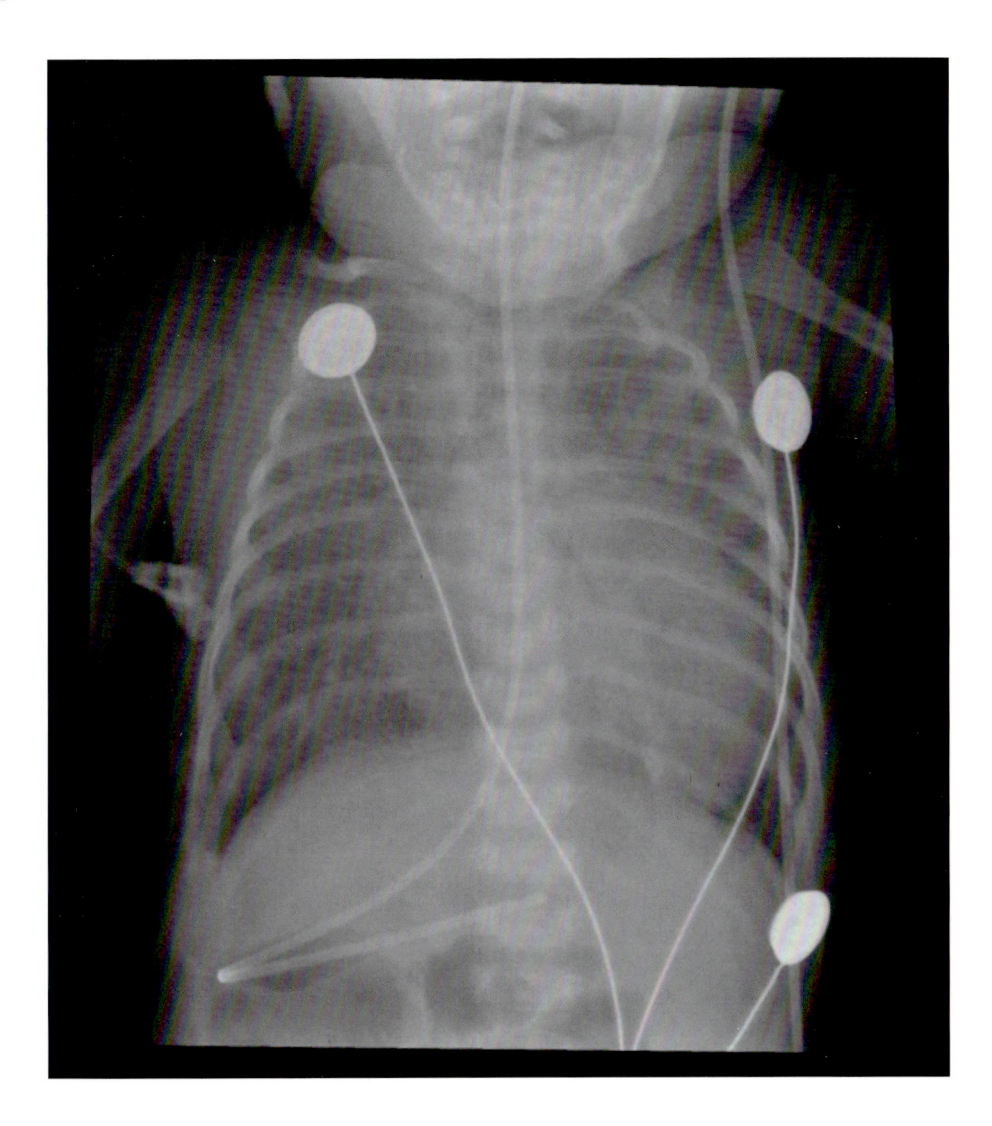

■ Apresentação Clínica

Menina de 6 semanas de idade em dificuldade respiratória.

■ Achados de Imagem

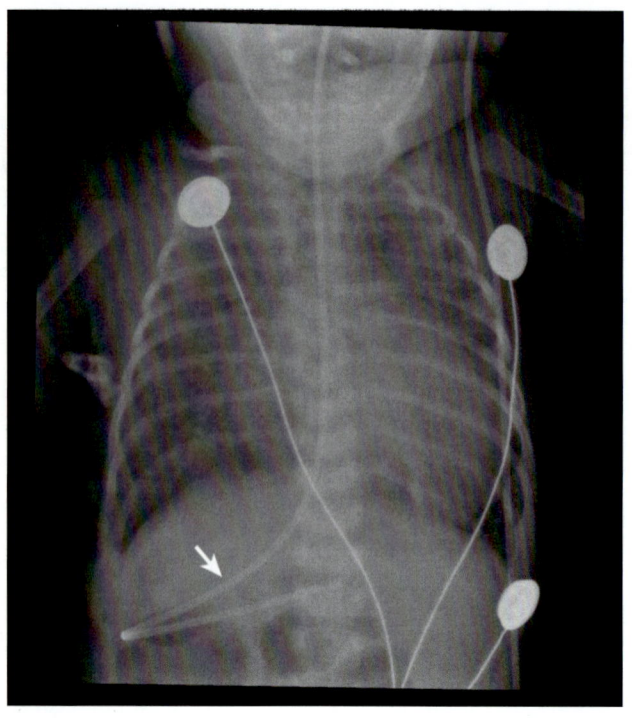

A radiografia torácica frontal demonstra um coração aumentado com um ápice cardíaco esquerdo e edema pulmonar, bem como uma sonda nasogástrica que se estende até o quadrante superior direito, indicando um estômago do lado direito (*seta*).

■ Diagnóstico Diferencial

- **Heterotaxia**: A posição contralateral do ápice cardíaco e do estômago é indicativa de heterotaxia.
- Situs inversus: O estômago está do lado direito, em *situs inversus*, porém, nessa condição, o ápice cardíaco também deve estar no lado direito.
- *Perfuração do esôfago*: Uma sonda nasogástrica pode perfurar o esôfago e se estender para uma posição atípica, embora achados associados, como pneumomediastino, derrames múltiplos e, possivelmente, pneumoperitônio, também devam estar presentes.

■ Fatos Essenciais

- Ápice cardíaco e estômago localizados em lados opostos.
- Dois tipos principais: Asplenia ("isomerismo direito") e poliesplenia ("isomerismo esquerdo").
- Asplenia observada em homens que se apresentam precocemente com cardiopatia congênita cianótica grave.
- Poliesplenia associada à doença cardíaca menos grave; muitas vezes apresenta-se mais tarde.

■ Outros Achados de Imagem

- Asplenia – aorta e IVC do mesmo lado, pulmões trilobados bilaterais, conexão venosa pulmonar anômala.
- Poliesplenia – baço múltiplo, continuação ázigos da veia cava inferior, pulmões bilobados.
- Má rotação intestinal.

✓ Pérolas e ✗ Armadilhas

✓ A anatomia pode ser complexa, exigindo uma abordagem passo a passo.
✗ Mortalidade maior em asplenia do que em poliesplenia.

Caso 60

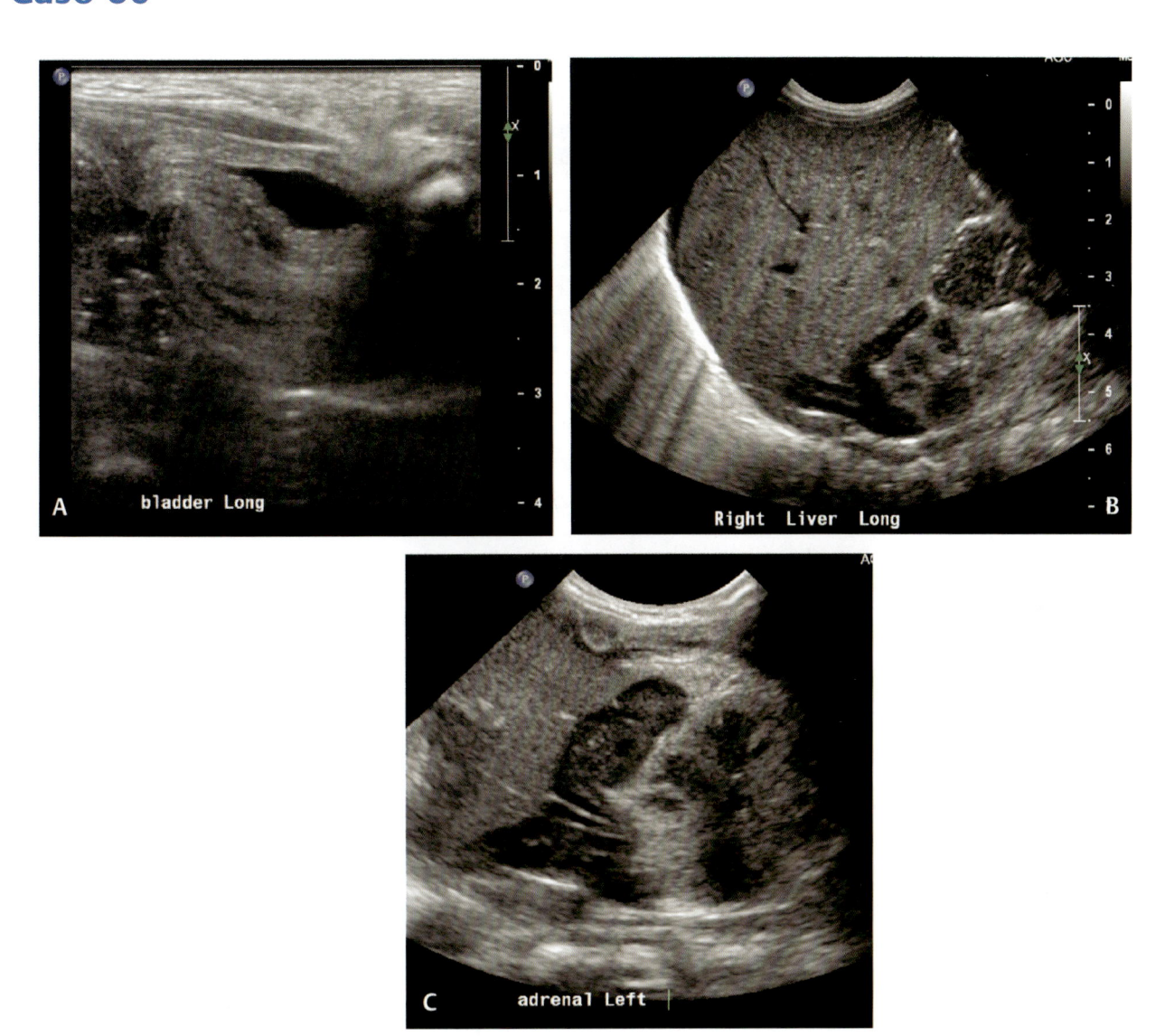

A bladder Long
B Right Liver Long
C adrenal Left

■ **Apresentação Clínica**

Recém-nascido com genitália ambígua.

■ Achados de Imagem

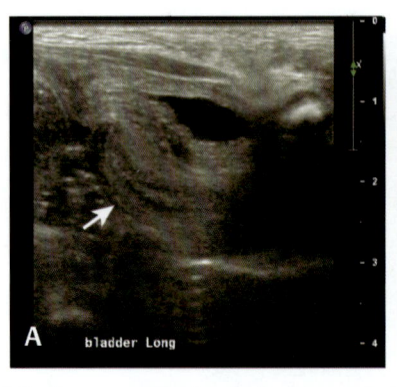

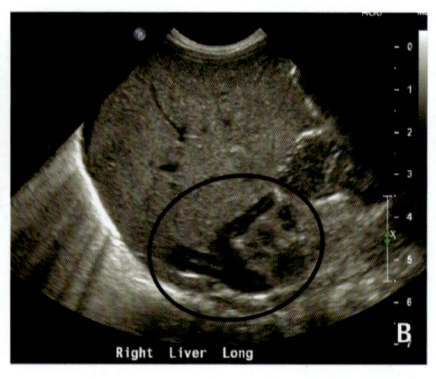

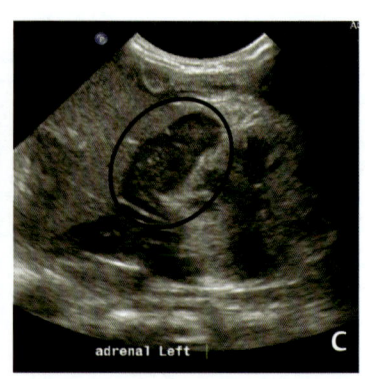

(**A**) Visão ultrassonográfica longitudinal em escala de cinza da pelve. Posterior à bexiga, há um útero (*seta*). (**B**) Visão ultrassonográfica longitudinal em escala de cinza da glândula suprarrenal direita. A glândula suprarrenal direita (*círculo*) é proeminente. A largura do braço é de 6 mm e o comprimento do braço é de 27 mm. (**C**) Visão ultrassonográfica longitudinal em escala de cinza da glândula suprarrenal esquerda. Há uma aparência cerebriforme ou espiralada da glândula suprarrenal esquerda (*círculo*).

■ Diagnóstico Diferencial

- **Hiperplasia suprarrenal congênita (CAH):** Glândulas suprarrenais cerebriformes aumentadas em criança com genitália ambígua e útero são consistentes com CAH.
- *Glândula suprarrenal neonatal normal:* Embora as glândulas suprarrenais normais possam, frequentemente, ser vistas em imagens de ultrassom, elas não devem ser tão grandes ou de aparência cerebriforme.
- *Insensibilidade parcial aos andrógenos:* Embora possa apresentar-se com genitália ambígua, não deve prejudicar significativamente a genitália feminina, apenas do sexo masculino. Como esse paciente tem útero, ela não deve ser afetada.

■ Fatos Essenciais

- A CAH é a causa mais comum de genitália ambígua.
- CAH manifesta-se como vários graus de virilização em meninas e puberdade precoce em meninos.
- A maioria dos casos é secundária à deficiência da 21-hidroxilase, causando um nível elevado de 17-hidroxiprogesterona.

■ Outros Achados de Imagem

- Glândulas suprarrenais bilaterais com um único braço maior que 2 cm de comprimento e 4 mm de largura e diferenciação corticomedular normal é sugestiva de CAH.
- A glândula suprarrenal pode ser lobulada e ter uma ecogenicidade pontilhada.
- A aparência cerebriforme ou espiralada da glândula suprarrenal é específica para CAH.

- As mulheres com CAH têm útero e ovários normais.
- Homens com CAH podem ter tumores testiculares de restos da suprarrenal que mais comumente aparecem como massas intratesticulares bilaterais semelhantes a espículas ao redor dos mediastinos testiculares. Se eles têm < 2 cm de tamanho, são tipicamente hipoecoicos; se tiverem > 2 cm, são hiperecogênicos. Eles são hipo ou avasculares sem distorção dos vasos. Lesões maiores podem não estar confinadas ao mediastino. As lesões podem até ser vistas no epidídimo ou, se pequenas, unilaterais.
- Os tumores ovarianos de restos da suprarrenal podem ser vistos como nódulos hipoecoicos ao ultrassom.

✓ Pérolas e ✗ Armadilhas

✓ A genitália ambígua com achados ultrassonográficos de um útero e glândulas suprarrenais aumentadas é quase patognomônica para CAH.
✓ A presença de ovários policísticos é aumentada em mulheres com CAH.
✓ Em adultos com CAH, os nódulos suprarrenais são comuns e frequentemente correlacionados com o *status* de controle hormonal.
✗ A presença de glândulas suprarrenais de aparência normal não exclui o diagnóstico de CAH.

Caso 61

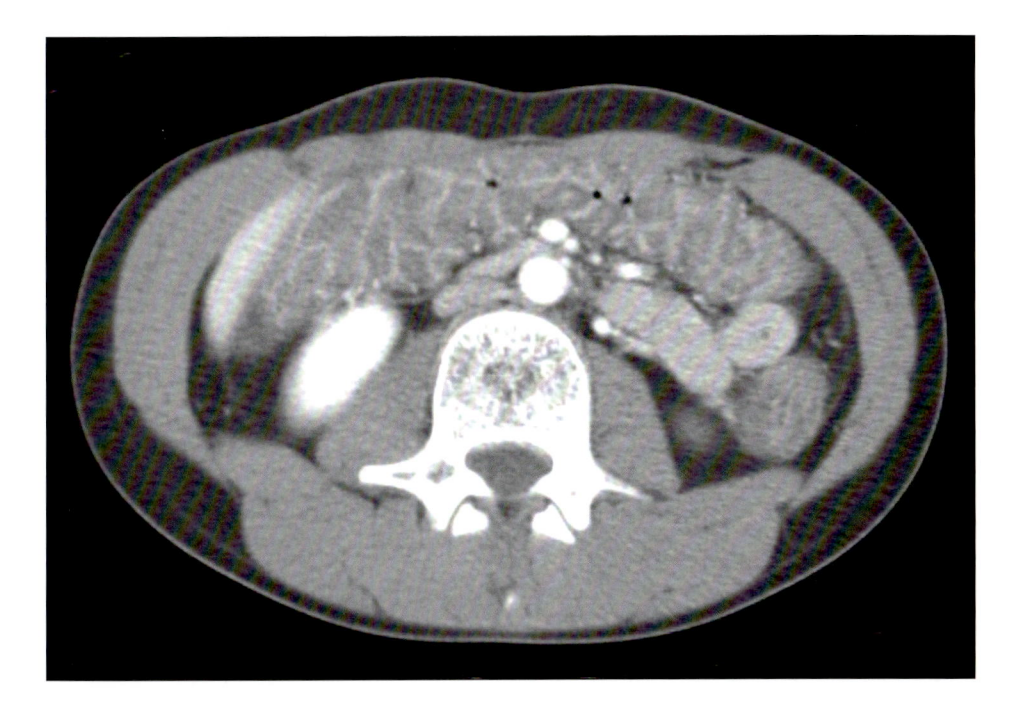

■ Apresentação Clínica

Menino de 13 anos apresenta diarreia sanguinolenta 1 semana após completar ciclo de antibióticos.

■ Achados de Imagem

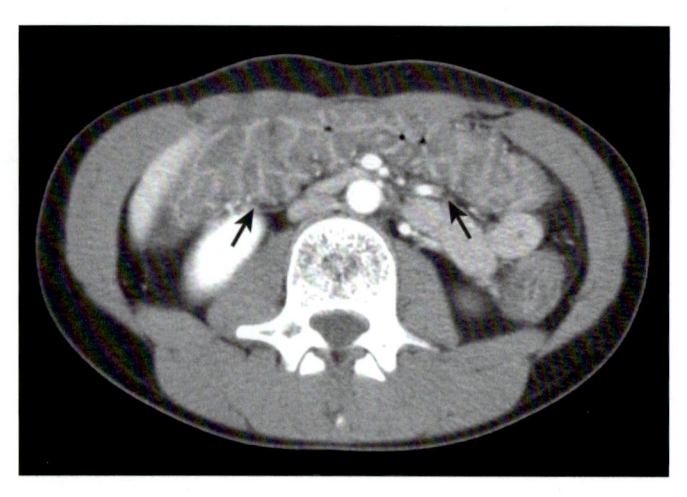

Imagem de CT axial pós-contraste demonstra acentuado espessamento da parede, edema e realce da mucosa envolvendo o cólon transverso (*setas*) e descendente proximal.

■ Diagnóstico Diferencial

- **Colite pseudomembranosa:** A história de uso de antibióticos e diarreia é típica, assim como o espessamento nodular e edematoso da parede e o realce da mucosa envolvendo todas as porções visualizadas do cólon.
- *Colite ulcerativa:* A colite ulcerativa geralmente acomete todo o cólon, mas o grau de espessamento da parede, neste caso, é maior aquele comumente observado na colite ulcerativa, e a história de uso recente de antibióticos não é típica.
- *Colite neutropênica:* A colite neutropênica pode causar espessamento semelhante da parede intestinal e edema, mas geralmente acomete apenas o lado direito do cólon, e, neste caso, o paciente não tem história de neutropenia.

■ Fatos Essenciais

- Colite em decorrência do crescimento excessivo de *Clostridium difficile* associado à antibioticoterapia anterior.
- O diagnóstico é obtido a partir de amostras de fezes, mas o tratamento é iniciado com base na história e nos achados de imagem.
- Em casos graves, pode ser necessário realizar colectomia.

■ Outros Achados de Imagem

- Sinal da impressão digital decorrente de dobras haustrais espessas pode ser visível nas radiografias abdominais.
- O "sinal de acordeão" descreve faixas alternadas de contraste luminal claro e dobras espessadas mais escuras.
- O espessamento da parede intestinal é geralmente muito maior do que o grau de inflamação pericolônica.

✓ Pérolas e ✗ Armadilhas

✓ Os transplantes fecais estão desempenhando um papel crescente no tratamento.
✗ O enema de contraste e a endoscopia geralmente devem ser evitados por causa do risco de perfuração.

Caso 62

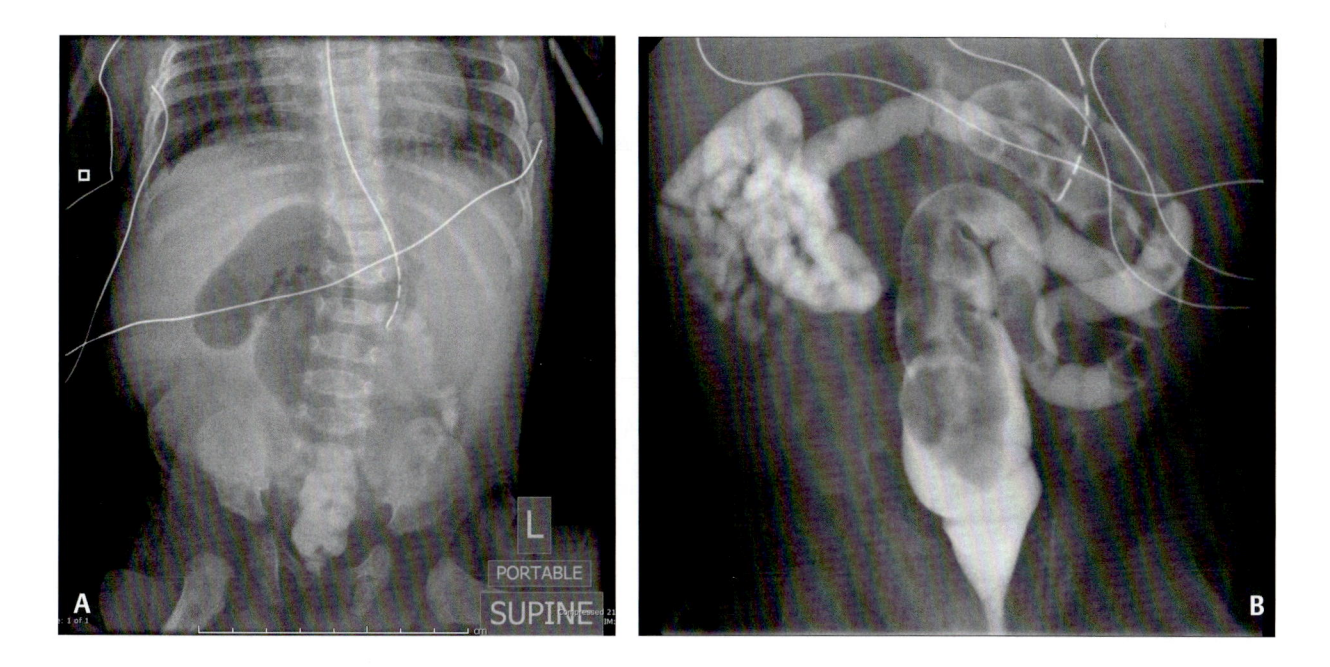

■ **Apresentação Clínica**

Paciente de 2 dias de idade com incapacidade de eliminação de mecônio. O enema anterior fora do hospital não foi diagnóstico.

■ Achados de Imagem

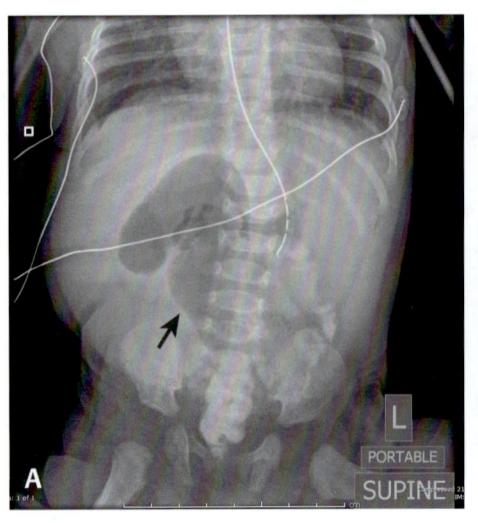

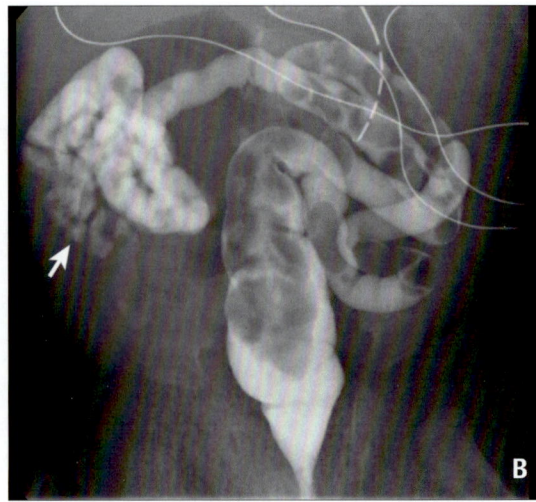

(**A**) A radiografia abdominal demonstra dilatação acentuada de vários segmentos do intestino na parte superior do abdome (*seta*), sugerindo alto grau de obstrução intestinal. (**B**) A radiografia abdominal a partir de um enema de contraste demonstra o reto de calibre normal, mas o restante do cólon é pequeno. Há refluxo de contraste para o íleo, que contém muito pouco mecônio (*seta*). O contraste não refluiu nos segmentos dilatados do intestino delgado.

■ Diagnóstico Diferencial

- **Atresia ileal:** Os achados de um microcólon com abrupta interrupção do refluxo de contraste através do íleo não dilatado é condizente com atresia ileal.
- *Síndrome do tampão meconial:* Na síndrome do tampão meconial, o cólon distal à flexura esplênica geralmente tem pequeno calibre, enquanto o cólon proximal à flexura esplênica geralmente está dilatado. Neste caso, não há mudança de calibre na flexura esplênica ou próximo dela.
- *Íleo meconial:* A aparência do cólon é condizente com íleo meconial, embora os segmentos do íleo em que o contraste foi refluído não exibam múltiplos defeitos de enchimento – o mecônio espesso que deveria estar presente no íleo meconial.

■ Fatos Essenciais

- A atresia ileal apresenta-se tipicamente no primeiro ou no segundo dia de vida com distensão abdominal e incapacidade de eliminação de mecônio.
- A fisiopatologia da atresia ileal é considerada um acidente vascular *in utero*, em parte porque é tipicamente acompanhada por um defeito no mesentério do intestino delgado adjacente.

- Nas radiografias simples, a atresia ileal pode parecer muito semelhante a várias outras causas de obstrução do intestino neonatal, incluindo a síndrome do tampão meconial, íleo meconial e doença de Hirschsprung. O enema de contraste é a chave para o diagnóstico.
- A ressecção cirúrgica do segmento atrésico é necessária.

■ Outros Achados de Imagem

- Quanto mais distal for o ponto da obstrução intestinal, mais provável que o intestino dilatado seja aparente na radiografia abdominal.
- Quando há uma obstrução intestinal congênita no nível do íleo, é provável que o enema de contraste revele um microcólon.

✓ Pérolas e ✗ Armadilhas

✓ Os agentes de contraste de baixa osmolalidade e iso-osmolares ajudam a evitar grandes deslocamentos de fluido no lúmen intestinal.
✓ Na cirurgia, alguns pacientes apresentam múltiplos pontos de atresia
✗ O bário não é usado para enemas de contraste neonatal, em virtude do perigo de peritonite por bário em caso de perfuração, e também porque pode interferir na passagem de mecônio.

Caso 63

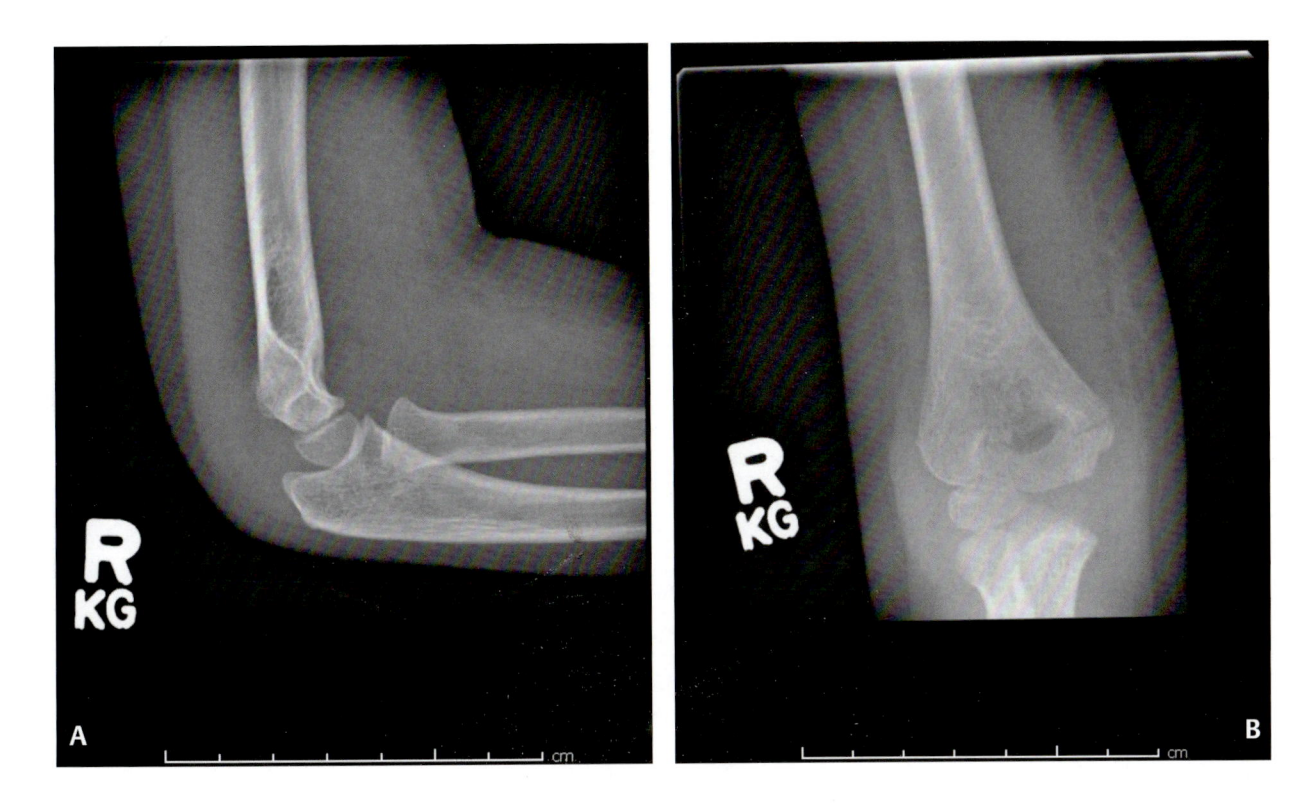

■ **Apresentação Clínica**

Menina de 6 anos de idade com dor no cotovelo após uma queda.

■ Achados de Imagem

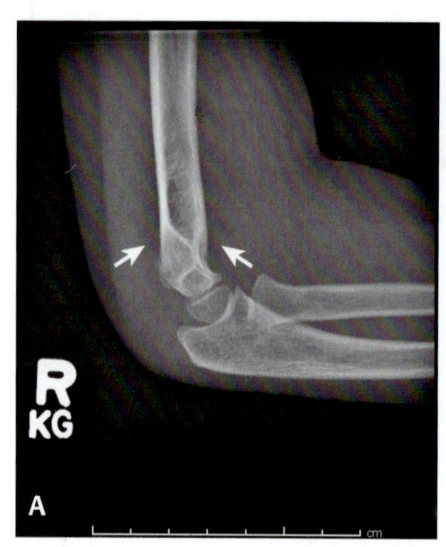

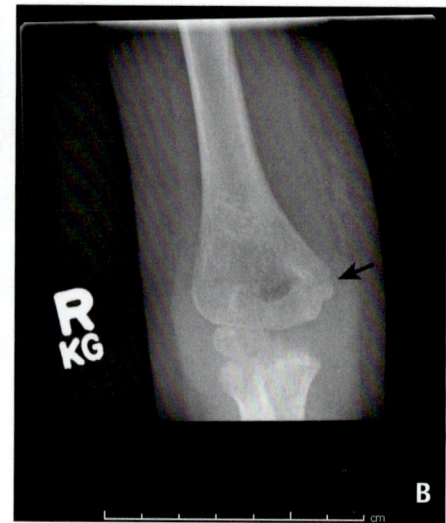

(A) A radiografia lateral do cotovelo demonstra proeminentes coxins adiposos anteriores e posteriores (setas), indicando efusão da articulação do cotovelo, mas sem fratura definida. (B) A radiografia frontal do cotovelo demonstra lucência linear transversal que se estende pela face medial do úmero distal (seta).

■ Diagnóstico Diferencial

- **Fratura supracondiliana:** A combinação de dor após o trauma, coxins adiposos proeminentes e traço de lucência transversal é indicativa de uma fratura supracondiliana não deslocada (tipo 1).
- *Artrite:* Artrite inflamatória ou infecciosa do cotovelo pode causar derrame articular e elevação dos coxins de gordura anterior e posterior, mas tais condições não devem ser associadas ao traço de lucência transversal na vista frontal.
- *Fratura do côndilo medial:* Fratura isolada do côndilo medial do cotovelo é relativamente rara e não estaria posicionada neste plano.

■ Fatos Essenciais

- Fratura de cotovelo pediátrico mais comum (fraturas radiais mais comuns em adultos).
- Frequentemente associada ao deslocamento posterior do fragmento distal.
- Nenhuma linha de fratura visível em um quarto dos pacientes, nos quais radiografias de acompanhamento obtidas 1 semana depois demonstram a fratura.

■ Outros Achados de Imagem

- Com deslocamento/angulação posterior do fragmento distal, a linha umeral anterior não cruzará o terço médio do capítulo.
- A tomografia computadorizada ou a ressonância magnética podem confirmar a fratura oculta.
- A fratura deslocada pode resultar em lesão neurovascular.

✓ Pérolas e ✗ Armadilhas

- ✓ A maioria das fraturas supracondilianas resulta de lesão de extensão.
- ✗ Verificar fraturas do olécrano e epicôndilo medial associadas.

Caso 64

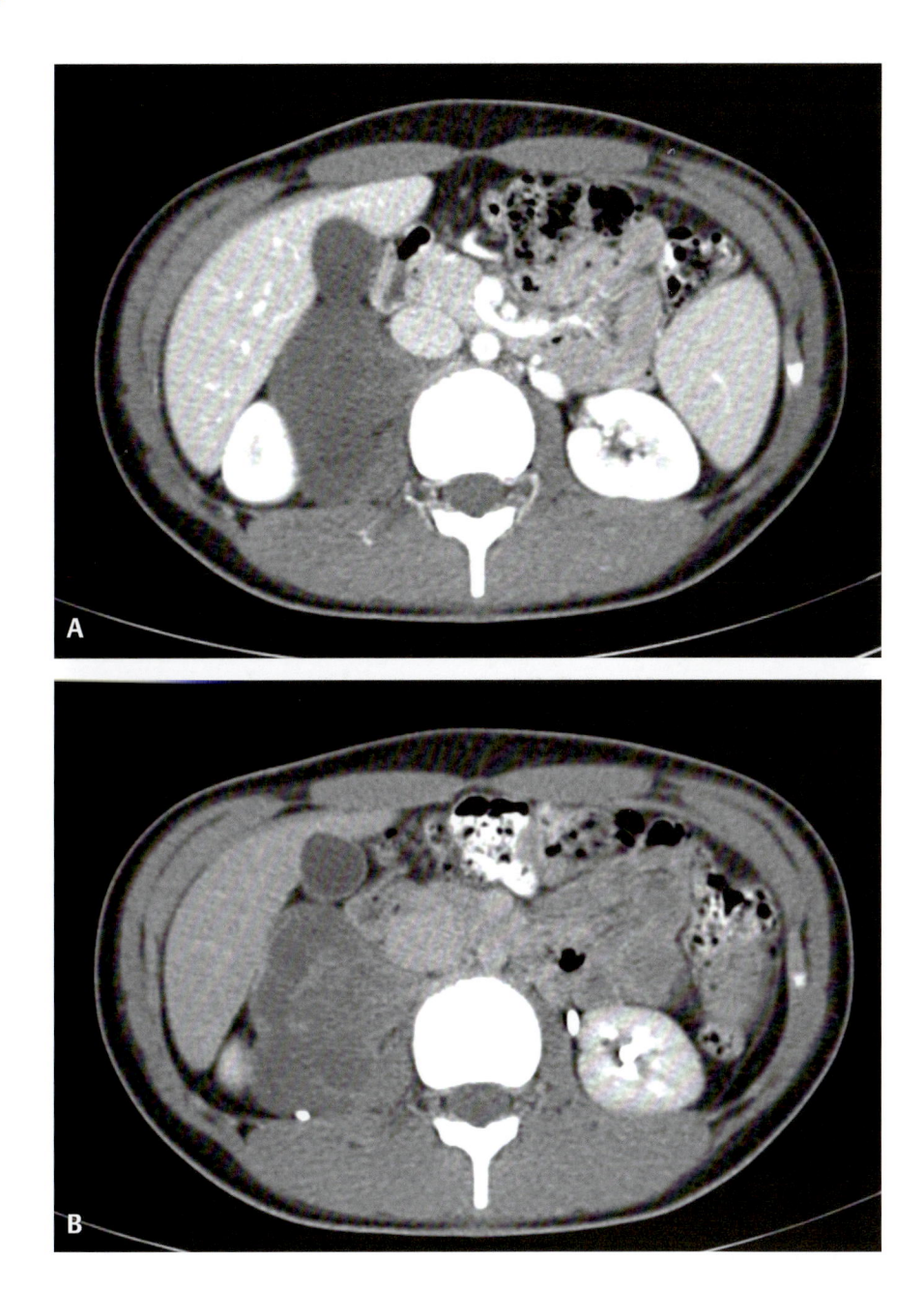

■ Apresentação Clínica

Menina de 14 anos com dor abdominal.

■ Achados de Imagem

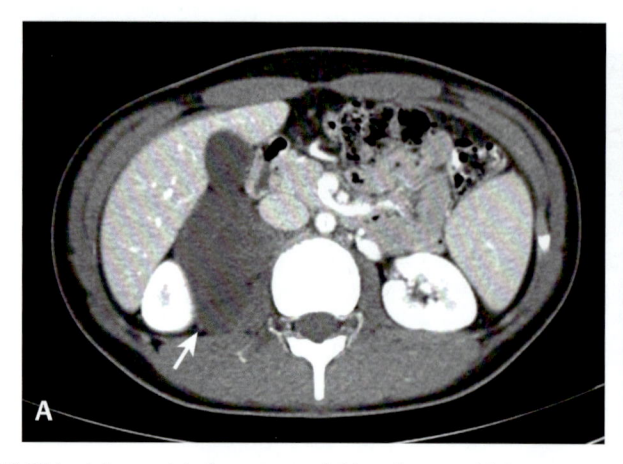

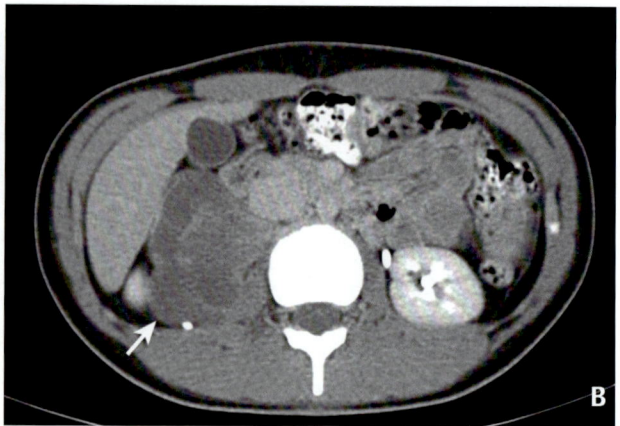

(A) CT de abdome axial pós-contraste obtida na fase arterial demonstra massa cística multilobular no quadrante superior direito (*seta*) preenchendo o espaço entre o rim direito e a veia cava inferior. Ela demonstra realce periférico mínimo. (B) CT axial pós-contraste no mesmo nível, obtida durante a fase urográfica (observe o contraste no sistema coletor renal e no ureter esquerdos), demonstra aumento do realce periférico da lesão, porém, mínimo ou nenhum realce central (*seta*).

■ Diagnóstico Diferencial

- **Malformação venolinfática:** Aparência multilobular e multisseptada da lesão combinada com seu realce tardio e periférico é mais condizente com malformação venolinfática.
- *Cisto de duplicação entérica*: Os cistos de duplicação entérica geralmente são redondos ou ovoides e têm parede realçada bem definida.
- *Cisto mesentérico:* Estas lesões podem ter aparência multisseptada, mas elas são normalmente encontradas ao longo da borda mesentérica do intestino.

■ Fatos Essenciais

- Lesão de fluxo lento que consiste em canais venosos e linfáticos dilatados que geralmente são preenchidos com fluido proteico.
- Acredita-se que seja congênito.
- Pode aumentar ao longo do tempo, e o aumento pode ser abrupto em hemorragia e infecção.
- Pode ser tratado com escleroterapia.

■ Outros Achados de Imagem

- Composto por cistos não realçados ou pouco realçados.
- Pode atravessar limites anatômicos normais, insinuando-se entre as estruturas anatômicas normais.
- Com hemorragia, pode demonstrar níveis fluido-fluido.

✓ Pérolas e ✗ Armadilhas

✓ As lesões microcísticas podem ter aparência mais sólida.
✗ Pode ser difícil de diferenciar de outras lesões vasculares, particularmente na ultrassonografia.

Caso 65

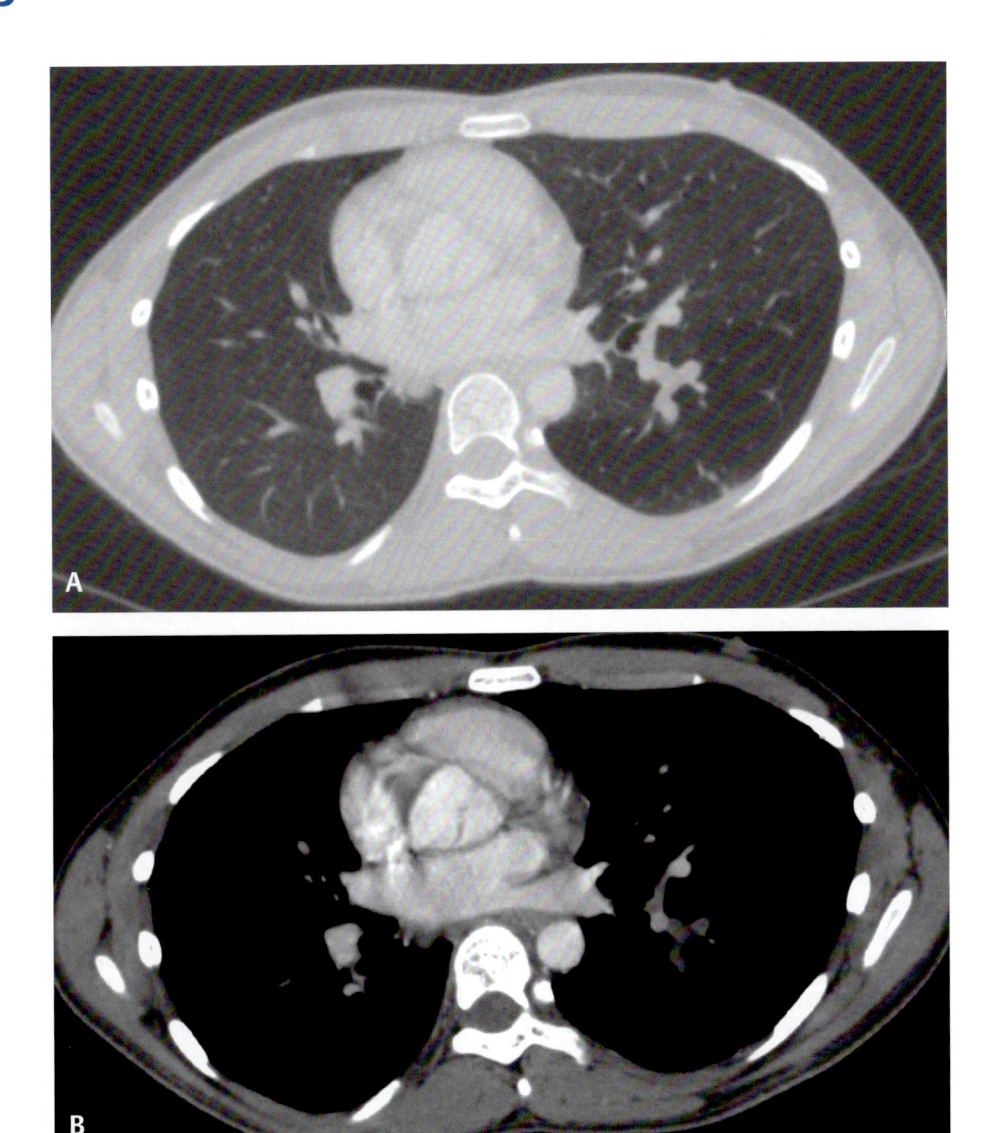

■ Apresentação Clínica

Menino de 16 anos com história de pneumonia.

■ Achados de Imagem

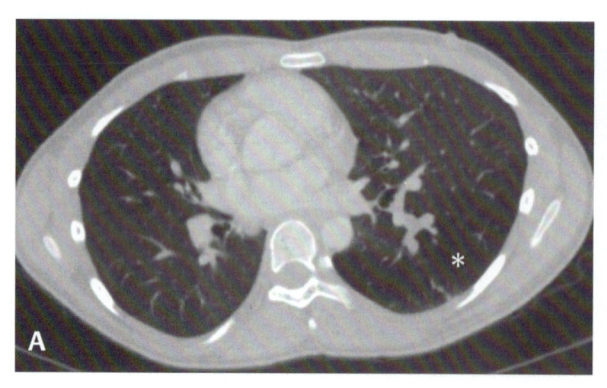

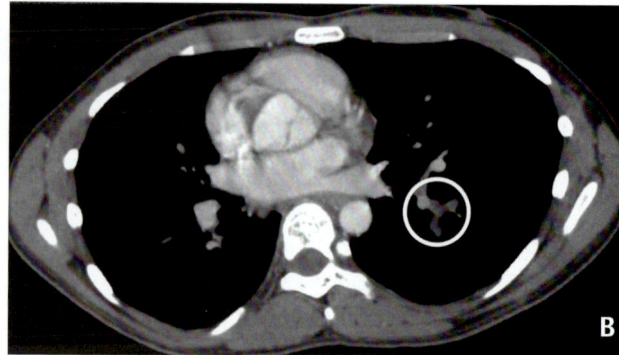

(**A**) Imagem de CT axial do tórax, janela de pulmão. No lobo inferior esquerdo, há aprisionamento de ar (*asterisco*). (**B**) Imagem de CT axial do tórax, janela de partes moles. Existe uma estrutura de ramificação (*círculo*) tubular e não realçada na mesma área do aprisionamento de ar.

■ Diagnóstico Diferencial

- ***Atresia brônquica congênita:*** Os brônquios atrésicos com muco impactado distalmente (mucocele ou broncocele), com aprisionamento de ar circundante, é condizente com atresia bronquial.
- ***Aspergilose broncopulmonar alérgica (ABPA):*** Geralmente ocorre em pacientes com asma de longa data ou fibrose cística. A CT geralmente demonstra bronquiectasia sacular. O muco impactado pode estar calcificado (alta densidade).
- ***AVM pulmonar:*** Embora a AVM seja tubular em aparência, deve realçar com os outros vasos.

■ Fatos Essenciais

- Atresia brônquica congênita resulta de interrupção de um brônquio com impactação do muco distal e hiperexpansão do segmento obstruído.
- Geralmente descoberta incidentalmente. Se sintomática, pode causar falta de ar, tosse ou, menos provavelmente, infecção.

■ Outros Achados de Imagem

- A radiografia de tórax pode mostrar a broncocele como uma densidade tubular, arredondada, ovoide ou ramificada.
- Inspiração e expiração podem ajudar a confirmar que o pulmão afetado está hiperinflado.

✓ Pérolas e ✗ Armadilhas

✓ A configuração do muco impactado foi referida como o "sinal de dedo na luva" em virtude da ramificação. Também pode parecer com a letra V ou Y dependendo do número de brônquios envolvidos.

✗ Achados tomográficos são típicos; no entanto, a ressecção pode ser feita para descartar a possibilidade rara de uma pequena neoplasia maligna como a causa da obstrução.

✗ Broncoceles podem ser vistas em outras patologias, como fibrose cística, aspergilose broncopulmonar alérgica e corpo estranho impactado.

Caso 66

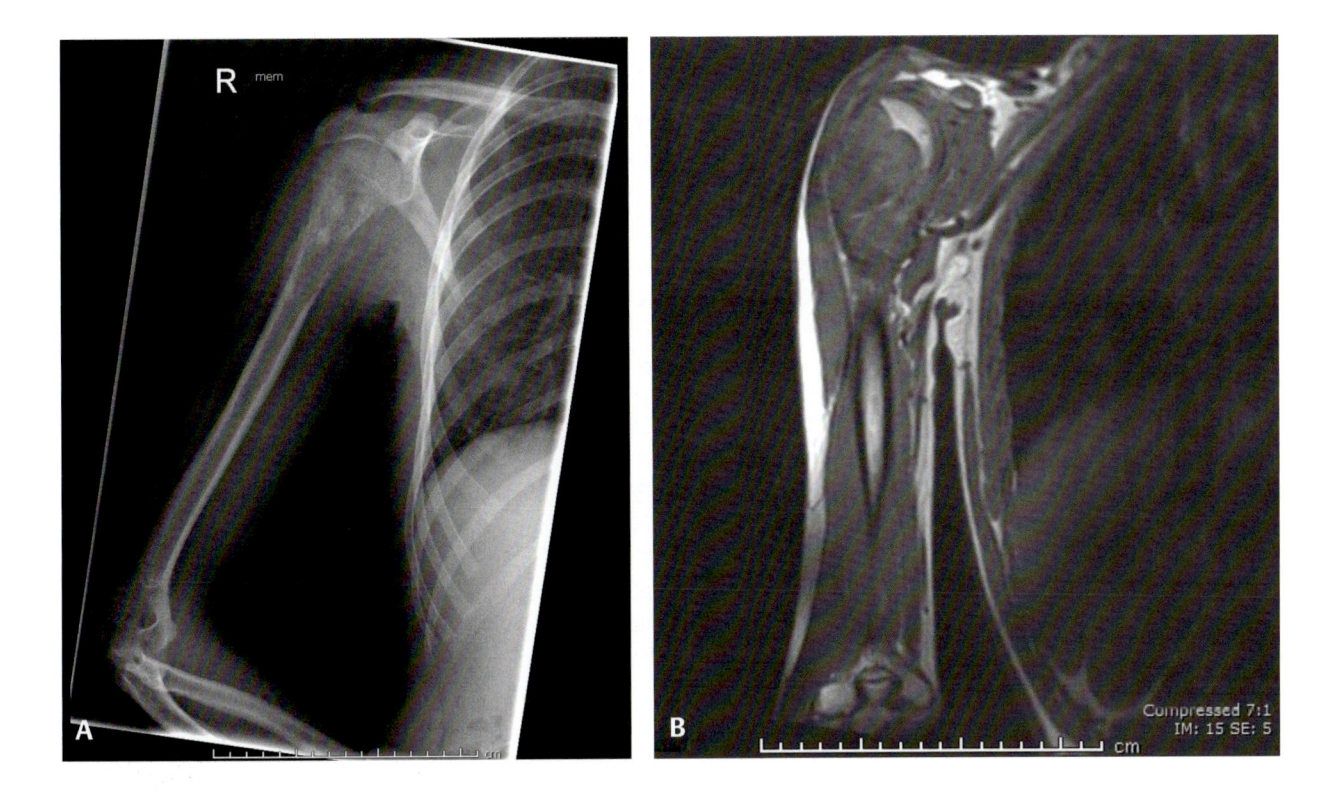

■ **Apresentação Clínica**

Menino de 16 anos com dor no braço direito.

■ Achados de Imagem

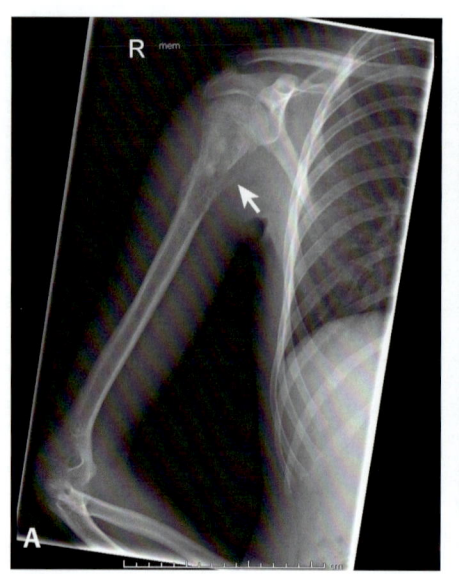

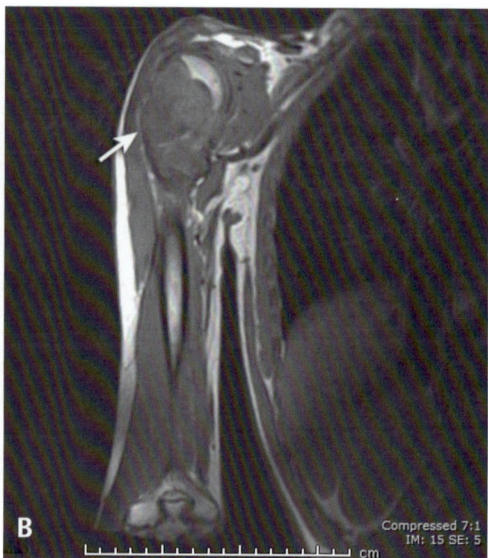

(**A**) Radiografia frontal do úmero demonstra lesão predominantemente lítica no úmero proximal com o triângulo de Codman (*seta*), sugerindo lesão agressiva. (**B**) Imagem de MR coronal ponderada em T1 demonstra massa hipointensa que se estende desde a metáfise, tanto para baixo, em direção à diáfise, quanto para cima, em direção à epífise e estendendo-se além das margens esperadas do osso (*seta*).

■ Diagnóstico Diferencial

- **Osteossarcoma:** O achado de massa metafisária agressiva, lítica, que se estende para a epífise é típico de osteossarcoma.
- *Sarcoma de Ewing:* Os sarcomas de Ewing são mais propensos a se originar na diáfise dos ossos longos e tipicamente não demonstram qualquer produção de osteoide.
- *Cisto ósseo aneurismático:* Os cistos ósseos aneurismáticos são lesões líticas, frequentemente expansivas, mas não devem estar associadas à massa de tecido mole ou características agressivas, como triângulo de Codman.

■ Fatos Essenciais

- Neoplasia maligna óssea primária mais comum em pacientes pediátricos.
- Mais comumente surge na metáfise de um osso longo.
- Características agressivas: zona de transição mal definida, reação periosteal em padrão de raio de sol ou triângulo de Codman.
- Frequentemente associado à formação de osteoide.

■ Outros Achados de Imagem

- Intensa captação do radiofármaco na cintilografia óssea, que pode ser usada para estadiamento.
- CT de tórax para avaliar metástases pulmonares.
- MRI para avaliar a extensão do tumor, envolvimento articular, relação com os nervos e vasos sanguíneos.
- A MRI também é usada para avaliar a resposta ao tratamento antes da ressecção.

✓ Pérolas e × Armadilhas

- ✓ Radiografia simples é melhor para determinar o tipo de lesão, e a ressonância magnética é melhor para o planejamento do tratamento.
- × Na imagem de MR, a presença de níveis fluido-fluido não é uma prova de que a lesão é um cisto ósseo aneurismático, porque osteossarcomas telangiectásicos podem ter aparência semelhante.

Caso 67

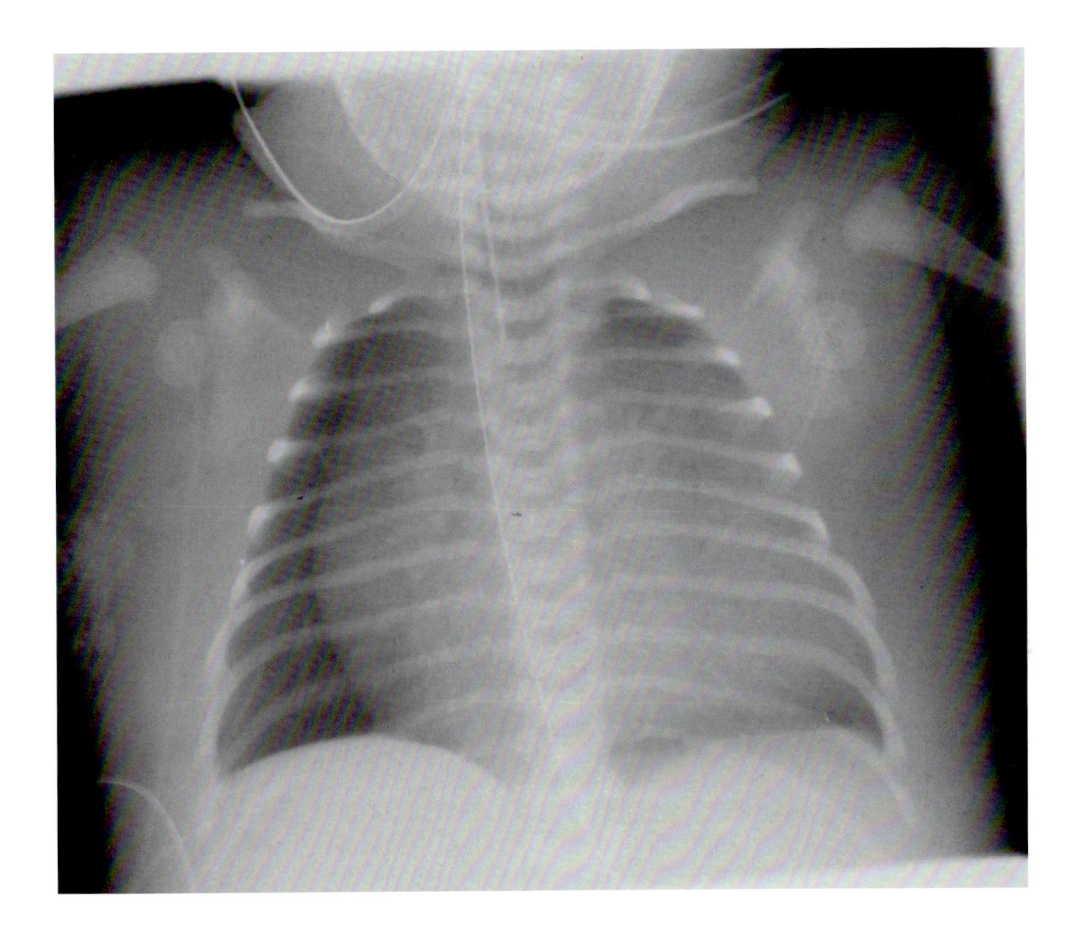

■ **Apresentação Clínica**

Menina cianótica de 1 dia de idade, com dificuldade respiratória, que requer ventilação mecânica.

■ Achados de Imagem

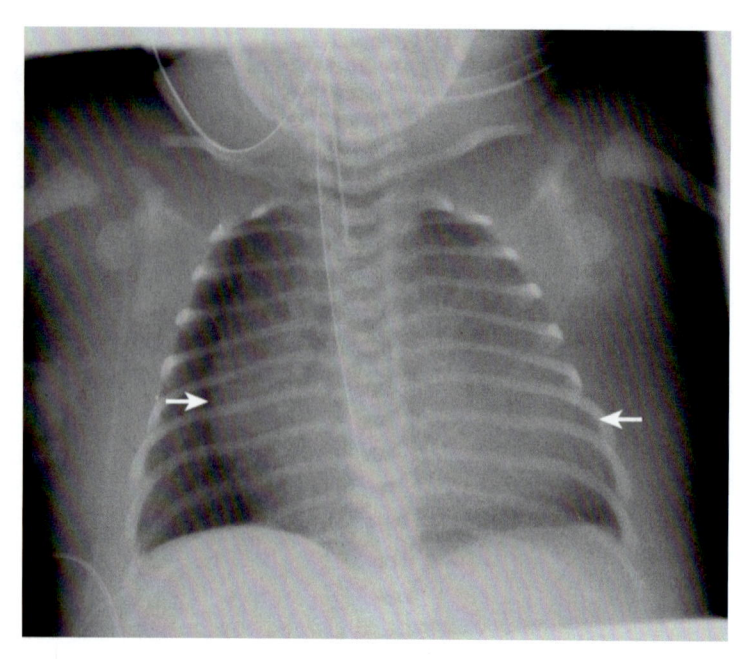

Radiografia frontal do tórax demonstra cardiomegalia maciça (*setas*) com vascularização pulmonar diminuída.

■ Diagnóstico Diferencial

- **Anomalia de Ebstein:** Anomalia de Ebstein é uma forma de cardiopatia congênita cianótica que está classicamente associada a um enorme coração em forma de caixa e vascularização pulmonar diminuída.
- *Efusão pericárdica:* Grande efusão pericárdica pode causar aumento impressionante da sombra cardíaca, embora não deva causar cianose.
- *Atresia pulmonar com septo interventricular intacto:* Com regurgitação tricúspide grave, essa lesão também pode causar cianose e cardiomegalia grave e, geralmente, requer ecocardiografia para diferenciação.

■ Fatos Essenciais

- Deslocamento dos folhetos da valva tricúspide para baixo em direção ao ventrículo direito.
- "Atrialização" de uma porção do ventrículo direito.
- Aumento do átrio direito, geralmente massivo.
- Possível associação ao uso materno de lítio.

■ Outros Achados de Imagem

- O coração pode ter tamanho quase normal em recém-nascidos, ampliando-se gradualmente ao longo do tempo.
- Ecocardiografia e MR mostram regurgitação tricúspide.
- Frequentemente associada a defeito do septo atrial.

✓ Pérolas e ✗ Armadilhas

✓ O reparo definitivo envolve a substituição da valva tricúspide.
✗ Os pacientes podem desenvolver arritmias que podem ser associadas à morte súbita.

Caso 68

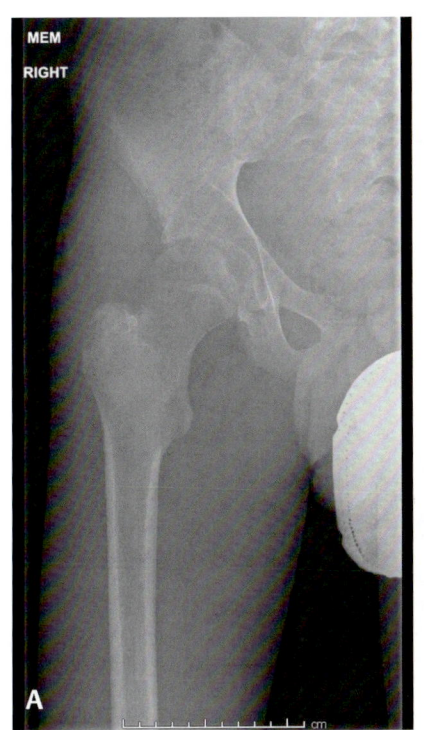

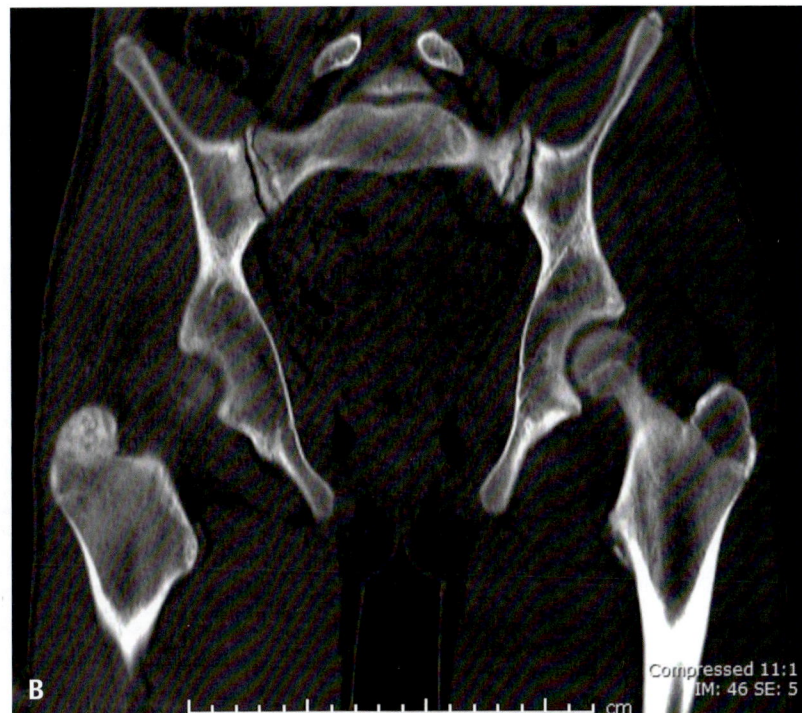

■ Apresentação Clínica

Menino de 15 anos com dor no quadril direito.

Achados de Imagem

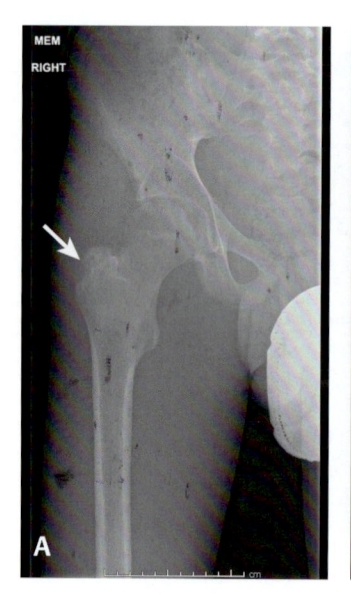

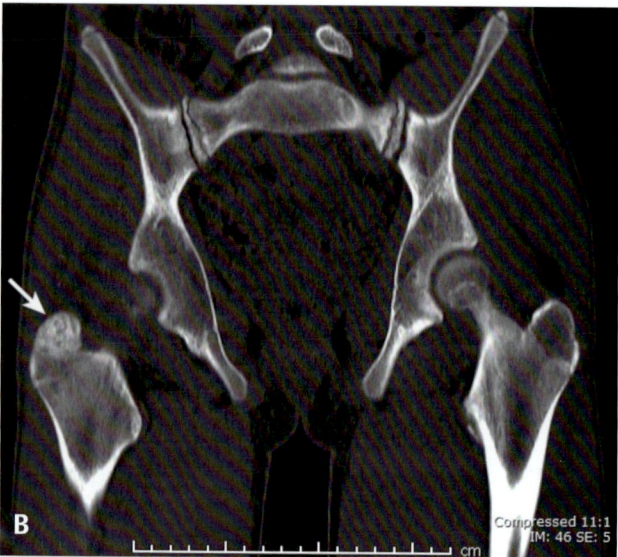

(A) Radiografia frontal do quadril direito demonstra lesão lítica no trocanter maior do fêmur direito que contém calcificações do tipo "anel e arco" (*seta*). (B) A CT coronal mostra melhor as bordas geográficas da lesão, assim como o padrão condroide de calcificação interna (*seta*).

Diagnóstico Diferencial

- **Condroblastoma:** A localização, uma epífise ou equivalente epifisário (como neste caso); a aparência não agressiva; e o padrão particular de calcificação são todos típicos do condroblastoma.
- *Histiocitose de células de Langerhans:* Histiocitose de células de Langerhans poderia apresentar-se no trocanter maior, mas a lesão, em geral, é mais puramente lítica, sem calcificações internas, e a destruição cortical é uma característica frequente.
- *Osteomielite:* A osteomielite pode ocorrer no trocanter maior, mas características mais agressivas, como reação periosteal, normalmente estariam presentes.

Fatos Essenciais

- Tumor benigno de células de cartilagem imaturas.
- Localizado em uma epífise ou equivalente epifisário.
- Pode estender-se para a metáfise.

Outros Achados de Imagem

- Heterogêneo na imagem de MR.
- Um terço dos pacientes desenvolve um cisto ósseo aneurismático secundário.
- Tratado com curetagem e enxerto ósseo.

✓ Pérolas e ✗ Armadilhas

✓ Mais comum na segunda década de vida.
✗ Muitos pacientes apresentam sintomas por mais de 1 ano no momento do diagnóstico.

Caso 69

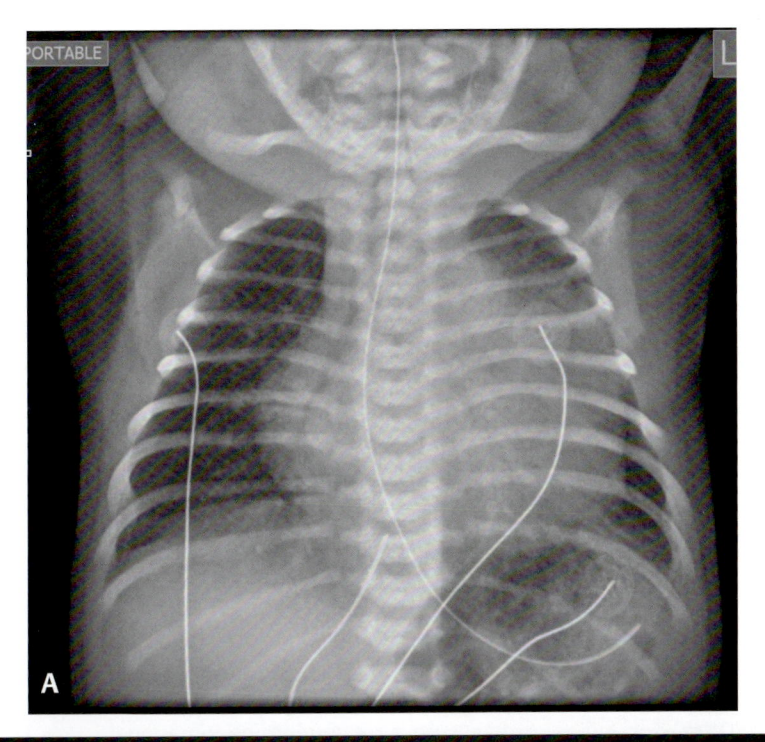

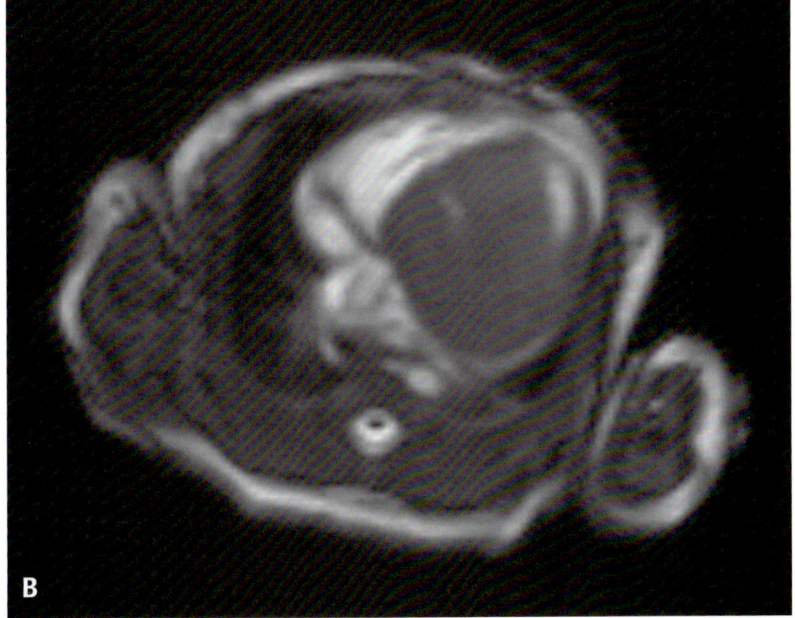

■ **Apresentação Clínica**

Menina de 2 dias com dificuldade respiratória.

■ Achados de Imagem

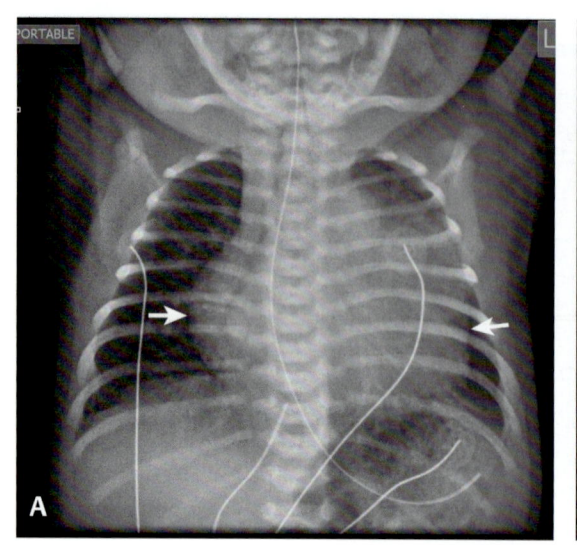

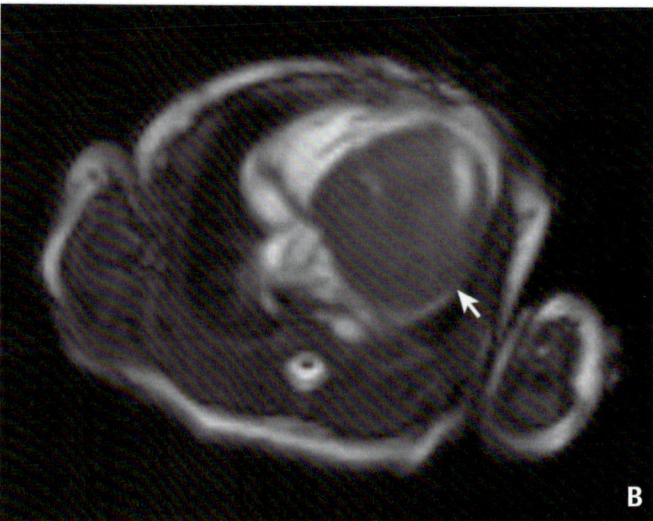

(**A**) A radiografia frontal do tórax demonstra cardiomegalia (*setas*) e leve edema pulmonar central. (**B**) Imagem de MR axial ponderada em T1 demonstra grande massa isointensa ocupando grande parte do ventrículo esquerdo (*seta*).

■ Diagnóstico Diferencial

- **Rabdomioma cardíaco:** Os rabdomiomas cardíacos podem estar presentes como massas pequenas ou grandes que geralmente surgem do septo interventricular e frequentemente aparecem isointensas em imagens de MR ponderadas em T1.
- *Fibroma cardíaco*: Uma das massas cardíacas congênitas benignas mais comuns, os fibromas também podem aparecer isointensos na imagem de MR.
- *Mixoma:* Mixomas cardíacos podem apresentar-se como grandes massas em câmaras cardíacas, mas são geralmente vistos em adultos com idade mais avançada e tendem a surgir no átrio esquerdo.

■ Fatos Essenciais

- Hamartoma.
- Associado à esclerose tuberosa.
- Tamanho e localização da massa determinam sintomas; muitas massas pequenas são assintomáticas.
- Geralmente resolvem-se espontaneamente ao longo de alguns anos.

■ Outros Achados de Imagem

- Angiomiolipoma renal.
- Nódulos subependimários.
- Astrocitoma de células gigantes.
- Linfangioleiomiomatose.

✓ Pérolas e ✗ Armadilhas

✓ Tumor cardíaco congênito mais comum.
✗ As lesões geralmente são múltiplas.

Caso 70

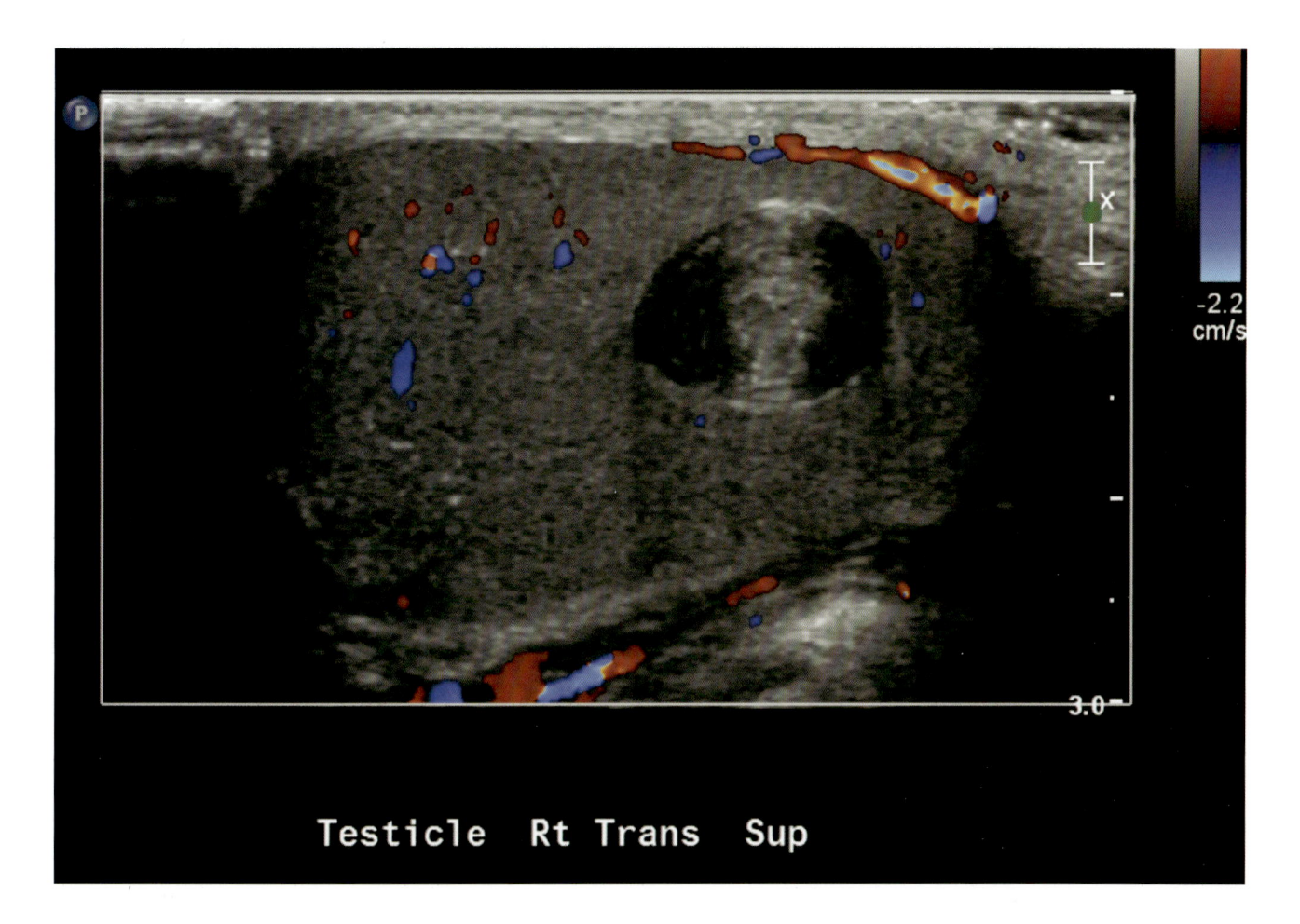

■ Apresentação Clínica

Menino de 15 anos de idade com massa testicular indolor.

■ Achados de Imagem

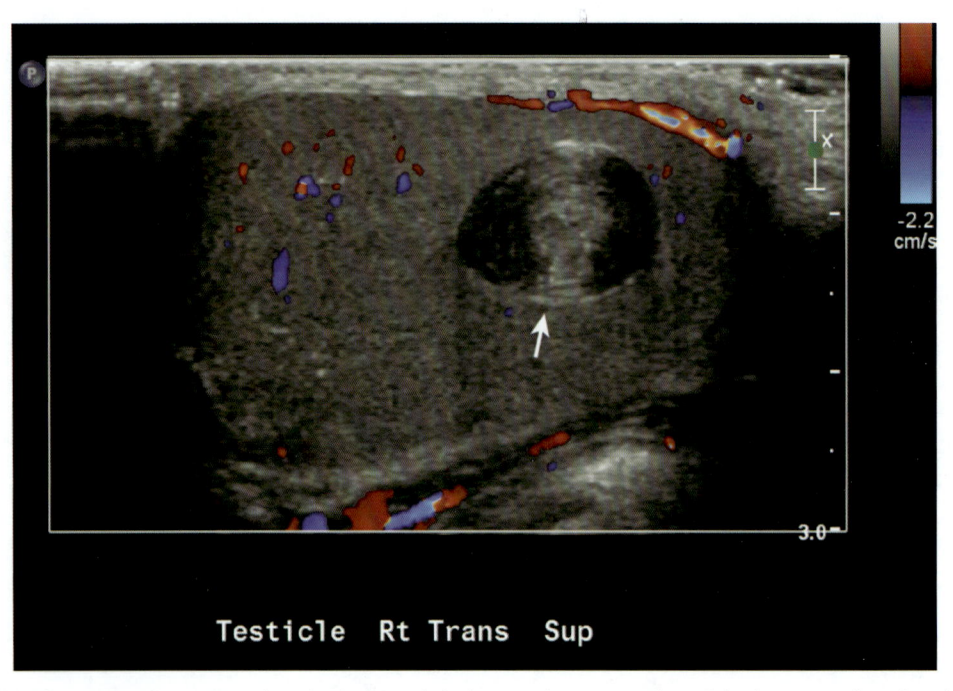

Imagem transversal de ultrassonografia com Doppler colorido do testículo direito. Há uma massa bem definida com aparência lamelar de anéis alternados hiper e hipoecoicos (*seta*). Não há fluxo sanguíneo interno.

■ Diagnóstico Diferencial

- **Epidermoide:** A clássica aparência de casca de cebola ou espiral sem fluxo sanguíneo interno é típica de um epidermoide.
- *Tumor de células germinativas não seminomatoso (NSGCT)*: Embora um tumor maligno não possa ser descartado apenas por imagem, o NSGCT tende a ser mais heterogêneo com fluxo sanguíneo interno.
- *Abscesso:* Embora os abcessos possam ser redondos, eles geralmente têm fronteiras irregulares e centros heterogêneos cercados por uma borda de hipervascularidade. Além disso, geralmente, eles não são indolores.

■ Fatos Essenciais

- Epidermoides não têm potencial maligno. A ressecção completa do tumor é curativa.
- Eles são compostos de camadas alternadas de *debris* queratinosos revestidos com epitélio escamoso queratinizado.

■ Outros Achados de Imagem

- Os epidermoides podem ter uma borda de hipoecogenicidade com hiperecogenicidade central que se assemelha a um sinal do alvo.
- Na imagem de MR, eles tendem a ser bem definidos e podem mostrar anéis alternados de sinal alto e baixo em imagens ponderadas em T1 e T2. Eles geralmente não mostram realce de contraste.

✓ Pérolas e ✗ Armadilhas

✓ O tumor benigno mais comum em pacientes pré-púberes é um epidermoide.
✓ Deve-se manter alto índice de suspeita para uma lesão maligna porque elas são 50 vezes mais comuns do que epidermoides testiculares em homens jovens.
✗ Embora a aparência lamelar seja característica de epidermoides, não é patognomônica. A massa deve ser avaliada quanto a quaisquer bordas irregulares, o que sugere uma lesão maligna.

Caso 71

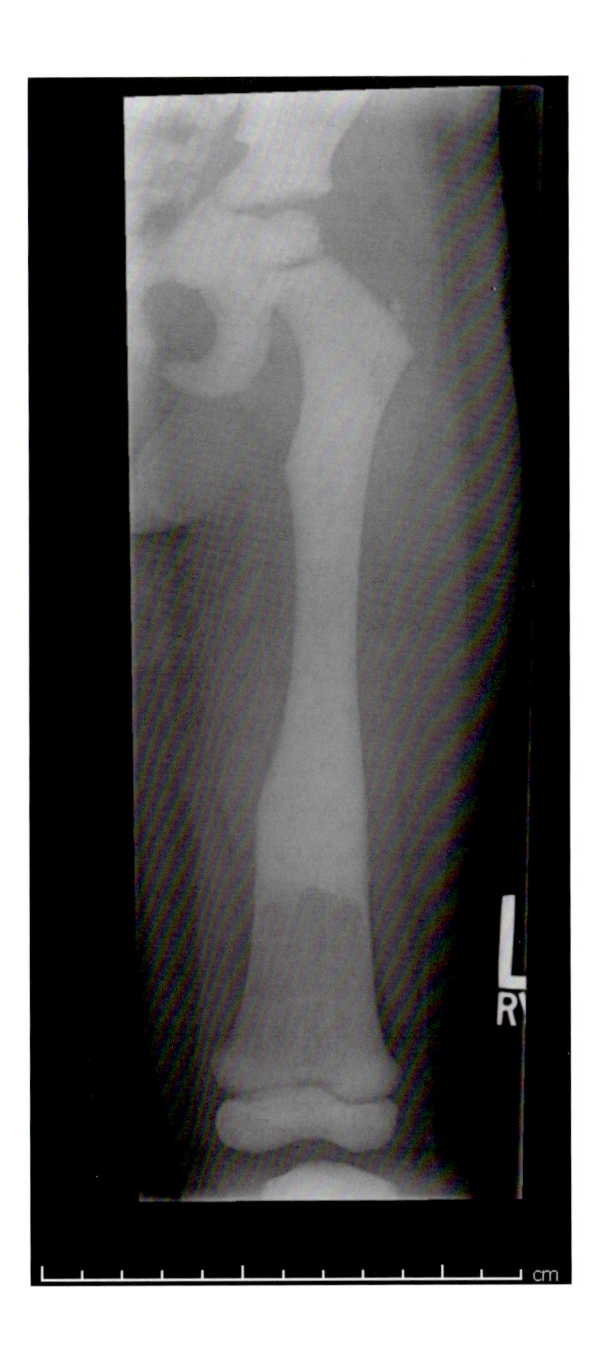

■ **Apresentação Clínica**

Menina de 3 anos com dor nas pernas.

■ Achados de Imagem

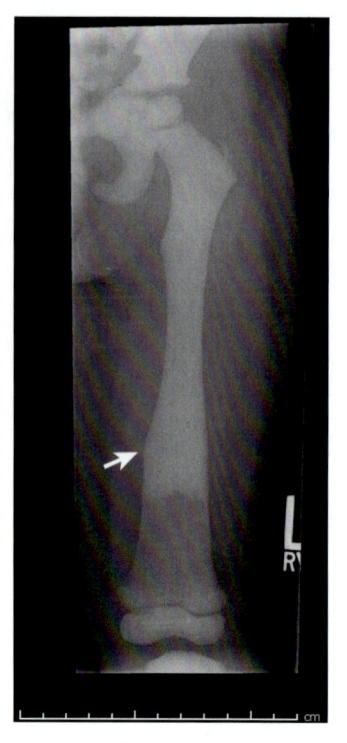

Radiografia frontal do fêmur esquerdo demonstra ossos de aparência densa incomun, com deformidade em "frasco de Erlenmeyer" do fêmur distal (*seta*).

■ Diagnóstico Diferencial

- **Osteopetrose:** O aumento expressivo da densidade e a deformidade em "frasco de Erlenmeyer" são indicativos de osteopetrose.
- *Displasia fibrosa:* A displasia fibrosa pode causar aparência expansiva esclerótica, mas quando afeta o fêmur, muitas vezes provoca uma curvatura, não observada neste caso. Além disso, neste caso, o fêmur contralateral tem uma aparência idêntica, o que seria incomum para displasia fibrosa.
- *Osteodistrofia renal:* Pacientes com insuficiência renal crônica podem desenvolver esclerose óssea difusa, embora não esteja associada a uma deformidade de "frasco de Erlenmeyer", e não há história de insuficiência renal neste caso.

■ Fatos Essenciais

- Um distúrbio da função dos osteoclastos que previne o remodelamento ósseo e resulta em estreitamento da cavidade medular.
- Os ossos são densos, mas frágeis, com risco aumentado de fratura.
- Pode estar associado a anemia e paralisia de nervos cranianos.

■ Outros Achados de Imagem

- As placas terminais vertebrais são frequentemente escleróticas.
- Os ossos pélvicos geralmente exibem aparência de "osso dentro do osso".
- A base do crânio geralmente parece densa.

✓ Pérolas e ✗ Armadilhas

✓ Transplante de medula óssea pode ser curativo.
✗ Pacientes geralmente apresentam fraturas patológicas.

Caso 72

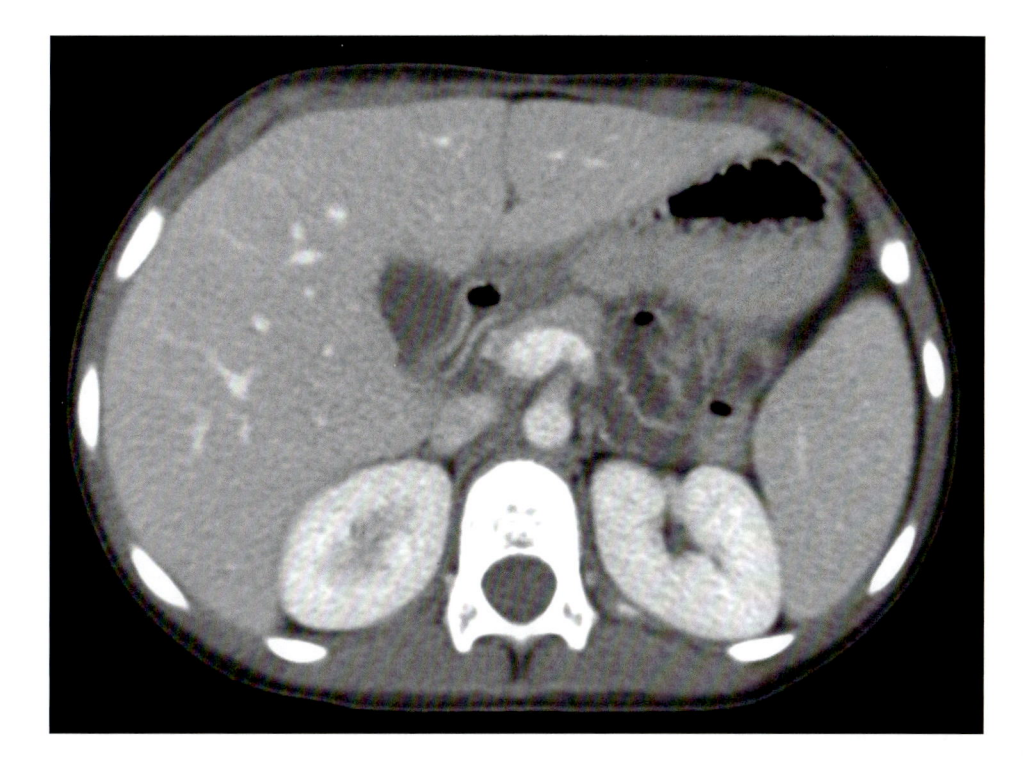

■ **Apresentação Clínica**

Um menino de 4 anos apresenta êmese biliosa e púrpura palpável.

■ Achados de Imagem

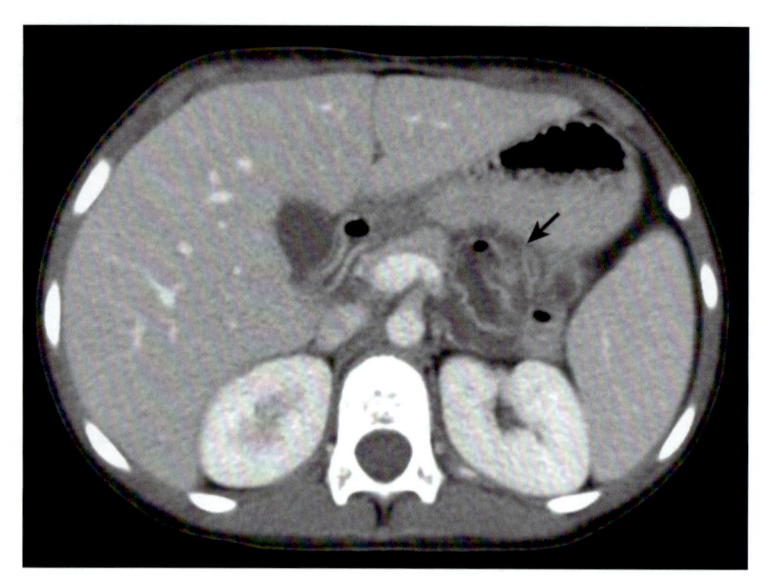

A imagem de CT axial pós-contraste demonstra aumento do realce da mucosa e edema intramural do jejuno proximal (*seta*).

■ Diagnóstico Diferencial

- **Púrpura de Henoch-Schönlein:** Inflamação da parede intestinal e edema são manifestações comuns da púrpura de Henoch-Schönlein, que, como o nome indica, é comumente caracterizada por lesões cutâneas purpúricas.
- *Enterite infecciosa:* Enterite infecciosa também pode estar associada a vômitos e aumento do realce da mucosa, e edema da parede intestinal, embora não esteja normalmente associada a uma erupção cutânea.
- *Abuso infantil:* Abuso infantil pode apresentar-se com lesões cutâneas (queimaduras e contusões) e lesões intestinais que se assemelham a este achado de imagem, mas púrpura palpável não é uma característica de abuso infantil.

■ Fatos Essenciais

- Vasculite idiopática de deposição do complexo imune associada a uma tríade de erupção purpúrea nas pernas, dor abdominal e sintomas articulares.
- Ocorre mais comumente em meados da primeira década de vida.
- Doença de sistema de múltiplos órgãos que pode envolver os sistemas urinário e musculoesquelético.
- Nenhuma terapia comprovada para encurtar o curso da doença.

■ Outros Achados de Imagem

- Frequentemente associada à inflamação do escroto, manifestando-se como espessamento da parede escrotal.
- Metade dos pacientes tem envolvimento renal, com ampliação e aumento da ecogenicidade.
- Radiografias de articulações geralmente mostram apenas edema de tecido mole.

✓ Pérolas e × Armadilhas

✓ Sintomas gastrointestinais são mais comuns na apresentação.
✓ Há maior risco de intussuscepção enteroentérica.
× A doença pode recorrer meses após a apresentação inicial.

Caso 73

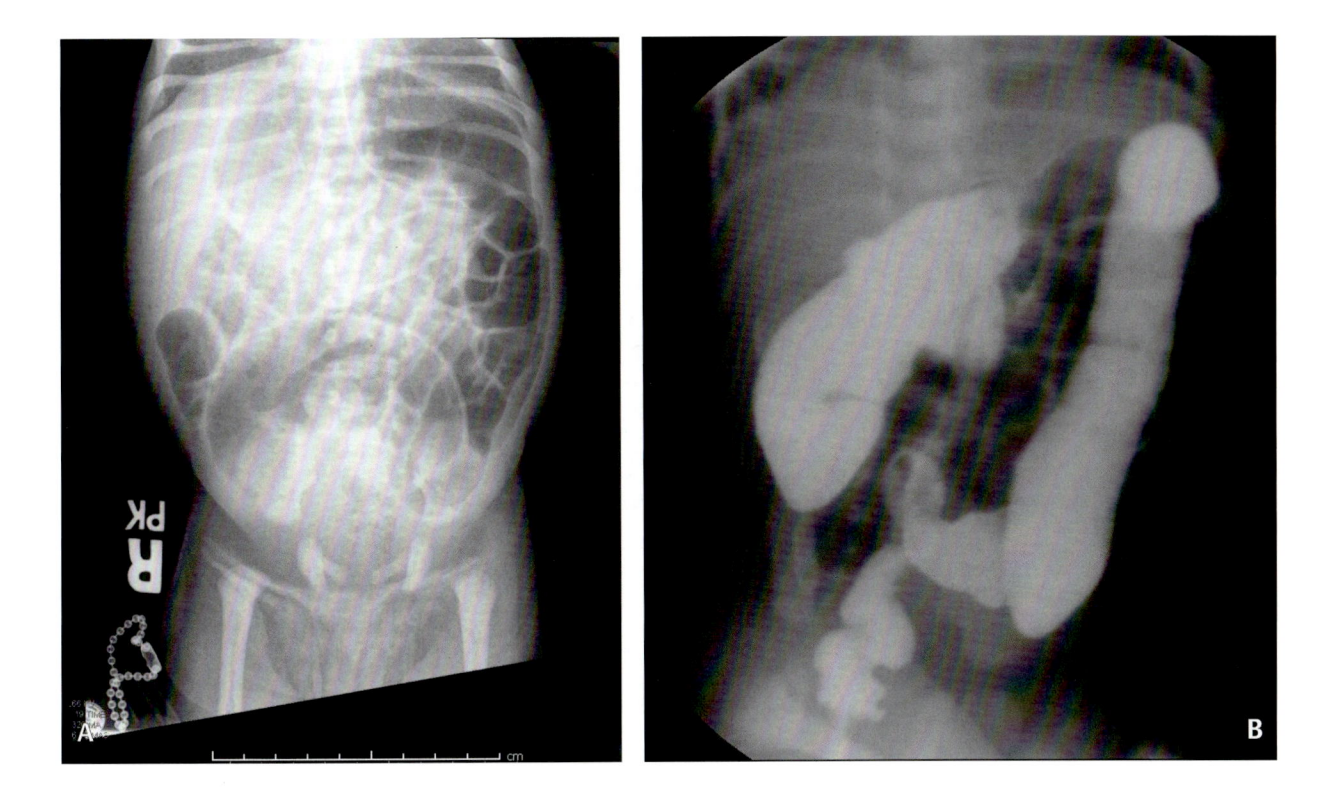

■ Apresentação Clínica

Paciente de 2 dias de idade com vômitos biliosos e ausência de eliminação de mecônio.

■ Achados de Imagem

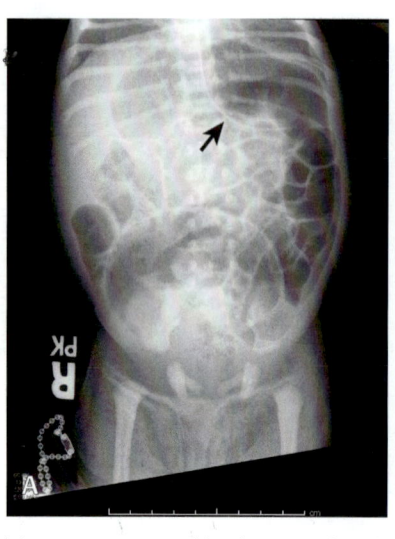

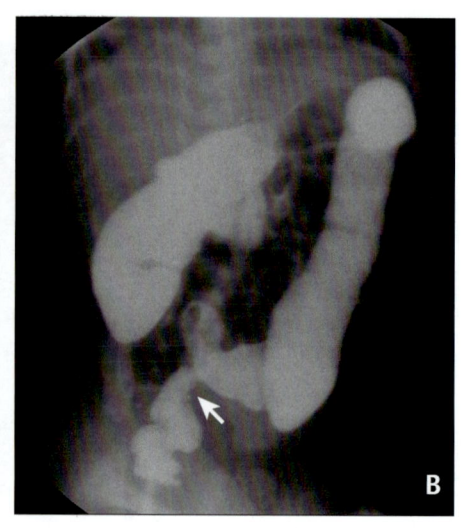

(A) Radiografia abdominal demonstra intestino dilatado ocupando todo o abdome, fortemente sugestivo de obstrução intestinal distal. A ponta de um tubo orogástrico está no estômago (seta). (B) A radiografia abdominal de enema contrastado demonstra um reto de calibre relativamente pequeno (seta), em comparação com o cólon sigmoide e o intestino proximal a ele.

■ Diagnóstico Diferencial

- **Doença de Hirschsprung:** Achado da proporção de calibre retossigmoide < 1, o que significa que o reto é menor em calibre do que o cólon sigmoide, é fortemente sugestivo de doença de Hirschsprung.
- *Síndrome do tampão meconial:* Apresenta-se com obstrução do intestino distal, mas, no enema de contraste, o ponto de transição entre cólon distal não dilatado e o cólon proximal dilatado é tipicamente mais proximal do que neste caso, no nível da flexura esplênica.
- *Atresia ileal:* Mais uma vez, apresenta-se com obstrução do intestino distal, mas, no enema de contraste, todo o cólon é pequeno, não apenas o reto e o cólon sigmoide distal como neste caso.

■ Fatos Essenciais

- Em virtude da interrupção embrionária da migração caudal de células da crista neural, com o resultado de que o cólon distal carece de inervação normal e permanece contraído, causando obstrução funcional do intestino.
- O diagnóstico é estabelecido por biópsia de sucção, que mostra ausência de células ganglionares no segmento distal afetado do intestino.
- Casos mais leves podem aparecer mais tarde na infância.

■ Outros Achados de Imagem

- Espasmo do segmento afetado do intestino está associado a contorno irregular da mucosa no enema de contraste.
- A evacuação do contraste após o enema muitas vezes é atrasada em pacientes com doença de Hirschsprung.
- O tratamento cirúrgico envolve a ressecção do segmento aganglionar com anastomose do intestino normal com o ânus.

✓ Pérolas e ✗ Armadilhas

✓ A vista lateral do enchimento inicial do reto pode ser muito útil na avaliação da proporção retossigmoide e para detectar uma zona de transição.
✓ Uma vez que um ponto de transição no calibre do cólon é encontrado, não há necessidade de continuar introduzindo o material de contraste proximalmente.
✗ A doença de Hirschsprung pode afetar todo o cólon; neste caso, nenhum ponto de transição no calibre será encontrado.
✗ Um enema de contraste normal não exclui doença de Hirschsprung e, se a suspeita clínica é alta, a biópsia por sucção deve ser realizada em qualquer caso.

Caso 74

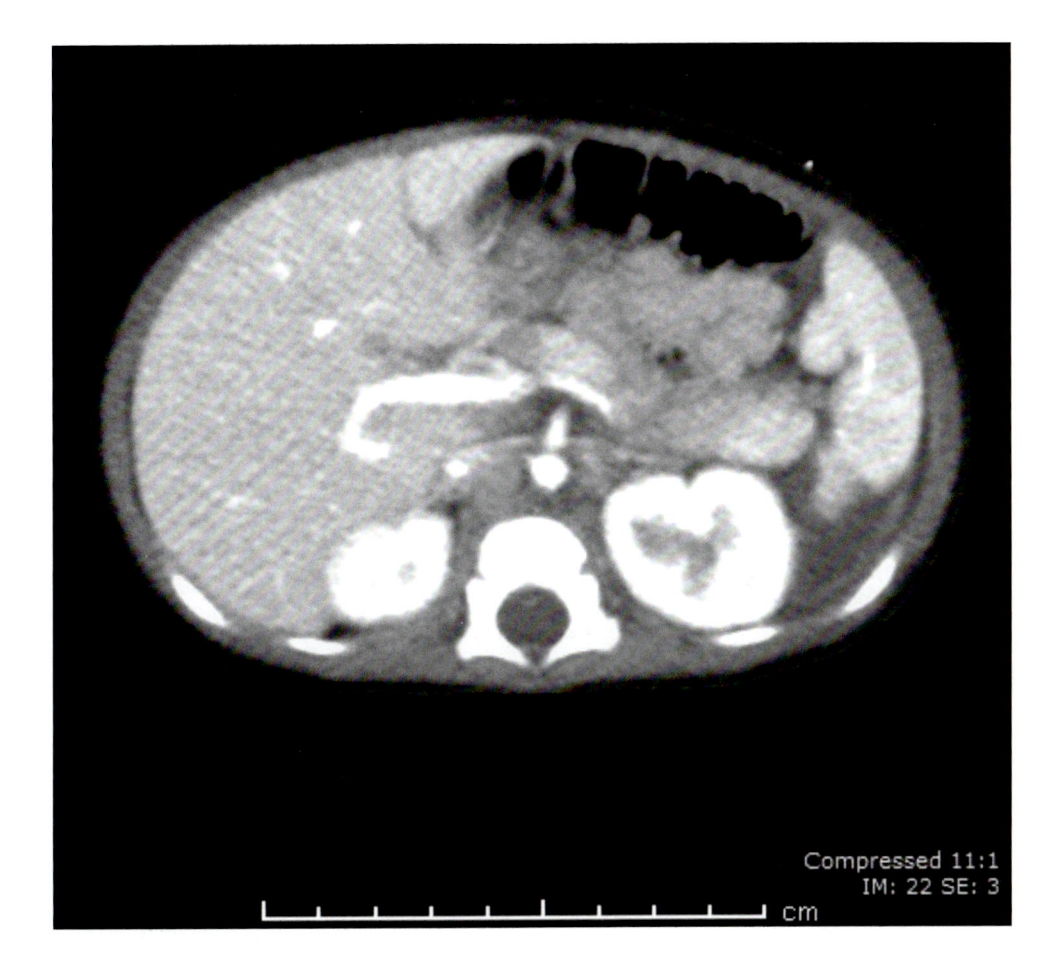

■ **Apresentação Clínica**

Criança atingida por automóvel.

■ Achados de Imagem

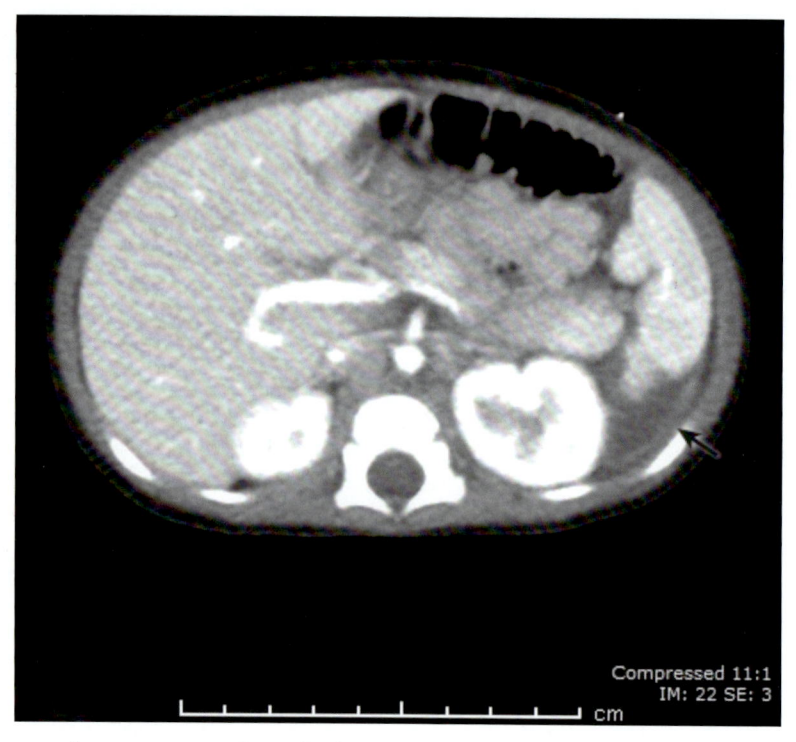

A imagem de CT axial pós-contraste demonstra uma região ramificada complexa de baixa atenuação que se estende pelo baço, associada a uma coleção fluida hipodensa em torno do baço (seta).

■ Diagnóstico Diferencial

- **Laceração esplênica:** Diagnosticada no contexto de traumatismo quando há uma fenda linear, geralmente ramificada, de hipoatenuação que se estende para ou através do baço.
- **Fenda esplênica:** As fendas congênitas do baço têm aparência hipodensa na imagem de CT pós-contraste, mas elas geralmente são lineares, de contorno liso e não estão associadas a coleções de fluidos perisplênicos.
- **Infarto esplênico:** Infartos esplênicos aparecem hipodensos, mas eles geralmente têm a forma de cunha e normalmente não estão associados a coleções de fluidos perisplênicos.

■ Fatos Essenciais

- Mais comumente associado a trauma abdominal contuso.
- Fluido de alta atenuação ao redor do baço ou na cavidade peritoneal indicativo de hemoperitônio.
- A maioria dos pacientes é tratada conservadoramente, mas o extravasamento ativo ou a instabilidade hemodinâmica podem exigir embolização de cateter ou esplenectomia.

■ Outros Achados de Imagem

- Pode estar associado a hematoma subcapsular, que forma endentação no contorno esplênico.
- A falta de realce esplênico indica avulsão esplênica.
- Extravasamento ativo aparece como um foco no baço com densidade igual ao sangue opacificado por contraste na aorta.

✓ Pérolas e ✗ Armadilhas

✓ Verifique se há lesões associadas, incluindo fígado, pâncreas e costelas.

✗ A aparência das chamadas "listras de tigre" do baço na fase arterial inicial do realce de contraste, com bandas alternadas de hiper e hipoatenuação correspondendo a polpa vermelha e branca, não deve ser confundida com lesão esplênica.

Caso 75

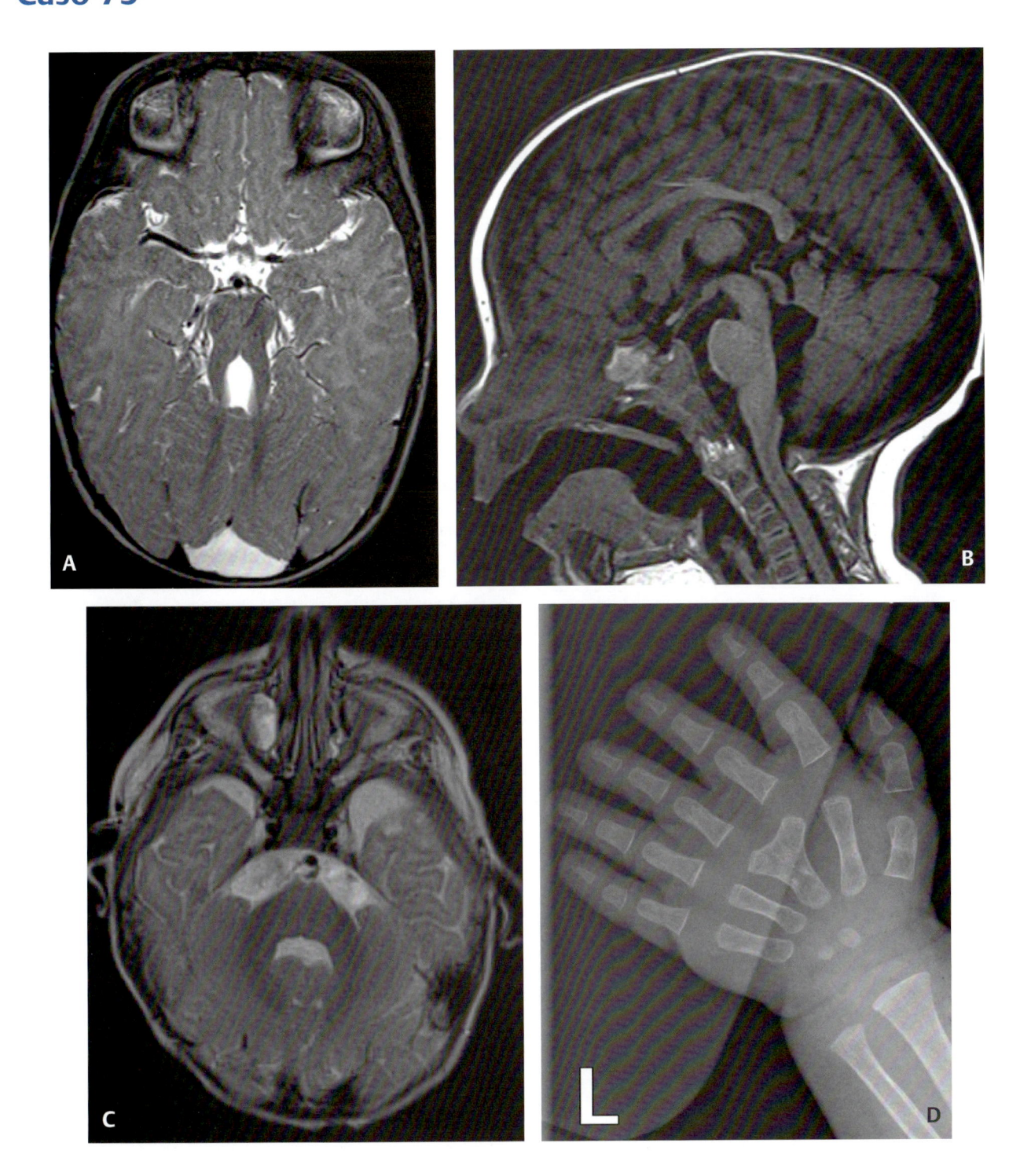

■ **Apresentação Clínica**

Menino de 3 meses com hipotonia e nistagmo.

Achados de Imagem

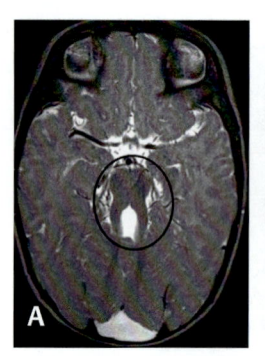

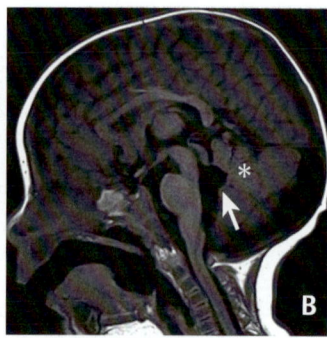

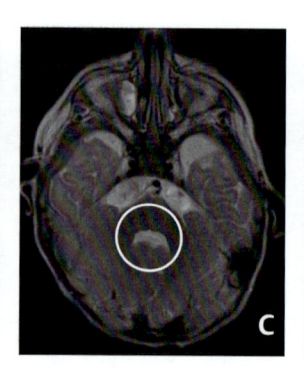

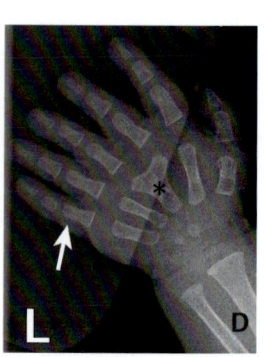

(**A**) Imagem de MR axial ponderada em T2 do cérebro. Os pedúnculos cerebelares superiores estão espessados, alongados, paralelos e em orientação horizontal. Há uma fossa interpeduncular aprofundada condizente com a aparência do dente molar (*círculo*). (**B**) Imagem de MR T1 sagital do cérebro de recuperação de inversão atenuada por fluido (FLAIR). Há hipoplasia vermiana severa (*asterisco*) com distorção e aumento do quarto ventrículo (*seta*). (**C**) Imagem de MR axial ponderada em T2 do cérebro. Há uma aparência de asa de morcego do quarto ventrículo (*círculo*). (**D**) Vista posteroanterior da mão esquerda. Na face ulnar da mão, há um dígito supranumerário com três pequenas falanges, condizente com polidactilia pós-axial (*seta*). Além disso, há anomalia de fusão do metacarpo médio (*asterisco*).

Diagnóstico Diferencial

- **Síndrome de Joubert:** A aparência do dente molar nas imagens axiais, bem como a aparência de asa de morcego do quarto ventrículo, a hipoplasia vermiana e a polidactilia pós-axial são condizentes com a síndrome de Joubert.
- *Atrofia/hipoplasia vermiana cerebelar:* Neste caso, o *vermis* é pequeno; no entanto, na hipoplasia vermiana cerebelar, não haveria outras anormalidades. Os pedúnculos cerebelares e o mesencéfalo devem estar normais.
- *Rombencefalossinapse:* Na rombencefalossinapse, os hemisférios cerebelares estão fundidos sem um *vermis*. Haveria marcada ventriculomegalia e fusão do tálamo.

Fatos Essenciais

- A síndrome de Joubert é uma síndrome autossômica recessiva rara caracterizada por padrões respiratórios anormais ocasionais, achados oculomotores, hipotonia, ataxia e retardo do desenvolvimento.
- O termo *síndrome de Joubert e distúrbios relacionados* descreve condições que compartilham o sinal do dente molar e algumas características clínicas com a síndrome de Joubert, mas também manifestam características que podem representar uma síndrome distinta.

Outros Achados de Imagem

- A imagem de tensor de difusão mostra ausência de decussação das fibras nos pedúnculos cerebelares superiores e tratos piramidais.
- O núcleo olivar inferior está anormal e há displasia ou heterotopia dos núcleos cerebelares.
- Ocasionalmente, ventriculomegalia e disgenesia do corpo caloso podem ser identificadas.

✓ Pérolas e ✗ Armadilhas

- ✓ Características associadas incluem distrofia da retina, cistos renais, colobomas oculares, encefalocele occipital, fibrose hepática, polidactilia, hamartomas orais e anormalidades endócrinas.
- ✗ O sinal do dente molar também pode ser observado na síndrome de Dekaban-Arima, síndrome de hipo/aplasia do *vermis* cerebelar, oligofrenia, COACH (ataxia congênita, coloboma ocular e fibrose hepática), e síndrome de Senior-Loken, e vários outros.

Caso 76

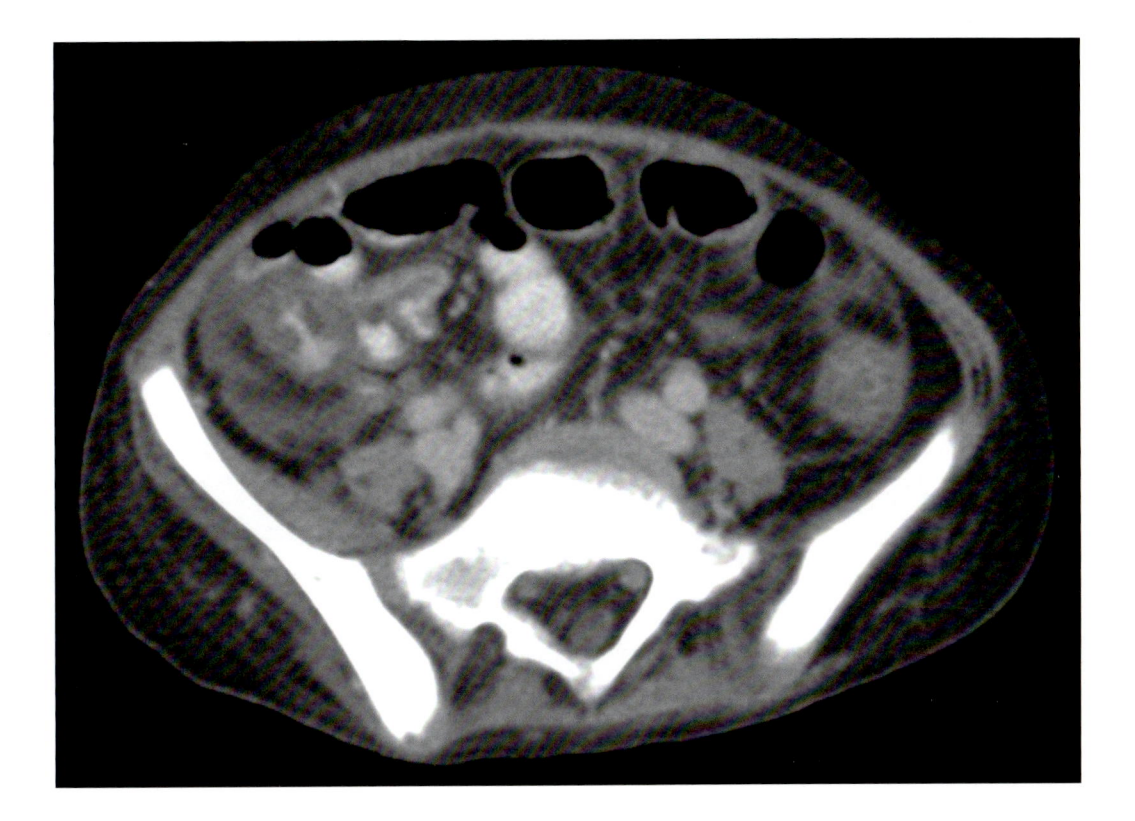

■ **Apresentação Clínica**

Menino de 7 anos de idade em tratamento de leucemia mielogênica aguda que apresenta dor abdominal.

■ Achados de Imagem

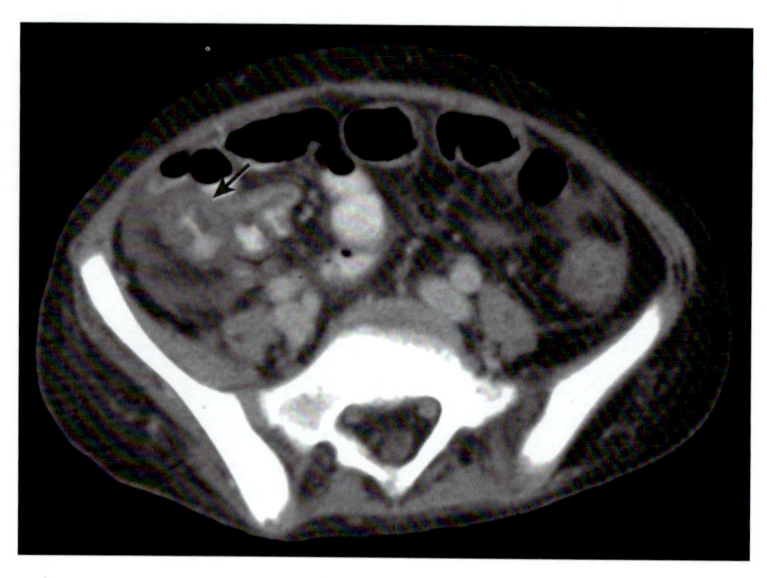

Imagem de CT axial pós-contraste demonstra espessamento anormal da parede do cólon ascendente (*seta*) com alterações inflamatórias e fluidos circundantes. Alterações semelhantes, embora menos graves, são observadas no cólon descendente.

■ Diagnóstico Diferencial

- **Colite neutropênica:** Geralmente encontrada no cólon ascendente, colite neutropênica geralmente causa impressionante espessamento da parede e alterações inflamatórias pericolônicas.
- *Colite ulcerativa:* Colite ulcerativa também pode causar inflamação do cólon e espessamento da parede, mas a inflamação geralmente não é transmural (exceto no megacólon tóxico), e a história do tratamento da leucemia não é típica.
- *Colite pseudomembranosa:* Colite pseudomembranosa, que está associada à infecção por *Clostridium difficile*, frequentemente causa pancolite, embora pacientes com esse distúrbio geralmente tenham uma história de tratamento com antibióticos, mas não terapia imunossupressora.

■ Fatos Essenciais

- Também comumente referido como tiflite.
- Provavelmente em razão de uma combinação de imunossupressão relacionada com quimioterapia e supercrescimento bacteriano mediado por antibióticos.
- Pode progredir para perfuração, peritonite e sepse.
- Casos avançados podem exigir ressecção cirúrgica do intestino afetado.

■ Outros Achados de Imagem

- A radiografia pode mostrar massa de tecido mole no quadrante inferior direito.
- A radiografia também pode demonstrar uma obstrução parcial do intestino delgado.
- Se houver fluido de alta densidade na parede do intestino afetado, indica hemorragia.

✓ Pérolas e ✗ Armadilhas

✓ O diagnóstico deve ser considerado em qualquer criança com neutropenia e dor no quadrante inferior direito.
✗ Enema de contraste e endoscopia são contraindicados pelo risco de perfuração.

Caso 77

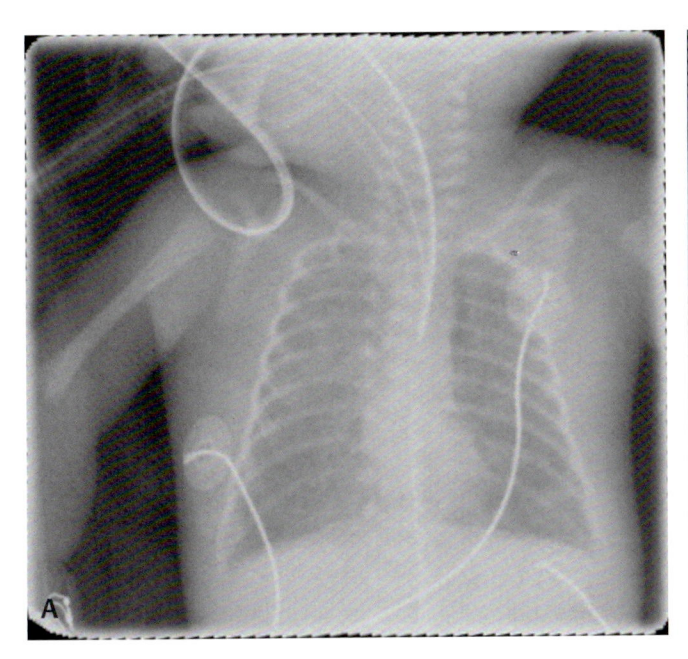

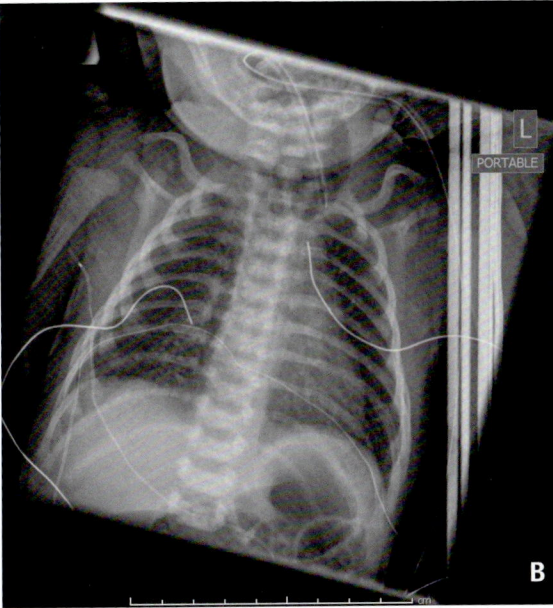

■ Apresentação Clínica

Lactente de 1 dia de idade que engasga com as mamadas. Múltiplas tentativas de passar um tubo orogástrico não tiveram sucesso.

■ Achados de Imagem

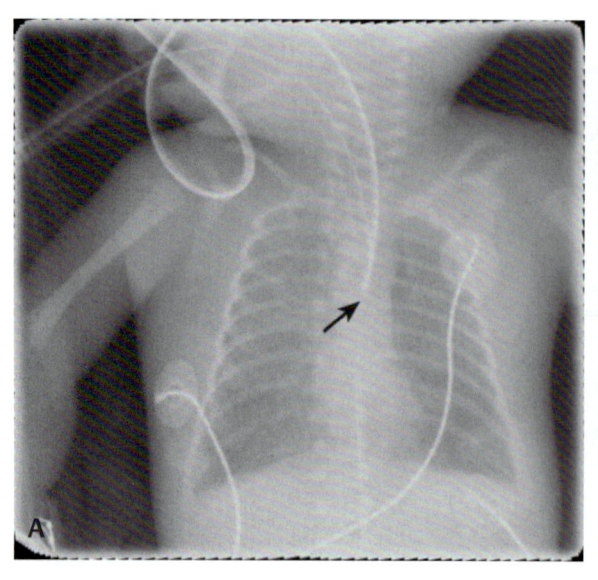

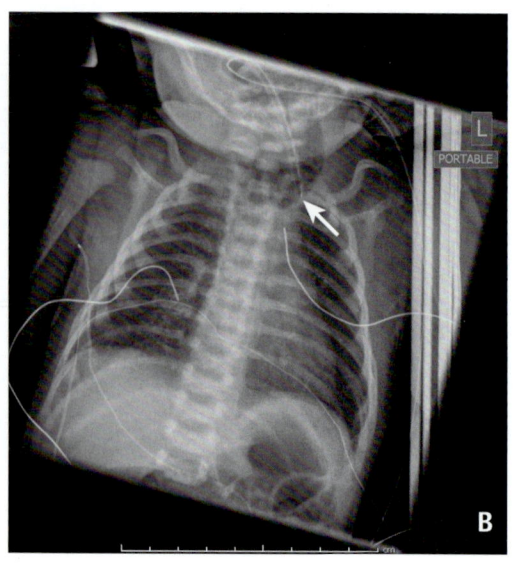

(A) Radiografia frontal do tórax demonstra tubo orogástrico que se estende até o nível da bifurcação traqueal (*seta*), e não há gás no estômago ou nos intestinos. Um tubo endotraqueal está no nível da traqueia torácica média. (B) Outro paciente, caso para comparação. A radiografia frontal demonstra um tubo orogástrico em uma bolsa esofagiana proximal dilatada (*seta*), mas, neste caso, há gás no estômago e nos intestinos.

■ Diagnóstico Diferencial

- *Atresia esofágica:* Combinação de engasgos com a alimentação, incapacidade de passagem de tubo orogástrico e ausência de gás no estômago e nos intestinos é praticamente diagnóstico de atresia esofágica sem fístula traqueoesofágica.
- *Complicação da colocação de tubo orogástrico:* Raramente, tentativas de passar um tubo orogástrico podem perfurar o esôfago, evitando que o tubo avance normalmente. Em tais casos, no entanto, a presença de gás ainda seria esperada no estômago e nos intestinos.
- *Anel vascular:* Ocasionalmente, um anel vascular pode causar efeito de massa extrínseco no esôfago suficiente para tornar difícil a passagem de um tubo pelo esôfago. No entanto, deve haver gás no estômago e nos intestinos.

■ Fatos Essenciais

- Causada por falha embriológica da divisão normal do intestino anterior em traqueia e esôfago.
- Quando uma fístula traqueoesofágica está presente, deve haver gás no estômago e intestinos; onde não há tal fístula, o ar engolido não pode alcançar o estômago.

- Os tipos mais comuns de anomalias traqueoesofágicas são do tipo C (atresia esofágica com fístula traqueoesofágica, 85%), tipo A (atresia esofágica sem fístula traqueoesofágica, 10%) e tipo E (fístula traqueoesofágica sem atresia esofágica, 5%).
- O tratamento cirúrgico envolve anastomose primária do esôfago e/ou ligadura da fístula traqueoesofágica.

■ Outros Achados de Imagem

- Parte da associação VACTERL: anomalias vertebrais, anais, cardíacas, traqueoesofágicas, renais e dos membros.
- Complicações após a cirurgia incluem vazamento anastomótico e dismotilidade e estenose esofágica.

✓ Pérolas e ✗ Armadilhas

✓ Nas radiografias de tórax, verificar sinais de cardiopatia congênita e anomalias vertebrais.
✓ Para detectar atresia esofágica isolada, a injeção de contraste diretamente no esôfago pode ser necessária.
✗ Após o reparo cirúrgico, os sinais de vazamento anastomótico podem ser sutis.

Caso 78

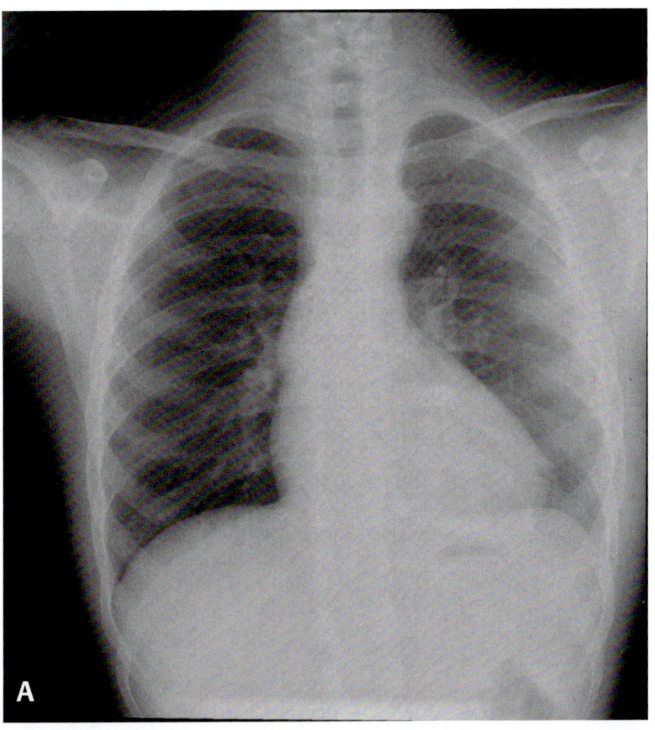

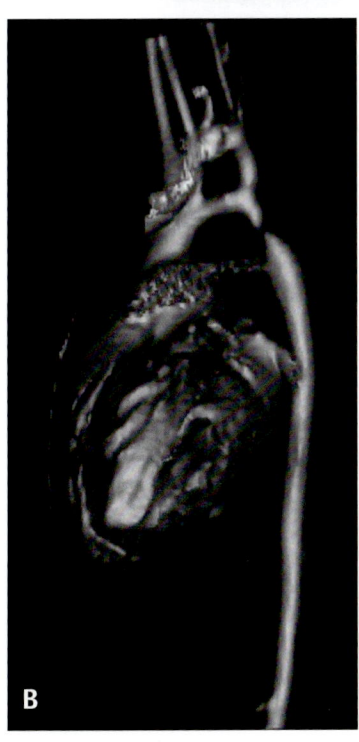

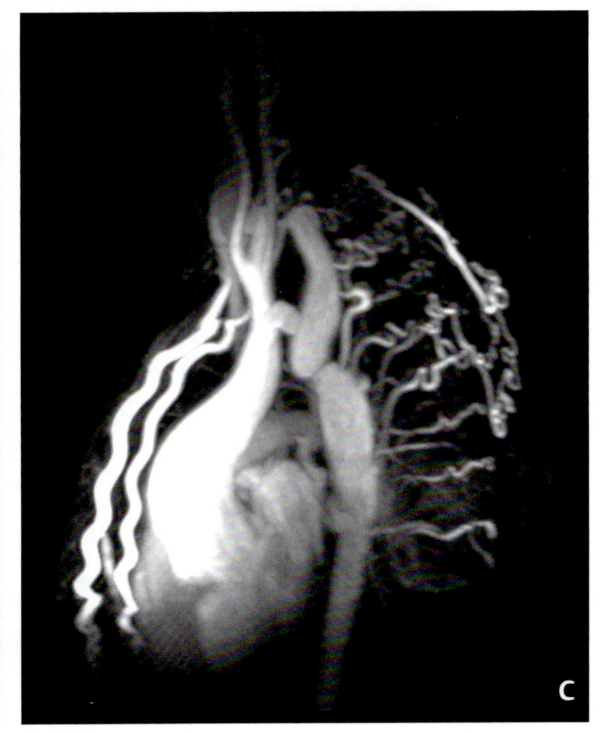

■ Apresentação Clínica

Menino de 14 anos com hipertensão.

Achados de Imagem

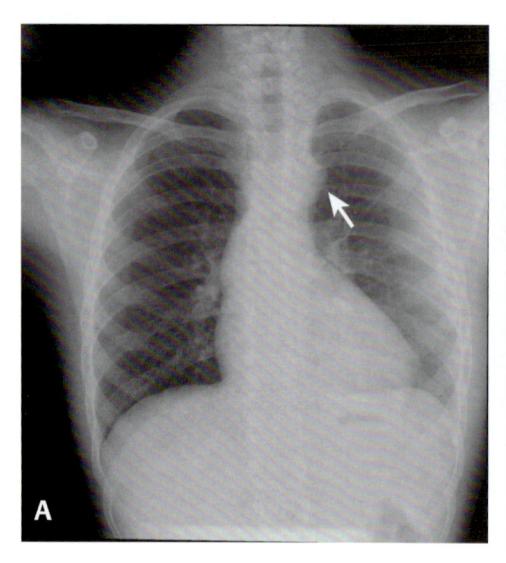

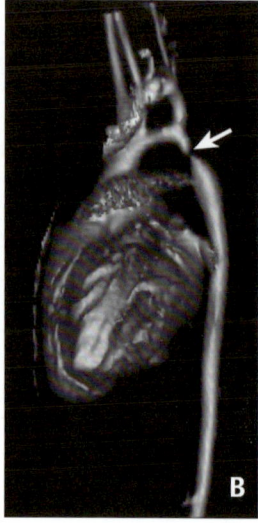

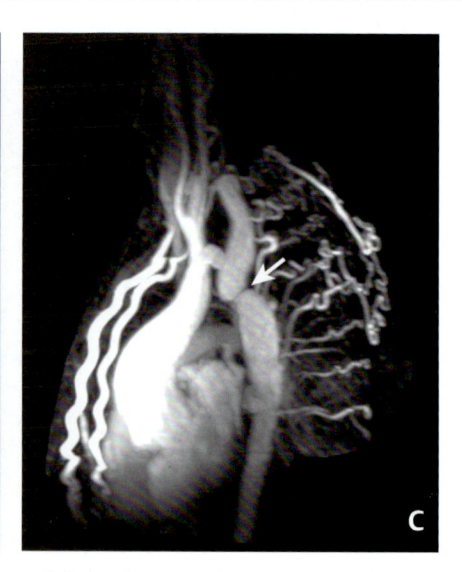

(A) Radiografia frontal do tórax demonstra um botão aórtico proeminente para um paciente nessa idade (seta), uma configuração ventricular esquerda do coração e uma leve endentação na superfície inferior de múltiplas costelas torácicas superiores. (B) Imagem de CT tridimensional da aorta de uma perspectiva anterior esquerda demonstra estreitamento focal do arco aórtico distal (seta), logo abaixo da junção com a artéria subclávia esquerda. (C) A imagem de MR de tipo "bengala" demonstra coarctação (seta), dilatação da raiz da aorta, e proeminência da artéria mamária interna e vasos arteriais intercostais.

Diagnóstico Diferencial

- **Coarctação da aorta:** Os achados neste caso, incluindo proeminência aórtica, visualização do estreitamento focal no arco, endentação da costela e vasos colaterais proeminentes, são diagnósticos de coarctação.
- *Interrupção do arco da aorta:* A interrupção do arco da aorta está associada à completa descontinuidade entre o arco da aorta e a aorta descendente, com o fluxo para esta última através de um canal arterial patente. Neste caso, a aorta não parece estar descontínua. Além disso, a idade do paciente é muito avançada para ele apresentar interrupção de um arco.
- *Pseudocoarctação:* A pseudocoarctação está associada ao estreitamento aparente do arco distal da aorta, mas não há obstrução verdadeira e as colaterais proeminentes, neste caso, não devem estar presentes.

Fatos Essenciais

- Alguns pacientes são assintomáticos, mas os sintomas que se apresentam mais tarde na infância e em adultos geralmente são hipertensão e pressões arteriais mais altas nos braços do que nas pernas.
- A endentação da costela geralmente não é observada nos primeiros 5 anos de vida.
- Pode-se apresentar como uma lesão isolada ou em associação a outras anomalias, como valva aórtica bicúspide e defeito do septo ventricular.

Outros Achados de Imagem

- A ecocardiografia, a tomografia computadorizada e a ressonância magnética podem ser usadas para estimar o grau de estenose.
- O exame gastrointestinal superior com bário pode demonstrar um contorno de "três reverso" do esôfago, causado pela aorta descendente dilatada.
- Associado a aneurismas do círculo de Willis.

✓ Pérolas e ✗ Armadilhas

✓ A hipertensão é, provavelmente, causada por diminuição da perfusão renal.
✗ Verifique se há endentação da costela em pacientes com hipertensão inexplicada.

Caso 79

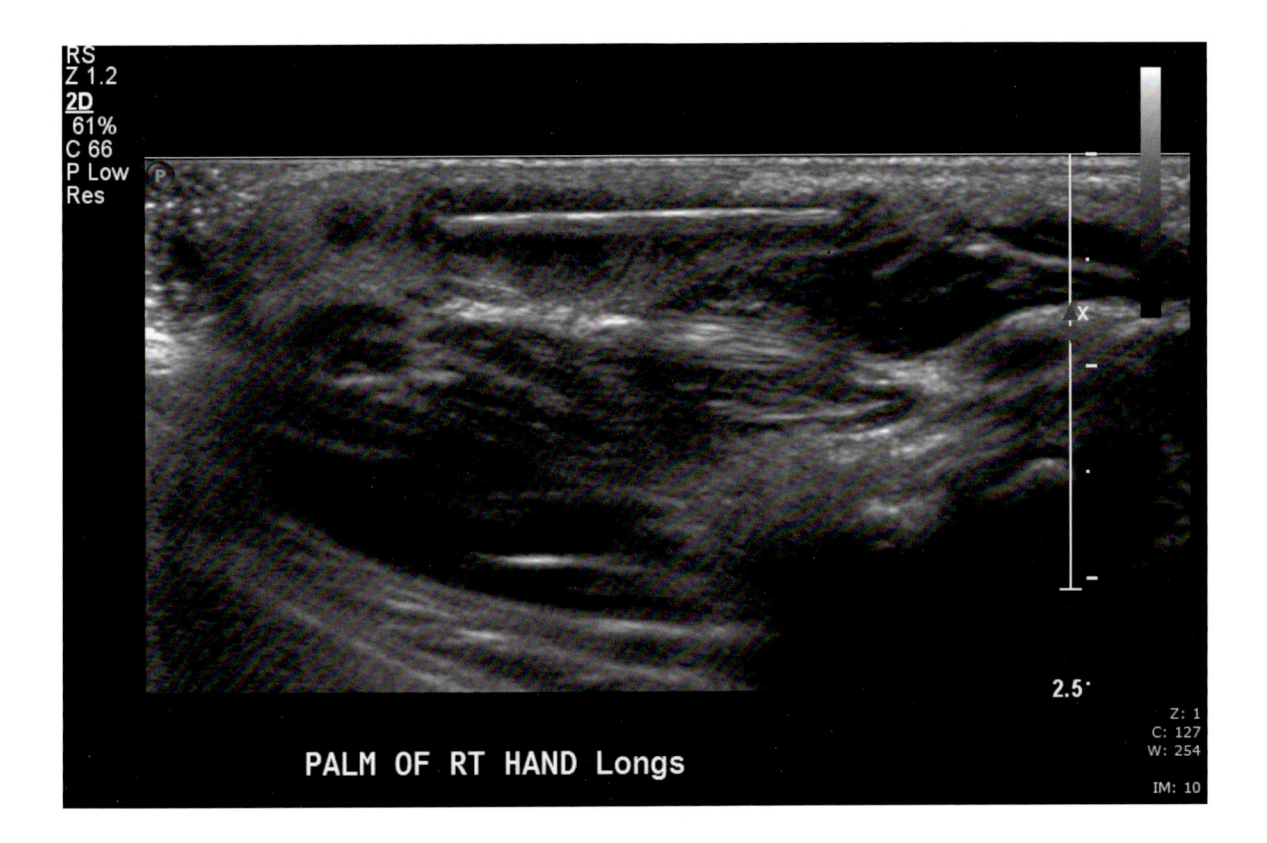

■ **Apresentação Clínica**

Menina de 6 anos de idade com 2 semanas de vermelhidão e inchaço na superfície palmar da mão.

■ Achados de Imagem

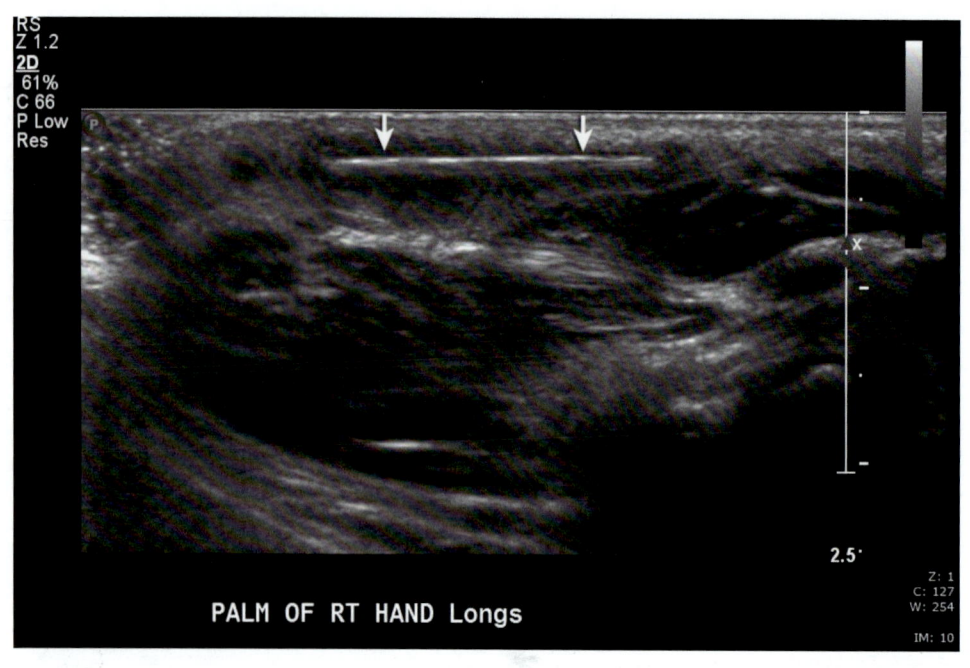

A imagem ultrassonográfica longitudinal da face palmar da mão direita revela um objeto hiperecogênico linear de aproximadamente 2 cm de comprimento nos tecidos moles da mão (*setas*). Isso é essencialmente diagnóstico de um corpo estranho de tecidos moles, que depois se descobriu ser uma lasca de madeira.

■ Diagnóstico Diferencial

- **Corpo estranho:** Nenhum outro diagnóstico razoável.

■ Fatos Essenciais

- Muitos corpos estranhos não são suficientemente radiopacos para serem demonstrados em radiografias simples.
- Tais objetos são normalmente visualizados com facilidade na ultrassonografia.
- A orientação por ultrassom também pode ser usada para remoção.

■ Outros Achados de Imagem

- O vidro e o metal geralmente são visualizados em radiografias simples.
- Na ultrassonografia, a forma de um corpo estranho geralmente parece não biológica.
- Na imagem de ressonância magnética, a maioria dos corpos estranhos demonstra sinal baixo em todas as sequências, embora, muitas vezes, estejam rodeados por alterações inflamatórias.

✓ Pérolas e ✗ Armadilhas

- ✓ A ultrassonografia geralmente é a modalidade de imagem de escolha para corpos estranhos superficiais.
- ✗ Radiografias com resultado normal não descartam corpo estranho.

Caso 80

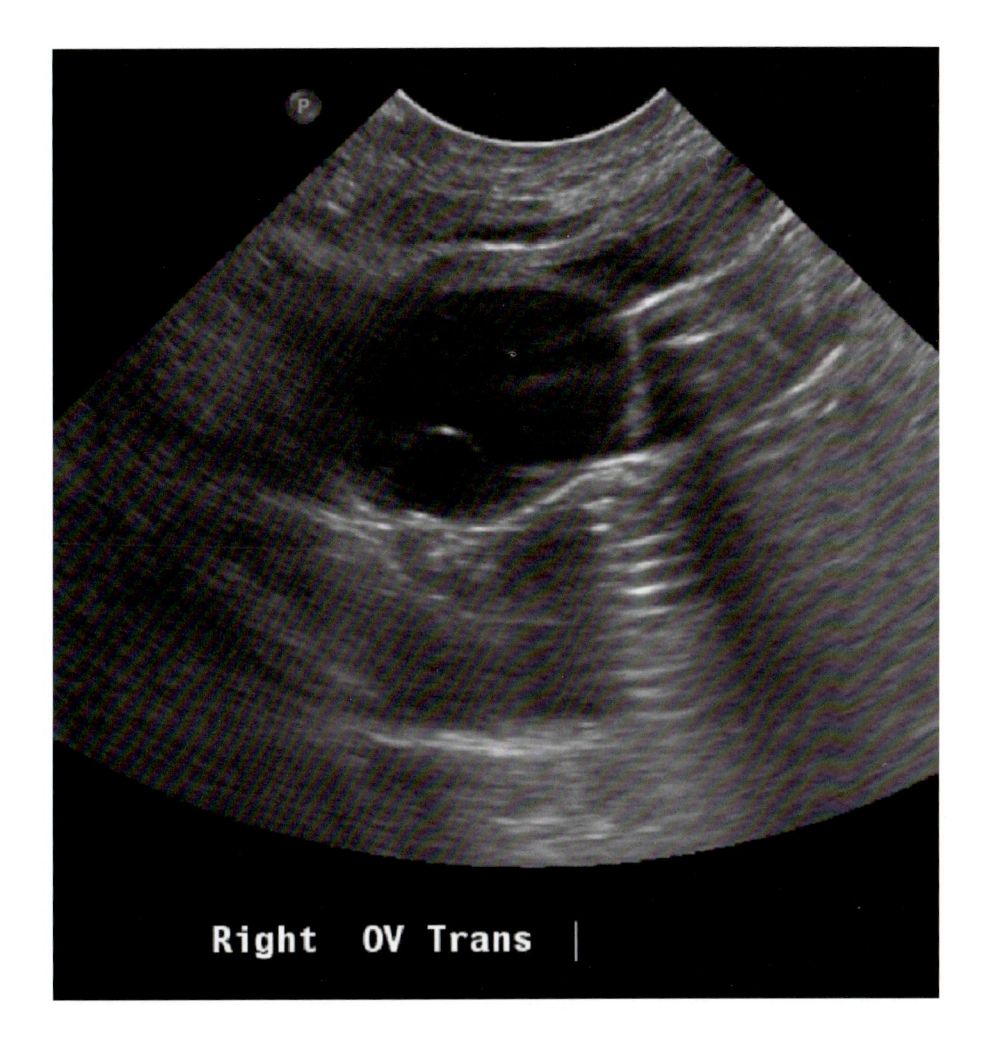

■ Apresentação Clínica

Recém-nascido do sexo feminino com uma massa abdominal.

■ Achados de Imagem

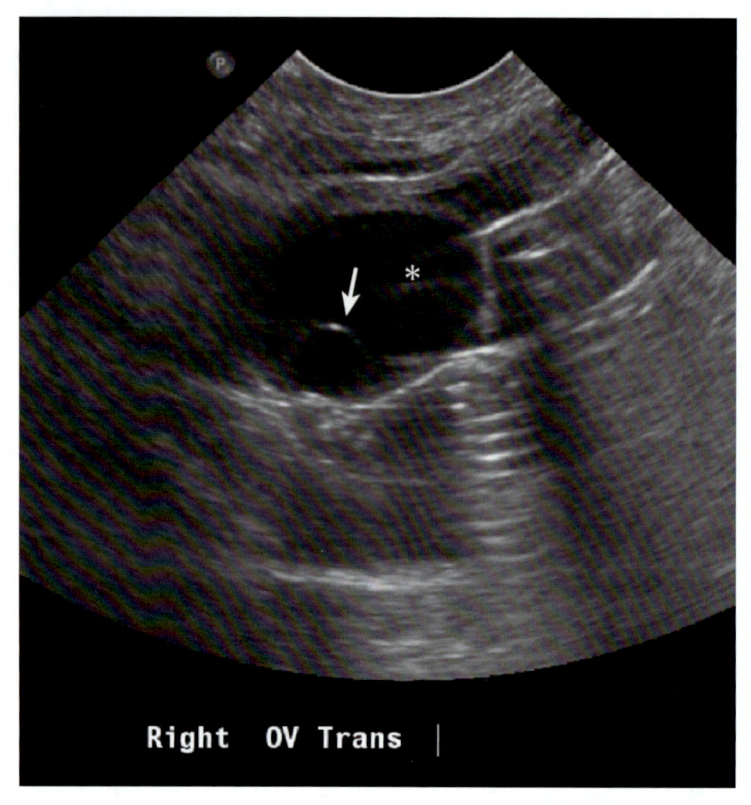

Ultrassonografia transversal do quadrante inferior direito. Há uma estrutura cística (*asterisco*) que contém um cisto menor dentro dela (*seta*).

■ Diagnóstico Diferencial

- ***Cisto ovariano simples:*** Uma estrutura cística com um pequeno cisto interno em um recém-nascido do sexo feminino é clássica para um cisto do ovário.
- *Pseudocisto meconial:* Embora possam apresentar-se como massas hipoecoicas, eles normalmente têm uma parede ecogênica em decorrência de calcificação.
- *Cisto de duplicação entérica:* Estes também podem ser cistos anecoicos, mas geralmente terão uma parede de cinco camadas consistindo em camadas hiperecoicas e hipoecoicas alternadas, chamadas de "assinatura intestinal".

■ Fatos Essenciais

- Um cisto ovariano simples < 2 cm é considerado um folículo e, portanto, fisiológico, e não patológico. Um cisto > 2 cm é considerado anormal.
- O tratamento conservador para cistos simples < 5 cm é aconselhável porque muitos regridem de modo espontâneo.

■ Outros Achados de Imagem

- Cistos ovarianos simples são redondos, de paredes finas, anecoicos e uniloculares. Eles podem conter uma septação única simples.
- Um cisto ovariano complicado ou complexo é heterogêneo e de paredes espessas, e contém múltiplas septações. Pode ter níveis fluido-fluido ou uma aparência sólida.
- Cistos ovarianos fetais podem ser vistos no terceiro trimestre.
- Em fetos com uma massa cística abdominopélvica, a MR fetal pode ser útil para delinear o órgão de origem e a integridade dos órgãos/tecidos circundantes.

✓ Pérolas e ✗ Armadilhas

- ✓ As massas abdominais mais comuns em neonatos do sexo feminino são os cistos ovarianos.
- ✓ Uma estrutura anecoica pequena, redonda, dentro de um cisto maior é chamada de "cisto filho" e é patognomônica para um cisto no ovário.
- ✓ A incidência de cistos ovarianos neonatais aumenta com o aumento do tamanho da placenta, como ocorre com diabetes materno, pré-eclâmpsia, ou incompatibilidade de Rh.
- ✗ No feto e no recém-nascido, os cistos ovarianos geralmente aparecem com maior frequência no abdome do que na pelve.

Caso 81

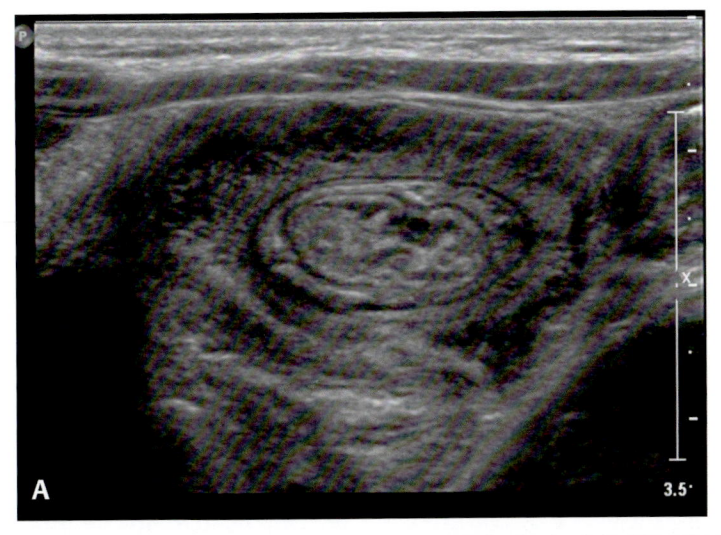

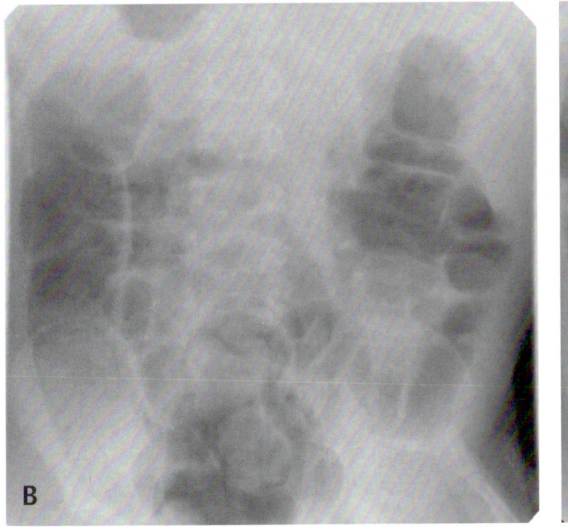

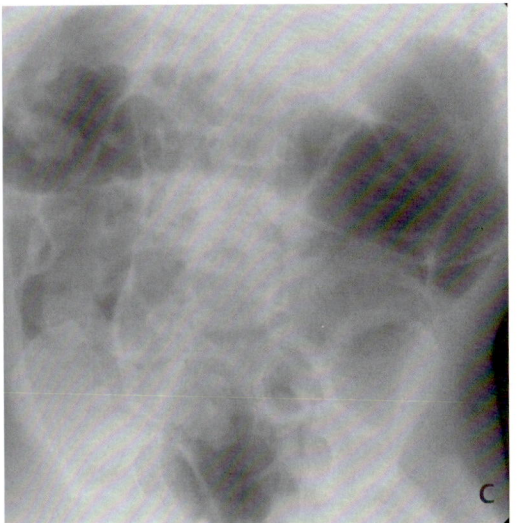

■ Apresentação Clínica

Um lactente de 5 meses com dor abdominal e fezes sanguinolentas.

■ Achados de Imagem

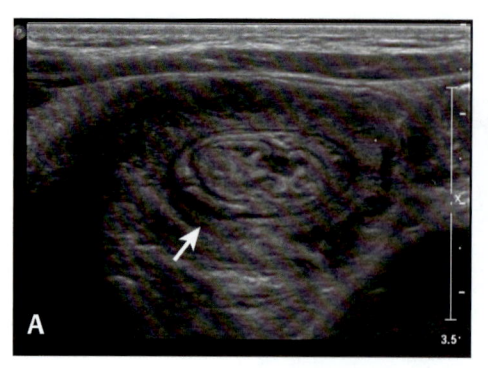

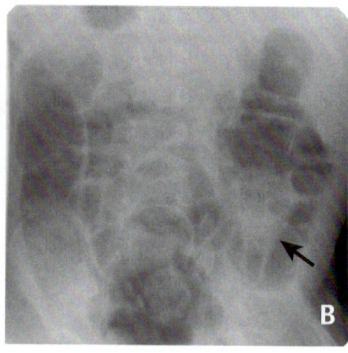

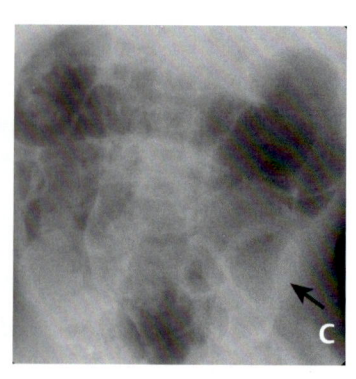

(**A**) A imagem de ultrassonografia no quadrante inferior direito demonstra um sinal do alvo clássico de intussuscepção (*seta*). (**B**) A imagem fluoroscópica abdominal a partir de um enema de contraste de ar com o paciente em decúbito ventral demonstra a distensão do cólon pelo ar com uma massa de tecido mole (*seta*) no quadrante inferior direito. (**C**) Outra imagem fluoroscópica posterior no exame (novamente com o paciente em decúbito ventral) mostra o desaparecimento da massa de tecido mole do quadrante inferior direito (*seta*) com refluxo de ar para o intestino delgado.

■ Diagnóstico Diferencial

- **Intussuscepção:** O sinal do alvo ultrassonográfico e o achado de uma massa redutível de tecido mole do cólon são ambos altamente típicos de intussuscepção.
- *Divertículo de Meckel:* Esta lesão pode apresentar-se com dor abdominal e fezes sanguinolentas, e também pode agir como um ponto de partida para a intussuscepção, embora a maioria dos pacientes com intussuscepção não tenha divertículo de Meckel e a maioria dos pacientes com divertículos de Meckel não desenvolva intussuscepção. Um sinal do alvo não deve ser visto a menos que tenha ocorrido intussuscepção.
- *Linfoma:* Os pacientes com linfoma do intestino delgado podem apresentar dor abdominal, massa no quadrante inferior direito e fezes sanguinolentas, mas o sinal do alvo não deve estar presente a menos que tenha ocorrido intussuscepção.

■ Fatos Essenciais

- Mais frequentes no primeiro ano de vida.
- Invaginação do intestino proximal para o intestino distal, classicamente ileocólica.
- Intestino interno – intussuscepto; intestino externo – intussuscipiente.
- Contraste líquido ou enema de ar pode ser tanto diagnóstico quanto terapêutico.
- A grande maioria é idiopática (nenhum ponto de orientação patológico), mais comumente por causa de hiperplasia linfoide.
- Quanto mais tempo a intussuscepção persistir, mais provável será o infarto intestinal e a perfuração.

■ Outros Achados de Imagem

- As radiografias simples não são muito sensíveis, mas podem mostrar massa de tecido mole do lado direito.
- A ultrassonografia é altamente precisa e deve servir como imagem de primeira linha.
- O enema pode reduzir com sucesso a maioria das intussuscepções.

✓ Pérolas e ✗ Armadilhas

- ✓ Se uma radiografia de decúbito lateral esquerda mostra um preenchimento completo do lado direito do cólon com gás, a intussuscepção é improvável.
- ✓ Obter uma boa vedação retal é crucial para a redução bem-sucedida por enema.
- ✗ Pneumoperitônio é uma contraindicação para tentativa de redução.
- ✗ Após uma redução bem-sucedida, há recorrência da intussuscepção em até 10% dos pacientes.

Caso 82

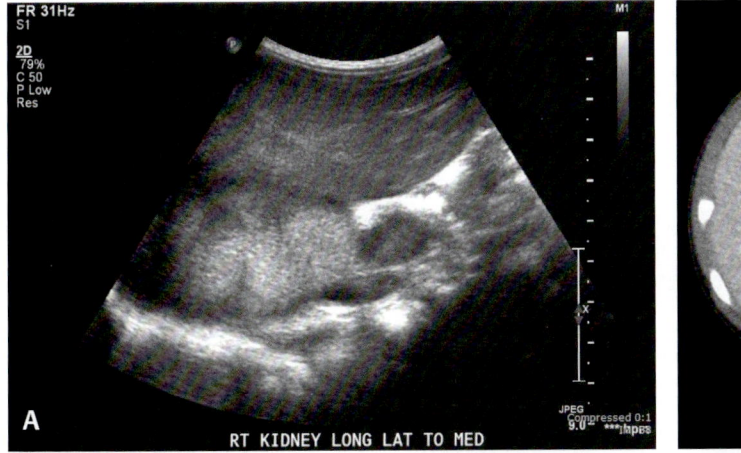

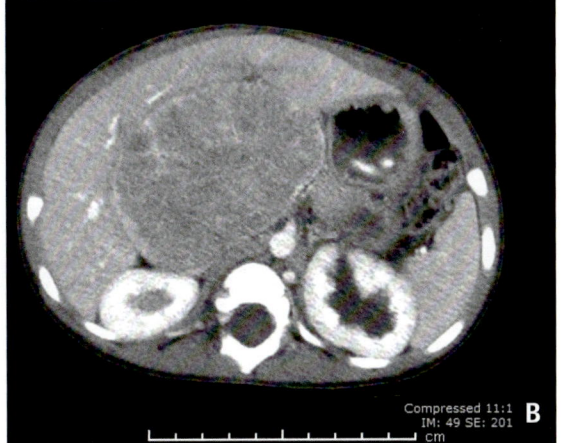

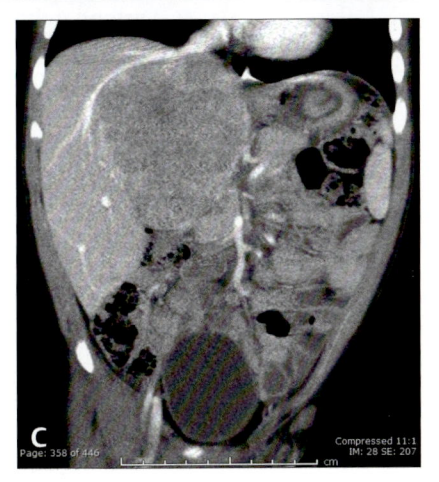

■ Apresentação Clínica

Menino de 2 anos de idade com massa descoberta incidentalmente em ultrassonografia renal.

Achados de Imagem

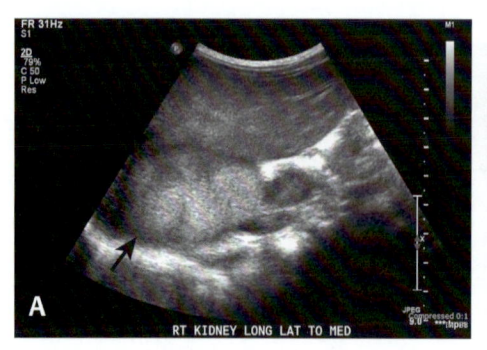

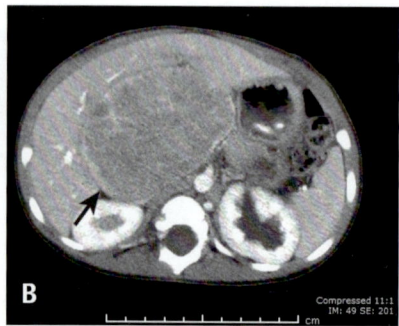

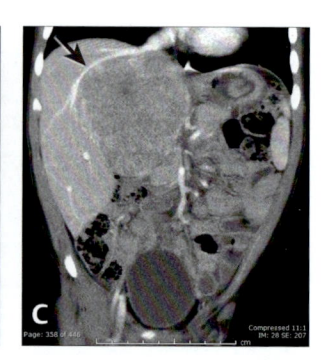

(A) A imagem ultrassonográfica longitudinal demonstra grande massa entre o fígado e o rim direito (seta). (B) A imagem de CT axial pós-contraste demonstra grande massa predominantemente hipodensa bem definida, proveniente do fígado (seta). (C) A imagem de CT coronal pós-contraste demonstra a grande massa hipodensa e bem definida deslocando a veia hepática direita superiormente e para a direita (seta).

Diagnóstico Diferencial

- **Hepatoblastoma:** Hepatoblastoma é a neoplasia maligna hepática primária mais comum nos primeiros anos de vida e, geralmente, se apresenta como uma massa hipodensa grande e bem definida que desloca ou invade os vasos hepáticos.
- *Carcinoma hepatocelular*: Um carcinoma hepatocelular, que representa a neoplasia maligna hepática primária mais comum na segunda década de vida, poderia ter uma aparência idêntica, mas seria incomum em um paciente jovem como este.
- *Hamartoma mesenquimal*: Tumor hepático benigno relativamente comum em pacientes jovens, mas geralmente tem aparência multisseptada e inclui componentes sólidos e císticos.

Fatos Essenciais

- Origina-se de células precursoras hepáticas imaturas.
- Associado a níveis marcadamente elevados de α-fetoproteína.
- Curável, se completamente ressecado, o que às vezes requer transplante de fígado.

Outros Achados de Imagem

- A relação com vasos hepáticos é importante na determinação de ressecabilidade.
- Alguns hepatoblastomas são multifocais.
- O estadiamento inclui CT de tórax para avaliar metástases pulmonares.

✓ Pérolas e ✗ Armadilhas

✓ Boa resposta à quimioterapia pode tornar ressecável um tumor irressecável.
✗ Deve-se determinar se a massa do quadrante superior direito em um lactente ou criança pequena origina-se do fígado (hepatoblastoma), glândula suprarrenal (neuroblastoma) ou rim (tumor de Wilms).

Caso 83

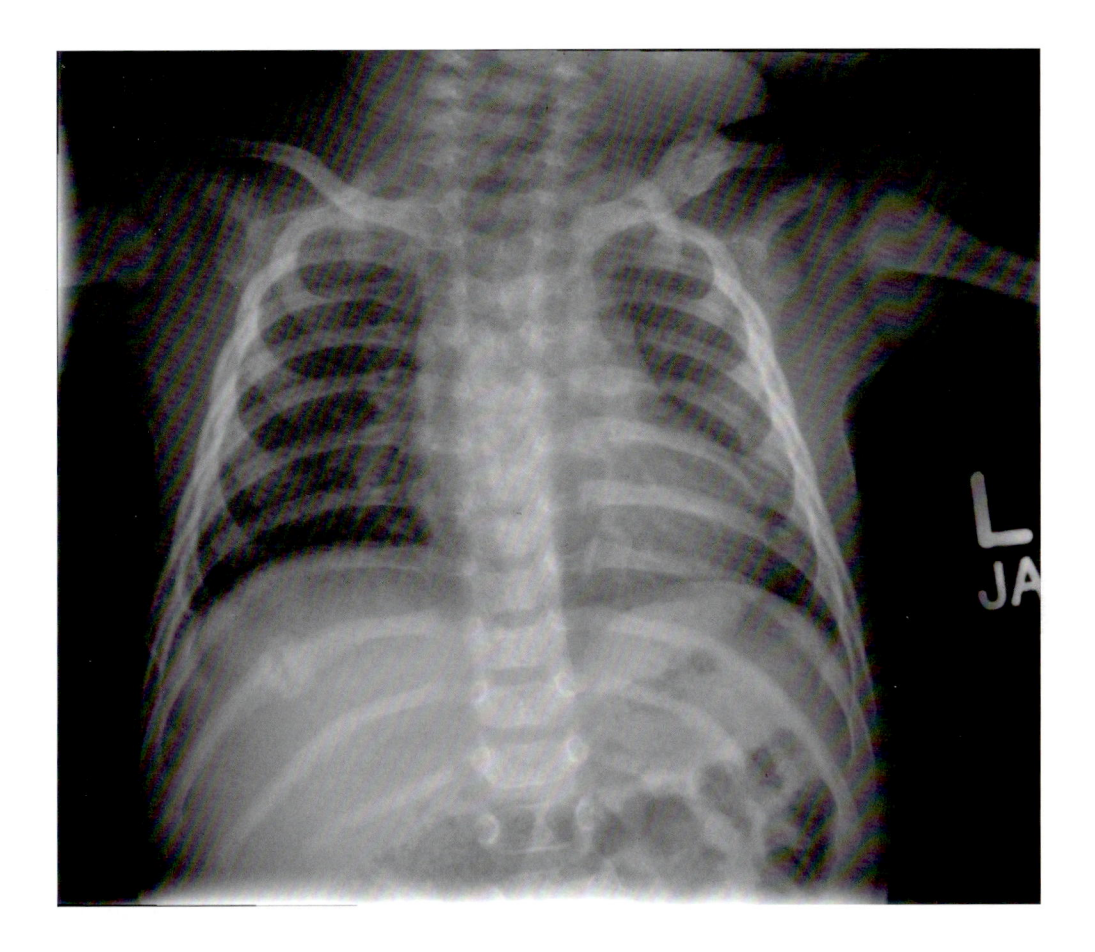

■ **Apresentação Clínica**

Criança com hematomas.

■ Achados de Imagem

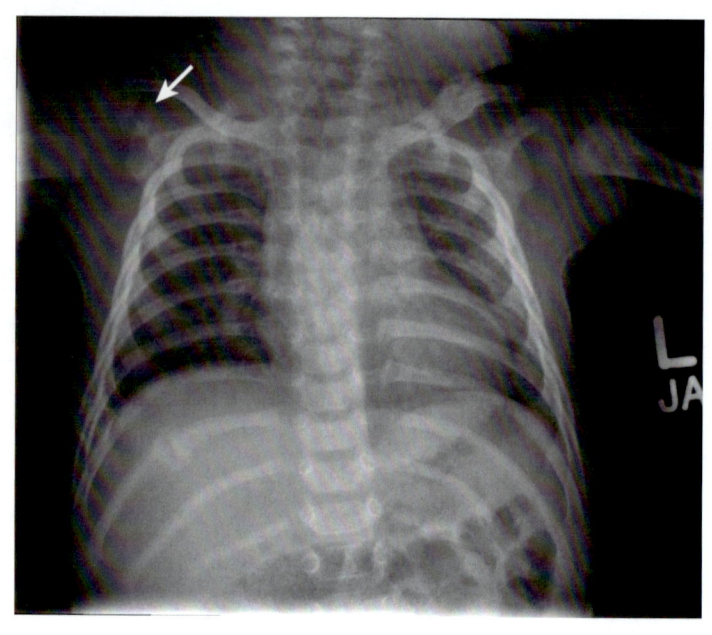

Radiografia frontal demonstra uma fratura da escápula direita em recuperação (*seta*), uma fratura da clavícula esquerda em recuperação, e múltiplas fraturas das costelas, incluindo uma fratura em recuperação da face posterior da décima costela direita.

■ Diagnóstico Diferencial

- **Abuso infantil:** As fraturas escapulares têm alta especificidade para abuso infantil. Embora as fraturas de clavículas e costelas não sejam tão específicas, a presença de múltiplas fraturas de diferentes ossos também é altamente sugestiva de abuso infantil.
- *Osteogênese imperfeita:* Associada à fragilidade dos ossos, mas deve ser acompanhada de outros achados, como esclera azul e ossos wormianos.
- *Raquitismo:* Também associado a ossos frágeis, mas geralmente, também, é acompanhado de osteopenia e desgaste das margens metafisárias.

■ Fatos Essenciais

- As fraturas consideradas altamente específicas de abuso incluem fraturas da escápula, esterno e processo espinhoso vertebral.
- Em casos difíceis, a imagem da CT do tórax pode demonstrar, com confiança, fraturas em qualquer parte do tórax.
- Os exames ósseos de medicina nuclear são relativamente sensíveis para fraturas de costela.

■ Outros Achados de Imagem

- Também específicas para abuso infantil são múltiplas fraturas de diferentes idades.
- Radiografias simples em diferentes projeções são muitas vezes suficientes para identificar fraturas.
- CT ou MR da cabeça devem ser obtidas para avaliar lesão intracraniana, como hematoma subdural.

✓ Pérolas e ✗ Armadilhas

✓ A identificação de uma fratura suspeita deve justificar a avaliação do esqueleto.
✗ As radiografias de acompanhamento podem demonstrar fraturas inicialmente ocultas.

Caso 84

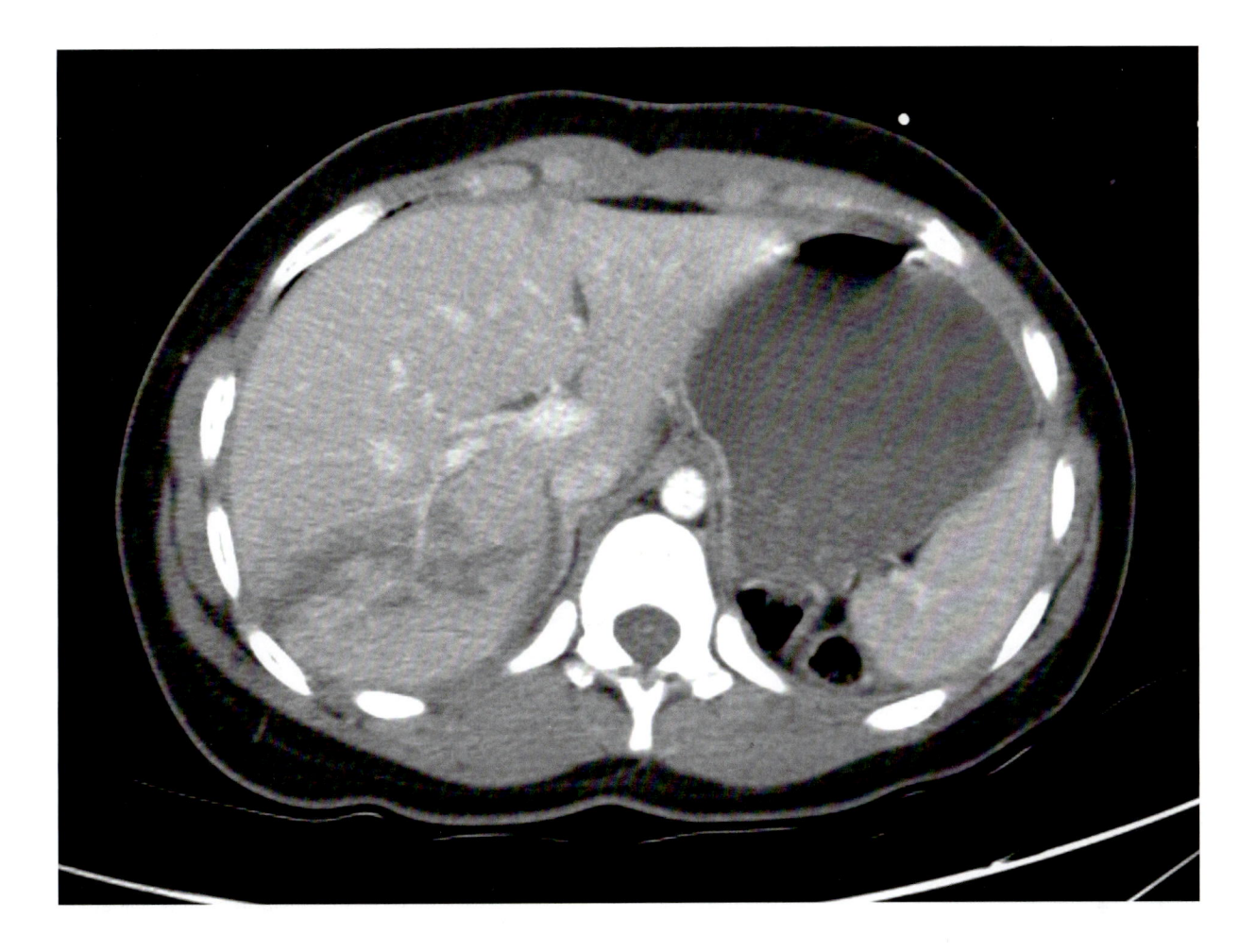

■ **Apresentação Clínica**

Menina de 15 anos com dor abdominal após acidente de automóvel.

■ Achados de Imagem

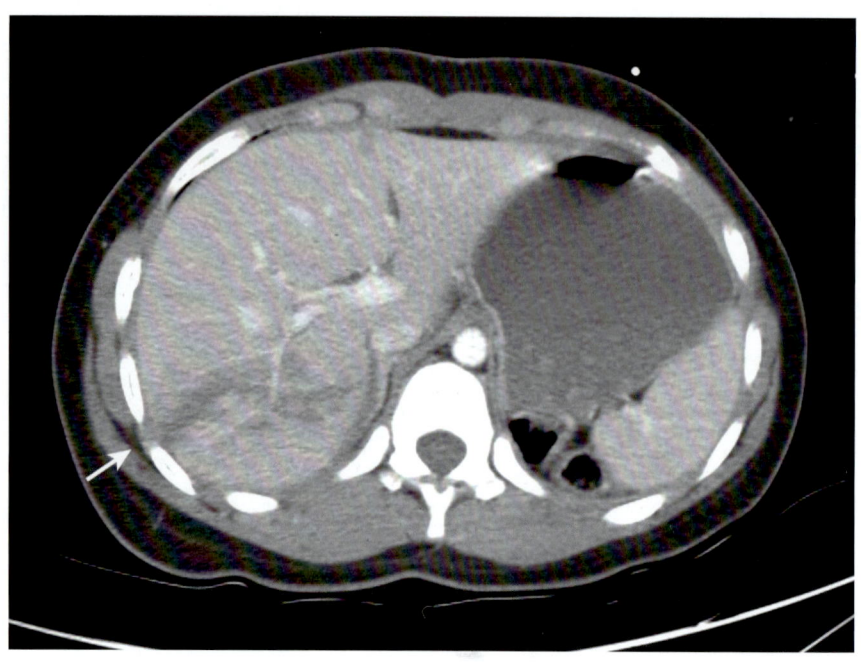

A imagem de CT axial pós-contraste demonstra uma região hipodensa um pouco linear que se estende até o segmento posterior do lobo direito do fígado (*seta*).

■ Diagnóstico Diferencial

- **Laceração do fígado:** No cenário de traumatismo, esses achados são diagnósticos de uma laceração do fígado.
- *Abscesso hepático:* Um abscesso aparece como uma região hipodensa, mas eles são tipicamente redondos ou ovoides e em geral demonstram algum grau de aumento de realce periférico.
- *Infarto hepático:* Uma região infartada do fígado também aparecerá hipodensa em imagens de CT pós-contraste, mas normalmente aparece mais em forma de cunha. Uma das causas do infarto é o traumatismo.

■ Fatos Essenciais

- Em virtude, em grande parte, do seu grande tamanho, o fígado é o órgão sólido mais comumente lesionado em casos de traumatismo abdominal.
- A maioria das lacerações tem um contorno um tanto irregular.
- O sistema de graduação das lesões hepáticas apresenta seis categorias, variando de um pequeno hematoma subcapsular ou ruptura periférica até avulsão hepática.

■ Outros Achados de Imagem

- A maioria das lacerações hepáticas está associada a hemoperitônio.
- Locais associados em casos de lesão incluem o baço, o duodeno e o pâncreas.
- Com a administração de contraste, o extravasamento ativo em geral é igualmente atenuado ao sangue opacificado por contraste na aorta.

✓ Pérolas e ✗ Armadilhas

✓ Em casos de extravasamento ativo, a embolização por cateter frequentemente está indicada.
✗ A hemorragia pode ser tardia e há necessidade da repetição dos exames de imagem.

Caso 85

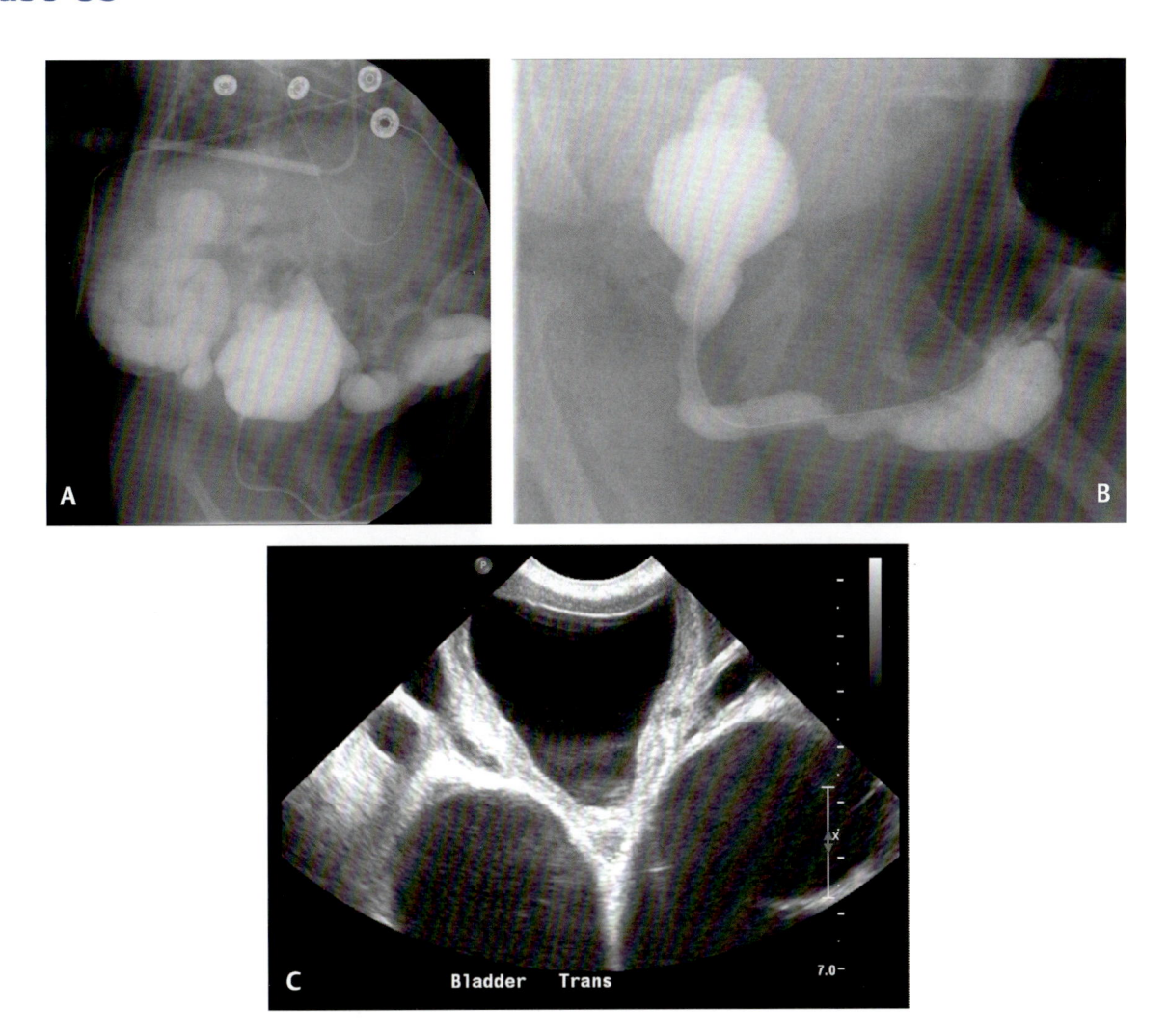

Apresentação Clínica

Recém-nascido do sexo masculino com flancos salientes.

■ Achados de Imagem

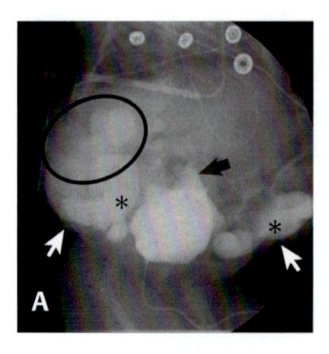

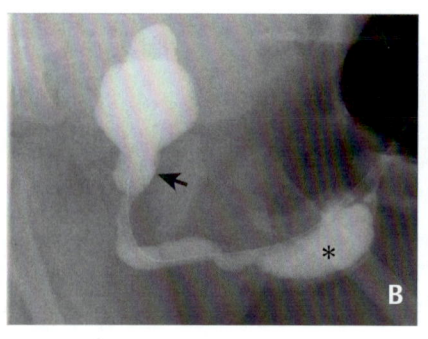

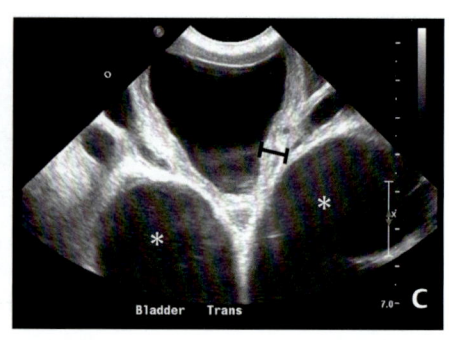

(A) Vista de cistouretrografia miccional (VCUG) do abdome. Os flancos estão abaulados (*setas brancas*). A parede da bexiga está lobulada e há sugestão de divertículo uracal (*seta grossa*). Há refluxo vesicoureteral para ureteres bilaterais acentuadamente dilatados e tortuosos (*asteriscos*) e um sistema coletor renal direito marcadamente dilatado (*círculo*). (B) Imagem de VCUG da uretra. A uretra prostática (*seta*) está dilatada até a uretra membranosa. Há uma megalouretra escafoide (*asterisco*). (C) Vista ultrassonográfica transversal da bexiga. A parede da bexiga está marcadamente espessada (*linha*), e há dilatação acentuada dos ureteres distais (*asteriscos*).

■ Diagnóstico Diferencial

- **Síndrome de prune belly (de Eagle-Barrett ou tríade):** Abaulamento dos flancos secundário a ureteres dilatados e tortuosos, ausência ou hipoplasia dos músculos da parede abdominal e grande variedade de anomalias do trato urinário são condizentes com a síndrome de *prune belly*.
- *Válvulas uretrais posteriores (PUV):* A síndrome de *prune belly* e as PUV compartilham as características de uma uretra posterior dilatada, refluxo vesicoureteral e divertículos da bexiga. As PUV não estão associadas a flancos salientes, megaloureteres ou divertículos uracais.
- *Válvulas uretrais anteriores:* Envolvem a dilatação da uretra proximal às válvulas uretrais e podem causar hidroureteronefrose. Não estão associadas à configuração escafoide da uretra, ausência de musculatura da parede abdominal ou divertículo uracal.

■ Fatos Essenciais

- A síndrome de *prune belly* é a tríade de hipoplasia dos músculos abdominais, criptorquidia e anormalidades do sistema do trato urinário.
- Eventualmente, podem ocorrer insuficiência renal e falência renal.
- A síndrome de *prune belly* também pode estar associada a problemas pulmonares significativos; anomalias gastrointestinais; anomalias musculoesqueléticas; e, menos comumente, anomalias cardiovasculares.

■ Outros Achados de Imagem

- Os achados do trato urinário podem incluir:
  - Hidroureteronefrose bilateral grave.
  - Rins displásicos e às vezes císticos.
  - Bexiga hipertrofiada com divertículos e um divertículo uracal.
  - Megalouretra, um utrículo, ou, até mesmo, atresia uretral.
- Criptorquidia bilateral (testículos intra-abdominais).

✓ Pérolas e ✗ Armadilhas

✓ Pseudo-*prune belly* raramente pode ocorrer em meninas. Em vez de criptorquidia, as meninas apresentam anormalidades genitais, incluindo útero bicorno e atresia vaginal.
✓ Raramente, a síndrome de *prune belly* pode ser unilateral.
✓ Lesões obstrutivas na junção da uretra prostática e membranosa podem ser vistas em ± 20%, e isso se correlaciona com mau prognóstico.
✗ O grau de hidronefrose nem sempre se correlaciona com a gravidade da deficiência da parede abdominal, e o parênquima renal pode estar preservado.

Caso 86

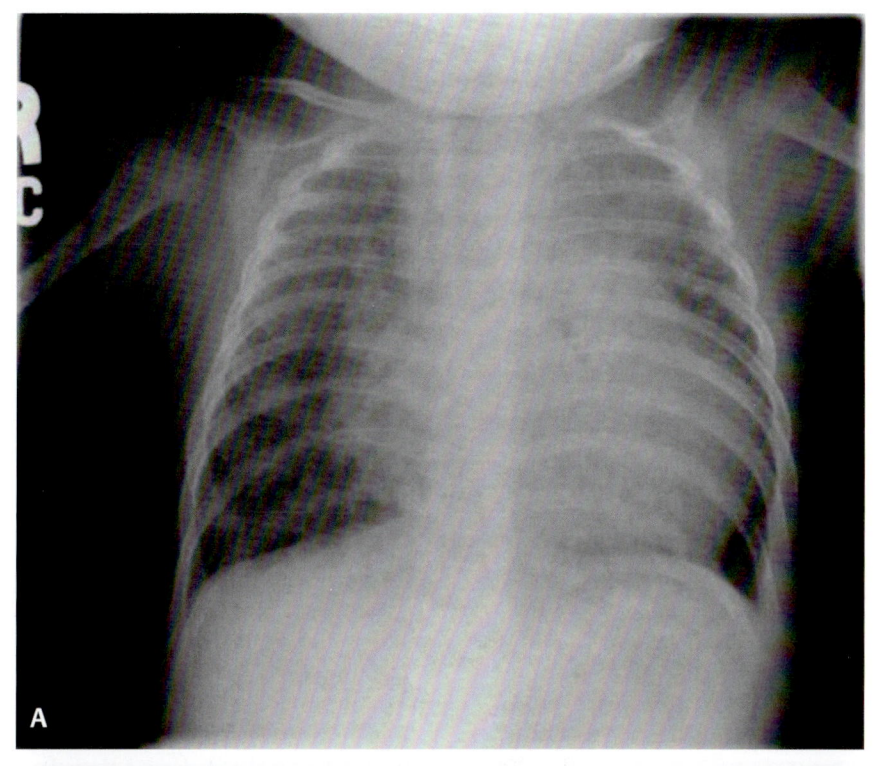

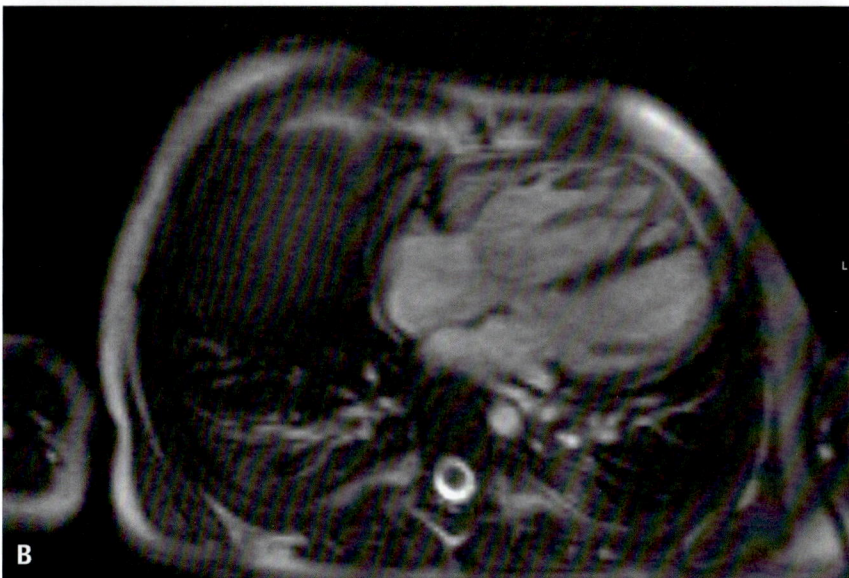

■ **Apresentação Clínica**

Menina de 5 anos de idade com dificuldade respiratória.

Achados de Imagem

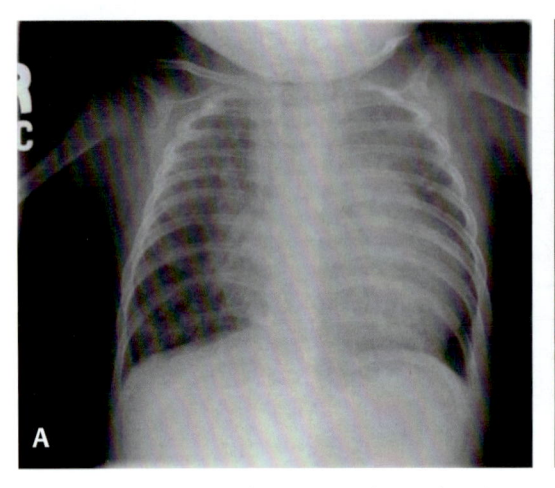

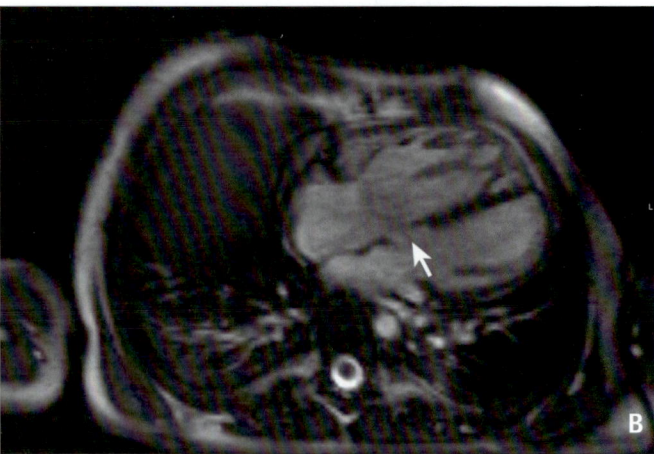

(A) Radiografia frontal do tórax demonstra cardiomegalia e alargamento dos vasos pulmonares centrais, cujas margens parecem indistintas, sugerindo congestão venosa e/ou edema. (B) A imagem de MR axial demonstra defeito na porção superior do septo interventricular (seta).

Diagnóstico Diferencial

- **Defeito do septo ventricular:** Os achados de cardiomegalia, alargamento vascular pulmonar e congestão vascular/edema são todos condizentes com esta lesão, e a MR com a identificação de um defeito no septo interventricular estabelece o diagnóstico.
- *Canal atrioventricular:* O canal atrioventricular também está associado à cardiomegalia e a aumento vascular pulmonar, embora os pacientes geralmente se apresentem mais cedo com mais sintomas de *shunt* da esquerda para a direita, e muitos pacientes com essa lesão tenham trissomia 21. A imagem de ressonância magnética não é compatível com o canal atrioventricular, porque apenas o septo interventricular está envolvido.
- *Persistência do canal arterial:* A persistência do canal arterial também se manifesta com cardiomegalia e aumento dos vasos pulmonares, e também pode ter esse aspecto. O defeito no septo interventricular na imagem de MR não é uma característica da persistência do canal arterial.

Fatos Essenciais

- Os dois tipos mais comuns são o membranoso (70%), localizado no alto do septo interventricular próximo à valva aórtica, e o muscular (20%), que está mais inferior na parte muscular do septo; esses defeitos são frequentemente múltiplos.
- Alguns defeitos musculares se fecham espontaneamente.
- Não cianótico, porque o *shunt* é da esquerda para a direita, envolvendo sangue oxigenado.
- Associado a sopro pansistólico.
- O tratamento de lesões maiores pode incluir a colocação endovascular de um dispositivo de fechamento ou fechamento cirúrgico.
- Pode eventualmente levar à síndrome de Eisenmenger, com o desenvolvimento de hipertensão pulmonar e reversão do *shunt* da direita para a esquerda, causando cianose.

Outros Achados de Imagem

- A alta resistência vascular pulmonar nos primeiros dias de vida tende a reduzir o grau de *shunt* da esquerda para a direita, com os sintomas e os achados radiográficos se desenvolvendo posteriormente.
- O tamanho do defeito está associado ao grau de cardiomegalia, aumento vascular pulmonar e edema pulmonar.
- A MR permite uma avaliação precisa da anatomia e estimativa do volume de *shunt*.

✓ Pérolas e ✗ Armadilhas

✓ Como a maioria das formas de cardiopatia congênita, associada a um risco aumentado de endocardite bacteriana.
✗ Com pequenas lesões, as radiografias de tórax podem ter resultados normais.

Caso 87

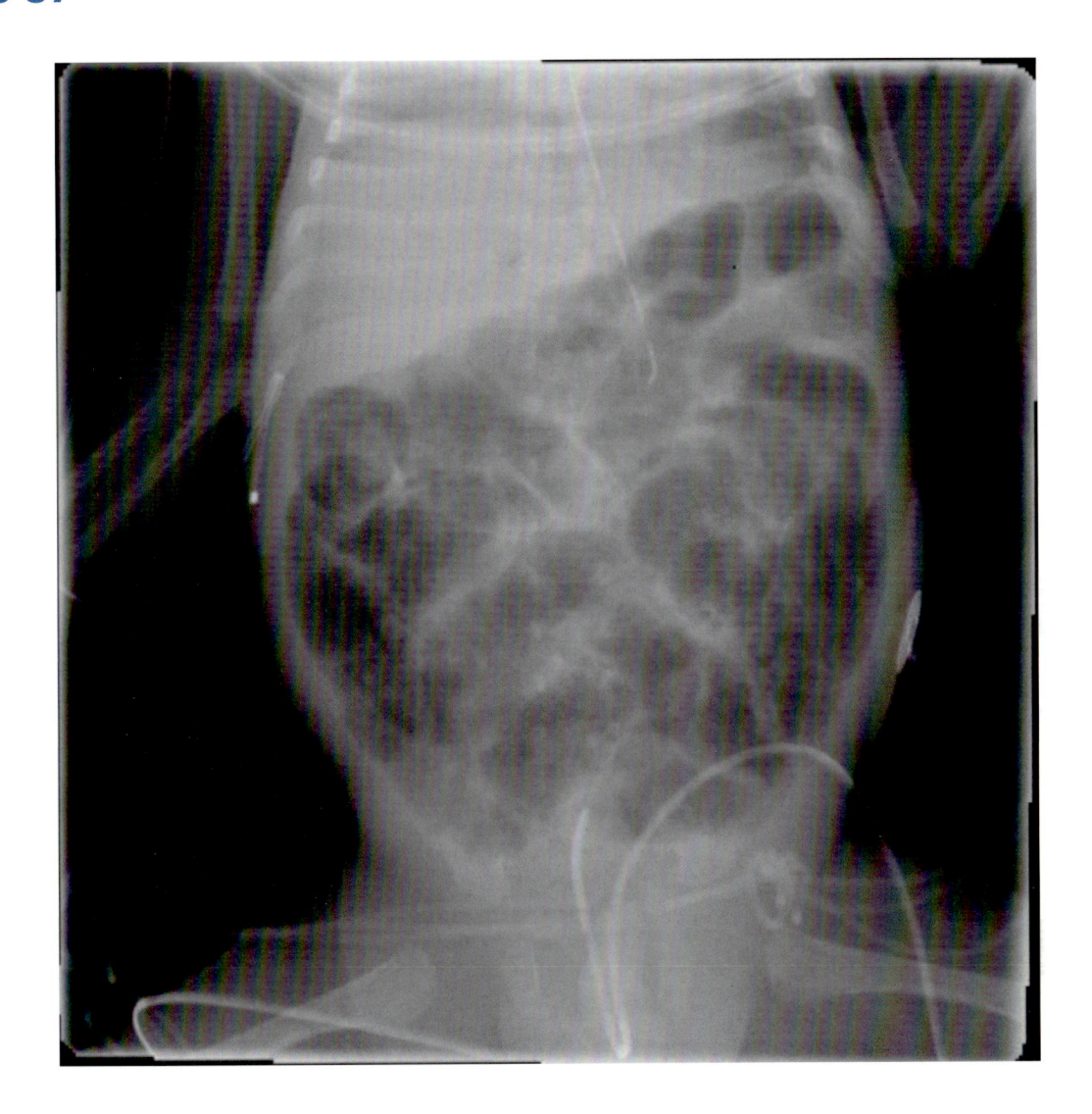

■ **Apresentação Clínica**

Menino prematuro de 25 dias com intolerância alimentar.

■ Achados de Imagem

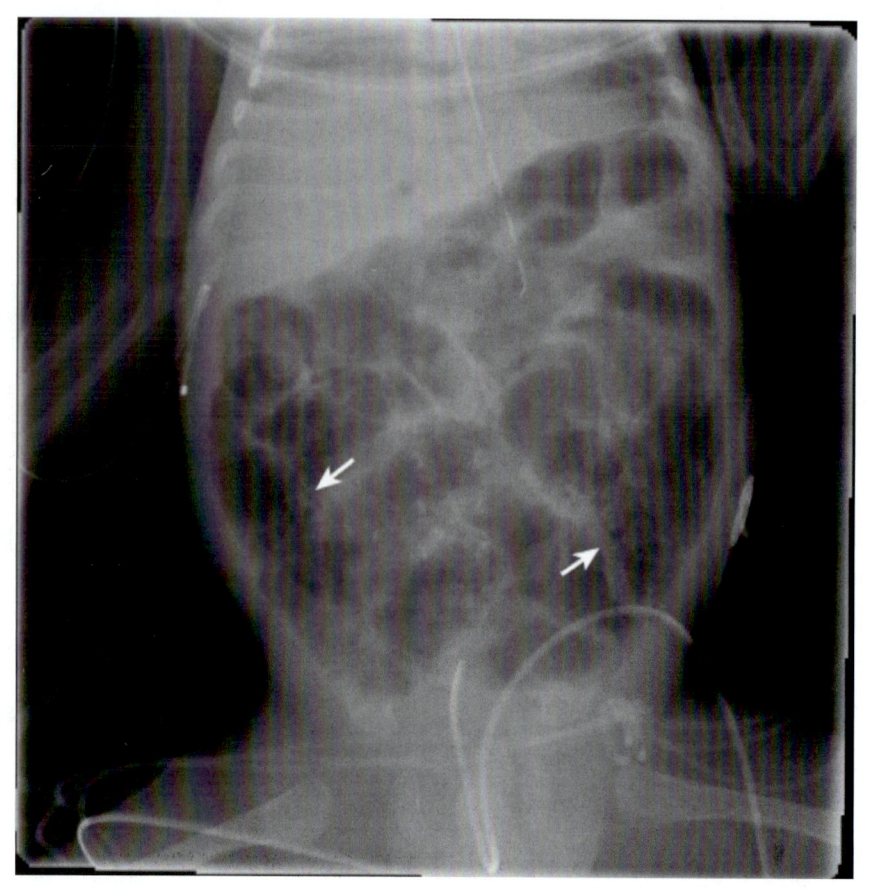

Radiografia abdominal demonstra dilatação de praticamente todo o intestino, com lucências ovoides e curvilíneas na parede do intestino (*setas*), representando pneumatose intestinal.

■ Diagnóstico Diferencial

- **Enterocolite necrosante:** Em uma criança prematura com intolerância alimentar, a pneumatose intestinal é fortemente sugestiva de enterocolite necrosante.
- *Sequela de ventilação mecânica:* Ventilação com bolsa-máscara e intubação esofágica podem causar dilatação anormal do intestino, embora não estejam tipicamente associadas à pneumatose intestinal.
- *Obstrução intestinal distal:* Uma obstrução intestinal distal – por exemplo, da doença de Hirschsprung – poderia causar muitos segmentos de intestino anormalmente dilatado, mas não estaria, em geral, associada à pneumatose intestinal.

■ Fatos Essenciais

- Fortemente associada à prematuridade.
- A apresentação inclui intolerância alimentar, distensão abdominal, fezes sanguinolentas e sepse.
- Acredita-se que seja causada por infecção, isquemia ou ambas.
- A cirurgia é indicada em pacientes com pneumoperitônio.

■ Outros Achados de Imagem

- Distribuição simétrica do gás intestinal.
- Lucências ramificadas sobre o fígado, indicando gás no sistema venoso portal.
- Sinais de pneumoperitônio, incluindo lucência central, gás delineando o ligamento falciforme, gás ao longo do fígado na vista em decúbito e gás nos dois lados da parede do intestino (sinal de Rigler).
- Semanas depois, os pacientes podem desenvolver obstrução intestinal por estenose colônica.

✓ Pérolas e ✗ Armadilhas

- ✓ Em pacientes muito instáveis para radiografia de decúbito, uma radiografia com raios horizontais também pode detectar pneumoperitônio.
- ✓ Radiografias abdominais em série são normalmente indicadas como vigilância para perfuração intestinal.
- ✗ O pneumoperitônio pode ser difícil de detectar em radiografias abdominais em posição supina padrão.

Caso 88

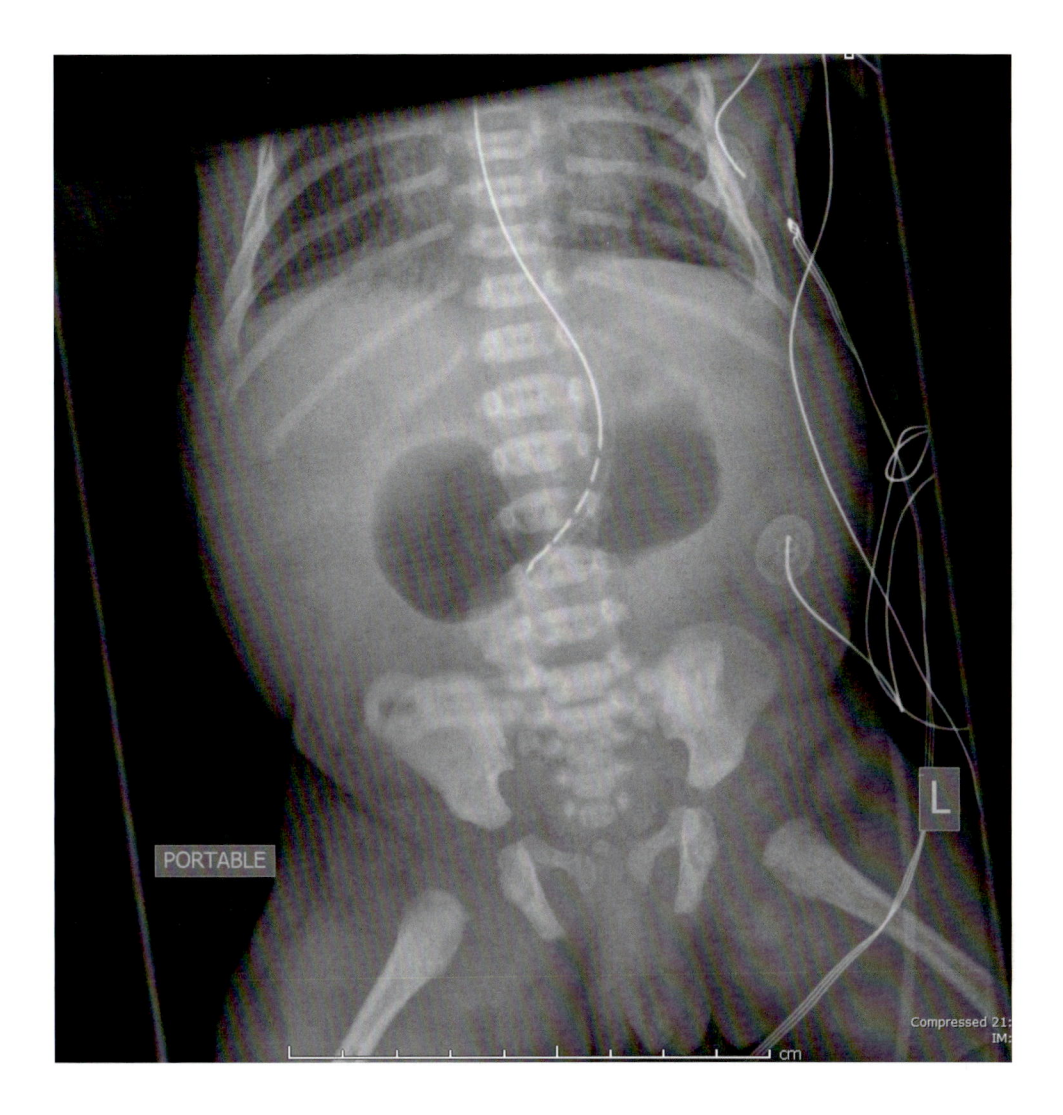

■ Apresentação Clínica

Menina recém-nascida com dificuldade respiratória.

■ Achados de Imagem

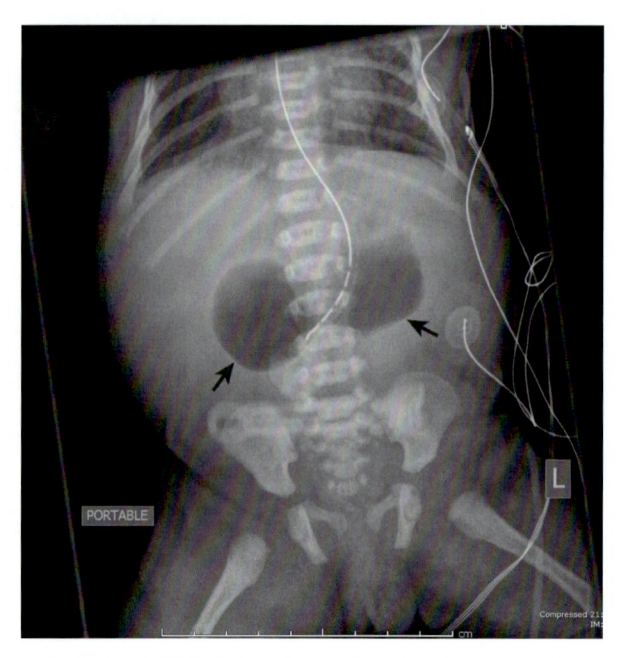

Radiografia frontal do abdome demonstra coleção de gás bilobado (*setas*) na região epigástrica que contém a porção distal de um tubo orogástrico. Nenhum gás intestinal é visível distalmente a este ponto.

■ Diagnóstico Diferencial

- **Atresia duodenal:** É uma dupla bolha clássica, consistindo em estômago e duodeno dilatados sem gás intestinal distal, um achado clássico de atresia duodenal, em que a obstrução duodenal é tipicamente completa.
- *Má rotação com vólvulo do intestino médio*: O vólvulo do intestino médio pode apresentar-se com uma obstrução duodenal de alto grau. No entanto, como a obstrução é, em tais casos, relativamente aguda, o duodeno proximal não deve ser tão dilatado quanto neste caso, e tipicamente há pelo menos algum gás intestinal distal em pacientes com vólvulo.
- *Estenose pilórica hipertrófica:* A estenose pilórica hipertrófica pode apresentar-se com uma grande coleção de gás epigástrico, mas não é um distúrbio congênito e tipicamente não se manifesta antes de 2 semanas de vida. Além disso, há tipicamente apenas uma bolha na estenose hipertrófica do piloro, enquanto esse padrão é mais condizente com uma bolha dupla.

■ Fatos Essenciais

- Como o duodeno foi obstruído ao longo da vida pré-natal, o duodeno frequentemente está bastante dilatado no momento em que o paciente nasce, ajudando a distinguir a atresia duodenal de formas mais agudas de obstrução, como má rotação com vólvulo de intestino médio.
- Em contraste com outras formas de atresia intestinal (que parecem estar relacionadas com a oclusão vascular *in utero*), acredita-se que a atresia duodenal seja decorrente de uma falha de recanalização do intestino no desenvolvimento embrionário tardio.

- Aproximadamente 40% dos pacientes com atresia duodenal apresentam trissomia do cromossomo 21 e cerca de um terço dos pacientes apresenta má rotação.

■ Outros Achados de Imagem

- A radiografia simples deve ser suficiente para fazer o diagnóstico (ou pelo menos para indicar que o paciente precisa de cirurgia), e os estudos de bário geralmente não são indicados.
- Na ultrassonografia pré-natal ou na imagem de MR, o estômago e o duodeno proximal dilatado mostram-se cheios de fluido.
- Por causa da reabsorção intestinal prejudicada do líquido amniótico deglutido, cerca de metade dos casos está associada a polidrâmnio.

✓ Pérolas e ✗ Armadilhas

- ✓ Se o gás intestinal for visto distalmente ao duodeno dilatado, um exame gastrointestinal superior com bário pode ser indicado para avaliar outras causas, como má rotação e membrana duodenal.
- ✗ Alguns pacientes podem desenvolver anormalidades eletrolíticas que exigem correção antes do exame de imagem.

Caso 89

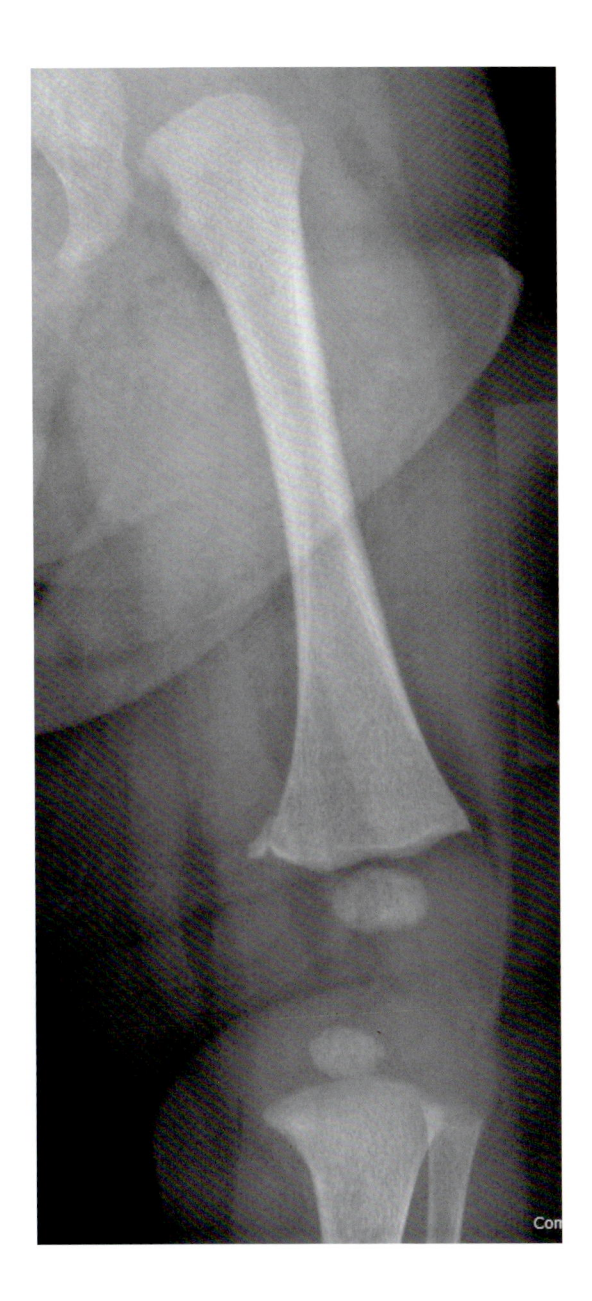

■ **Apresentação Clínica**

Menina de 3 meses com hematomas.

■ Achados de Imagem

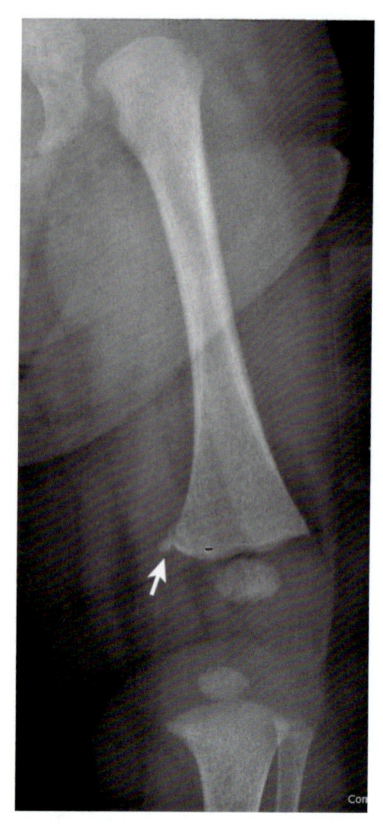

Radiografia frontal do fêmur demonstra um fragmento triangular do osso levemente deslocado inferolateralmente ao longo da metáfise distal do fêmur (*seta*).

■ Diagnóstico Diferencial

- **Lesão metafisária clássica:** Crianças não podem gerar força suficiente para causar tal dano para os ossos, e o achado de tal lesão é indicativo de abuso infantil.
- *Esporão metafisário:* Em crianças, uma forma triangular proeminente pode envolver a metáfise femoral distal, embora não deva haver fenda lucente separando-a do osso.
- *Raquitismo:* O raquitismo pode estar associado a uma aparência irregular e desgastada da metáfise distal, mas não deve haver uma linha de fratura separando-a da raiz.

■ Fatos Essenciais

- Mais comum no fêmur distal, mas também na tíbia, úmero e rádio.
- De uma perspectiva diferente, a mesma fratura pode ter uma aparência de "alça de balde".
- Acredita-se que seja uma lesão causada por sacudidas ou torção.
- As radiografias subsequentes em 1 ou 2 semanas mostram, frequentemente, uma reação periosteal clara da cicatrização.

■ Outros Achados de Imagem

- A imagem da CT ou MR craniana pode mostrar evidências de lesão intracraniana, como hematoma subdural.
- O exame ósseo de medicina nuclear é relativamente insensível em razão da alta captação normal na fise.
- Radiografias de acompanhamento em 1 a 2 semanas podem revelar outras lesões inicialmente ocultas.

✓ Pérolas e ✗ Armadilhas

✓ Os achados suspeitos de abuso devem ser compartilhados com o médico solicitante.
✗ A não obtenção de imagens subsequentes pode fazer com que as lesões passem despercebidas.

Caso 90

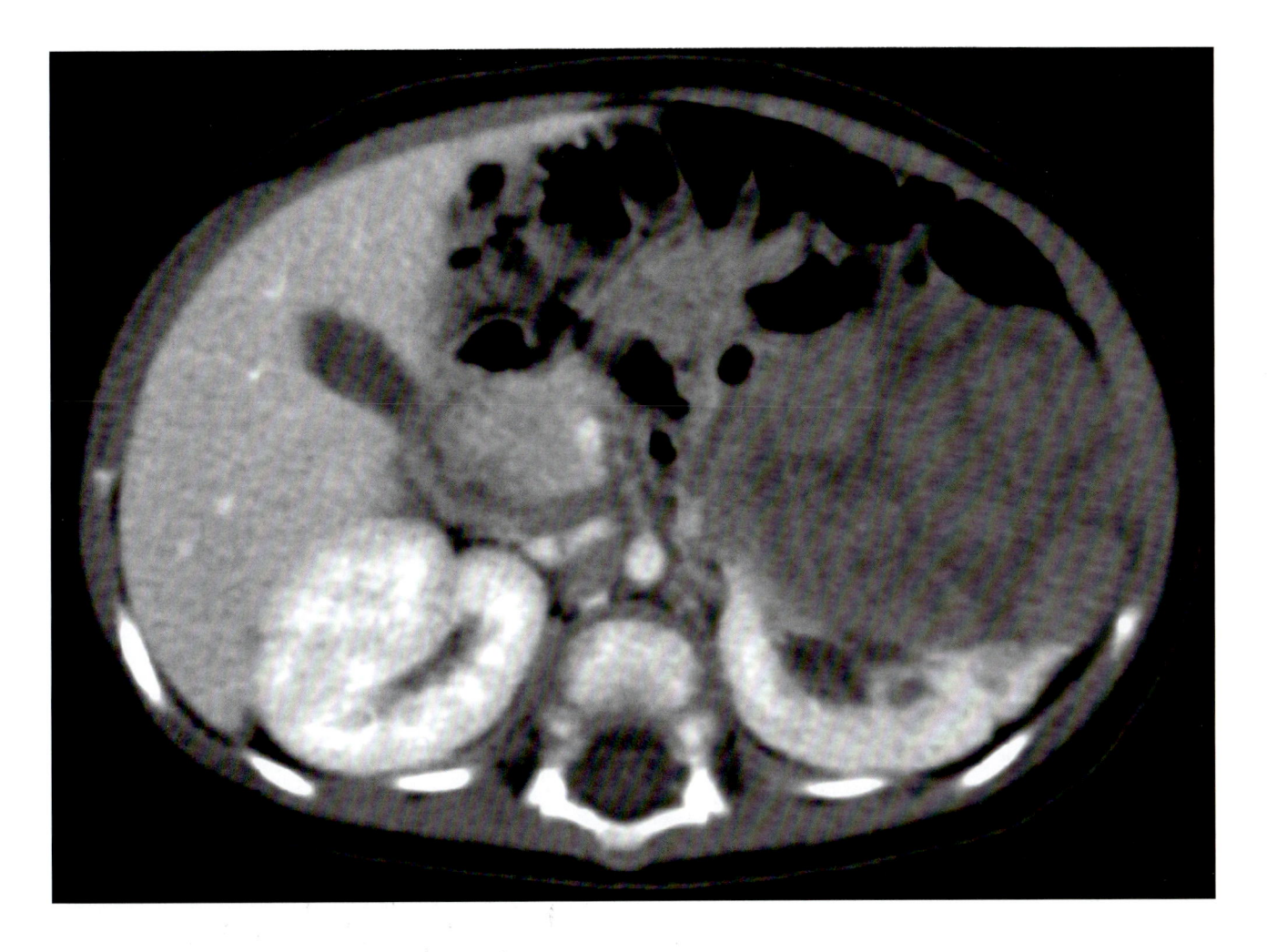

■ **Apresentação Clínica**

Menino previamente saudável, com 8 meses de idade, apresentando hematúria e febre.

Achados de Imagem

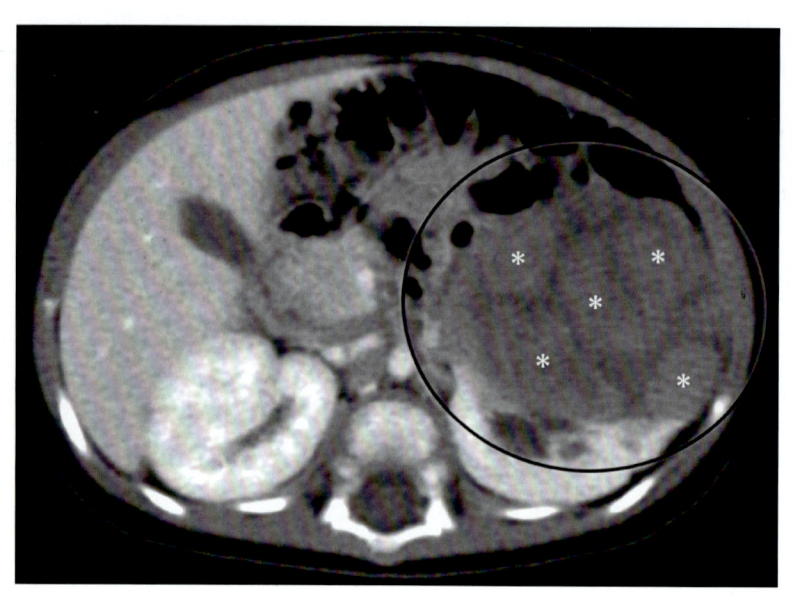

Imagem de CT axial pós-contraste do abdome. Há uma grande massa heterogênea (*círculo*) surgindo do rim esquerdo. Dentro da massa, parece haver lóbulos redondos (*asteriscos*) separados por áreas hipointensas.

Diagnóstico Diferencial

- **Tumor rabdoide do rim:** Grande massa de tecido mole heterogênea envolvendo o hilo renal com lóbulos de tumor separados por áreas de necrose ou hemorragia de baixa densidade é condizente com o tumor rabdoide.
- *Tumor de Wilms:* O tumor de Wilms também pode aparecer como grande massa heterogênea e é muito mais comum do que o tumor rabdoide. Não tem formação de lóbulo dentro do tumor.
- *Angiomiolipoma:* Embora haja baixa densidade nessa lesão, ela não é baixa o suficiente para ser gordurosa. Em crianças, os angiomiolipomas são raros em pacientes que não têm esclerose tuberosa.

Fatos Essenciais

- 80% dos tumores rabdoides ocorrem em crianças com menos de 2 anos de idade, com a grande maioria diagnosticada entre os 6 e os 12 meses de idade.
- Associado a tumores intracranianos primários síncronos ou metacrônicos (geralmente plano mediano na fossa posterior) ou metástases cerebrais iniciais.
- Altamente agressivo, com a maioria dos pacientes apresentando doença avançada.

Outros Achados de Imagem

- Os tumores rabdoides frequentemente são compostos de lóbulos separados por áreas escuras de necrose ou hemorragia. Calcificações lineares costumam delinear os lóbulos do tumor.
- Muitas vezes têm coleções de fluidos subcapsulares/hematomas.
- Invasão da veia renal e da veia cava inferior, bem como invasão local, é comum.
- Mais comumente metastatiza para os pulmões e, menos frequentemente, para o fígado, abdome, cérebro, linfonodos ou esqueleto.

✓ Pérolas e × Armadilhas

- ✓ Ocorre exclusivamente em crianças.
- ✓ Pode causar hipercalcemia em decorrência do nível elevado de paratormônio.
- ✓ Tem o pior prognóstico de todos os tumores renais pediátricos.
- × Sem uma neoplasia cerebral associada, o tumor rabdoide muitas vezes é indistinguível de tumor de Wilms.
- × Embora as coleções de fluido subcapsular sejam frequentes nos tumores rabdoides, uma neoplasia renal pediátrica com coleção de fluido subcapsular ainda é mais provável de representar o tumor de Wilms do que o tumor rabdoide, em decorrência da raridade dos tumores rabdoides.
- × A maioria dos tumores renais malignos pediátricos, incluindo Wilms, rabdoide, sarcoma de células claras e carcinoma de células renais, tem características de imagem semelhantes. A avaliação patológica é necessária para um diagnóstico definitivo.

Caso 91

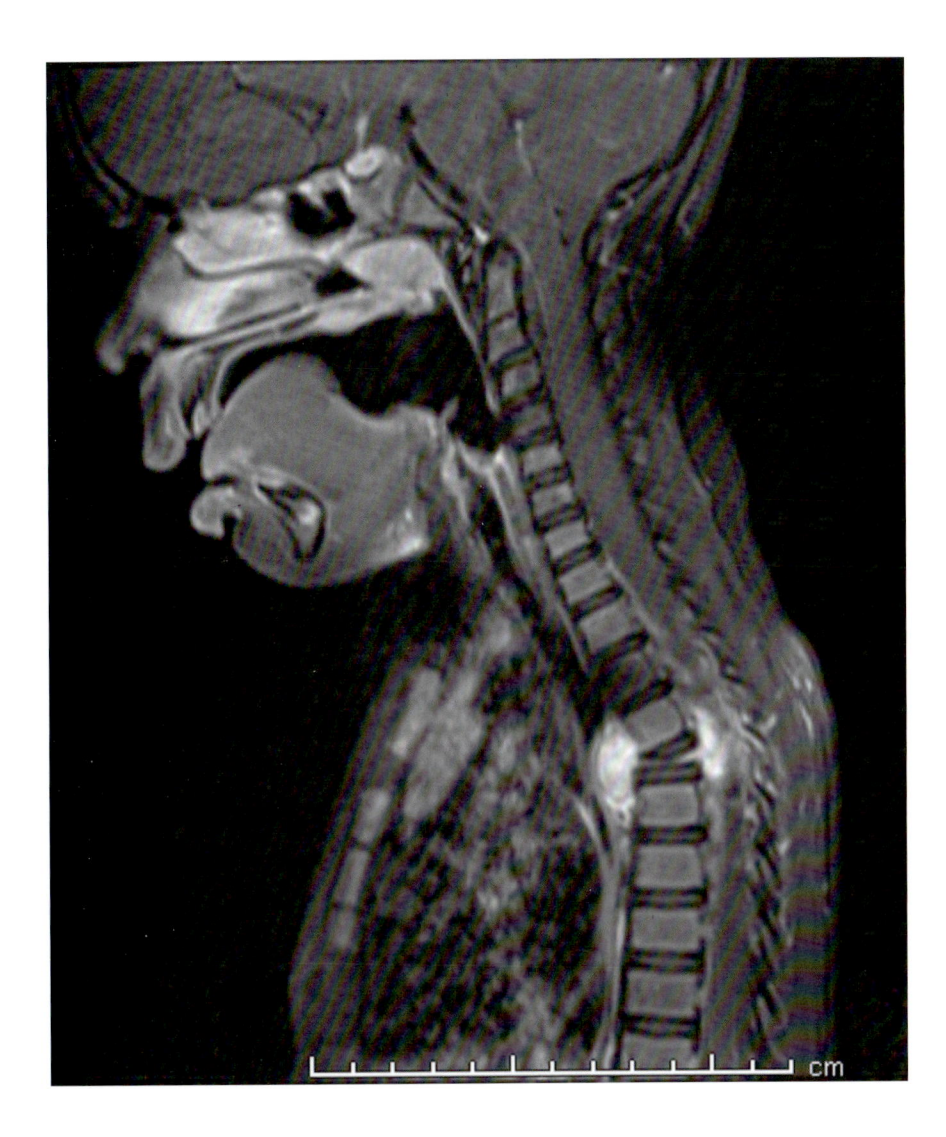

■ Apresentação Clínica

Um menino de 5 anos com dor nas costas.

■ Achados de Imagem

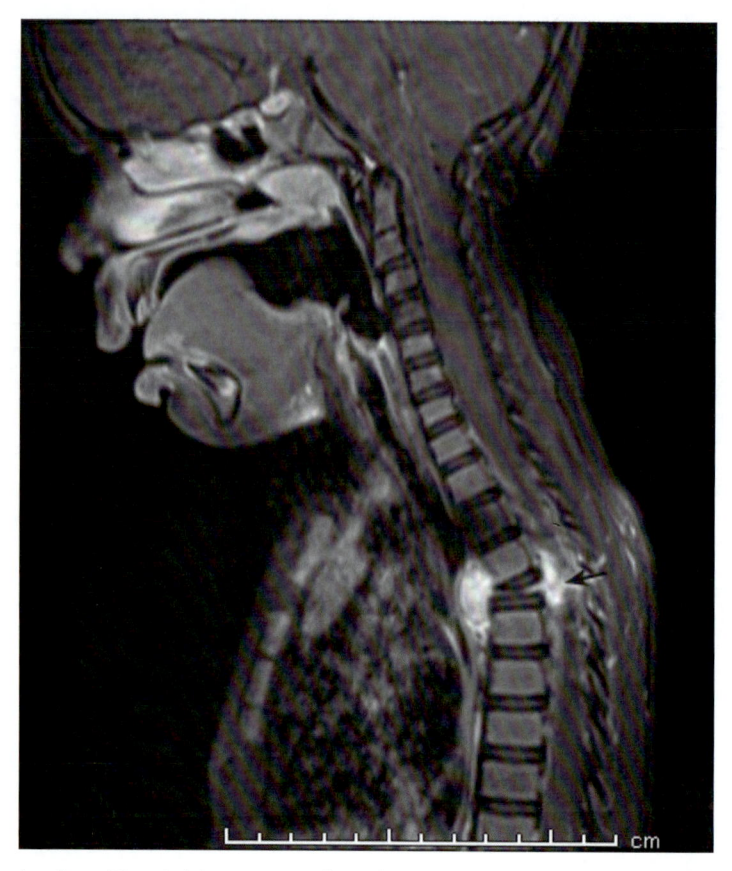

Imagem de MR pós-contraste ponderada em T1 sagital demonstra o colapso do quinto corpo vertebral torácico (vértebra plana) com cifose focal e realce epidural anormal aumentado (*seta*).

■ Diagnóstico Diferencial

- **Histiocitose de células de Langerhans:** A combinação de vértebra plana e inflamação circundante sem evidência de discite é fortemente sugestiva de histiocitose de células de Langerhans.
- *Osteomielite:* A osteomielite pode causar uma aparência semelhante de colapso vertebral associado ao abscesso epidural, embora seja incomum haver osteomielite tão grave sem evidência de discite.
- *Leucemia:* A leucemia também pode causar vértebra plana, embora o grau de realce epidural seja incomum.

■ Fatos Essenciais

- Processo inflamatório ou neoplásico com proliferação de células dendríticas ativadas.
- Com o envolvimento ósseo, as lesões com frequência são líticas, geralmente sem borda esclerótica.
- A maioria dos pacientes tem envolvimento de apenas um osso.
- O prognóstico piora com o envolvimento do fígado, baço e pulmões.

■ Outros Achados de Imagem

- Anteriormente conhecido como granuloma eosinofílico.
- Mais comumente encontrado no crânio, onde a tábua interna demonstra destruição óssea mais ampla do que a tábua externa (borda biselada).
- Com o envolvimento da mandíbula, pode produzir uma aparência radiográfica de "dentes flutuantes".
- As lesões podem parecer escleróticas durante a cicatrização.

✓ Pérolas e ✗ Armadilhas

✓ Devem ser considerados no caso de múltiplas lesões ósseas líticas.
✗ O exame ósseo de medicina nuclear pode produzir falsos negativos. Inventário ósseo radiográfico ou MR de corpo inteiro ou tomografia por emissão de pósitrons/CT podem ser indicados.

Caso 92

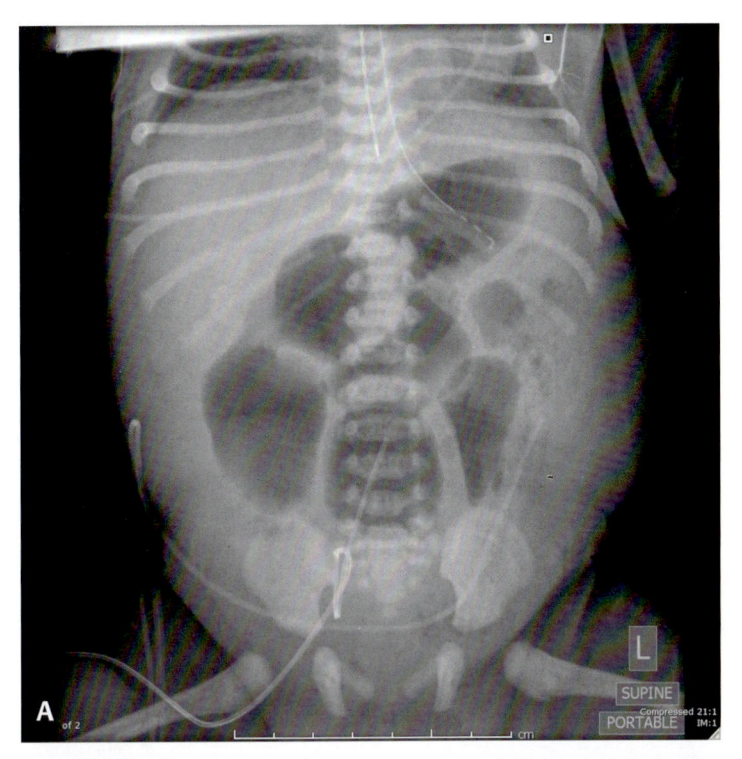

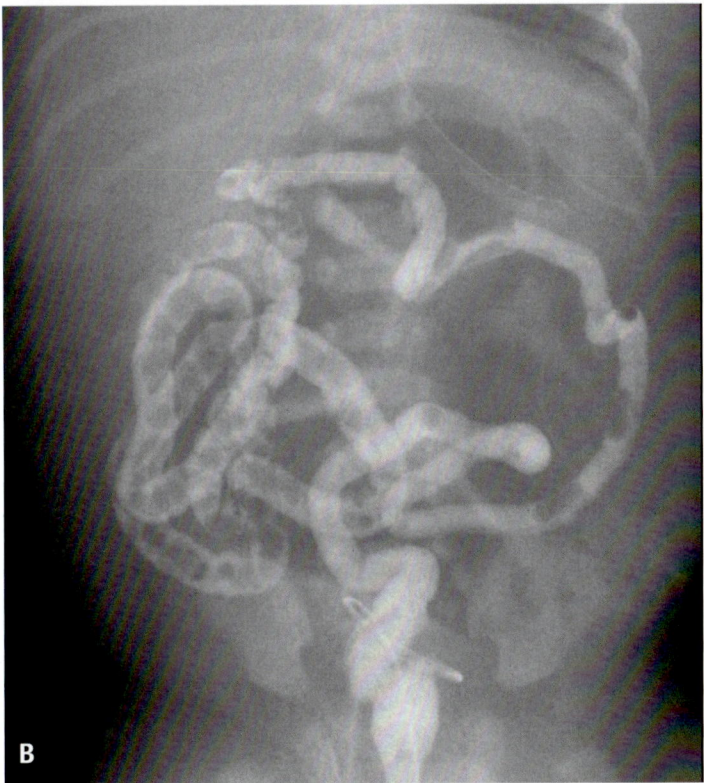

■ **Apresentação Clínica**

Recém-nascido de 1 dia de idade com distensão abdominal e ausência de eliminação de mecônio.

Achados de Imagem

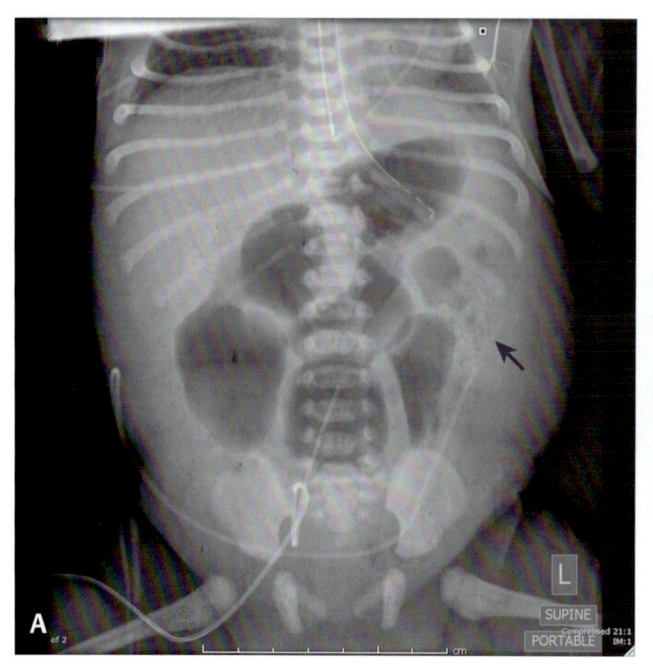

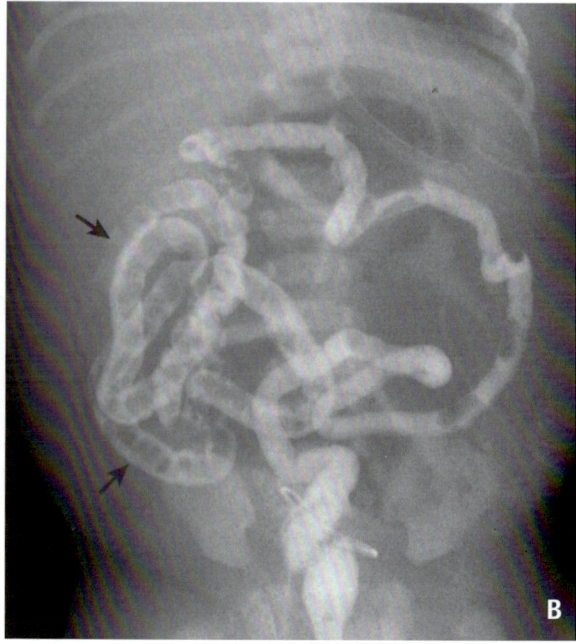

(**A**) Radiografia abdominal demonstra vários segmentos de intestino marcadamente dilatados, com algumas lucências bolhosas no lado esquerdo do abdome (*seta*). O padrão geral sugere uma obstrução intestinal distal. Observe também uma ponta de sonda de temperatura no esôfago distal, a ponta de um tubo orogástrico no estômago e uma ponta de cateter de artéria umbilical no nível da quarta vértebra lombar. (**B**) Uma radiografia abdominal de um exame de enema contrastado demonstra um cólon de pequeno calibre com refluxo de contraste para o íleo não dilatado, contendo defeitos de preenchimento, no lado direito do abdome (*setas*). O contraste não reflui para o intestino dilatado mais próximo.

Diagnóstico Diferencial

- **Íleo meconial:** Embora as lucências bolhosas vistas no íleo meconial estejam tipicamente no quadrante inferior direito, sua presença é sugestiva de íleo meconial. O enema de contraste, no entanto, é diagnóstico, com um microcólon completo e refluxo de contraste em segmentos não dilatados contendo mecônio do íleo distal.
- *Atresia ileal:* Atresia ileal também se manifesta como microcólon, mas o íleo distal não é tão preenchido com mecônio como neste caso. Além disso, a atresia ileal geralmente não exibe as lucências bolhosas vistas na radiografia simples neste caso.
- *Síndrome do tampão meconial:* Na síndrome do tampão meconial, apenas o lado esquerdo do cólon deve ser pequeno em calibre, com uma transição para o cólon dilatado na flexura esplênica. Neste caso, há um microcólon total.

Fatos Essenciais

- O enema de contraste pode melhorar não apenas o diagnóstico, mas também a terapêutica, porque o material de contraste pode ajudar a soltar mecônio espessado e drenar água para o intestino, com efeito catártico.
- A maioria dos pacientes com íleo meconial apresenta fibrose cística.
- Pacientes mais velhos com fibrose cística podem desenvolver síndrome de obstrução intestinal distal, que se assemelha ao íleo meconial.

Outros Achados de Imagem

- Se o intestino tiver sido perfurado *in utero*, uma radiografia abdominal pode mostrar massa de tecido mole contendo calcificações, sugerindo um cisto de mecônio.
- Na ultrassonografia pré-natal existem múltiplos segmentos de alças intestinais dilatadas e contendo fluidos.
- Na MR pré-natal, o mecônio aparece brilhante nas imagens ponderadas em T1.

✓ Pérolas e ✗ Armadilhas

- ✓ Os problemas pulmonares da fibrose cística são geralmente mais graves naqueles que se apresentaram com íleo meconial quando lactentes.
- ✗ Em alguns pacientes, mais de um enema contrastado pode ser tentado nos primeiros dias de vida, na esperança de estimular a passagem do mecônio. Se a obstrução intestinal persistir, indica-se cirurgia.

Caso 93

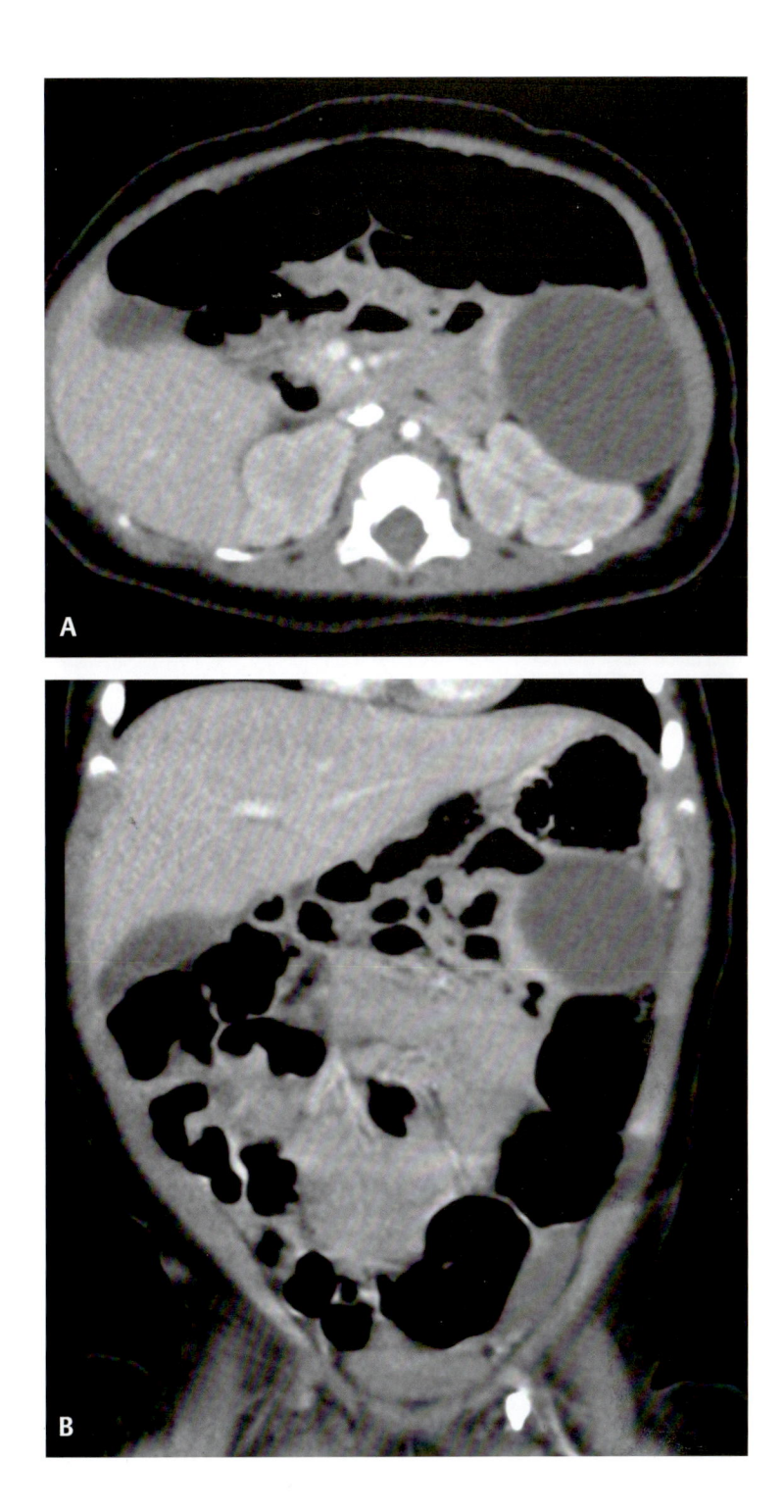

■ Apresentação Clínica

Menina de 2 meses com massa no quadrante superior esquerdo.

Achados de Imagem

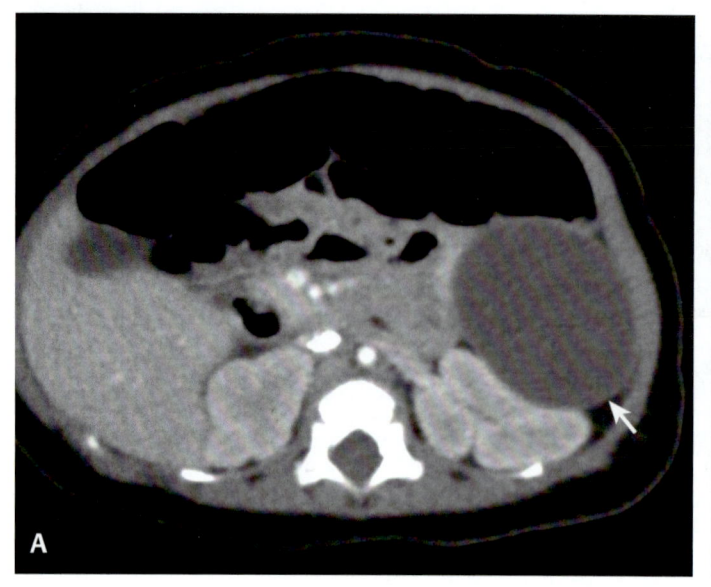

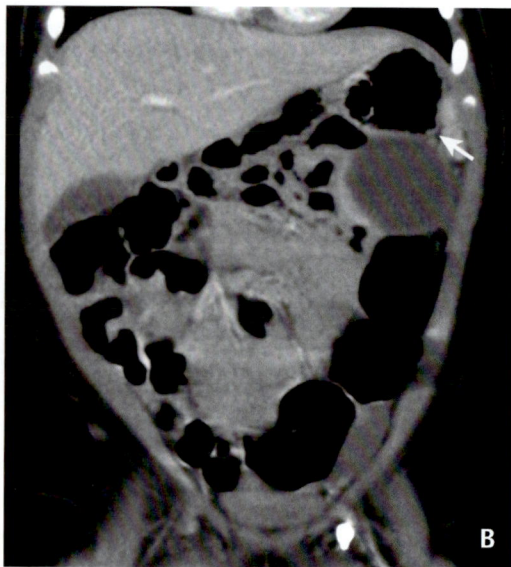

(**A**) A imagem de tomografia axial pós-contraste axial do abdome demonstra cisto grande, oval, bem circunscrito no quadrante superior esquerdo que tem uma parede fina, regular e bem definida (*seta*). Não parece estar surgindo de qualquer estrutura particular nesta imagem. (**B**) A imagem coronal pós-contraste do CT demonstra os mesmos achados e mostra que uma porção do cisto e a maior curvatura do estômago são contíguas entre si (*seta*).

Diagnóstico Diferencial

- **Cisto de duplicação gástrica:** Deve-se suspeitar de cistos de duplicação quando o cisto apresentar parede bem definida e tem limites com uma porção do trato gastrointestinal.
- *Malformação linfática:* Essas lesões podem aparecer como cistos, mais comumente associadas ao cólon, ao duodeno ou ao estômago, mas em geral têm aparência multicística.
- *Pseudocisto pancreático:* Essas lesões também podem crescer até apresentar grande tamanho e ter uma parede bem definida; elas são frequentemente localizadas adjacentes ao pâncreas e, por serem inflamatórias, a parede geralmente é mais espessa. Além disso, os pacientes devem ter histórico de pancreatite.

Fatos Essenciais

- Lesões congênitas.
- Mais comumente envolvem o íleo, o esôfago e o intestino grosso.
- As perfurações são especialmente prováveis se o cisto contiver mucosa gástrica ectópica.

Outros Achados de Imagem

- Massa de tecido mole em radiografias simples.
- Comunica-se com o lúmen intestinal em alguns casos.
- Aspecto ultrassonográfico típico, com mucosa ecogênica interna e camada externa hipoecoica de músculo liso.

✓ Pérolas e ✗ Armadilhas

✓ Como os cistos duplicados compartilham um suprimento sanguíneo com a porção adjacente do trato gastrointestinal, suas paredes devem demonstrar características semelhantes de realce.

✗ O fluido interno pode tornar-se hiperecoico ou demonstrar atenuação aumentada se o cisto se tornar hemorrágico ou se infectar.

Caso 94

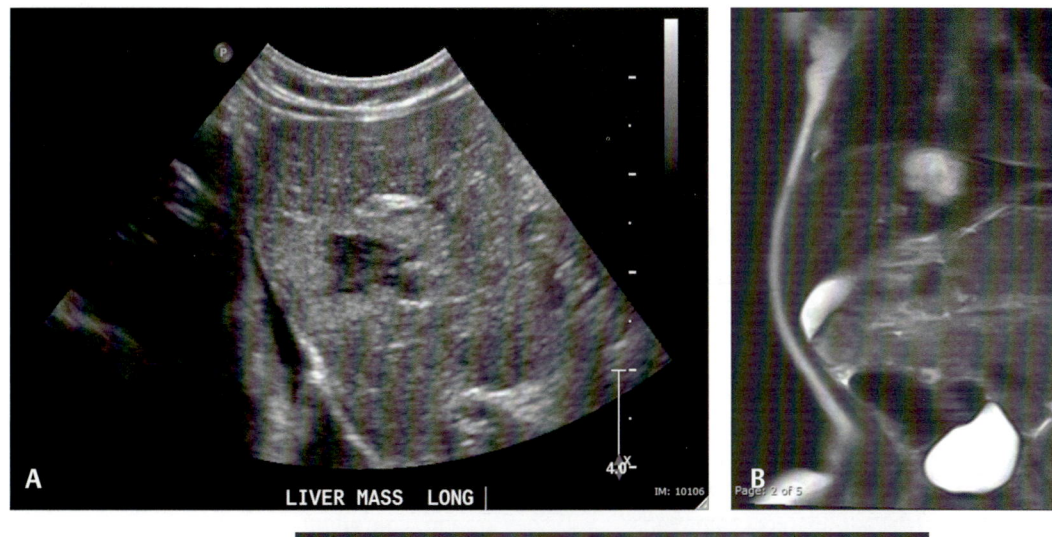

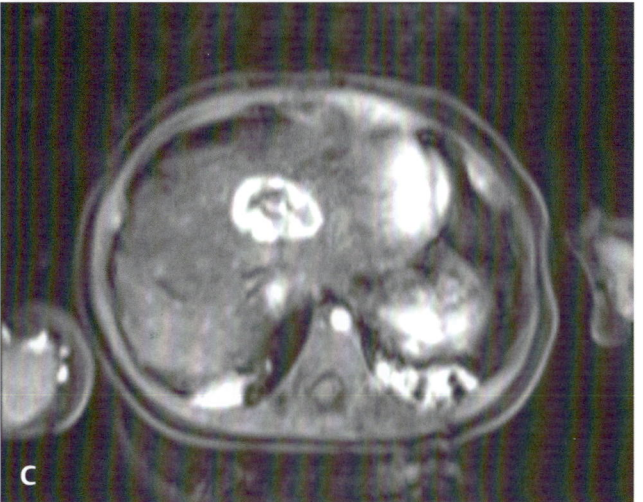

■ Apresentação Clínica

Menina de 3 meses com massa abdominal.

■ Achados de Imagem

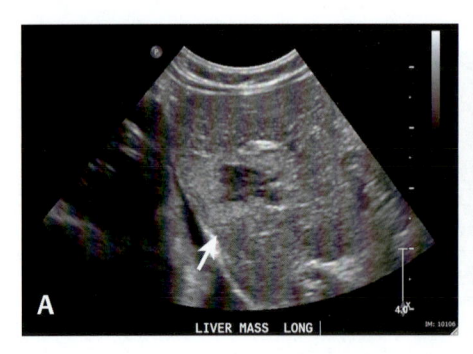

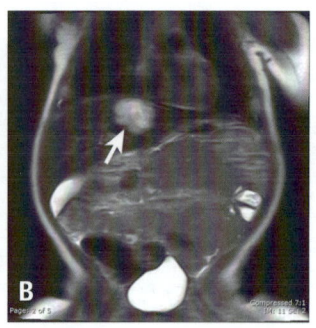

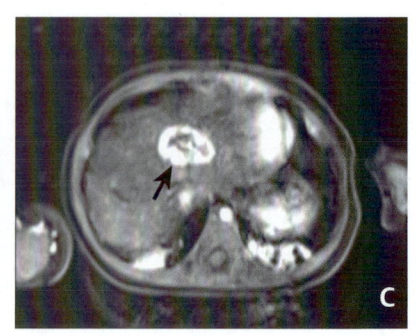

(A) Imagem ultrassonográfica longitudinal do fígado demonstra massa um tanto hiperecoica (*seta*) com região central hipoecoica. (B) Imagem de MR coronal, sensível a fluidos, demonstra massa hiperintensa um tanto heterogênea no lobo esquerdo do fígado (*seta*). (C) Imagem pós-contraste axial ponderada em T1 demonstra realce periférico da massa (*seta*).

■ Diagnóstico Diferencial

- **Hemangioendotelioma infantil:** Pode aparecer como uma massa solitária bem definida, demonstrando frequentemente necrose central.
- **Hepatoblastoma:** Também se apresenta, em geral, como uma massa solitária e bem definida, mas frequentemente é maior e está associado a níveis elevados de α-fetoproteína.
- **Hamartoma mesenquimal:** Também se apresenta como uma massa bem definida e solitária, mas tipicamente tem aparência multicística.

■ Fatos Essenciais

- Podem ser solitários, multifocais ou difusos.
- O realce geralmente progride da periferia para o centro da massa, embora as lesões possam nunca se preencher completamente por causa da necrose central.
- Lesões grandes podem causar *shunting* da esquerda para a direita e insuficiência cardíaca.
- A maioria involui ao longo dos meses.

■ Outros Achados de Imagem

- Lesões grandes com *shunt* significativo da esquerda para a direita estão tipicamente associadas a achados clínicos e radiográficos (tórax) de insuficiência cardíaca congestiva.
- Tais lesões estão associadas a uma diminuição marcante do calibre da aorta abaixo do nível da artéria celíaca.
- Pode estar associado a hemangiomas cutâneos.

✓ Pérolas e ✗ Armadilhas

✓ A presença de insuficiência cardíaca congestiva em uma criança sem uma anormalidade cardíaca subjacente deve levar à busca de um *shunt* periférico da esquerda para a direita, incluindo ultrassonografia do fígado para hemangioendotelioma infantil e ultrassonografia do cérebro para malformação da veia de Galeno.

✗ É importante não esquecer que o hemangioendotelioma infantil pode estar associado a hipotireoidismo grave.

Caso 95

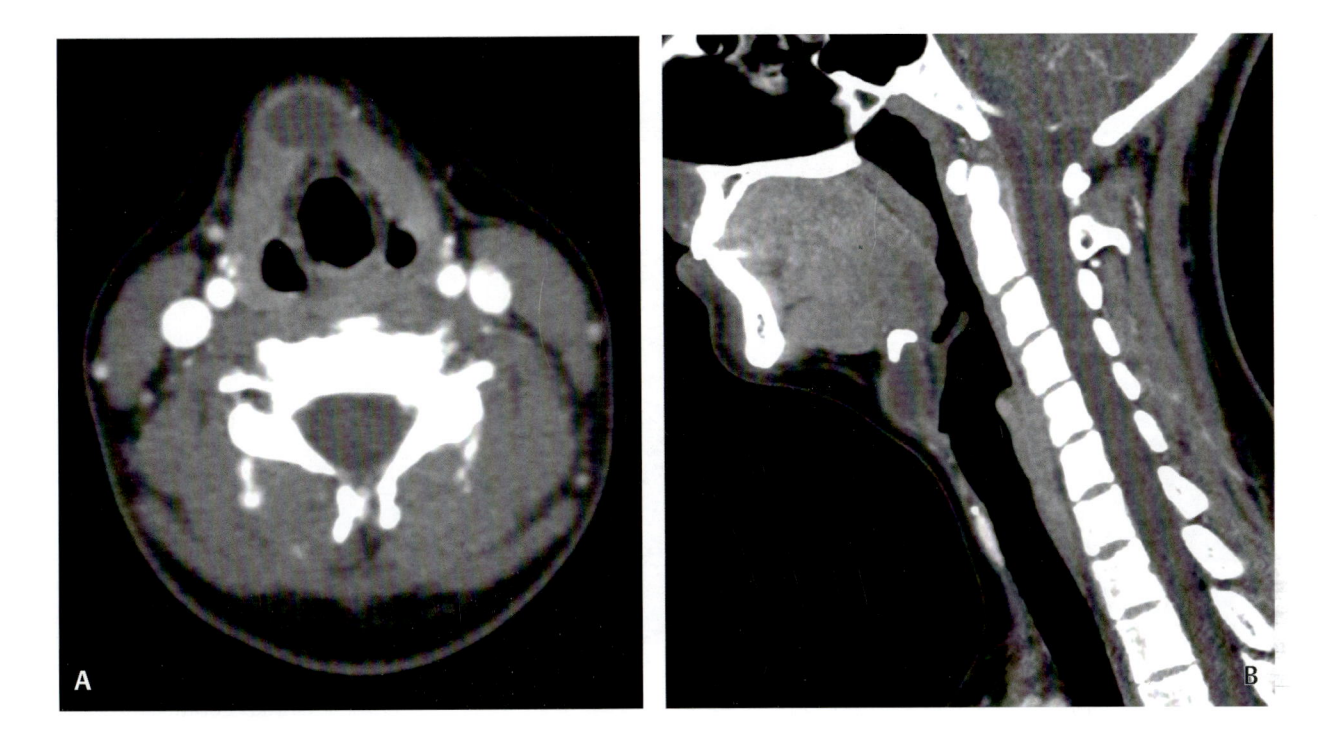

Apresentação Clínica

Menina de 15 anos com história de massa da linha média.

■ Achados de Imagem

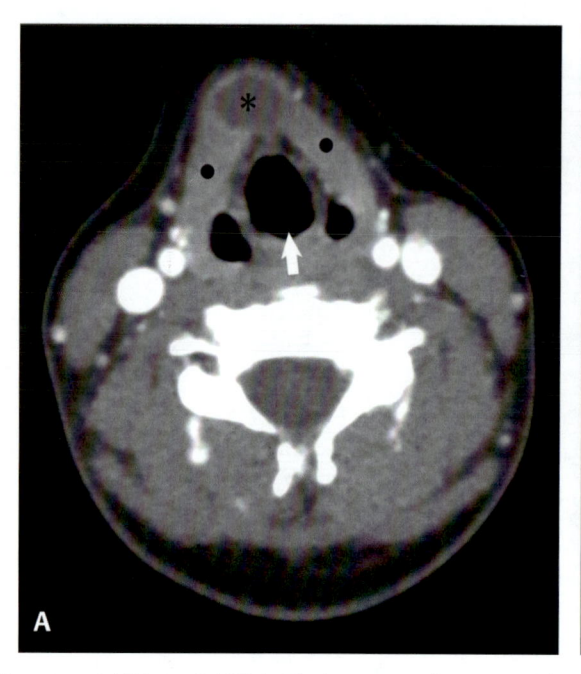

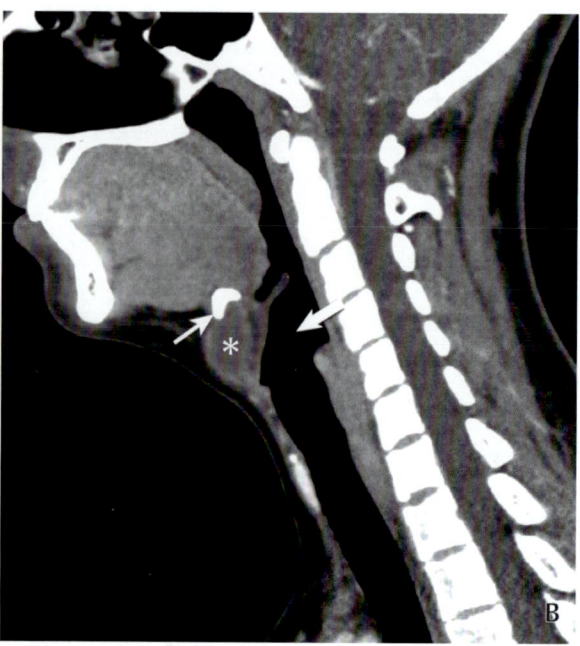

(**A, B**) Imagens axial (**A**) e sagital (**B**) de CT pós-contraste do pescoço. Há massa cística (*asterisco*) que se estende desde a borda inferior do hioide (*seta*), com realce fino e bem definido na borda. Anteriormente, está aninhada entre a margem da linha média dos músculos infra-hióideos (*pontos*), anterior à laringe (*seta grossa*).

■ Diagnóstico Diferencial

- **Cisto do ducto tireoglosso:** A localização e a aparência do cisto fazem dele o melhor diagnóstico.
- **Cisto dermoide:** A falta de gordura intralesional torna-o improvável.
- **Cisto de fenda branquial:** São muito menos comuns do que os cistos do ducto tireoglosso. Eles geralmente estão fora da linha média, localizados na borda anteromedial do músculo esternoclidomastóideo, lateralmente à carótida ou posterior à glândula submandibular. Na maioria das vezes, eles estão no nível do ângulo mandibular.

■ Fatos Essenciais

- Os cistos do ducto tireoglosso são a massa cervical congênita mais comum.
- O ducto tireoglosso segue do forame cego na língua e se estende inferiormente no pescoço. Segue anterior ao osso hioide e aos músculos infra-hióideos para a glândula tireóidea no pescoço inferior. Um cisto do ducto tireoglosso pode ocorrer em qualquer local ao longo do trajeto do ducto, embora a maioria seja infra-hióidea.
- Os cistos do ducto tireoglosso geralmente se apresentam como massas indolores, mas podem infectar-se.

■ Outros Achados de Imagem

- A ultrassonografia geralmente demonstra massa hipoecoica bem demarcada na linha média do pescoço anterior, perto do osso hioide ou paramediana, dentro dos músculos infra-hióideos.
- Na MR, um cisto do ducto tireoglosso descomplicado apresenta baixa intensidade de sinal nas imagens ponderadas em T1 e alta intensidade de sinal nas imagens ponderadas em T2. A parede do cisto pode ter realce de contraste. O sinal nas imagens ponderadas em T1, no entanto, depende do conteúdo do cisto.

✓ Pérolas e ✗ Armadilhas

- ✓ Em geral, os cistos do ducto tireoglosso estão a até 2 cm da linha média.
- ✓ Quando cistos do ducto tireoglosso estão localizados fora da linha média, eles geralmente estão inseridos ao lado da cartilagem tireoide.
- ✓ Um cisto do ducto tireoglosso classicamente eleva com a protrusão da língua.
- ✗ Quanto mais inferiormente o cisto estiver localizado, maior a probabilidade de estar fora da linha média.
- ✗ 1% dos cistos está associado a doenças malignas da tireoide (geralmente, carcinoma papilar da tireoide).

Caso 96

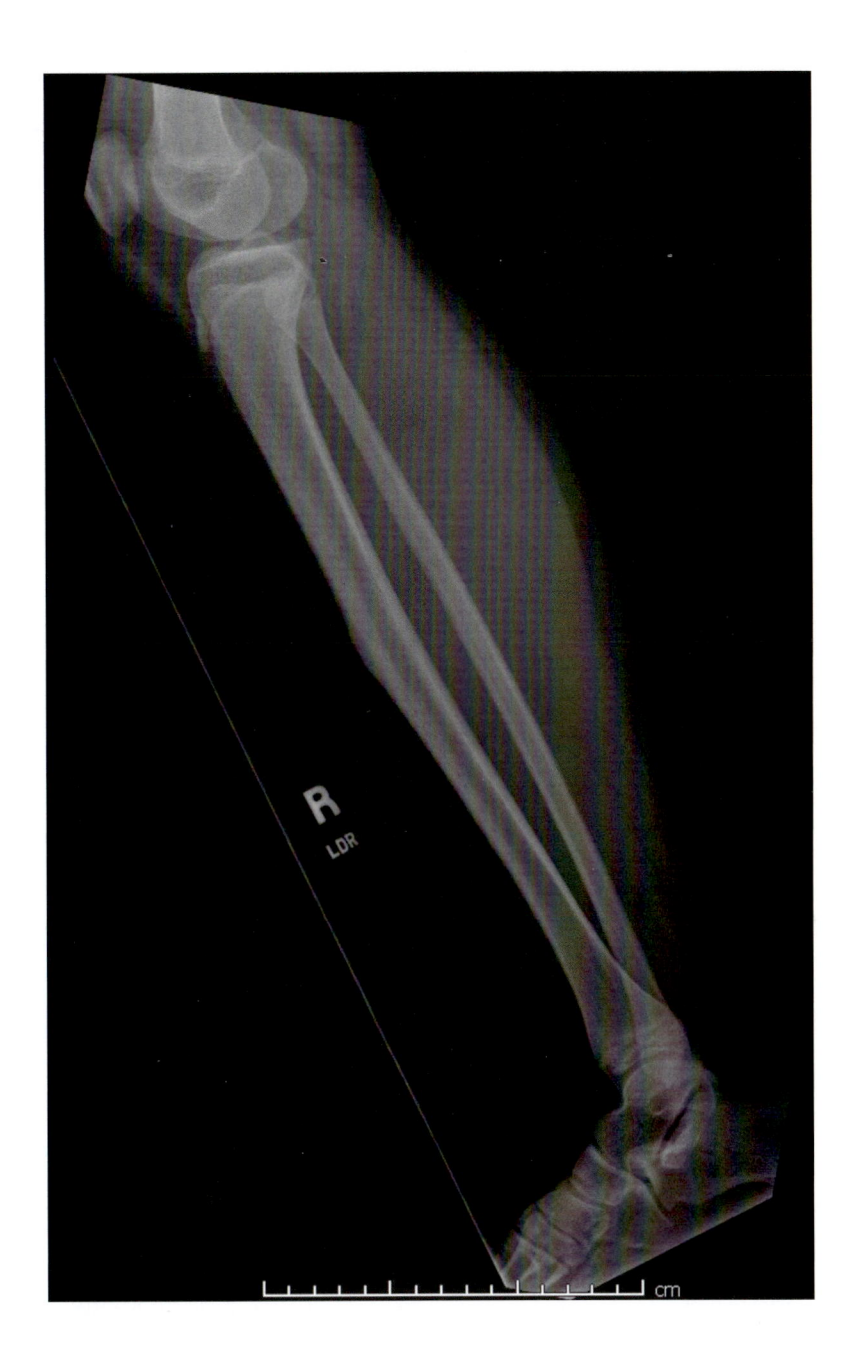

■ Apresentação Clínica

Menina de 12 anos com dor tibial anterior persistente.

■ Achados de Imagem

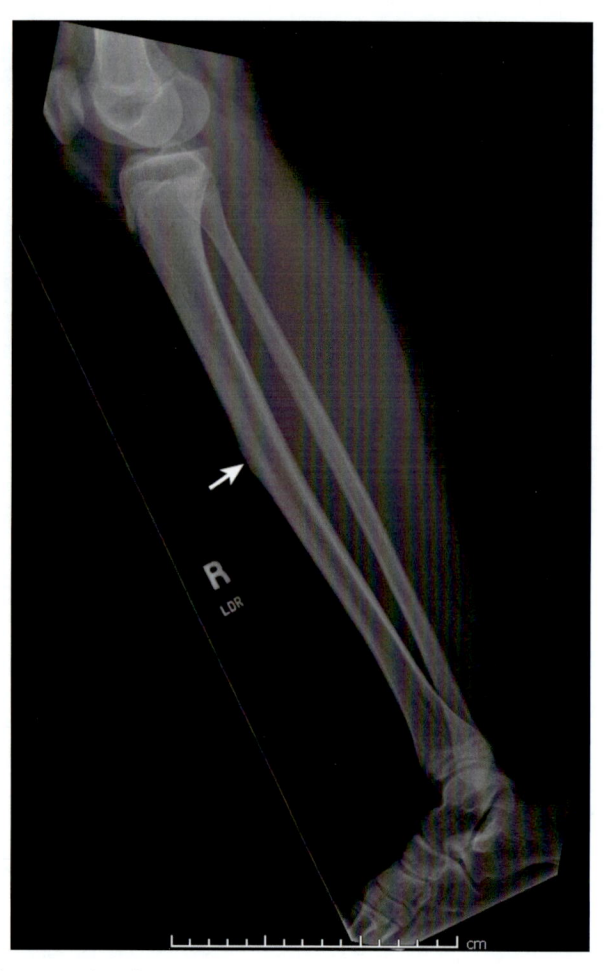

A radiografia lateral da tíbia e da fíbula demonstra área de espessamento cortical ao longo da tíbia anterior, que também demonstra lucência linear um pouco mal definida, perpendicular ao eixo anterior do osso (*seta*).

■ Diagnóstico Diferencial

- **Lesão por estresse tibial:** A apresentação clínica, a localização e a aparência dessa lesão são fortemente sugestivas de lesão por estresse tibial.
- *Osteomielite:* Uma osteomielite bastante indolente poderia causar essa reação periosteal espessa, mas o processo parece estar confinado ao córtex, e a lucência na lesão é incomumente linear para um processo infeccioso.
- *Osteoma osteoide:* Osteoma osteoide pode causar reação periosteal focal densa com um *nidus* lucente, mas neste caso a lucência central é incomumente linear.

■ Fatos Essenciais

- Em um paciente saudável, sem lesão preexistente no local, tal lesão seria caracterizada como uma lesão por estresse ou talvez uma fratura incompleta.
- Nenhum episódio definido de trauma ou início abrupto dos sintomas.
- Se a atividade não for reduzida, pode evoluir para uma fratura franca por estresse.

■ Outros Achados de Imagem

- O sinal da medula pode ser diminuído em imagens ponderadas em T1 e aumentado em imagens ponderadas em T2.
- Maior captação focal no exame ósseo de medicina nuclear.

✓ Pérolas e ✗ Armadilhas

- ✓ A história e as radiografias simples geralmente são suficientes para o diagnóstico.
- ✗ É importante prestar atenção ao aviso de tais lesões para evitar fraturas mais graves.

Caso 97

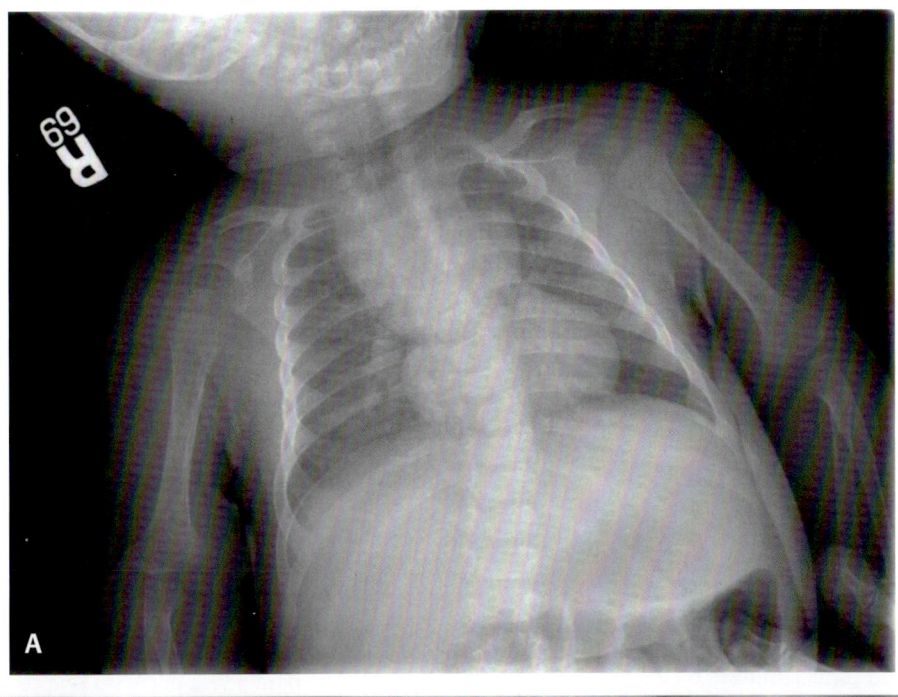

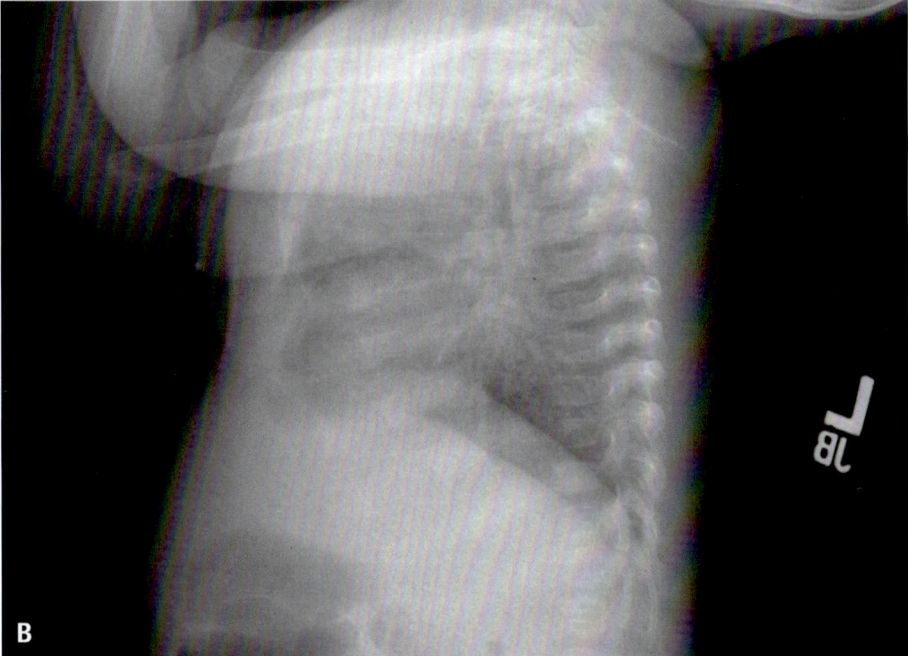

■ Apresentação Clínica

Menino de 3 meses que apresenta tosse e hipóxia.

■ Achados de Imagem

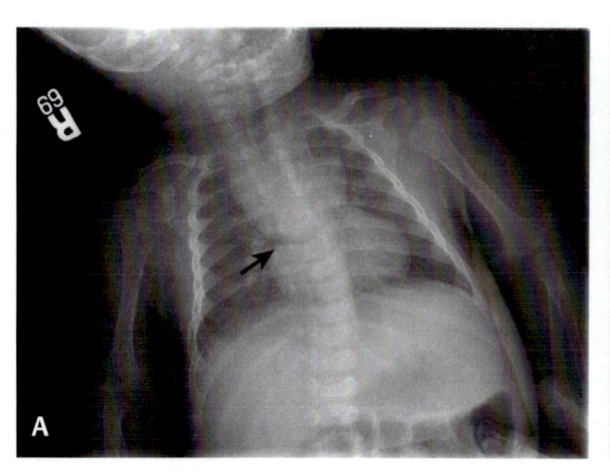

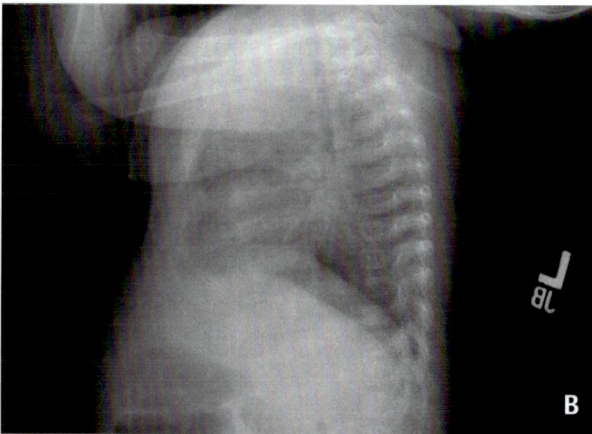

(A) A radiografia frontal do tórax demonstra aparência de "boneco de neve" do coração e do mediastino (seta), sem cardiomegalia e com vasos pulmonares aumentados e indistintos, sugerindo insuficiência cardíaca congestiva. (B) A radiografia lateral do tórax mostra o tamanho normal do coração e achados compatíveis com edema pulmonar.

■ Diagnóstico Diferencial

- **Conexão das veias pulmonares totalmente anômala:** Os achados, incluindo especialmente o coração de "boneco de neve", são altamente sugestivos de conexão das veias pulmonares totalmente anômala do tipo supracardíaco.
- *Cor triatriatum:* Nessa lesão, o retorno venoso pulmonar para o átrio esquerdo está obstruído, produzindo uma insuficiência cardíaca congestiva, mas sem cardiomegalia. A aparência de "boneco de neve" vista aqui não é típica.
- *Hipertensão pulmonar primária:* A hipertensão pulmonar primária pode estar associada ao aumento dos vasos pulmonares centrais sem cardiomegalia, embora geralmente acompanhe a prematuridade ou a síndrome de aspiração de mecônio, que não estão presentes aqui. Mais uma vez, a configuração de "boneco de neve" deve estar ausente.

■ Fatos Essenciais

- Pacientes são cianóticos.
- As veias pulmonares não estão conectadas ao átrio esquerdo, com drenagem venosa pulmonar direcionada para o átrio direito.

- No tipo I, observado aqui, as veias pulmonares conectam-se à veia braquiocefálica esquerda; no tipo II, drenam para o seio coronário; e no tipo III, a drenagem está abaixo do diafragma para a veia porta ou veia cava inferior.

■ Outros Achados de Imagem

- Os tipos I e II frequentemente são associados ao aumento atrial direito.
- A ecocardiografia demonstra um forame oval patente, em que a sobrevida depende da possibilidade do *shunt* da direita para a esquerda.
- Todos os pacientes precisam de cirurgia, por isso, exames de imagem são frequentemente realizados para avaliar a anatomia e a fisiologia pós-operatória.

✓ Pérolas e ✗ Armadilhas

✓ Tipo I (supracardíaco) é o tipo mais comum, representando 50% dos casos.
✗ A não administração de prostaglandina pode permitir que o canal arterial persistente se feche, precipitando a morte.

Caso 98

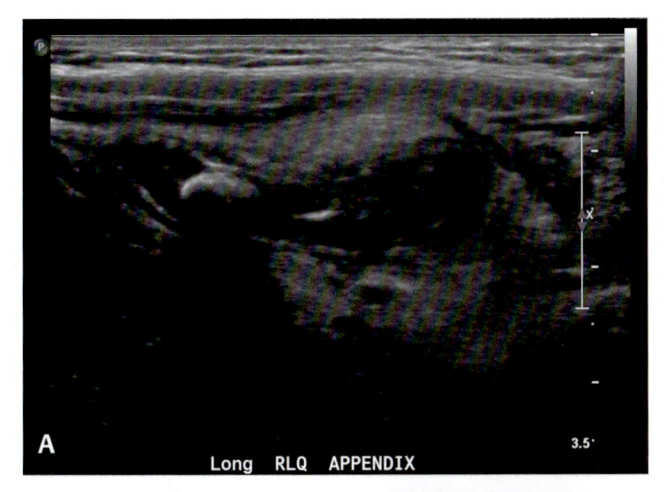

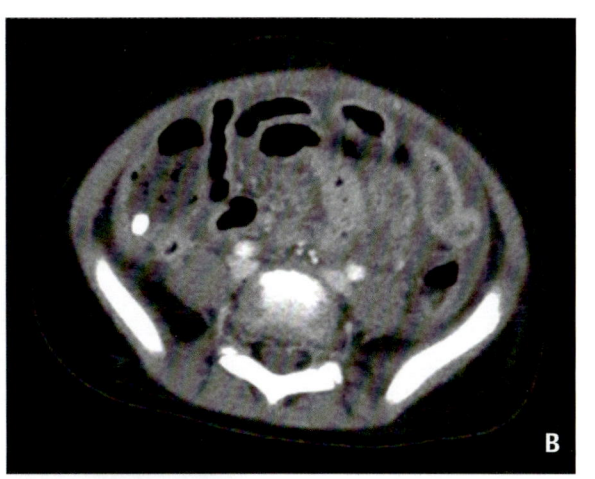

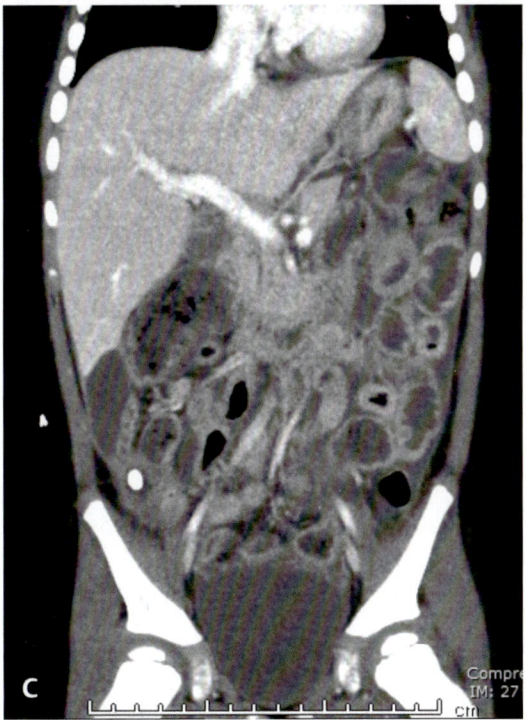

■ Apresentação Clínica

Menino de 3 anos com dor abdominal.

Achados de Imagem

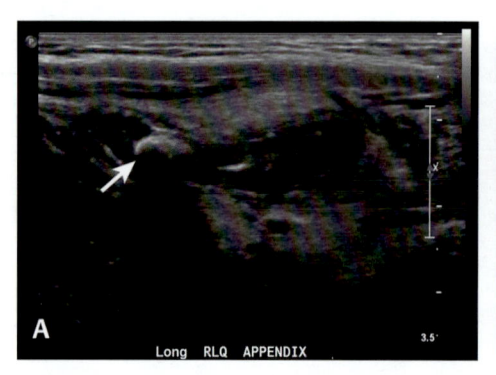

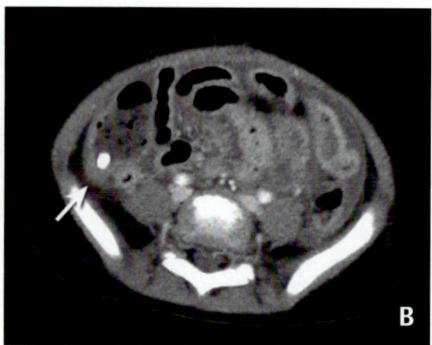

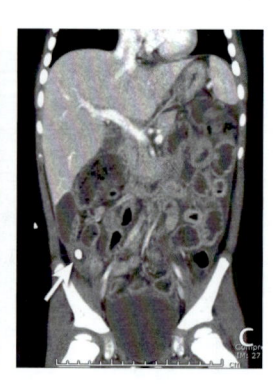

(**A**) A imagem ultrassonográfica longitudinal no quadrante inferior direito demonstra uma estrutura tubular, contendo fluido, de paredes espessas, que termina em fundo cego, inferiormente, e contém um foco ecogênico com sombra acústica (*seta*). O apêndice mede até 9 mm de diâmetro. As tentativas de compressão não foram bem-sucedidas. (**B**) Imagem de CT axial pós-contraste demonstra espessamento de parede e alterações inflamatórias adjacentes a uma densidade calcificada no quadrante inferior direito (*seta*). (**C**) A imagem de CT coronal pós-contraste demonstra uma estrutura semelhante a um cisto, dilatada e de paredes espessas no quadrante inferior direito, contendo uma densidade calcificada (*seta*).

Diagnóstico Diferencial

- **Apendicite aguda:** Os achados de imagem de uma estrutura não compressível dilatada, tubular, de paredes espessas e com fundo cego no quadrante inferior direito são altamente sugestivos de apendicite aguda, particularmente quando, como neste caso, um apendicolito está presente.
- *Urolitíase:* Uma pedra pode ser vista no ureter direito distal, mas esta pedra tem localização muito lateral para estar no ureter.
- *Tumor de ovário:* Os tumores ovarianos, como os teratomas, podem estar associados a calcificações, mas, novamente, não seriam tão laterais.

Fatos Essenciais

- A apendicite é causada pela obstrução do lúmen do apêndice por linfadenopatia ou apendicolito, seguida de supercrescimento bacteriano e isquemia.
- A perfuração pode causar peritonite, sepse e morte.
- Causa mais comum de cirurgia abdominal em crianças.

Outros Achados de Imagem

- As radiografias simples podem mostrar obstrução parcial do intestino delgado, escassez de gás intestinal no quadrante inferior direito e apendicolito.
- Ascite, pneumoperitônio, coleções de líquido periapendicular e abscesso todos indicam perfuração.
- Apendicolitos são vistos em 10% dos casos.

✓ Pérolas e ✗ Armadilhas

- ✓ Na ultrassonografia, os pacientes com apendicite exibem sensibilidade focal com compressão do apêndice.
- ✓ Na CT, a não visualização do apêndice e quaisquer sinais secundários de apendicite é tão confiável para descartar apendicite quanto a visualização de um apêndice normal.
- ✗ Na CT, deve-se conferir a veia mesentérica superior para sinais de inflamação e trombose, e verificar o fígado para a evidência de formação de abscesso.

Caso 99

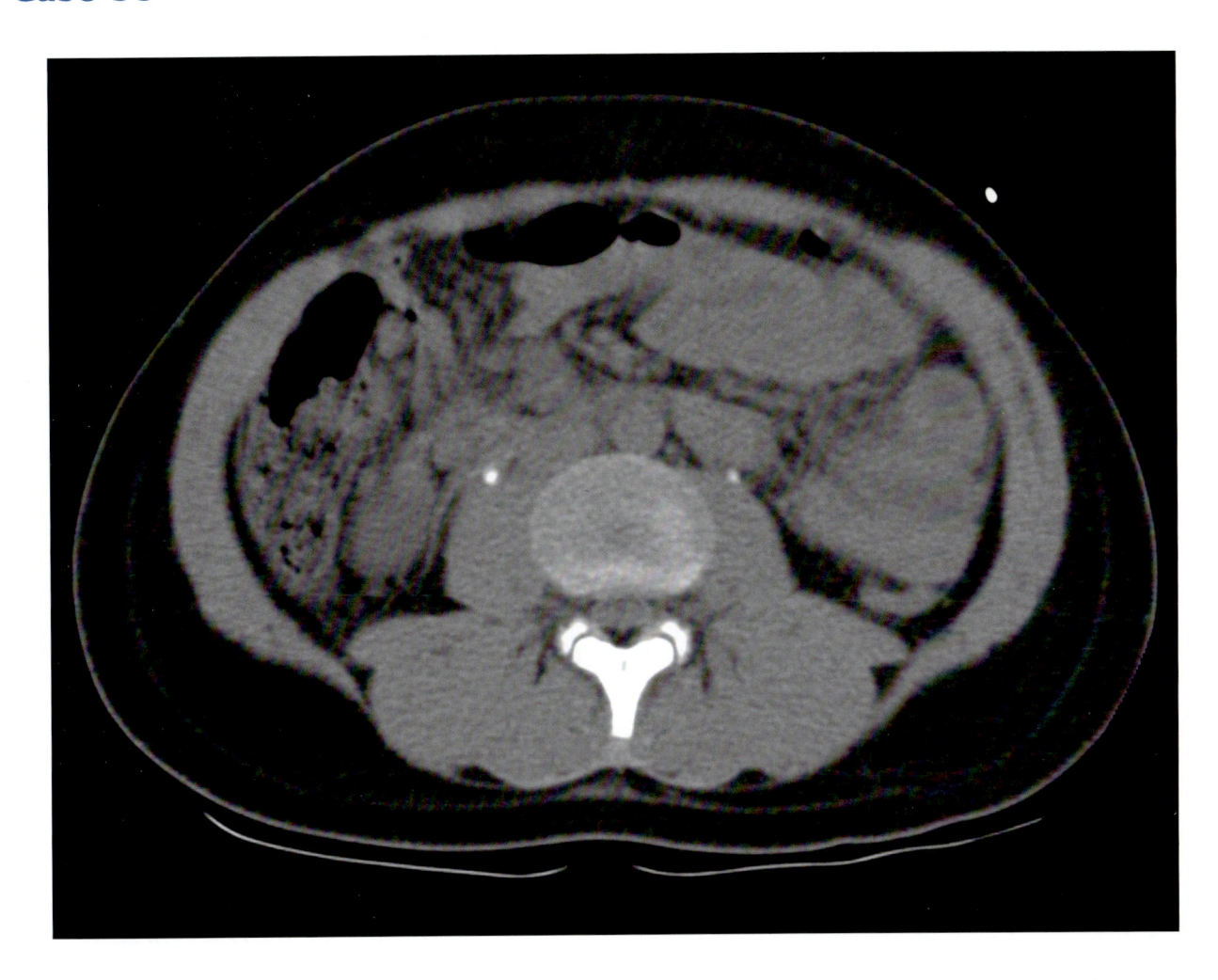

■ Apresentação Clínica

Menino de 8 anos com dor abdominal e hematomas após uma colisão de automóvel com capotamento.

Achados de Imagem

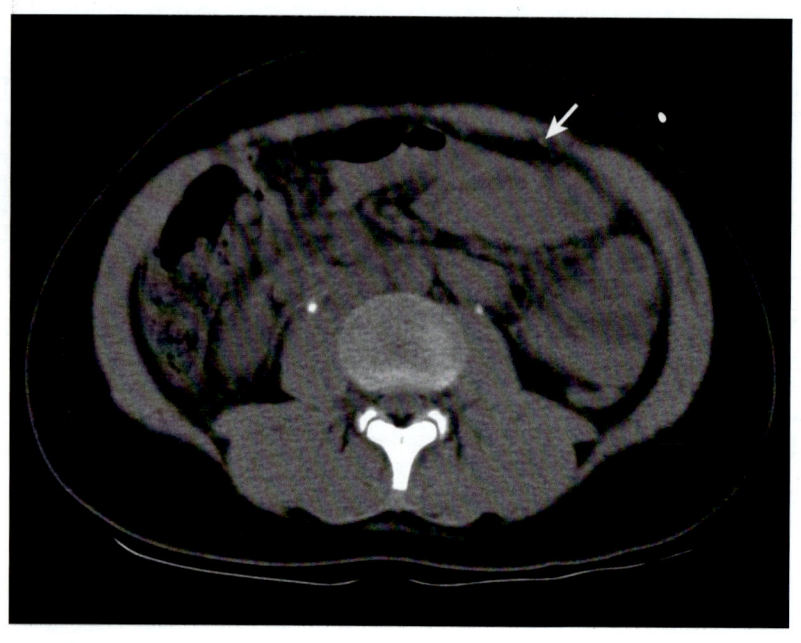

A imagem de CT axial pós-contraste demonstra o espessamento da parede intestinal no lado esquerdo do abdome com uma pequena coleção de gás extraluminal ao longo da parede abdominal anterior (*seta*).

Diagnóstico Diferencial

- **Lesão intestinal:** A combinação de uma história de trauma, espessamento da parede intestinal e pneumoperitônio é diagnóstica de lesão intestinal.
- *Púrpura de Henoch-Schönlein*: A púrpura de Henoch-Schönlein está associada a espessamento da parede do intestino, mas não há qualquer associação a trauma.
- *Doença inflamatória intestinal:* A doença de Crohn pode causar espessamento da parede intestinal, mas geralmente não há associação a trauma.

Fatos Essenciais

- Comumente causada por lesões de guidão, colisões de veículos motorizados e abuso infantil.
- No lavado peritoneal diagnóstico, o conteúdo intestinal é encontrado no aspirado.
- O tratamento cirúrgico é necessário.

Outros Achados de Imagem

- Realce intenso da parede intestinal.
- Quando o contraste oral/entérico é administrado, pode ser observado extravasamento de contraste.
- Descontinuidade na parede intestinal.

✓ Pérolas e ✗ Armadilhas

✓ Associada a equimoses com cinto de segurança; deve-se verificar se há lesões na bexiga e vertebrais.
✓ O reconhecimento precoce é importante para evitar complicações como peritonite.
✗ A lavagem peritoneal diagnóstica pode estar associada ao pneumoperitônio.

Caso 100

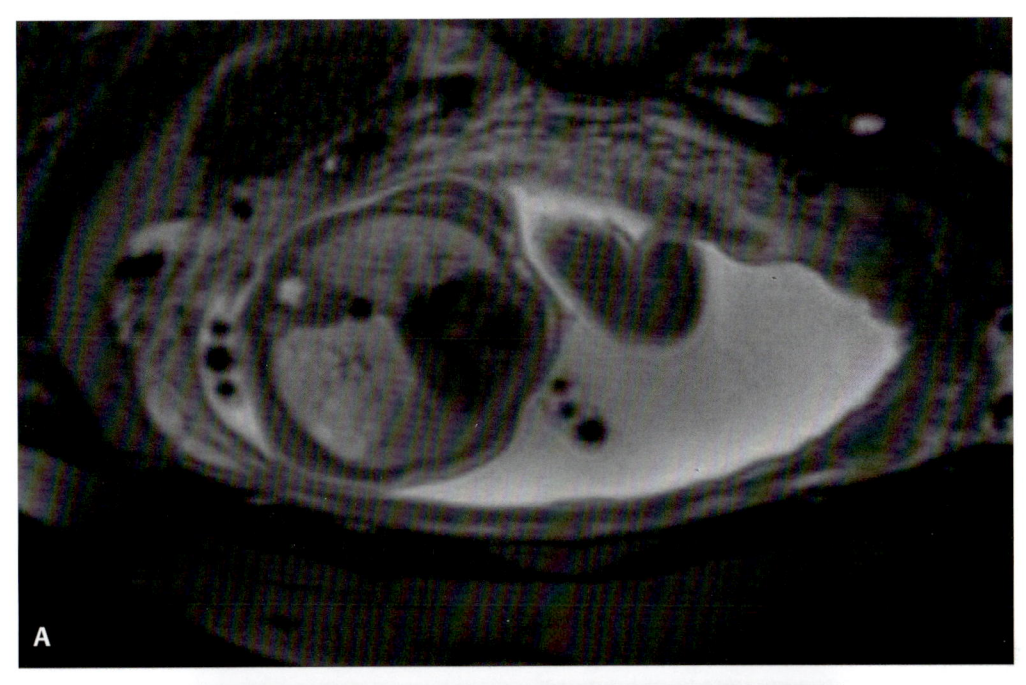

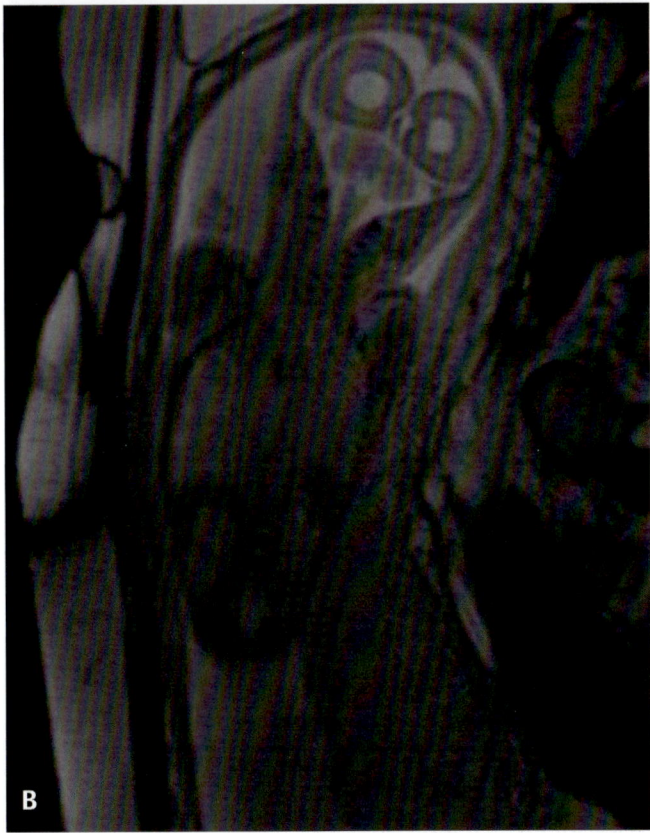

Apresentação Clínica

Mulher grávida de 25 anos de idade cujo feto tem massa torácica observada na ultrassonografia pré-natal.

Achados de Imagem

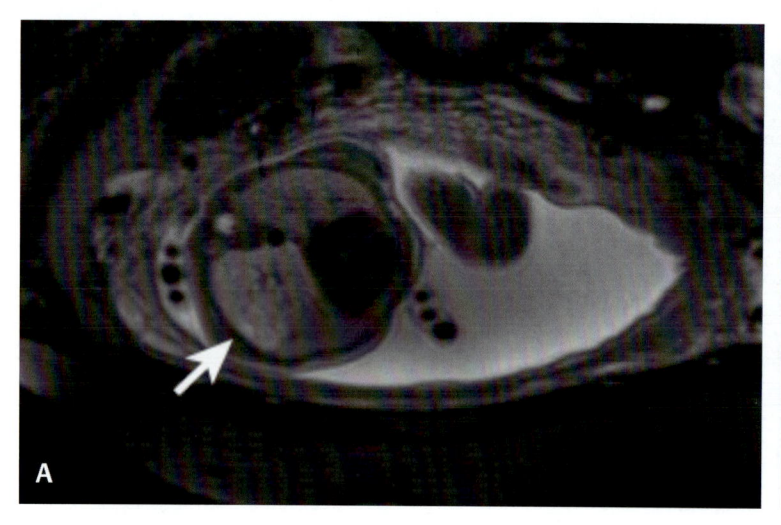

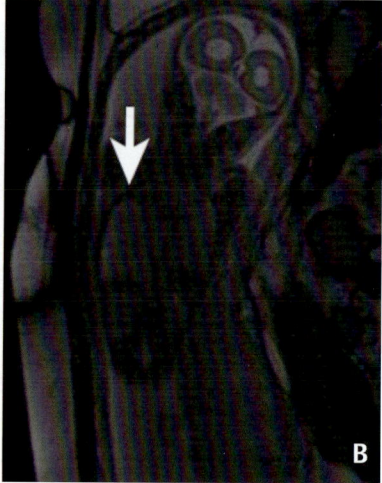

(A) A imagem axial de MR sensível ao fluido demonstra grande massa multicística que ocupa a maior parte da base do hemitórax esquerdo (*seta*).
(B) Sequência coronal sensível a fluidos demonstra que a massa multicística também se estende quase até o topo do hemitórax esquerdo (*seta*).

Diagnóstico Diferencial

- **Malformação congênita das vias aéreas pulmonares (CPAM):** O achado de uma massa torácica macrocística e multicística é mais característico de malformação pulmonar congênita das vias respiratórias.
- *Hérnia diafragmática congênita (CDH):* Segmentos do intestino cheios de líquido no tórax podem assemelhar-se a uma lesão torácica multicística, e o diagnóstico seria apoiado por evidências de peristaltismo. No entanto, o hemidiafragma esquerdo parece estar intacto, e outras imagens demonstraram claramente uma bolha estomacal normalmente posicionada.
- *Cisto broncogênico:* Os cistos broncogênicos geralmente estão localizados mais próximos das vias respiratórias centrais e normalmente contêm uma única coleção de fluido.

Fatos Essenciais

- Uma malformação congênita das vias respiratórias pulmonares é uma lesão hamartomatosa contendo tecido de múltiplas origens pulmonares diferentes.
- O tipo mais comum, correspondendo de metade a três quartos das lesões, é do tipo I, que surge de um brônquio distal e (pós-natal) contém cistos de mais de 3 cm de diâmetro. O segundo tipo mais comum, tipo II, representa cerca de um quarto das lesões e consiste em cistos menores, medindo entre 0,5 e 3 cm de diâmetro. Lesões do tipo II têm a maior associação a outras anomalias. Os cistos do tipo III parecem sólidos.
- As malformações congênitas das vias respiratórias pulmonares são frequentemente associadas ao sequestro broncopulmonar, que consiste em tecido não funcionante separado do pulmão adjacente e demonstra suprimento sanguíneo arterial sistêmico.
- Essas lesões podem diminuir de tamanho ou até desaparecer durante a gestação, e geralmente podem ser acompanhadas por ultrassonografia seriada.

Outros Achados de Imagem

- As malformações congênitas das vias respiratórias pulmonares podem estar associadas à hidropisia fetal, pelo menos em alguns casos, em decorrência do efeito de massa no coração e insuficiência cardíaca congestiva.
- Malformações congênitas das vias respiratórias pulmonares também podem estar associadas a polidrâmnio.

✓ Pérolas e ✗ Armadilhas

✓ Malformações congênitas das vias respiratórias pulmonares a longo prazo carregam risco aumentado de malignidades pulmonares, e até malformações assintomáticas geralmente são ressecadas na infância.
✓ A CT e a MR podem ser úteis no planejamento cirúrgico, em parte para determinar se uma malformação pulmonar congênita aparente das vias respiratórias na verdade representa uma lesão híbrida, incluindo um componente de sequestro broncopulmonar, como indicado por um suprimento arterial sistêmico.

Questões e Respostas dos Casos

As questões e respostas desta seção estão numeradas como casos 1 a 100. As questões correspondem às revisões de casos numeradas respectivamente e devem ser respondidas após o estudo dos casos.

■ Caso 1

1. Qual das seguintes condições não está no diagnóstico diferencial de uma criança com vômito biliar?
   a) Má rotação com vólvulo do intestino médio.
   b) Atresia duodenal.
   c) Estenose pilórica hipertrófica.
   d) Pâncreas anular.

A resposta certa é (**c**). Em contraste com as outras alternativas, em pacientes com estenose pilórica hipertrófica, a obstrução está sempre localizada proximal à ampola de Vater, significando que a bile não deve refluir de volta ao estômago para ser expelida por vômito.

2. Em uma criança que apresenta vômito biliar, qual das seguintes alternativas requer o tratamento cirúrgico mais urgente?
   a) Má rotação com vólvulo do intestino médio.
   b) Atresia duodenal.
   c) Duodeno redundante.
   d) Pâncreas anular.

A resposta certa é (**a**). Um duodeno redundante é uma variante anatômica que pode ser confundida com má rotação, mas não requer tratamento cirúrgico. Das outras alternativas, a que requer o tratamento cirúrgico mais urgente é a má rotação com vólvulo de intestino médio, pois o vólvulo compromete a perfusão intestinal e pode resultar rapidamente em infarto, potencialmente envolvendo todo o intestino delgado mesentérico.

■ Caso 2

1. Qual é a diferença entre onfalocele e gastrosquise?
   a) Na gastrosquise, parte do fígado é comumente herniada, enquanto na onfalocele, apenas as alças intestinais são herniadas.
   b) Na gastrosquise, o cordão umbilical se insere de forma anormal, inferiormente, na parede abdominal, enquanto na onfalocele, o cordão umbilical se insere normalmente na parede abdominal.
   c) Na gastrosquise, os conteúdos abdominais herniados flutuam livremente no líquido amniótico, enquanto na onfalocele, os conteúdos herniados são cobertos por uma membrana.
   d) Na gastrosquise, muitas anomalias congênitas podem ser identificadas, enquanto na onfalocele as anomalias associadas são raras.

A resposta certa é (**c**). A identificação de uma membrana que cobre o conteúdo abdominal herniado é fundamental para distinguir onfalocele de gastrosquise. Na gastrosquise, o cordão se insere normalmente na parede abdominal, geralmente à direita do defeito da parede abdominal. Na onfalocele, o cordão se insere na membrana que cobre o conteúdo herniado. É mais comum que o fígado esteja herniado na onfalocele do que na gastrosquise. A gastrosquise geralmente é um defeito isolado, enquanto a onfalocele frequentemente está associada a outras anomalias estruturais e cromossômicas.

2. Qual das seguintes afirmações é verdadeira em relação ao desenvolvimento embrionário do intestino?
   a) A herniação das alças intestinais é considerada fisiológica até cerca de 20 semanas de idade gestacional.
   b) A rotação normal do intestino coloca a artéria mesentérica superior à esquerda e a veia mesentérica superior à direita.
   c) A herniação do fígado é considerada fisiológica até cerca de 13 semanas de idade gestacional.
   d) A rotação normal do intestino continua até o nascimento.

A resposta certa é (**b**). No intestino normalmente rotacionado, a artéria mesentérica superior está à esquerda e a veia, à direita. Esta relação pode ser demonstrada por ultrassonografia. É digno de nota que uma relação normal não exclui a má rotação. A hérnia de alças intestinais é normal até 12 a 13 semanas de gestação; no entanto, nenhum outro órgão deve ser visto herniando-se fora da cavidade abdominal. A rotação normal do intestino também está completa próximo do momento que entra novamente no abdome na 12ª semana de gestação.

■ Caso 3

1. Nas imagens de MR fetal ponderadas em T2, o que é verdadeiro em relação aos pulmões?
   a) São homogeneamente hiperintensos em relação ao músculo da parede torácica.
   b) São homogeneamente hipointensos em relação à parede torácica.
   c) Quando comprimidos, são hiperintensos à parede torácica.
   d) Tornam-se mais heterogêneos com idade gestacional avançada.

A resposta certa é (**a**). Os pulmões contêm fluido alveolar, o que faz com que sejam hiperintensos ao músculo da parede torácica nas imagens ponderadas em T2. Quando os pulmões ficam comprimidos, o fluido alveolar é expelido e o sinal torna-se menos intenso. Os pulmões devem ser homogêneos, independentemente da idade gestacional.

2. Na imagem de MR fetal, em qual das seguintes lesões o vaso que supre a lesão deve, tipicamente, ser visto?
   a) Malformação congênita das vias respiratórias pulmonares.
   b) Sequestro broncopulmonar.
   c) Cisto broncogênico.
   d) Hérnia diafragmática congênita.

A resposta certa é (**b**). Vasos de alimentação da aorta, como visto em sequestros, podem ser vistos em imagens de MR fetal. O suprimento vascular das outras lesões vem da artéria pulmonar, e não pode ser delineado em imagens de MR fetal.

■ Caso 4

1. Em relação aos sinais de banana e limão nas imagens de ultrassonografia pré-natal de malformação de Chiari II, qual das alternativas está correta?
   a) O sinal de banana refere-se à forma dos ventrículos.
   b) A aparência da banana volta ao normal após o primeiro trimestre.
   c) O sinal de limão se refere à forma do cerebelo.
   d) O sinal de limão desaparece após as 24 semanas de idade gestacional.

A resposta certa é (**d**). O sinal de limão refere-se à forma côncava ou plana dos ossos frontais do crânio. Depois de 24 semanas, o crânio reverte de volta à sua forma ovoide normal. O sinal de limão não é exclusivo da espinha bífida, mas pode ser visto em uma variedade de anormalidades intracranianas. O sinal de banana refere-se ao envolvimento do cerebelo em torno do tronco encefálico devido a uma pequena fossa posterior. Não se resolve.

2. Qual das seguintes afirmações é verdadeira em relação ao gadolínio durante a gravidez?
   a) Não atravessa a placenta.
   b) É rapidamente excretado pelos rins fetais para a bexiga e, depois, para o líquido amniótico.
   c) É rotineiramente usado somente durante o terceiro trimestre.
   d) Cruza a placenta em quantidades tão pequenas que não ajuda na formação de imagem.

A resposta certa é (**b**). O gadolínio atravessa a placenta e entra na circulação fetal. É excretado pelos rins fetais e é visto na bexiga fetal apenas alguns minutos após a administração materna. As recomendações atuais de radiologia desencorajam o uso de agentes de contraste à base de gadolínio durante a gravidez, porque sua segurança não foi comprovada.

■ Caso 5

1. Qual é o termo usado quando a aspergilose se acumula em uma cavidade preexistente?
   a) Aspergilose angioinvasora.
   b) Aspergilose invasiva das vias respiratórias.
   c) Aspergilose saprofítica (aspergiloma).
   d) Aspergilose broncopulmonar alérgica.

A resposta certa é (**c**). O aspergiloma refere-se a uma bola fúngica que se acumula dentro de uma cavidade preexistente no pulmão. Neste caso, o *aspergillus* não é invasivo.

2. Quais das seguintes são as duas causas subjacentes mais comuns da aspergilose saprofítica (aspergiloma)?
   a) Tuberculose e sarcoidose.
   b) Tuberculose e enfisema.
   c) Enfisema e sarcoidose.
   d) Pneumonia e enfisema por *Staphylococcus aureus*.

A resposta certa é (**a**). Tuberculose e sarcoidose são as duas causas mais comuns de cavidades que levam ao aspergiloma.

■ Caso 6

1. Qual das alternativas a seguir não é uma etiologia iatrogênica do hematoma duodenal?
   a) Anticoagulação.
   b) Púrpura de Henoch-Schönlein.
   c) Biópsia endoscópica.
   d) Quimioterapia do câncer.

A resposta certa é (**b**). A anticoagulação interfere na coagulação do sangue e a quimioterapia pode causar trombocitopenia, ambas aumentam o risco de sangramento. A biópsia endoscópica também está associada ao hematoma duodenal, especialmente em pacientes propensos a sangramento. A púrpura de Henoch-Schönlein, um distúrbio de deposição de complexo imune associado à hemorragia de pequenos vasos, também está associada a hematomas intramurais do duodeno e outros segmentos do intestino, mas não é um distúrbio iatrogênico ("causado pelo médico").

2. Qual das seguintes é a complicação mais importante, a longo prazo, do hematoma duodenal?
   a) Estenose duodenal.
   b) Fístula.
   c) Pancreatite crônica.
   d) Cálculos biliares.

A resposta certa é (**a**). Fístula, pancreatite crônica e cálculos biliares não são realmente complicações do hematoma duodenal. Por outro lado, enquanto a maioria dos casos de hematoma duodenal se resolve espontaneamente ao longo do tempo sem sequelas de longo prazo, alguns desenvolvem estenoses e obstrução duodenal associada.

■ Caso 7

1. Qual das seguintes afirmações é verdadeira em relação aos tumores de células germinativas?
    a) Quanto mais componentes sólidos um tumor tiver, maior a probabilidade de ser benigno.
    b) A ausência de gordura na imagem descarta um tumor de células germinativas do diagnóstico diferencial.
    c) Para diagnosticar uma neoplasia germinativa maligna mediastinal primária, é necessário excluir um tumor gonadal primário como fonte de metástases mediastinais.
    d) Teratoma é a única lesão contendo gordura encontrada no mediastino anterior.

A resposta certa é (**c**). Tumores múltiplos no mediastino podem conter gordura, incluindo lipoma mediastinal, lipomatose mediastinal, timolipoma e lipossarcoma; no entanto, a ausência de gordura não descarta um tumor de células germinativas do diagnóstico diferencial. Quanto mais componentes sólidos um tumor de células germinativas contém, mais provável é que o tumor seja maligno.

2. Qual dos seguintes seria o menos provável de causar massa mediastinal anterior em uma criança?
    a) Timoma.
    b) Linfoma não Hodgkin.
    c) Teratoma.
    d) Hiperplasia do timo.

A resposta certa é (**a**). Timomas em crianças não são comuns e correspondem a apenas para 1 a 2% das massas mediastinais em crianças.

■ Caso 8

1. De que porção da uretra surge o utrículo?
    a) Prostática.
    b) Membranosa.
    c) Bulbosa.
    d) Peniana.

A resposta certa é (**a**). Um cistourograma de micção rotineiro pode demonstrar um minúsculo divertículo que surge da uretra prostática chamada de utrículo. Pode variar de alguns milímetros a 1 cm. É um remanescente do ducto mülleriano.

2. Qual das seguintes opções está associada a um úraco patente?
    a) Obstrução da junção ureteropélvica.
    b) Megaureter primário.
    c) Válvulas uretrais posteriores.
    d) Ânus imperfurado.

A resposta certa é (**c**). Um úraco patente é associado a obstruções congênitas do trato urinário inferior, como válvulas uretrais posteriores ou síndrome de *prune belly*. Também pode ser visto em onfaloceles.

■ Caso 9

1. Os astrocitomas medulares intramedulares são mais comuns em pacientes com quais das seguintes condições?
    a) Neurofibromatose tipo 1 (NF1).
    b) Neurofibromatose tipo 2 (NF2).
    c) Doença de von Hippel-Lindau (VHL).
    d) Síndrome de Gardner.

A resposta certa é (**a**), NF1 está associada a astrocitomas da medula espinal, enquanto NF2 é associada a ependimomas da medula espinal. A doença de VHL está associada a hemangioblastomas da medula espinal. A síndrome de Gardner é polipose colorretal familiar.

2. Qual dos seguintes pode ocorrer tanto intramedular quanto no espaço extramedular intradural?
    a) Meningiomas.
    b) Astrocitomas.
    c) Metástases.
    d) Schwannomas.

A resposta certa é (**c**). As metástases podem ser encontradas em ambos os compartimentos. Os schwannomas são tumores da bainha do nervo espinal e os meningiomas surgem das coberturas da medula espinal, portanto, nenhum deles seria intramedular. Os astrocitomas surgem das células da glia e são intramedulares.

■ Caso 10

1. Cistos de qual fenda branquial são os mais comuns?
    a) Primeira.
    b) Segunda.
    c) Terceira.
    d) Quarta.

A resposta certa é (**b**). Cistos da segunda fenda branquial são os mais comuns. Além disso, o tipo II é o tipo mais comum de cisto de segunda fenda branquial.

2. Quando fístulas e seios da fenda branquial ocorrem, elas se abrem para a pele. Onde a abertura externa geralmente está localizada?
   a) Anterior ao ouvido.
   b) No ângulo da mandíbula.
   c) No pescoço anterior associado à tireoide.
   d) No pescoço anterior logo acima da clavícula.

A resposta certa é (**d**). A fenda branquial estende-se da pele à faringe e pode permanecer aberta a ambas ou pode drenar apenas para a pele ou faringe. As fístulas de fenda branquial geralmente se apresentam na primeira década de vida, enquanto os cistos geralmente se apresentam após os 10 anos de idade.

■ Caso 11

1. O distúrbio linfoproliferativo pós-transplante está associado à proliferação de quais células?
   a) Células T.
   b) Células B.
   c) Neutrófilos.
   d) Células *natural killer*.

A resposta certa é (**b**). O distúrbio linfoproliferativo pós-transplante ocorre em pacientes pós-transplante em imunossupressão que desenvolvem proliferação descontrolada de células B. Se estas células B sofrerem mutações, o resultado pode ser um linfoma de células B.

2. Sem tratamento, qual é a história natural da doença linfoproliferativa pós-transplante?
   a) Resolução espontânea.
   b) Progressão insidiosa por anos.
   c) Rejeição do transplante.
   d) Morte.

A resposta certa é (**d**). Se não for tratada, a taxa de mortalidade da doença linfoproliferativa pós-transplante é de quase 100%.

■ Caso 12

1. Qual é a última porção do corpo caloso a se formar no útero?
   a) Rostro.
   b) Joelho.
   c) Tronco.
   d) Esplênio.

A resposta certa é (**a**). O desenvolvimento do corpo caloso ocorre entre a 12ª e a 20ª semana de gestação. Ele começa com o joelho e depois continua posteriormente ao esplênio. O rostro é a última porção a ser formada.

2. Qual dos seguintes afeta o corpo caloso?
   a) Leucemia e tumores de células germinativas.
   b) Meduloblastoma e craniofaringioma.
   c) Meningioma e ependimoma.
   d) Glioblastoma multiforme e linfoma.

A resposta certa é (**d**). O corpo caloso é composto por densas fibras mielinizadas que conectam as regiões homólogas dos dois hemisférios cerebrais. A natureza compacta e densa dos tratos da substância branca, em comparação com a substância branca hemisférica adjacente, ajuda a bloquear o fluxo de edema e tumor intersticial. Como tal, apenas os tumores agressivos, como o glioblastoma multiforme e o linfoma, envolvem tipicamente o corpo caloso.

■ Caso 13

1. Qual achado extracraniano está associado à malformação de Chiari I?
   a) Siringomielia.
   b) Hemimelia.
   c) Defeito femoral focal.
   d) Anomalias do corpo vertebral.

A resposta certa é (**a**). A siringomielia (uma coleção cística ao redor do canal central da medula espinal) é encontrada em 20 a 70% dos pacientes com malformação de Chiari 1.

2. Qual anomalia musculoesquelética está frequentemente presente em Chiari II?
   a) Defeito femoral focal.
   b) Escoliose.
   c) Defeito do raio radial.
   d) Talo vertical congênito.

A resposta certa é (**b**). A escoliose e o pé torto são frequentemente associados ao Chiari II. Klippel-Feil é menos comumente observado.

■ Caso 14

1. A síndrome de regressão caudal (CRS) está ligada a qual condição materna?
   a) Abuso de cocaína.
   b) Hipertireoidismo.
   c) Diabetes.
   d) Infecção por citomegalovírus.

A resposta certa é (**c**). A CRS ocorre em ± 1% das mulheres com diabetes (tipo I ou tipo II) durante a gestação. Alternativamente, 22% dos casos de CRS estão associados ao diabetes materno.

2. Qual dos seguintes não seria um achado na tríade de Currarino?
   a) Meningocele sacral anterior.
   b) Rim em ferradura.
   c) Sacro em cimitarra.
   d) Teratoma.

A resposta certa é (**b**). A tríade de Currarino consiste em um defeito ósseo sacral, uma massa pré-sacral e uma malformação anorretal. As massas pré-sacras mais comuns incluem meningocele anterior, teratomas, cistos entéricos, cistos dermoides/epidermoides, lipomas, hamartomas e duplicação retal. Anomalias renais não são necessárias para o diagnóstico da tríade de Currarino.

Caso 15

1. Na ultrassonografia fetal, o que é verdade em relação a uma área de hiperinsuflação congênita lobar?
   a) Não será visível.
   b) Será heterogênea em ecotextura e sombra.
   c) Será homogênea e hiperecogênica ao pulmão normal.
   d) Será homogênea e hipoecoica ao pulmão normal.

A resposta certa é (**c**). A hiperinsuflação lobar congênita pode ser visualizada na ultrassonografia fetal como uma massa hiperecogênica homogênea.

2. Qual dos seguintes não seria motivo para um hemitórax hiperlucente unilateral?
   a) Síndrome da cimitarra.
   b) Escoliose.
   c) Síndrome de Poland.
   d) Síndrome de Swyer-James.

A resposta certa é (**a**). Na síndrome de Swyer-James, a bronquiolite obliterativa pós-infecciosa causa lucência unilateral. Na síndrome de Poland, aplasia ou hipoplasia do músculo peitoral provoca a lucência. Na escoliose, o posicionamento é a causa. Na síndrome da cimitarra, há um pulmão hipoplásico drenado por uma veia anômala (a cimitarra) para o sistema venoso sistêmico. O pulmão afetado é pequeno e há desvio mediastinal ipsilateral.

Caso 16

1. Qual das seguintes alternativas não é uma contraindicação para a colocação de um dispositivo de fechamento?
   a) Incapacidade de tolerar anticoagulação.
   b) Sepse recente.
   c) Trombose intracardíaca.
   d) Grande *shunt* da esquerda para a direita.

A resposta certa é (**d**). Anticoagulação e terapia antiplaquetária são fornecidas por um período de meses após o procedimento. Sepse recente aumenta o risco de endocardite. A trombose intracardíaca pode estar associada à embolização. Longe de ser uma contraindicação, um grande *shunt* da esquerda para a direita pode ser uma indicação para o posicionamento do dispositivo.

2. As complicações notáveis da colocação do dispositivo de fechamento incluem cada uma das seguintes, exceto...
   a) Endocardite.
   b) Embolização do dispositivo.
   c) Cardiomiopatia.
   d) Sangramento no local de acesso vascular.

A resposta certa é (**c**). A endocardite, a embolização do dispositivo e o sangramento no local de acesso vascular são todas as complicações conhecidas da colocação do dispositivo de fechamento, mas a cardiomiopatia não é.

Caso 17

1. Como a distância atlantodental (ADI) difere em crianças e em adultos?
   a) Nas crianças, a distância deve ser de 5 mm ou menos. Em adultos, deve ser de 3 mm ou menos.
   b) Em crianças, a distância deve ser de 3 mm ou menos. Em adultos, deve ser de 5 mm ou menos.
   c) Em crianças, um ADI anormalmente aumentado representa uma fratura pseudo-Jefferson. Em um adulto, um ADI anormalmente aumentado representa uma fratura de Jefferson.
   d) Um ADI em crianças é mais difícil de medir porque o odontoide ainda não foi ossificado.

A resposta certa é (**a**). A ADI é a distância entre a borda anterior do odontoide e a borda posterior do anel anterior do atlas. Em crianças, deve ser de 5 mm ou menos. Em adultos, o normal é de 3 mm. Com uma ADI normal, o ligamento transverso do atlas e o ligamento alar estão intactos. Um ADI maior que 5 mm em flexão lateral e 4 mm em extensão lateral é significativo para instabilidade e é suspeito para ruptura ligamentar.

2. Qual dos seguintes é uma variante anatômica normal em uma criança, que pode ser encontrada durante a imagem da coluna cervical?
   a) Cifose da coluna cervical.
   b) Pseudossubluxação de C1 em C2.
   c) Pseudoespalhamento do atlas no áxis.
   d) Até 3 mm de encunhamento posterior dos corpos vertebrais.

A resposta certa é (**c**). O pseudoespalhamento do atlas no áxis é também conhecido como fratura pseudo-Jefferson e pode ser observada em incidência de boca aberta da coluna cervical. Em crianças até os 4 anos de idade, até 6 mm de deslocamento das massas laterais em relação ao odontoide é normal. A pseudossubluxação é frequentemente observada em C2-C3 e, em menor escala, em C3-C4. Até 3 mm de encunhamento anterior de corpos vertebrais cervicais não deve ser confundido com fraturas por compressão. A ausência de lordose da coluna cervical em crianças pode ser normal.

■ Caso 18

1. Qual das seguintes afirmações é verdadeira sobre a mielinização normal?
   a) A mielinização do cérebro está completa no nascimento.
   b) A mielinização normal não está completa até os 18 anos de idade.
   c) A mielinização normal ocorre central a perifericamente.
   d) Todo o corpo caloso é mielinizado ao nascimento.

A resposta certa é (**c**). A mielinização normal progride em direção central a periférica, caudal a rostral, dorsal a ventral e sensorial e depois motora. A mielinização começa na 16ª semana de gestação, mas não atinge a maturidade até cerca de 2 anos. O corpo caloso pode não estar completamente mielinizado até os 12 meses de idade.

2. Qual é a verdade sobre o corpo caloso?
   a) O corpo caloso forma-se de anterior para posteriormente, com exceção do rostro, que é formado por último.
   b) Na agenesia parcial do corpo caloso, o joelho é a parte ausente.
   c) Na agenesia calosa completa, os ventrículos laterais são fundidos.
   d) Na agenesia calosa completa, o sulco e o giro do cíngulo são sempre normais.

A resposta certa é (**a**). A agenesia calosa pode ser parcial ou completa. Quando parcial, o esplênio e o rostro são as partes que faltam. Na agenesia completa, o corpo caloso, o sulco cingulado e o giro cingulado estão ausentes. Além disso, na agenesia completa, os ventrículos laterais estão amplamente espaçados e paralelos. Os cornos occipitais estão dilatados (colpocefalia) e os cornos frontais são geralmente pequenos e pontiagudos.

■ Caso 19

1. Devido à sua localização e intensidade do sinal, as injeções de Deflux podem ser confundidas com qual das seguintes imagens de MR?
   a) Cistos vesicais seminais.
   b) Cálculos na junção ureterovesical (UVJ).
   c) Trombo.
   d) Massa sólida da bexiga.

A resposta certa é (**a**). Depois que o Deflux é injetado no UVJ, ele pode migrar ao longo da bainha de Waldeyer para um local mais extravesical, imitando os cistos vesicais seminais. Sem um histórico completo do paciente, eles podem ser difíceis de distinguir um do outro. Nas imagens de CT, as injeções de Deflux calcificadas podem imitar cálculos. Como o Deflux tem uma aparência que brilha em T2, não seria confundido com uma massa sólida da bexiga ou trombo.

2. Sem uma história cuidadosa do paciente, as injeções de Deflux podem ser confundidas com qual das seguintes opções nas cistouretrografias miccionais (VCUGs)?
   a) Detritos dentro da bexiga.
   b) Pedras na UVJ.
   c) Ureteroceles.
   d) Cistos vesicais seminais.

A resposta certa é (**c**). Em estudos retrospectivos, as VCUGs demonstraram Deflux como defeitos de preenchimento semelhantes a ureteroceles em imagens de enchimento vesical precoce em cerca de 30% dos pacientes. Conhecer a história do paciente, bem como a presença ou ausência de sistemas coletores duplicados, pode ajudar a diferenciá-los.

■ Caso 20

1. Quando os ependimomas surgem supratentorialmente, qual é a localização mais comum?
   a) Ao longo do nervo óptico.
   b) Dentro do ventrículo lateral.
   c) Na substância branca periventricular.
   d) Nos núcleos talâmicos.

A resposta certa é (**c**). Ao contrário dos ependimomas da fossa posterior, a maioria dos ependimomas supratentoriais é extraventricular. Eles estão frequentemente localizados próximo das margens ventriculares e podem estender-se para o sistema ventricular.

2. Em que tumor da fossa posterior é mais comum a disseminação via líquido cefalorraquidiano (CSF) para a medula espinal e as meninges?
   a) Meduloblastoma.
   b) Astrocitoma pilocítico.
   c) Glioma do tronco encefálico.
   d) Ependimoma.

A resposta certa é (**a**). Em cerca de 30% dos casos de meduloblastoma, ocorre a disseminação via CSF para a medula espinal e meninges. Devem ser obtidas imagens com contraste de todo o neuroeixo.

Caso 21

1. Qual das alternativas a seguir não é uma complicação da perfuração duodenal?
   a) Peritonite.
   b) Sepse.
   c) Pancreatite.
   d) Abscesso.

A resposta certa é (**c**). Peritonite, abscesso e sepse são complicações bem conhecidas da perfuração intestinal. Embora possa ocorrer pancreatite depois de um trauma, no qual tanto o duodeno quanto o pâncreas são lesionados, a pancreatite não é uma complicação da perfuração duodenal em si.

2. Qual porção do duodeno não é retroperitoneal?
   a) Primeira.
   b) Segunda.
   c) Terceira.
   d) Quarta.

A resposta certa é (**a**). A segunda, a terceira e a quarta porções do duodeno são retroperitoneais, mas a primeira porção, também chamada de bulbo duodenal, é intraperitoneal.

Caso 22

1. Qual das seguintes afirmações é verdadeira sobre o sequestro extralobar?
   a) Aproximadamente 20% surgem dentro ou abaixo do hemidiafragma.
   b) É uma lesão adquirida.
   c) Não está associado a outras anomalias congênitas.
   d) A localização mais comum é o lobo inferior direito.

A resposta certa é (**a**). A localização mais comum de um sequestro extralobar é o lobo inferior esquerdo, embora 20% estejam abaixo ou dentro do hemidiafragma. Acredita-se que seja uma lesão congênita (enquanto se argumenta que o intralobar seja adquirido); 65% dos sequestros extralobares estão associados a outras anomalias, como malformações congênitas das vias respiratórias pulmonares, cardiopatias congênitas, hérnia diafragmática congênita e síndrome da cimitarra.

2. O sequestro intralobar é diferente do sequestro extralobar em qual das seguintes formas?
   a) O sequestro intralobar tem o seu próprio revestimento pleural, enquanto o extralobar não o tem.
   b) O vaso de alimentação para o sequestro intralobar vem da aorta torácica, enquanto o vaso de alimentação para o sequestro extralobar pode vir da aorta abdominal.
   c) Os sequestros intralobares geralmente drenam através das veias pulmonares, enquanto os extralobares drenam através das veias sistêmicas.
   d) Os sequestros intralobares comunicam-se com a árvore traqueobrônquica, e os extralobares não.

A resposta certa é (**c**). Os sequestros intralobares geralmente drenam pelas veias pulmonares, enquanto os extralobares drenam através das veias sistêmicas. Os sequestros extralobar têm cobertura pleural própria, mas não intralobares. O vaso de alimentação para qualquer tipo de sequestro pode surgir de qualquer parte da aorta. Nenhum dos tipos de sequestro se comunica com o tecido traqueobrônquico.

Caso 23

1. Em uma imagem normal de ultrassonografia da mama, qual das seguintes é a ordem correta, de hipoecoico a hiperecoico?
   a) Tecido fibroso, gordura, tecido glandular.
   b) Tecido glandular, gordura, tecido fibroso.
   c) Tecido fibroso, tecido glandular, gordura.
   d) Gordura, tecido glandular, tecido fibroso.

A resposta certa é (**d**). Em uma imagem ultrassonográfica, a gordura no parênquima mamário normal é hipoecoica, o tecido glandular é intermediário e o tecido fibroso é ecogênico.

2. O fibroadenoma juvenil ou celular é um subtipo de fibroadenoma que tem qual característica?
   a) Sofre um crescimento acentuadamente rápido.
   b) Involui espontaneamente.
   c) Tem um alto potencial de malignidade.
   d) Contém múltiplas calcificações pequenas.

A resposta certa é (**a**). Um fibroadenoma juvenil ou celular é um subtipo de fibroadenoma que frequentemente sofre rápido crescimento. Eles ocorrem mais frequentemente em adolescentes afro-americanas. Eles podem ser múltiplos ou bilaterais. Ulceração da pele ou veias superficiais distendidas podem ser observadas. Os fibroadenomas juvenis podem ser uniformemente hipoecoicos ou ter fendas internas delgadas e cheias de líquido.

■ Caso 24

1. Qual dos seguintes é o tumor mais comum da região pineal?
   a) Pineoblastoma.
   b) Pineocitoma.
   c) Germinoma.
   d) Teratoma.

A resposta certa é (**c**). Os tumores de células germinativas são o tumor mais comum da região pineal. Dos tumores de células germinativas, o germinoma é mais comum que o teratoma e é responsável por 50 a 70% de todas as neoplasias pineais.

2. O diagnóstico diferencial para um infundíbulo hipofisário espesso e aumentado inclui, além do germinoma, que outra entidade?
   a) Síndrome de Sturge-Weber.
   b) Mucopolissacaridoses.
   c) Osteomielite.
   d) Histiocitose das células de Langerhans.

A resposta certa é (**d**). O diagnóstico diferencial para um infundíbulo espesso e aumentado inclui germinoma, histiocitose de células de Langerhans, hipofisite linfocítica, sarcoidose, meningite, linfoma, metástases, glioma e tumor neuroectodérmico primitivo.

■ Caso 25

1. A diferença entre a holoprosencefalia semilobar e a holoprosencefalia lobar é que, na holoprosencefalia *lobar*, ocorre qual das seguintes situações?
   a) O corpo caloso é hipoplásico na holoprosencefalia lobar.
   b) Os tálamos não são fundidos na holoprosencefalia lobar.
   c) A foice está ausente na holoprosencefalia lobar.
   d) Existe interdigitação da foice na holoprosencefalia lobar.

A resposta certa é (**b**). O corpo caloso pode ser hipoplásico tanto na holoprosencefalia lobar quanto na semilobar. Os tálamos não são fundidos na holoprosencefalia lobar, mas são parcialmente ou completamente fundidos na holoprosencefalia semilobar. A foice está presente na holoprosencefalia lobar, mas é rudimentar na holoprosencefalia semilobar. A interdigitação da fissura inter-hemisférica não é um problema na holoprosencefalia.

2. A holoprosencefalia semilobar pode ser acompanhada de qual defeito facial?
   a) Probóscide.
   b) Ciclopia.
   c) Fenda labial.
   d) Narina única.

A resposta certa é (**c**). Fenda labial e hipotelorismo são ambos associados à holoprosencefalia semilobar. Anomalias faciais mais graves, como as listadas, estão associadas à holoprosencefalia alobar.

■ Caso 26

1. Qual das seguintes anomalias cardíacas congênitas está associada a uma aparência de "ovo-em-uma-corda" do coração?
   a) Tetralogia de Fallot.
   b) Coarctação da aorta.
   c) Transposição das grandes artérias.
   d) Comunicação interventricular.

A resposta certa é (**c**). A posição das grandes artérias transpostas no mesmo plano sagital leva a uma cintura mediastinal particularmente estreita, que, combinada com a cardiomegalia, produz a aparência de "ovo-em-uma-corda" da transposição das grandes artérias.

2. Que característica fundamental distingue a transposição L das grandes artérias da transposição D das grandes artérias?
   a) Dextrocardia.
   b) Discordância atrioventricular.
   c) Levocardia.
   d) Levoposição do coração.

A resposta certa é (**b**). Como na transposição D, os grandes vasos estão conectados aos ventrículos errados, mas, além disso, os átrios estão conectados aos ventrículos errados.

■ Caso 27

1. No exame de imagem, qual a diferença entre o tumor de Wilms e o nefroma mesoblástico?
   a) O tumor de Wilms tende a ser infiltrativo e envolve estruturas adjacentes.
   b) O tumor de Wilms é tipicamente calcificado.
   c) O nefroma mesoblástico raramente invade a veia renal.
   d) O nefroma mesoblástico é geralmente metastático no momento do diagnóstico.

A resposta certa é (**c**). Embora a variante celular do nefroma mesoblástico possa invadir a gordura perinéfrica e o tecido conectivo, ela tende a poupar a pelve renal e o pedículo vascular. Invasão da veia renal é comum no tumor de Wilms. Nem o tumor de Wilms nem o infiltrado de nefroma mesoblástico estão fortemente calcificados. O nefroma mesoblástico raramente metastatiza, embora possa metastatizar para pulmão, cérebro ou ossos. Não é incomum que o tumor de Wilms metastatize para os pulmões.

2. Qual das seguintes afirmações é verdadeira sobre o nefroma mesoblástico?
   a) É o tumor renal pediátrico mais comum.
   b) Tem o melhor prognóstico se ressecado antes dos 2 anos de idade.
   c) A idade máxima de ocorrência é de 3 anos.
   d) A imagem pode variar de massas completamente sólidas a predominantemente císticas, e o tumor pode invadir localmente tecidos perirrenais.

A resposta certa é (**b**). O nefroma mesoblástico é o tumor renal sólido mais comum no neonato. O tumor de Wilms é a massa renal pediátrica mais comum, e o pico de incidência do tumor de Wilms é de 3 a 4 anos. O diagnóstico de nefroma mesoblástico geralmente é feito no período pré-natal ou imediatamente após o nascimento. Tem o melhor prognóstico se ressecado nos primeiros 6 meses de vida; no entanto, o prognóstico é bom em geral.

■ Caso 28

1. Um paciente tem uma massa testicular e α-fetoproteína (AFP) elevada. Qual é o diagnóstico mais provável?
   a) Teratoma.
   b) Tumor do saco vitelino.
   c) Hematoma.
   d) Linfoma.

A resposta certa é (**b**). A AFP é elevada em 90% dos pacientes com tumores do saco vitelino. A única exceção é em bebês, porque os níveis de AFP em bebês saudáveis são bastante altos. Assim, durante os primeiros 6 meses de vida, os níveis de AFP se sobrepõem entre os pacientes com tumores do saco vitelino e tumores benignos. A desidrogenase láctica também pode ser elevada em pacientes com tumor do saco vitelino, embora seja o menos específico.

2. Quando um tumor testicular metastatiza para os linfonodos, qual é a localização dos primeiros linfonodos afetados?
   a) Virilha ipsolateral.
   b) Virilha contralateral.
   c) Intraescrotal, extratesticular.
   d) Para-aórtica/retroperitoneal.

A resposta certa é (**d**). Os tumores testiculares do lado direito envolvem os linfonodos pericavais. Tumores do lado esquerdo tipicamente metastatizam para os nódulos pré-aórticos e para-aórticos esquerdos.

■ Caso 29

1. Qual é o tumor mais comum do sistema nervoso central na neurofibromatose tipo 1 (NF1)?
   a) Glioma da via óptica.
   b) Astrocitoma pilocítico juvenil.
   c) Glioma do tronco encefálico.
   d) Astrocitoma espinal.

A resposta certa é (**a**). Embora todos esses tumores possam ocorrer na NF1, os gliomas ópticos são os mais comuns.

2. Qual é o achado característico no crânio na NF1?
   a) Frontal da mandíbula.
   b) Micrognatia.
   c) Displasia da asa do esfenoide.
   d) Hipoplasia do arco zigomático.

A resposta certa é (**c**). A displasia do osso esfenoide é incomum, mas manifesta-se como hipoplasia das asas maior e menor do esfenoide com aumento da fossa craniana média. Pode ser um achado isolado ou ocorrer em conjunto com um neurofibroma plexiforme. É característico, mas não patognomônico, da NF1.

■ Caso 30

1. Qual radioisótopo tem ávida absorção pelos tumores da crista neural?
   a) Sestamibi.
   b) Cloreto de tálio.
   c) Meta-iodobenzilguanidina (MIBG).
   d) Ácido disofenino iminodiacético (DISIDA).

A resposta certa é (**c**). A MIBG é um precursor de neurotransmissor em qualquer tumor neuroectodérmico e pode ser usada para visualizar neuroblastoma, carcinoide, feocromocitoma e paraganglioma. O sestamibi e o cloreto de tálio são usados em exames de imagem cardíacos, e o DISIDA é utilizado em exame de imagem hepatobiliar.

2. Quais das seguintes metástases podem ocorrer na doença do estágio IV-S do neuroblastoma?
   a) Medula óssea.
   b) Córtex ósseo.
   c) Órbita óssea.
   d) Invasão do corpo vertebral local.

A resposta certa é (**a**). Pacientes com neuroblastoma podem ser considerados em estágio IV-S se tiverem menos de 1 ano de idade no diagnóstico, desde que sua doença metastática esteja confinada a medula óssea, fígado e pele. Estágio IV-S pode regredir espontaneamente.

■ Caso 31

1. Qual dos seguintes distúrbios não está associado a risco aumentado de má rotação?
   a) Síndromes de heterotaxia.
   b) Onfalocele.
   c) Síndrome do tampão de mecônio.
   d) Hérnia diafragmática congênita.

A resposta certa é (**c**). Em síndromes de heterotaxia, onfalocele e hérnia diafragmática congênita, o intestino delgado é, de forma específica, anormalmente localizado durante a vida no útero, levando a uma fixação anormal. Em contraste, a síndrome do tampão meconial não está associada à localização anormal do intestino.

2. Mesmo em um paciente sem má rotação, a junção duodenal pode ser deslocada caudalmente e para a direita devido a qual condição?
   a) Massa esplênica.
   b) Estômago distendido.
   c) Intestino delgado dilatado.
   d) Todas as alternativas acima.

A resposta certa é (**d**). Todas as alternativas mostradas podem deslocar a junção duodenojejunal inferiormente e à direita, mesmo em um paciente sem má rotação. É claro que o mesmo também se aplica ao contrário – uma junção duodenojejunal anormalmente localizada pode ser deslocada para uma posição aparentemente normal por uma massa ou distensão intestinal.

■ Caso 32

1. Qual é a verdade em relação à mamografia em crianças?
   a) É o exame de escolha para excluir o câncer de mama.
   b) É contraindicado por causa do aumento do risco de alterações malignas induzidas por radiação na mama glandular jovem.
   c) É favorecida em relação à ultrassonografia, pois o ultrassom não penetra no tecido mamário fibroglandular.
   d) É favorecida em crianças com Tanner estágio I e II devido à sua facilidade de identificar tecido mamário normal.

A resposta certa é (**b**). Ao contrário dos adultos, a mamografia é contraindicada em todas as crianças pelo risco extremamente baixo de câncer de mama na população pediátrica e pela má qualidade de imagem decorrente do tecido fibroglandular denso. Há maior risco de alterações malignas induzidas pela radiação.

2. O que é verdade em relação às lesões mamárias malignas em crianças?
   a) Elas são mais comumente adenocarcinoma.
   b) São mais comuns que as lesões benignas da mama.
   c) Apresentam características ultrassonográficas variáveis e inespecíficas semelhantes às características observadas em adultos.
   d) São mais propensas a serem lesões primárias do que secundárias.

A resposta certa é (**c**). Lesões mamárias malignas em crianças são muito raras. São mais prováveis de serem secundárias a tumores metastáticos ou disseminados, como linfoma, leucemia, rabdomiossarcoma e neuroblastoma. O tumor filoide é a massa mamária maligna mais comum em crianças.

■ Caso 33

1. Um terço dos astrocitomas pilocíticos no quiasma óptico está associado a qual síndrome?
   a) PHACES (malformações da fossa posterior, hemangiomas, anomalias arteriais, defeitos cardíacos, anormalidades oculares, fissura esternal e rafe supraumbilical).
   b) Turcot.
   c) Neurofibromatose tipo 1 (NF1).
   d) Neurofibromatose tipo 2.

A resposta certa é (**c**). O astrocitoma pilocítico cerebelar está associado à síndrome PHACES e Turcot, bem como à síndrome de Ollier; entretanto, astrocitomas pilocíticos no quiasma óptico estão associados mais frequentemente a NF1.

2. Dos seguintes quatro tumores infratentoriais, qual é mais provável de ser encontrado nos hemisférios cerebelares?
   a) Meduloblastoma.
   b) Astrocitoma pilocítico juvenil (JPA).
   c) Glioma do tronco encefálico.
   d) Ependimoma.

A resposta certa é (**b**). O JPA surge no hemisfério cerebelar e desloca o quarto ventrículo em vez de ocorrer dentro dele. O meduloblastoma preenche o quarto ventrículo e aumenta-o. Um ependimoma é um tumor "plástico" que surge no quarto ventrículo, mas frequentemente se estende para fora através dos forames do quarto ventrículo. Um glioma do tronco encefálico surge no tronco encefálico.

■ Caso 34

1. Qual lesão é menos provável de ser confundida com blastoma pleuropulmonar?
   a) Malformação adenomatoide pulmonar cística (CPAM).
   b) Sarcoma de Ewing.
   c) Metástases de tumor de Wilms.
   d) Tumor neuroectodérmico primitivo.

A resposta certa é (**c**). Como o blastoma pleuropulmonar é um tumor raro, existem múltiplos tumores no diagnóstico diferencial. O tipo puramente cístico de blastoma pleuropulmonar (tipo I) é impossível de distinguir do tipo I CPAM. As formas sólidas de blastoma pleuropulmonar (tipos II e III) são frequentemente difíceis de distinguir de outros tumores sólidos no tórax. As metástases tumorais de Wilms são geralmente menores e múltiplas.

2. Qual é a neoplasia pulmonar mais comum em crianças?
   a) Doença metastática.
   b) Blastoma pleuropulmonar.
   c) Carcinoma broncogênico.
   d) Tumor carcinoide.

A resposta certa é (**a**). Uma lesão sólida nos pulmões tem 12 vezes mais probabilidade de ser uma lesão metastática do que uma neoplasia pulmonar primária. Os dois tumores primários mais comuns em crianças são o blastoma pleuropulmonar e o tumor carcinoide. As duas metástases mais comuns no pulmão são tumor de Wilms e osteossarcoma. Os tipos comuns de câncer de pulmão em adultos são raros em crianças.

■ Caso 35

1. Qual das alternativas a seguir é mais provável de ser encontrada em um paciente com síndrome de Poland?
   a) Ausência bilateral de tecido mamário.
   b) Sindactilia.
   c) Apêndices pré-auriculares.
   d) Defeito femoral focal ipsolateral.

A resposta certa é (**b**). A síndrome de Poland é unilateral e está associada a anomalias da extremidade superior ipsolateral.

2. Qual das alternativas a seguir é menos provável de causar um hemitórax hiperlucente unilateral?
   a) Pneumotórax.
   b) Escoliose torácica.
   c) Aprisionamento de ar.
   d) Aspiração.

A resposta certa é (**d**). O diferencial para um pulmão hiperlucente unilateral inclui o posicionamento do paciente, escoliose, defeitos da parede torácica, pneumotórax e efusão pleural contralateral, aprisionamento de ar e diferenças na perfusão entre os pulmões.

■ Caso 36

1. Qual dos seguintes não é uma causa da coalizão tarsal?
   a) Tumor.
   b) Trauma.
   c) Congênita.
   d) Artrite.

A resposta certa é (**a**). Embora a maioria das coalizões seja congênita, trauma, artrite e infecção podem resultar em coalizão. Os tumores, ao contrário, não são causa de coalizão.

2. Quais dos seguintes tipos de coalizão tendem a se apresentar mais tarde na infância?
   a) Calcaneonavicular.
   b) Talocalcâneo.
   c) Talonavicular.
   d) Respostas b e c.

A resposta certa é (**b**). Coalizões talonaviculares geralmente estão presentes na primeira década de vida, coalizões calcaneonaviculares geralmente estão presentes por volta dos 10 anos de idade, e as coalizões talocalcâneas geralmente estão presentes na adolescência.

■ Caso 37

1. Na pielonefrite aguda, a geração de imagens com *power* Doppler pode mostrar qual das seguintes opções?
   a) Áreas focais de perfusão aumentada.
   b) Áreas em forma de cunha com perfusão diminuída.
   c) Perfusão difusa aumentada do córtex renal.
   d) Perfusão diminuída de forma difusa do córtex renal.

A resposta certa é (**b**). Imagens de *power* Doppler na infecção aguda podem mostrar áreas em forma de cunha com diminuição da perfusão. O Doppler colorido é menos sensível que o *power* Doppler para esse achado.

2. Qual é a desvantagem de usar a cintilografia cortical renal para detectar pielonefrite?
   a) O ácido dimercaptossuccínico Tc-99 m (DMSA) também é excretado na bexiga, dificultando a detecção da infecção na bexiga.
   b) A captação de DMSA Tc-99 m é apenas minimamente aumentada na infecção ativa, tornando a infecção focal difícil de diferenciar do rim normal.
   c) O DMSA Tc-99 m não consegue distinguir a doença ativa das áreas com cicatrizes porque ambas produzem áreas fotopênicas.
   d) O DMSA Tc-99 m não consegue distinguir a doença ativa do sistema coletor renal, porque ambos produzem áreas fotopênicas.

A resposta certa é (**c**). A cintilografia renal cortical pode ser realizada com tecnécio marcado com DMSA ou glico-heptonato (GHA). Esses agentes não podem discriminar entre doença ativa, abscesso e cicatrização, porque todos causarão defeitos fotopênicos. Além disso, mesmo na ausência de cicatrizes, defeitos fotopênicos podem não recuperar uma aparência normal por até 5 meses.

Caso 38

1. Um rânula mergulhante estende-se para o espaço submandibular "mergulhando" sobre ou através de qual músculo?
   a) Milo-hióideo.
   b) Estilo-hióideo.
   c) Gênio-hióideo.
   d) Ventre anterior do músculo digástrico.

A resposta certa é (**a**). As rânulas simples estão confinadas ao espaço sublingual, mas as rânulas mergulhantes mergulham sobre ou através do músculo milo-hióideo.

2. Ao contrário de outras lesões císticas no pescoço, uma rânula mergulhante terá qual característica?
   a) Líquido interno proteináceo.
   b) Uma cauda que se afunila no espaço sublingual.
   c) Conexão com o músculo milo-hióideo.
   d) Aparência lobular à medida que se insinua em torno dos músculos.

A resposta certa é (**b**). Uma rânula mergulhante terá uma porção cística no espaço submandibular com uma "cauda" mais colapsada que se afunila no espaço sublingual. O líquido interno proteináceo pode ser visto em qualquer estrutura cística que tenha sido infectada ou instrumentada. Um rânula é definida como simples ou mergulhante com base em sua localização em relação ao músculo milo-hióideo. Rânulas não se insinuam em torno dos músculos.

Caso 39

1. Uma lesão renal é detectada na fase venosa portal de uma imagem de CT com multidetectores com contraste de um paciente com trauma. Que tipo de imagem deve ser obtida a seguir?
   a) Ultrassonografia com Doppler para avaliar a patência da vasculatura renal.
   b) MR para avaliar traumatismo da coluna coexistente.
   c) Radiografia simples tardia de 5 a 15 minutos para avaliar o contraste na bexiga.
   d) Imagem tardia de 5 a 15 minutos do abdome e pelve para avaliar o extravasamento.

A resposta certa é (**d**). Se a lesão renal for detectada em uma imagem da CT de fase venosa portal do trauma sem evidência de extravasamento, uma fase tardia de 5 a 15 minutos deve ser considerada para avaliar o extravasamento de urina, especialmente se houver sinais clínicos de lesão do sistema coletor.

2. Qual é a complicação mais comum após trauma renal?
   a) Urinoma.
   b) Sangramento tardio.
   c) Fístula urinária.
   d) Abscesso.

A resposta certa é (**a**). A taxa de complicações após o trauma renal é de 3 a 10%. A complicação mais comum é o urinoma. A hemorragia tardia pode ocorrer 1 a 2 semanas após o trauma. Fístula e abscesso urinário podem ser vistos em coleções líquidas não drenadas ou grandes segmentos de parênquima desvascularizado. Complicações tardias incluem hidronefrose, fístula arteriovenosa, pielonefrite, formação de cálculo e hipertensão.

Caso 40

1. Qual das alternativas a seguir é uma complicação grave do abscesso retrofaríngeo (RPA)?
   a) Síndrome de Lemierre: tromboflebite da artéria vertebral levando a êmbolos sépticos no cérebro.
   b) Síndrome de Grisel: torcicolo causado por frouxidão ligamentar inflamatória da articulação atlantoaxial.
   c) Síndrome de Fletcher: pneumonia apical necrosante.
   d) Síndrome de Eagle: calcificação do ligamento estilo-hióideo causando compressão dos nervos cranianos ou artéria carótida.

A resposta certa é (**b**). A síndrome de Lemierre é uma complicação do RPA. Consiste em tromboflebite da veia jugular levando a sepse metastática à distância. A causa da síndrome de Eagle é desconhecida, mas pode ocorrer em pacientes com distúrbios que causam calcificação heterotópica ou após amigdalectomia. A pneumonia apical necrosante não é uma complicação.

2. Os tecidos moles pré-vertebrais podem parecer artificialmente espessos se qual dos seguintes eventos ocorrer?
   a) O pescoço é estendido e a imagem é obtida no final da expiração.
   b) O pescoço é estendido e a imagem é obtida no final da inspiração.
   c) O pescoço é fletido e a imagem é obtida no final da expiração.
   d) O pescoço é flexionado e a imagem é obtida no final da inspiração.

A resposta certa é (**c**). O posicionamento adequado de um paciente para avaliação dos tecidos moles do pescoço inclui extensão do pescoço e obtenção da imagem no final da inspiração.

Caso 41

1. Qual dos seguintes exames radiológicos de forma mais confiável descarta o diagnóstico de epífise femoral capital deslizada?
   a) Radiografia frontal da pelve.
   b) Radiografia da pelve em perna de rã.
   c) Exame ósseo da medicina nuclear.
   d) MR da pelve ponderada em T1.

A resposta certa é (**d**). Embora as radiografias da pelve em perna de rã sejam geralmente suficientes para fazer o diagnóstico de epífise femoral capital deslizada, as radiografias normais não podem excluí-la completamente, e a MR ponderada em T1 é mais sensível para detectar o alargamento da fise.

2. Os pacientes cuja epífise da cabeça femoral deslizada foi imobilizada sem redução permanecem em risco aumentado para cada um dos seguintes, exceto...
    a) Doença de Perthes.
    b) Síndrome do impacto femoroacetabular.
    c) Laceração labral.
    d) Condrólise.

A resposta certa é (**a**). Pacientes com epífise da cabeça femoral deslizada fixa correm maior risco de ter síndrome do impacto femoroacetabular, ruptura labral e condrólise, ao contrário de pacientes sem epífise femoral capital deslizada. O risco da doença de Perthes não é aumentado porque a doença de Perthes é um distúrbio idiopático que se desenvolve em pacientes mais jovens.

■ Caso 42

1. Qual das seguintes facomatoses é caracterizada por schwannomas intracranianos?
    a) von Hippel-Lindau.
    b) Neurofibromatose tipo 1 (NF1).
    c) Neurofibromatose tipo 2 (NF2).
    d) Esclerose tuberosa.

A resposta certa é (**c**). Pacientes com NF2 têm schwannomas intracranianos (geralmente schwannomas vestibulares), meningiomas e ependimomas intraespinhais-intramedulares.

2. Qual é a única facomatose que não está associada a uma neoplasia intracraniana?
    a) Neurofibromatose.
    b) Esclerose tuberosa.
    c) Doença de von Hippel-Lindau (VHL).
    d) Síndrome de Sturge-Weber.

A resposta certa é (**d**). A esclerose tuberosa está associada a astrocitomas subependimários de células gigantes. A neurofibromatose está associada a gliomas do nervo óptico, astrocitomas e gliomas do tronco encefálico. A VHL está associada a hemangioblastomas e tumores do saco endolinfático.

■ Caso 43

1. Qual das seguintes é uma aparência comum em um rim neonatal normal?
    a) Gordura do seio renal proeminente.
    b) Ausência de lobulações fetais.
    c) O córtex hiperecoico para o fígado.
    d) Pirâmides renais que parecem pequenas e finas.

A resposta certa é (**c**). O córtex renal neonatal normal é muito ecogênico. Essa ecogenicidade diminui gradualmente e em geral se torna hipoecoica no fígado entre 4 e 6 meses de idade. O córtex renal imaturo é mais fino do que o córtex maduro, e as pirâmides renais parecem maiores. As lobulações fetais podem ser proeminentes no recém-nascido, e os neonatos têm muito menos gordura nos seios renais.

2. Qual dos seguintes medicamentos pode causar nefrocalcinose em bebês prematuros?
    a) Penicilina.
    b) Cafeína.
    c) Pentobarbital.
    d) Furosemida.

A resposta certa é (**d**). Os diuréticos de alça, como a furosemida (Lasix) e os aminoglicosídeos, como gentamicina, tobramicina e dexametasona, são todos fatores de risco para hipercalciúria e nefrocalcinose.

■ Caso 44

1. Qual dos seguintes é o achado mais específico em ruptura testicular?
    a) Rompimento da túnica albugínea.
    b) Anormalidade do contorno do testículo.
    c) Ecotextura heterogênea do testículo.
    d) Ausência de vascularização no testículo.

A resposta certa é (**a**). O rompimento da túnica albugínea é considerado a característica mais importante da ruptura testicular. Em ordem de importância, anormalidades de contorno, ecotextura heterogênea e ausência de vascularização também são vistas na ruptura. O achado ultrassonográfico de túnica albugínea intacta pode excluir a ruptura testicular. A ecotextura heterogênea pode ser vista em um hematoma intratesticular sem ruptura.

2. Qual é a sequência correta da aparência de um hematoma extratesticular de agudo para crônico?
   a) Os hematomas agudos são hipoecoicos e se tornam mais ecoicos com o passar do tempo. Um hematoma crônico pode ser isoecoico ao testículo.
   b) Os hematomas agudos são hipoecoicos e se tornam mais anecoicos com o passar do tempo. Um hematoma crônico pode aparecer como calcificações lineares.
   c) Os hematomas agudos são hiperecogênicos e se tornam hipoecoicos com o passar do tempo. Um hematoma crônico pode aparecer como uma massa extratesticular calcificada.
   d) Os hematomas agudos são hiperecogênicos e se tornam homogêneos com o passar do tempo. Um hematoma crônico pode parecer hipoecoico.

A resposta certa é (c). Hematomas extratesticulares podem tornar-se bastante grandes. Agudamente, os hematomas são ecogênicos e tornam-se progressivamente menos ecogênicos com o tempo. Eles podem desenvolver septações e níveis fluido-fluido. Um hematoma extratesticular crônico que não se resolve pode tornar-se calcificado e assemelhar-se a uma massa extratesticular calcificada.

■ Caso 45

1. Qual é uma característica do timo normal?
   a) Pode deslocar a traqueia.
   b) Calcificações difusas, pontuadas.
   c) Insinua-se em torno das estruturas.
   d) Pode comprimir a veia cava superior.

A resposta certa é (c). O timo normal não comprime nem desloca estruturas adjacentes. É muito flexível, e as pulsações cardíacas e o movimento respiratório mudam a forma do timo em imagens em tempo real.

2. Qual das seguintes afirmações é verdadeira sobre o timo?
   a) Cresce rapidamente durante toda a infância.
   b) Geralmente não aumenta após a puberdade.
   c) Eventualmente, substitui-se por tecido fibroso denso.
   d) É de tamanho mínimo no nascimento.

A resposta certa é (b). O timo está presente ao nascimento e é desproporcionalmente grande em bebês. Ele cresce lentamente durante toda a infância e geralmente não aumenta após a puberdade. Em última análise, torna-se substituído por gordura.

■ Caso 46

1. Qual das seguintes condições não estaria associada a um pequeno cólon esquerdo em enema de contraste?
   a) Síndrome do tampão de mecônio.
   b) Doença de Hirschsprung.
   c) Atresia colônica.
   d) Íleo meconial.

A resposta certa é (d). O cólon esquerdo pequeno é a aparência clássica da síndrome do tampão meconial, e casos atípicos da doença de Hirschsprung com uma extensão relativamente proximal da aganglionose também podem estar associados ao cólon esquerdo pequeno. A atresia colônica não é comum, mas também pode estar associada a um pequeno cólon esquerdo, embora, nesse caso, seria impossível o contraste de refluxo próximo à obstrução. No íleo meconial, no entanto, todo o cólon deve ser pequeno em calibre, não apenas no lado esquerdo.

2. Quais das seguintes condições tendem a ser autolimitadas e resolvem-se sozinhas sem intervenção cirúrgica?
   a) Atresia ileal.
   b) Síndrome do tampão de mecônio.
   c) Doença de Hirschsprung.
   d) Vólvulo do intestino médio.

A resposta certa é (b). A atresia ileal é incompatível com a vida sem intervenção cirúrgica. A ressecção cirúrgica do segmento aganglionar do cólon é geralmente necessária para tratar a doença de Hirschsprung. O vólvulo do intestino médio é uma emergência cirúrgica. A síndrome do tampão meconial, no entanto, é uma condição autolimitada que resolve sozinha. A principal razão para realizar um enema com contraste na suspeita de síndrome do tampão de mecônio é excluir outras condições que exigem cirurgia.

■ Caso 47

1. Como a infecção por citomegalovírus (CMV) adquirida aparece de forma aguda no cérebro?
   a) Encefalite.
   b) Calcificações periventriculares.
   c) Acidente vascular encefálico hemorrágico.
   d) Hidrocefalia.

A resposta certa é (a). O CMV adquirido apresenta-se de maneira diferente do CMV congênito. Geralmente se apresenta como encefalite em um paciente imunocomprometido.

2. Quais achados de imagem são observados na orelha de pacientes com perda auditiva neurossensorial associada ao CMV congênito?
   a) Atrofia da cóclea.
   b) Erosão da membrana timpânica.
   c) Atrofia do estribo.
   d) Nenhuma.

A resposta certa é (**d**). Em pacientes com perda auditiva neurossensorial associada à infecção congênita por CMV, a imagem da orelha interna geralmente é normal.

■ Caso 48

1. Em uma radiografia do tórax de um recém-nascido de idade gestacional desconhecida, como a taquipneia transitória do recém-nascido (TTN) pode ser diferenciada da doença pulmonar prematura (doença da membrana hialina)?
   a) Derrames podem estar presentes na TTN, mas não são observados na doença pulmonar do prematuro.
   b) O tamanho do coração é normal na TTN, mas é grande na doença pulmonar do prematuro.
   c) Os volumes pulmonares são normais na TTN, mas são grandes na doença pulmonar do prematuro.
   d) Os pneumotóraces são comuns na TTN, mas são incomuns na doença pulmonar do prematuro.

A resposta certa é (**a**). Os derrames podem ser observados na TTN, mas não são observados na doença pulmonar do prematuro. O tamanho do coração é normal tanto na TTN quanto na doença pulmonar do prematuro. Os volumes pulmonares são normais a aumentados na TTN, mas diminuem na doença pulmonar do prematuro não tratada. Os pneumotóraces não estão associados a nenhuma das doenças.

2. Você tem uma imagem de radiografia de tórax de um lactente. Você não tem ideia da idade da criança, mas vê os centros de ossificação da cabeça do úmero. Qual é a menor idade que este paciente poderia ter?
   a) Um lactente prematuro nascido com 34 semanas de idade gestacional.
   b) Um lactente a termo que nasceu com 38 semanas de idade gestacional.
   c) Um lactente a termo nascido com 40 semanas de idade gestacional.
   d) Um lactente de 3 meses.

A resposta certa é (**b**). Os centros de ossificação da cabeça do úmero podem estar presentes tão cedo quanto 38 semanas de idade gestacional; no entanto, sua ossificação pode ser tão tardia quanto 3 meses de idade. Se os centros de ossificação da cabeça do úmero são visualizados na radiografia de tórax, você sabe que o neonato tem pelo menos 38 semanas de idade gestacional.

■ Caso 49

1. Qual das alternativas a seguir está associada a anomalias uracais?
   a) Carcinoma de células escamosas.
   b) Anomalias onfalomesentéricas.
   c) Síndrome de *prune belly*.
   d) Sindactalia.

A resposta certa é (**c**). Neoplasias malignas podem desenvolver-se no remanescente uracal; no entanto, estes são geralmente adenocarcinomas. Embora o canal onfalomesentérico atravesse o cordão umbilical e junte o intestino médio primitivo ao saco vitelino, sua obliteração é independente da obliteração do úraco. Um divertículo vesicouracal é um achado frequente na síndrome de *prune belly*. Sindactilia não está relacionada com anomalias uracais.

2. Qual é a anomalia congênita mais comum do ducto onfalomesentérico?
   a) Uma fístula patente entre o íleo e o umbigo.
   b) Um seio com um lúmen parcialmente patente.
   c) Um cisto.
   d) Um divertículo cuja porção entérica está patente (divertículo de Meckel).

A resposta certa é (**d**). Um divertículo do canal onfalomesentérico com uma porção entérica patente é chamado de divertículo de Meckel e é a anormalidade congênita mais comum do trato gastrointestinal. É um remanescente parcial do ducto onfalomesentérico. Não está ligado ao umbigo.

3. Qual dos seguintes é um remanescente embrionário encontrado no umbigo?
   a) O ligamento redondo do fígado.
   b) O ligamento largo do útero.
   c) Ligamento cloacal.
   d) Ligamento gastrosquisal.

A resposta certa é (**a**). O ligamento redondo contém o remanescente da veia umbilical. A veia umbilical pode abrir ou recanalizar para formar um vaso colateral portossistêmico na presença de hipertensão portal. Outros remanescentes embrionários encontrados no umbigo incluem o úraco, o canal onfalomesentérico, os espaços paravesicais extraperitoneais e o anel umbilical.

■ Caso 50

1. Qual é o local mais comum de rabdomiossarcoma em crianças?
   a) Estômago.
   b) Bexiga.
   c) Extremidades.
   d) Cabeça e pescoço.

A resposta certa é (**d**). O local mais comum de rabdomiossarcoma em crianças é a cabeça e o pescoço. O trato geniturinário é o segundo local mais comum de rabdomiossarcoma em crianças.

2. Qual é o único tipo de rabdomiossarcoma geniturinário que tende a ocorrer em adolescentes?
   a) Próstata.
   b) Bexiga.
   c) Paratesticular.
   d) Cervical.

A resposta certa é (**c**). Os tumores paratesticulares são o único tipo de rabdomiossarcoma geniturinário que tendem a ocorrer em crianças mais velhas/adolescentes. A idade de pico do rabdomiossarcoma é de 3 a 6 anos.

■ Caso 51

1. O cone medular normal está praticamente sempre posicionado acima de qual espaço discal?
   a) T12-L1.
   b) L1-2.
   c) L2-3.
   d) L3-4.

A resposta certa é (**c**). O cone medular normal está praticamente sempre posicionado acima de L2-L3. A medula geralmente termina entre T12 e L2, e se se observar que termina abaixo do espaço discal L2-3, é considerada anormal. No contexto de medula presa com a ausência de um disrafismo espinhal, as anormalidades do filamento terminal, incluindo fibrolipoma e síndrome do filamento terminal fechado, são causas comuns.

2. Um pequeno cisto em que área da medula espinal pode ser uma variante normal?
   a) Medula espinal cervical.
   b) Medula espinal torácica.
   c) Medula espinal lombar.
   d) Filamento terminal.

A resposta certa é (**d**). Um cisto filar, também chamado de ventrículo terminal, pode ser encontrado na transição da ponta do cone medular para a origem do filamento terminal. Pode ter até 10 mm de comprimento e largura de 4 mm. É um achado incidental e não tem significado clínico.

■ Caso 52

1. Em uma ultrassonografia para suspeita de estenose pilórica hipertrófica, qual das seguintes alternativas a seguir é o melhor ponto de referência para a localização do canal pilórico?
   a) A junção gastroesofágica.
   b) A vesícula biliar.
   c) A artéria mesentérica superior.
   d) A cabeça do pâncreas.

A resposta certa é (**b**). A junção gastroesofágica, a artéria mesentérica superior e a cabeça do pâncreas não são pontos de referência anatômicos úteis para a localização do canal pilórico. Por outro lado, o piloro é tipicamente localizado perto da vesícula biliar.

2. Em geral, o limiar para o diagnóstico de estenose pilórica hipertrófica é um piloro que mede qual das seguintes dimensões?
   a) Espessura muscular de 1 mm e comprimento do canal de 12 mm.
   b) Espessura muscular de 2 mm e comprimento do canal de 14 mm.
   c) Espessura muscular de 3 mm e comprimento do canal de 16 mm.
   d) Espessura muscular de 4 mm e comprimento do canal de 18 mm.

A resposta certa é (**c**). O uso de limiares mais baixos para a espessura do músculo e o comprimento do canal aumenta a sensibilidade, mas diminui a especificidade, enquanto limiares mais altos diminuem a sensibilidade, mas aumentam a especificidade.

■ Caso 53

1. Qual das alternativas a seguir não é uma característica da síndrome da cimitarra?
   a) Drenagem anômala das veias pulmonares.
   b) Massa do lobo inferior.
   c) Hipoplasia do pulmão direito.
   d) Suprimento arterial sistêmico para uma porção do pulmão direito.

A resposta certa é (**b**). A drenagem anômala das veias pulmonares, a hipoplasia pulmonar e o suprimento arterial sistêmico para uma porção do pulmão são características da síndrome da cimitarra. Em contraste, uma massa do lobo inferior seria característica de outra condição que pode estar associada à drenagem anômala das veias pulmonares-sequestro pulmonar.

2. Qual idade de apresentação da síndrome da cimitarra está associada ao pior prognóstico?
   a) Infância.
   b) Final da infância.
   c) Adolescência.
   d) Idade adulta.

A resposta certa é (**a**). Como o grau de *shunt* da esquerda para a direita e as anomalias associadas geralmente são mais graves em pacientes que se apresentam precocemente com a síndrome da cimitarra, a apresentação na infância está associada ao pior prognóstico.

■ Caso 54

1. Qual das alternativas a seguir não é um achado de imagem comum da colite ulcerativa?
   a) Impressões digitais.
   b) Fístula.
   c) Cólon em "cano de chumbo".
   d) Úlceras de "colar de botão".

A resposta certa é (**b**). A impressão digital, o cólon em "cano de chumbo" e as úlceras de "colar de botão" (devido à disseminação lateral de úlceras na submucosa) são características comuns de imagem da colite ulcerativa. A formação de fístulas, por outro lado, é típica da doença de Crohn, que é um processo inflamatório transmural, em oposição à colite ulcerativa, que não se estende até a parede intestinal, tornando improvável a formação de fístula.

2. Qual das alternativas a seguir não é um objetivo importante da imagem radiológica em pacientes pediátricos com suspeita de doença inflamatória intestinal?
   a) Determinar a distribuição da doença.
   b) Avaliar as complicações.
   c) Diferenciar a doença de Crohn da colite ulcerativa.
   d) Avaliar a resposta ao tratamento.
   e) Todos os itens acima estão corretos.

A resposta certa é (**e**). Em pacientes com suspeita de doença inflamatória intestinal, as imagens radiológicas são usadas para determinar a extensão e a distribuição da doença, diferenciar a doença de Crohn da colite ulcerativa e avaliar as complicações e a resposta ao tratamento.

■ Caso 55

1. Qual das seguintes afirmações é verdadeira em relação ao timo?
   a) O timo normal pode estender-se para o pescoço e posteriormente para a veia cava superior.
   b) Na fluoroscopia, o timo deve permanecer fixo na posição.
   c) Calcificações dispersas são comuns no timo normal.
   d) Um timo normal pode comprimir vasos.

A resposta certa é (**a**). Um timo retrocaval é uma variante normal em que o timo se estende posteriormente entre a veia cava superior e as grandes artérias. Na fluoroscopia, o timo muda de contorno e tamanho com a respiração. O timo normal não deve conter calcificações ou comprimir vasos ou as vias respiratórias.

2. Qual das seguintes afirmações é verdadeira em relação ao linfoma em crianças?
   a) Linfoma é a massa mediastinal média mais comum em crianças.
   b) Imagens tomográficas por tomografia de emissão de pósitrons (PET) por fluorodesoxiglicose (FDG) podem ajudar a diferenciar o tecido cicatrizado/fibrose de doença residual após o tratamento.
   c) O linfoma que responde precocemente a PET tem um mau prognóstico.
   d) Os estudos de estadiamento para os linfomas pediátricos devem incluir uma ressonância magnética do cérebro.

A resposta certa é (**b**). O linfoma que responde precocemente ao PET tem um excelente prognóstico; no entanto, a captação persistente de FDG após a quimioterapia da linha de frente é considerada uma recaída. Linfoma é a massa mediastinal anterior mais comum em crianças. O estadiamento do linfoma pediátrico deve incluir radiografia de tórax e tomografia computadorizada de tórax, abdome e pelve; no entanto, a imagem cerebral não é tipicamente feita a menos que o paciente tenha sintomas neurológicos.

■ Caso 56

1. Qual das alternativas a seguir é mais comum na colite ulcerativa do que na doença de Crohn?
   a) Colangite esclerosante.
   b) Lesões em salto.
   c) Fístulas.
   d) Doença perianal.

A resposta certa é (**a**). Lesões em salto, fístulas e doença perianal são mais comuns na doença de Crohn do que na colite ulcerativa. Em contraste, a colangite esclerosante é muito mais frequentemente associada à colite ulcerativa.

2. Qual parte do intestino está mais frequentemente envolvida na doença de Crohn?
   a) Duodeno.
   b) Jejuno.
   c) Íleo.
   d) Cólon

A resposta certa é (**c**). Embora a doença de Crohn possa envolver qualquer parte do canal alimentar, ela afeta mais comumente o íleo, e o íleo terminal em particular, que é acometido em mais de 9 dos 10 pacientes.

■ Caso 57

1. Qual das alternativas a seguir não representa um local potencial de uma lesão apofisária?
   a) Tubérculo tibial.
   b) Epicôndilo medial do úmero.
   c) Patela.
   d) Crista ilíaca.

A resposta certa é (c). O tubérculo tibial, o epicôndilo medial do úmero e a crista ilíaca são todos locais importantes nos quais podem ocorrer lesões apofisárias. A patela, pelo contrário, não representa uma apófise.

2. A cirurgia é geralmente considerada quando o deslocamento associado a uma fratura de avulsão apofisária excede qual comprimento?
   a) 0 cm.
   b) 1 cm.
   c) 2 cm.
   d) 3 cm.

A resposta certa é (c). Embora não exista uma regra rígida, quando o grau de deslocamento é menor de 2 cm, é improvável que a cirurgia seja necessária, a menos que os sintomas persistam após vários meses de atividade reduzida.

Caso 58

1. Os lactentes com origem anômala da artéria coronária apresentam tipicamente qual dos seguintes?
   a) Cianose.
   b) Atraso do crescimento.
   c) Síncope.
   d) Dor torácica.

A resposta certa é (b). Pacientes com origem anômala da artéria coronária esquerda apresentam pouco *shunt*, geralmente da esquerda para a direita, não havendo cianose. Síncope e dor torácica são sintomas de apresentação em crianças mais velhas e adolescentes. O atraso do crescimento não específico é uma apresentação comum para bebês com essa condição.

2. Na origem anômala da artéria coronária esquerda, que é a câmara cardíaca com maior grau de diminuição da função?
   a) Átrio direito.
   b) Ventrículo direito.
   c) Átrio esquerdo.
   d) Ventrículo esquerdo.

A resposta certa é (d). Como o tecido suprido pela artéria coronária esquerda é mais severamente afetado e o ventrículo esquerdo tem as maiores demandas de perfusão, o ventrículo esquerdo é a câmara mais disfuncional.

Caso 59

1. Qual das seguintes opções não está associada à asplenia?
   a) Aorta e veia cava inferior do mesmo lado.
   b) Pulmões trilobados.
   c) Continuação ázigos da veia cava inferior.
   d) Conexão venosa pulmonar anômala.

A resposta certa é (c). Aorta ipsilateral e veia cava inferior, pulmões trilobados e conexão anômala das veias pulmonares estão todos associados à asplenia. Em contraste, a continuação ázigos da veia cava inferior é encontrada em pacientes com poliesplenia.

2. Qual das seguintes modalidades de imagem é mais útil em crianças com suspeita de síndrome heterotáxica?
   a) Ultrassonografia.
   b) CT.
   c) MRI.
   d) Medicina nuclear.

A resposta certa é (a). Em situações específicas, CT, MRI e medicina nuclear podem ser úteis para avaliar um paciente com heterotaxia, mas a ecocardiografia e a ultrassonografia abdominal são os estudos de primeira linha quando há suspeita de heterotaxia.

Caso 60

1. Qual é a verdade em relação à presença de folículos nos ovários?
   a) Nunca é normal em um recém-nascido.
   b) Pode ser normal em qualquer idade.
   c) É normal apenas após a puberdade.
   d) Indica que a paciente está ovulando.

A resposta certa é (b). Após o nascimento, o hormônio folículoestimulante (FSH) aumenta no período neonatal. Durante o segundo ano de vida, o nível de FSH diminui, mas um baixo nível de secreção pulsátil de FSH persiste. Então, o ovário contém folículos maduros em todas as idades.

2. A agenesia renal unilateral congênita está associada a qual condição?
   a) Agenesia testicular unilateral.
   b) Micropênis.
   c) Menarca precoce.
   d) Útero unicorno.

A resposta certa é (d). Anomalias genitais ocorrem em até 60% das mulheres e 12% dos homens com agenesia renal unilateral congênita. Nas mulheres, podem ocorrer muitas anomalias do útero, dos ovários e da vagina. Nos homens, as anormalidades incluem criptorquidia, cistos de vesícula seminal, vasos hipoplásicos, agenesia prostática unilateral, displasia testicular cística e hipospadia.

Caso 61

1. Qual das alternativas a seguir não é um fator de risco importante para o desenvolvimento de colite pseudomembranosa?
   a) Imunossupressão.
   b) Uso de antibióticos.
   c) História pregressa de colite pseudomembranosa.
   d) Idade maior de 1 ano.

A resposta certa é (**d**). Imunossupressão, uso de antibióticos e história pregressa do distúrbio aumentam o risco de desenvolver colite pseudomembranosa. Por outro lado, o distúrbio é raro em pacientes menores de 1 ano de idade.

2. Nas radiografias abdominais, a impressão digital é geralmente mais pronunciada em que parte do cólon?
   a) Ceco.
   b) Cólon transverso.
   c) Cólon descendente.
   d) Cólon sigmoide.

A resposta certa é (**b**). Como o cólon transverso é a mais ventral ou anterior dessas estruturas, o gás intestinal tende a se acumular ali em um paciente em decúbito dorsal, o que torna a impressão digital mais aparente nessa parte do cólon.

Caso 62

1. Qual dos seguintes é a etiologia mais provável da atresia ileal?
   a) Falha de recanalização.
   b) Acidente vascular intraútero.
   c) Vólvulo.
   d) Mecônio espessado.

A resposta certa é (**b**). A falha de recanalização é a provável etiologia da atresia duodenal. Vólvulos podem causar atresia, mas não se acredita que seja a causa na maioria das vezes. O mecônio espessado também pode causar atresia, mas está mais intimamente associado ao íleo meconial. Acredita-se que a maioria dos casos de atresia ileal resulte de acidentes vasculares no útero.

2. Qual é a condição que mais provavelmente está associada à atresia ileal?
   a) Gastrosquise.
   b) Atresia duodenal.
   c) Síndrome do tampão de mecônio.
   d) Doença de Hirschsprung.

A resposta certa é (**a**). A atresia duodenal ocorre por um mecanismo diferente e não tem forte associação com a atresia ileal. A síndrome do tampão meconial não está associada a atresias. Do mesmo modo, a doença de Hirschsprung ocorre por um mecanismo diferente e não tem associação particular com a atresia ileal. Por outro lado, gastrosquise, na qual o intestino é suspenso fora do abdome e desprotegido do líquido amniótico, tem uma associação relativamente forte com a atresia ileal.

Caso 63

1. Em pacientes com fraturas supracondilianas, a ausência de pulso da mão é mais comumente associada ao comprometimento de qual artéria?
   a) Artéria radial.
   b) Artéria ulnar.
   c) Artéria axilar.
   d) Artéria braquial.

A resposta certa é (**d**). A artéria braquial é o vaso mais comumente comprometido em pacientes com fratura supracondiliana e ausência de pulso da mão. Formas de lesão incluem aprisionamento, laceração e espasmo.

2. Qual das seguintes alternativas não é uma complicação importante das fraturas supracondilianas deslocadas?
   a) Lesão neurovascular.
   b) Corpo solto intra-articular.
   c) Cúbito varo.
   d) Necrose avascular.

A resposta é (**c**). A lesão neurovascular, o corpo solto intra-articular e a necrose avascular estão todos associados ao comprometimento funcional do cotovelo. O cúbito varo, também conhecido como deformidade em varo, pode resultar de fraturas supracondilianas, mas não está associado à limitação de movimento.

Caso 64

1. Qual é a localização mais comum das malformações venolinfáticas?
   a) Abdome.
   b) Tórax.
   c) Extremidades.
   d) Cabeça e pescoço.

A resposta certa é (**d**). Quase metade das malformações venolinfáticas estão localizadas na cabeça e no pescoço.

2. Qual das seguintes lesões apresenta o menor fluxo sanguíneo?
   a) Malformação arteriovenosa.
   b) Hemangioma infantil.
   c) Malformação venosa.
   d) Malformação linfática.

A resposta certa é (**d**). Malformações arteriovenosas, hemangiomas infantis e malformações venosas podem demonstrar fluxo sanguíneo interno nas imagens de ultrassonografia com Doppler e realce nas imagens de CT e MR, mas malformações linfáticas demonstram ausência de fluxo dentro dos cistos e apenas realce septal.

■ Caso 65

1. Qual das seguintes alternativas não causaria broncocele?
   a) Corpo estranho impactado.
   b) Aspergilose broncopulmonar alérgica.
   c) Fibrose cística.
   d) Pneumonia por *Pneumocystis.*

A resposta certa é (**d**). Corpo estranho impactado, aspergilose broncopulmonar alérgica e fibrose cística causam broncocele. A pneumonia por *Pneumocystis* está associada a pneumatoceles.

2. Qual das seguintes opções ajuda a distinguir uma broncocele causada por atresia brônquica congênita de broncocele causada por outras etiologias?
   a) Uma broncocele causada por atresia brônquica é resolvida após tratamento médico.
   b) Uma broncocele causada por atresia brônquica terá uma vascularização diminuída além da broncocele.
   c) Uma broncocele causada por atresia brônquica causará asma.
   d) Uma broncocele causada por atresia brônquica terá uma aparência dedo-em-luva de muco impactado.

A resposta certa é (**b**). O aprisionamento de ar progressivo e a vascularização diminuída além da broncocele são observados na atresia brônquica, mas não em outras causas de broncocele. Uma broncocele causada por atresia brônquica não se resolve após tratamento médico e geralmente é achado incidental. As broncoceles de qualquer etiologia podem ter impactação de muco em dedo-em-luva.

■ Caso 66

1. Qual dos seguintes é o local menos comum de osteossarcoma?
   a) Joelho.
   b) Mandíbula.
   c) Quadril.
   d) Ombro.

A resposta certa é (**b**). Cerca de 60% dos osteossarcomas ocorrem no joelho, 15% no quadril, 10% no ombro e 5% na mandíbula.

2. O estadiamento de rotina de um osteossarcoma recém-diagnosticado deve incluir cada um dos seguintes exames radiológicos, exceto...
   a) MR para avaliar a extensão óssea e o envolvimento neurovascular.
   b) CT para avaliar metástases pulmonares.
   c) Ultrassonografia para avaliar extensão de tecido mole.
   d) Varredura óssea de medicina nuclear para avaliar para metástases esqueléticas.

A resposta certa é (**c**). Os exames de ressonância magnética, tomografia computadorizada e medicina nuclear são amplamente utilizados no estadiamento de rotina dos osteossarcomas, mas a ultrassonografia em geral não desempenha um papel.

■ Caso 67

1. Qual das seguintes é a única lesão cardíaca congênita cianótica em que tanto a aorta quanto a artéria pulmonar são geralmente menores que o normal?
   a) Transposição das grandes artérias.
   b) *Truncus arteriosus.*
   c) Coração esquerdo hipoplásico.
   d) Anomalia de Ebstein.

A resposta certa é (**d**). Apesar de cardiomegalia frequentemente maciça, a anomalia de Ebstein está associada a um pequeno pedículo vascular. A artéria pulmonar é pequena devido ao tamanho reduzido do ventrículo direito, enquanto o tamanho diminuído da aorta é devido à diminuição do débito cardíaco.

2. Qual anomalia cardíaca associada está mais comumente presente na anomalia de Ebstein?
   a) Defeito do septo atrial.
   b) Defeito do septo ventricular.
   c) Ducto arterial patente.
   d) Válvula aórtica bicúspide.

A resposta certa é (**a**). Aproximadamente 90% dos pacientes com anomalia de Ebstein apresentam um defeito do septo atrial associado – seja forame oval patente ou defeito do septo atrial tipo segundo.

■ Caso 68

1. O condroblastoma é mais comum em qual dos seguintes ossos?
   a) Fêmur.
   b) Úmero.
   c) Tíbia.
   d) Rádio.

A resposta certa é (**a**). O fêmur é o osso no qual os condroblastomas são mais comumente encontrados.

2. A maioria dos condroblastomas compartilha qual característica em relação ao tratamento?
   a) Resolve espontaneamente.
   b) Requer excisão cirúrgica e enxerto ósseo.
   c) Responde bem ao tratamento não cirúrgico.
   d) Pode ser tratado com sucesso com radioterapia.

A resposta certa é (**b**). Embora outras opções de tratamento estejam disponíveis, a abordagem mais utilizada para os condroblastomas é a ressecção cirúrgica e o enxerto ósseo. Pela possibilidade de recidiva, toda a lesão deve ser ressecada.

■ Caso 69

1. Qual das alternativas a seguir não é um componente comum da esclerose tuberosa?
   a) Rabdomioma cardíaco.
   b) Angiomiolipoma renal.
   c) Glioma do nervo óptico.
   d) Fibroma ungueal.

A resposta certa é (**c**). Rabdomioma cardíaco, angiomiolipoma renal e fibroma da ungueal são todos componentes comuns da esclerose tuberosa. O glioma do nervo óptico, por outro lado, é um componente comum da neurofibromatose tipo I.

2. Qual das alternativas a seguir não é uma complicação do rabdomioma cardíaco?
   a) Disritmia.
   b) Obstrução do fluxo sanguíneo.
   c) Insuficiência valvular.
   d) Aneurismas das artérias coronárias.

A resposta certa é (**d**). Disritmias, obstrução e insuficiência são todas complicações conhecidas dos rabdomiomas, mas os aneurismas das artérias coronárias são uma característica da doença de Kawasaki.

■ Caso 70

1. Qual é a diferença no padrão de drenagem das veias testiculares direita e esquerda?
   a) A veia testicular direita drena para o plexo prostático e a esquerda drena para a veia renal esquerda.
   b) A veia testicular direita drena para a veia escrotal e o testículo esquerdo drena para a veia renal esquerda.
   c) A veia testicular direita drena para a veia cava inferior e a esquerda drena para a veia renal esquerda.
   d) A veia testicular direita drena para a veia cava inferior e a esquerda drena para a veia ilíaca externa.

A resposta certa é (**c**). A veia testicular direita drena diretamente para a veia cava inferior e a esquerda drena para a veia renal esquerda. As varicoceles idiopáticas ocorrem mais frequentemente no lado esquerdo devido ao ângulo de inserção da veia testicular esquerda na veia renal.

2. Qual marcador tumoral é elevado em um paciente com epidermoide?
   a) β-gonadotrofina coriônica humana (β-HCG).
   b) α-fetoproteína (AFP).
   c) Ambas.
   d) Nenhuma resposta está certa.

A resposta certa é (**d**). Um tumor epidermoide não está associado a nenhum marcador tumoral. O saco vitelino e os tumores de células embrionárias têm frequentemente níveis elevados de AFP. A β-HCG elevada é mais frequentemente observada em tumores de células embrionárias e teratocarcinomas. Tumores de células de Leydig secretam androgênios e estrogênios.

■ Caso 71

1. Quais dos seguintes achados não ósseos não estão associados à osteopetrose?
   a) Hematopoiese extramedular.
   b) Hepatoesplenomegalia.
   c) Infecções recorrentes.
   d) Hipertrofia muscular.

A resposta certa é (**d**). A hipertrofia muscular é improvável na osteopetrose, refletindo o fato de que ossos quebradiços tornam o exercício de fortalecimento de força problemático. Em contraste, a perda do espaço da medula óssea pode levar a hematopoese extramedular, hepatoesplenomegalia e infecções recorrentes.

2. Qual forma de osteopetrose está associada às manifestações clínicas mais graves?
   a) Autossômica dominante.
   b) Ligada ao X.
   c) Autossômica recessiva.
   d) Esporádica.

A resposta certa é (**c**). As manifestações mais graves da osteopetrose são encontradas na forma autossômica recessiva (osteopetrose maligna infantil), que muitas vezes se apresenta no primeiro ano de vida com paralisia de nervos cranianos e redução da hematopoiese.

Caso 72

1. Em quais dos seguintes transtornos os pacientes tipicamente se apresentam com trombocitopenia?
   a) Púrpura de Henoch-Schönlein.
   b) Colite ulcerativa.
   c) Síndrome hemolítico-urêmica.
   d) Doença de Crohn.

A resposta certa é (**c**). Os níveis de plaquetas reduzidos são uma característica da síndrome hemolítico-urêmica (trombose intravascular disseminada), enquanto os níveis de plaquetas na púrpura de Henoch-Schönlein são geralmente normais ou aumentados.

2. Na púrpura de Henoch-Schönlein, em que parte do intestino a hemorragia e o edema são tipicamente mais proeminentes?
   a) Duodeno.
   b) Jejuno.
   c) Íleo.
   d) Cólon.

A resposta certa é (**b**). O jejuno é o local mais comum de hemorragia gastrointestinal na púrpura de Henoch-Schönlein.

Caso 73

1. Qual das alternativas a seguir constitui a contraindicação mais importante para o contraste do enema em um recém-nascido com suspeita de obstrução intestinal distal?
   a) Incapacidade da passagem de mecônio.
   b) Distensão abdominal.
   c) Pneumoperitônio.
   d) Vômito bilateral.

A resposta certa (**c**). A incapacidade de passagem de mecônio, distensão abdominal e vômitos biliosos são todas indicações para um enema contrastante, embora o vômito bilioso também deva levantar suspeita de má rotação com o vólvulo do intestino médio, e um exame de bário superior também deve ser considerado. Em contraste, o pneumoperitônio indica perfuração do intestino, necessitando de intervenção cirúrgica. Infundir material de contraste no intestino só aumentaria a probabilidade de peritonite e sepse.

2. Qual dos seguintes não é uma complicação da doença de Hirschsprung?
   a) Formação da fístula.
   b) Megacólon tóxico.
   c) Perfuração.
   d) Sepse.

A resposta certa é (**a**). Com obstrução crônica, pode resultar megacólon tóxico, o que pode levar tanto à perfuração como à sepse. Em contraste, a inflamação crônica do cólon na doença de Hirschsprung geralmente não é transmural e, portanto, não tende a resultar na formação de fístula.

Caso 74

1. Qual dos seguintes achados de imagem é mais específico para a laceração esplênica?
   a) Hematoma subcapsular.
   b) Hemidiafragma esquerdo elevado.
   c) Derrame pleural esquerdo.
   d) Fratura da costela esquerda.

A resposta certa é (**a**). O hemidiafragma esquerdo elevado, o derrame pleural esquerdo e a fratura da costela esquerda estão todos associados à lesão esplênica, mas cada um pode estar presente por outras razões. Em contraste, um hematoma subcapsular é relativamente específico para lesão esplênica.

2. O que é mais útil para determinar se um paciente com laceração esplênica pode ser tratado sem cirurgia?
   a) Profundidade da laceração no parênquima esplênico.
   b) Tamanho do hematoma subcapsular.
   c) Densidade da coleção de líquido perisplênico.
   d) Instabilidade hemodinâmica.

A resposta certa é (**d**). A morfologia e as coleções líquidas associadas na laceração esplênica são menos importantes na avaliação da necessidade de tratamento cirúrgico do que se o paciente é hemodinamicamente instável ou não.

Caso 75

1. A aparência anormal de qual estrutura no cérebro dá origem ao sinal do dente molar?
   a) Corpo caloso.
   b) Pedúnculos cerebelares inferiores.
   c) Verme cerebelar.
   d) Pedúnculos cerebelares superiores.

A resposta certa é (**d**). A aparência do dente molar resulta da falta de uma decussação normal dos tratos das fibras pedunculares cerebelares superiores. Isso leva ao aumento e um curso mais horizontal desses tratos

2. A ausência de qual estrutura cria uma fenda na linha média entre os hemisférios cerebelares, levando à aparência de asa de morcego do quarto ventrículo em imagens axiais?
   a) Verme.
   b) Pedúnculos cerebelares superiores.
   c) Flóculo do cerebelo.
   d) Tubérculo grácil.

A resposta certa é (**a**). A aparência de asa de morcego do quarto ventrículo em imagens transversais de CT e MR do cérebro é causada pela ausência do verme.

■ Caso 76

1. Qual das alternativas a seguir não deve levantar suspeita clínica de colite neutropênica em um paciente com neutropenia?
   a) Hematêmese.
   b) Dor abdominal.
   c) Massa palpável do quadrante inferior direito.
   d) Febre.

A resposta certa é (**a**). Em um paciente com neutropenia, febre, dor abdominal e massa palpável no quadrante inferior direito são todos sugestivos de colite neutropênica. Por contraste, a hematêmese não é um sintoma de apresentação desse distúrbio.

2. Qual dos seguintes não é um componente do tratamento da colite neutropênica?
   a) Redução da imunossupressão.
   b) Medicamentos antivirais.
   c) Antibióticos de amplo espectro.
   d) Descanso intestinal.

A resposta certa é (**b**). A reposição da contagem de neutrófilos para o normal, antibióticos de amplo espectro e repouso intestinal são todos componentes-chave do tratamento da colite neutropênica. Em contraste, os vírus não são considerados responsáveis e a terapia antiviral não desempenha um papel.

■ Caso 77

1. Qual dos seguintes tipos de anomalia traqueoesofágica é mais comum?
   a) Atresia de esôfago sem fístula traqueoesofágica.
   b) Fístula traqueoesofágica sem atresia de esôfago.
   c) Atresia de esôfago com fístula traqueoesofágica.
   d) Atresia de esôfago com fístulas traqueoesofágicas proximal e distal.

A resposta certa é (**c**). A atresia de esôfago com fístula traqueoesofágica constitui cerca de 85% das anomalias traqueoesofágicas.

2. Qual dos seguintes exames radiológicos não é indicado quando um paciente é diagnosticado com uma anomalia traqueoesofágica?
   a) Ultrassonografia renal.
   b) Ecocardiografia.
   c) Radiografias da coluna.
   d) Enema de bário.

A resposta certa é (**d**). Anomalias renais, cardíacas e vertebrais são todos componentes da associação VACTERL. Embora anomalias anais também façam parte dessa associação, o diagnóstico de ânus imperfurado é estabelecido no exame físico, e um enema não é indicado.

■ Caso 78

1. A coarctação da aorta está mais fortemente associada a qual das seguintes condições?
   a) Síndrome de Marfan.
   b) Síndrome de Turner.
   c) Síndrome de Ivemark.
   d) Síndrome do pulmão hipogênico.

A resposta certa é (**b**). Aproximadamente um terço dos pacientes com síndrome de Turner apresentam coarctação da aorta. A síndrome de Marfan está associada ao aneurisma da aorta. A síndrome de Ivemark é outro nome para a heterotaxia. A síndrome pulmonar hipogênica é outro nome para a síndrome da cimitarra.

2. Qual dos seguintes não é um tratamento comum para coarctação da aorta?
   a) Desvio da aorta.
   b) Ressecção com anastomose de ponta a ponta.
   c) Angioplastia com balão.
   d) Interposição do enxerto.

A resposta certa é (**a**). A ressecção com anastomose de ponta a ponta, angioplastia por balão e enxerto de interposição são todos tratamentos comuns, mas o desvio aórtico não é.

■ Caso 79

1. Qual dos seguintes não é um local comum de um corpo estranho de tecidos moles?
   a) Superfície plantar do pé.
   b) Aspecto anterior do joelho.
   c) Superfície palmar da mão.
   d) Superfície posterior do pescoço.

A resposta certa é (**d**). A superfície plantar do pé, a face anterior do joelho e a superfície palmar da mão são localizações comuns de corpos estranhos de tecidos moles, mas o pescoço não é.

2. Qual das seguintes é a apresentação mais comum de um corpo estranho de tecidos moles?
   a) Massa dolorosa.
   b) Massa indolor.
   c) Ferida de drenagem.
   d) Abscesso.

A resposta certa é (**b**). Embora qualquer uma das apresentações listadas seja possível, a maioria dos corpos estranhos de tecidos moles – particularmente aqueles que estão presentes há semanas ou mais – se apresentam como massas de tecidos moles indolores e frequentemente firmes.

■ Caso 80

1. Qual das alternativas a seguir é a complicação mais frequente de um cisto ovariano simples em um neonato?
   a) Hemorragia.
   b) Torção do ovário.
   c) Transformação neoplásica.
   d) Compressão de um ureter levando a hidronefrose.

A resposta certa é (**b**). A complicação mais frequente de um simples cisto ovariano é a torção do ovário. Cistos maiores de 5 cm devem ser monitorados rigorosamente ou encaminhados para consulta cirúrgica. Hemorragia intracística; ruptura do cisto; e pressão sobre estruturas próximas, como vasos sanguíneos, útero, intestinos e sistema urinário também podem ocorrer.

2. Acredita-se que um cisto ovariano complexo no recém-nascido seja um resultado de qual dos seguintes?
   a) Torção *in útero*.
   b) Transformação maligna.
   c) Ruptura.
   d) Endometriose.

A resposta certa é (**a**). Acredita-se que os cistos ovarianos complexos sejam o resultado da torção *in utero*. Um cisto complexo pode exigir tratamento cirúrgico.

■ Caso 81

1. Qual dos seguintes é a causa mais comum de obstrução intestinal em pacientes pediátricos jovens?
   a) Aderências.
   b) Hérnias.
   c) Vólvulos.
   d) Intussuscepção.

A resposta certa é (**d**). Embora as aderências, hérnias, vólvulo e intussuscepção sejam causas relativamente comuns de obstrução intestinal em pacientes pediátricos jovens, a intussuscepção é a mais comum.

2. Qual dos seguintes achados de imagem não está associado à diminuição da probabilidade de redução da intussuscepção radiológica?
   a) Intussuscepção no cólon distal.
   b) Longa duração dos sintomas (48 horas).
   c) Alto grau de obstrução do intestino delgado.
   d) Paciente letárgico com aparência tóxica.

A resposta certa é (**a**). A longa duração dos sintomas, a obstrução do intestino delgado de alto grau e o paciente letárgico com aparência tóxica sugerem menor probabilidade de redução bem-sucedida, enquanto a localização da intussuscepção sozinha não está associada a uma taxa de sucesso reduzida.

■ Caso 82

1. Qual das seguintes características de uma massa sólida no quadrante superior direito é mais importante para fornecer um diagnóstico diferencial preciso?
   a) Grau de realce.
   b) Órgão de origem.
   c) Tamanho.
   d) Calcificação.

A resposta certa é (**b**). Embora o grau de realce, tamanho e calcificação possa ser útil, a característica mais importante entre essas escolhas é o órgão de origem.

2. Qual local é o mais importante para a imagem no estadiamento do hepatoblastoma?
   a) Pulmão.
   b) Osso cortical.
   c) Medula óssea.
   d) Cérebro.

A resposta certa é (**a**). O hepatoblastoma raramente metastatiza para outros órgãos que não o pulmão.

■ Caso 83

1. Qual dos seguintes locais de fratura é menos específico para abuso infantil?
   a) Clavícula.
   b) Esterno.
   c) Escápula.
   d) Processo espinhoso.

A resposta certa é (**a**). As fraturas do esterno, escápula e processo espinhoso são altamente específicas para abuso, mas as fraturas da clavícula têm baixa especificidade.

2. Quem é o perpetrador mais comum de abuso infantil?
    a) Irmão.
    b) Conhecido.
    c) Pai/Mãe.
    d) Estranho.

A resposta certa é (**c**). Em aproximadamente quatro quintos dos casos de abuso infantil, o agressor é o pai/a mãe.

■ Caso 84

1. As complicações da laceração hepática no trauma abdominal fechado incluem cada uma das seguintes, exceto…
    a) Infarto hepático.
    b) Abscesso.
    c) Biloma.
    d) Hemorragia retardada.

A resposta certa é (**b**). Infarto hepático, biloma e hemorragia tardia são complicações bem conhecidas da laceração hepática, mas o abscesso não é uma complicação comum da laceração hepática no trauma abdominal fechado.

2. Qual é a melhor indicação para imagens de medicina nuclear após a laceração do fígado?
    a) Infarto hepático suspeito.
    b) Pseudoaneurisma suspeito.
    c) Extravasamento biliar suspeito.
    d) Fístula arteriovenosa suspeita.

A resposta certa é (**c**). Infarto hepático, pseudoaneurisma e fístula arteriovenosa são mais bem diagnosticados pela CT do que por medicina nuclear. No entanto, um exame hepatobiliar de medicina nuclear pode ser muito útil na detecção de extravasamento de radiofármaco, que estabelece o diagnóstico de um vazamento de bile.

■ Caso 85

1. A uretra masculina é anatomicamente dividida em segmentos. De proximal a distal, nomeie esses segmentos.
    a) Prostática, membranosa, bulbar, peniana.
    b) Urogenital, bulbar, membranosa, peniana.
    c) Cervical, prostática, verumontanosa, peniana.
    d) Prostática, pendular, peniana, fossa navicular.

A resposta certa é (**a**). A uretra prostática tem cerca de 3 cm de comprimento e é rodeada pela glândula da próstata. A uretra membranosa tem 1 cm de comprimento e passa através do diafragma urogenital. A uretra bulbosa atravessa a raiz do pênis. A uretra peniana é a porção mais longa. A fossa navicular refere-se à pequena dilatação normal da uretra peniana distal. O *verumontanum* é uma protrusão na parede posterior da uretra prostática onde entram os ductos seminais.

2. O sinal do buraco da fechadura nas válvulas da uretra posterior é causado pela dilatação de qual estrutura?
    a) Base da bexiga.
    b) Uretra prostática.
    c) Uretra bulbosa.
    d) O utrículo da uretra.

A resposta certa é (**b**). A dilatação da uretra prostática provoca o sinal da fechadura. O utrículo, que não tem função, é um divertículo da uretra prostática. É o equivalente masculino do útero e da vagina femininos.

■ Caso 86

1. Qual das seguintes é a anomalia cardíaca congênita mais comum?
    a) Defeito do septo atrial.
    b) Defeito do septo ventricular.
    c) Ducto arterial patente.
    d) Canal atrioventricular.

A resposta certa é (**b**). Os defeitos do septo ventricular são a anomalia cardíaca congênita mais comum e o tipo mais provável de ser encontrado em associação com outras anomalias cardíacas congênitas.

2. Qual das seguintes anomalias cardíacas congênitas está sempre associada a um defeito do septo ventricular?
    a) Tetralogia de Fallot.
    b) Coarctação da aorta.
    c) Atresia tricúspide.
    d) Defeito do septo atrial.

A resposta certa é (**a**). A tetralogia de Fallot consiste em estenose pulmonar, defeito do septo ventricular, aorta dominante e hipertrofia ventricular direita. A coarctação da aorta e a atresia tricúspide estão associadas a defeito do septo ventricular, embora nem sempre esteja presente. O defeito do septo atrial não tem uma forte associação com o defeito do septo ventricular.

■ Caso 87

1. Nas radiografias de prematuros com enterocolite necrosante, qual dos seguintes itens não é sinal de pneumoperitônio?
   a) Triângulos de lucência logo abaixo da parede abdominal nas radiografias transversais laterais da mesa.
   b) Lucências ovoide e curvilínea na parede do intestino.
   c) Delineamento do ligamento falciforme por gás.
   d) Aumento da lucência sobre o fígado.

A resposta certa é (**b**). Triângulos de lucência, visualização do ligamento falciforme e aumento da lucência sobre o fígado são todos achados clássicos do pneumoperitônio. As lucências ovoide e curvilínea na parede do intestino representam a aparência típica da pneumatose intestinal, e não do pneumoperitônio.

2. Qual das alternativas a seguir não é uma complicação grave da enterocolite necrosante?
   a) Gás venoso portal.
   b) Perfuração intestinal.
   c) Estreitamento intestinal.
   d) Síndrome do intestino curto.

A resposta certa é (**a**). A perfuração intestinal, o atraso no desenvolvimento da estenose intestinal e a síndrome do intestino curto secundária à isquemia e ao infarto do intestino são complicações sérias da enterocolite necrosante. O gás venoso portal é um achado radiográfico que apoia fortemente o diagnóstico, mas não representa, por si só, uma séria ameaça à saúde ou à vida.

■ Caso 88

1. Qual das seguintes apresentações clínicas é mais condizente com a atresia duodenal?
   a) Incapacidade de passagem de tubo orogástrico.
   b) Vômito bilioso.
   c) Asfixia com alimentos.
   d) Incapacidade de passagem de mecônio.

A resposta certa é (**b**). A dificuldade de passagem de tubo orogástrico e asfixia com alimentos são mais característicos da atresia esofágica. A não passagem do mecônio é mais típica de uma obstrução intestinal distal, como a doença de Hirschsprung ou a síndrome do tampão meconial. O vômito bilioso é uma apresentação comum da atresia duodenal, embora dependendo do nível em que o duodeno está obstruído, o vômito não precisa conter bile.

2. Em uma radiografia abdominal, qual das seguintes condições é mais comumente associada a uma bolha tripla?
   a) Estenose pilórica hipertrófica.
   b) Atresia jejunal.
   c) Atresia ileal.
   d) Atresia colônica.

A resposta certa é (**b**). Na estenose hipertrófica do piloro, a saída gástrica é obstruída, de modo que normalmente há apenas uma bolha. Na atresia ileal e colônica, a obstrução é distal, então há muitos segmentos de intestino dilatado. Na atresia jejunal proximal, muitas vezes há três bolhas: estômago dilatado, duodeno dilatado e jejuno proximal dilatado.

■ Caso 89

1. Aproximadamente quantas visualizações radiográficas são recomendadas pela Academia Americana de Pediatria em uma pesquisa do esqueleto para avaliar suspeita de abuso infantil?
   a) 6.
   b) 12.
   c) 18.
   d) 22.

A resposta certa é (**d**). As incidências recomendadas incluem a vista anteroposterior (AP) de ambos os braços, ambos os antebraços, ambas as mãos, ambas as coxas, ambas as pernas, ambos os pés, tórax AP e lateral, abdome AP, coluna lombar AP, pelve óssea AP, coluna lombar lateral, coluna cervical AP e lateral e crânio frontal e lateral.

2. Qual das seguintes alternativas não é uma condição que predispõe as crianças a fraturas esqueléticas?
   a) Osteogênese imperfeita.
   b) Displasia espondilometafisária.
   c) Síndrome de Menkes.
   d) Raquitismo.

A resposta certa é (**b**). A osteogênese imperfeita, a síndrome de Menkes e o raquitismo estão associados à fragilidade óssea e ao aumento da probabilidade de fratura. Na displasia espondilometafisária, as irregularidades metafisárias podem assemelhar-se a fraturas de canto, mas geralmente não representam fraturas.

Caso 90

1. Um menino de 1 ano apresenta uma grande massa renal. Após mais imagens, um astrocitoma cerebelar foi descoberto. O tumor renal é mais provavelmente qual dos seguintes?
   a) Tumor rabdoide.
   b) Angiomiolipoma.
   c) Tumor de Wilms.
   d) Sarcoma de células claras.

A resposta certa é (**a**). A associação com tumor neuroectodérmico primitivo, ependimoma e astrocitoma cerebelar e do tronco encefálico, bem como metástases cerebrais precoces, é altamente distintiva dos tumores rabdoides.

2. Qual dos seguintes tumores não está associado à invasão da veia renal?
   a) Tumor rabdoide.
   b) Tumor de Wilms.
   c) Carcinoma medular renal.
   d) Sarcoma de células claras.

A resposta certa é (**d**). O tumor de Wilms, o carcinoma medular renal e o tumor rabdoide invadem a veia renal. O sarcoma de células claras geralmente não está associado à invasão vascular.

Caso 91

1. Qual das alternativas a seguir não é uma complicação da histiocitose de células de Langerhans?
   a) Fratura patológica.
   b) Diabetes insípido.
   c) Anemia.
   d) Retardamento mental.

A resposta certa é (**d**). Fratura patológica, diabetes insípido (devido ao envolvimento do pedúnculo hipofisário) e anemia (um sinal de mau prognóstico) são todas complicações da histiocitose das células de Langerhans. O retardamento mental não é.

2. Lesões ósseas na histiocitose de células de Langerhans podem aparecer como quais das seguintes?
   a) Lítica.
   b) Esclerótica.
   c) Mal definida.
   d) Todas as alternativas acima.

A resposta certa é (**d**). Embora a maioria das lesões na histiocitose de células de Langerhans sejam líticas, elas podem parecer líticas ou escleróticas, bem definidas ou mal definidas, e podem ou não exibir reação periosteal.

Caso 92

1. Qual das alternativas a seguir não aumentaria a probabilidade de íleo meconial em um neonato que apresenta obstrução intestinal?
   a) O paciente tem um irmão com fibrose cística.
   b) A passagem do mecônio ocorre dentro de 24 horas após o nascimento.
   c) O paciente é caucasiano.
   d) A ultrassonografia pré-natal mostrou calcificações peritoneais.

A resposta certa é (**b**). O íleo meconial está altamente associado à fibrose cística, uma condição autossômica recessiva, de modo que ter um irmão com fibrose cística aumentaria a probabilidade de fibrose cística, ao contrário de um paciente sem história familiar do distúrbio. A fibrose cística é muito menos provável entre os não caucasianos. O achado ultrassonográfico pré-natal de calcificações peritoneais sugere uma perfuração intestinal no útero, que está associada ao íleo meconial. A passagem espontânea de mecônio dentro de 24 horas do nascimento iria essencialmente excluir o diagnóstico de íleo meconial.

2. Qual dos seguintes diagnósticos não deve ser suspeitado em um paciente que tenha um microcólon total no enema de contraste?
   a) Síndrome de megacisto-microcólon-hipoperistalse.
   b) Atresia ileal.
   c) Íleo meconial.
   d) Atresia duodenal.

A resposta certa é (**d**). Como o nome indica, a síndrome megacisto-microcólon-hipoperistalse está associada ao microcólon, assim como a atresia ileal e o íleo meconial, sendo que ambos envolvem a obstrução do intestino delgado distal. Por outro lado, a atresia duodenal é uma obstrução proximal, que permite uma quantidade suficiente de conteúdo intestinal do intestino delgado distal à obstrução para alcançar o cólon para evitar um microcólon.

Caso 93

1. Qual das alternativas a seguir não é uma queixa comum em pacientes diagnosticados com cistos de duplicação gastrointestinal?
   a) Massa abdominal.
   b) Vômito.
   c) Hematêmese.
   d) Assintomática.

A resposta certa é (**c**). Apresentações relativamente comuns de pacientes com cistos de duplicação gastrointestinal incluem achado incidental em pacientes assintomáticos, massa abdominal e vômitos (devido à obstrução). Em contraste, embora esses cistos possam ter hemorragias, a hematêmese é bastante incomum.

2. Qual das alternativas a seguir não é uma complicação dos cistos de duplicação gastrointestinal?
   a) Transformação maligna.
   b) Perfuração.
   c) Intussuscepção.
   d) Obstrução intestinal.

A resposta certa é (**a**). Perfuração, intussuscepção (com o cisto de duplicação atuando como ponto-chave) e obstrução intestinal foram relatados como complicações de cistos de duplicação. Entretanto, a transformação maligna não é uma complicação, pois essas lesões não são neoplasias.

■ Caso 94

1. Em um lactente com massa hepática, qual achado clínico físico é mais específico para o hemangioendotelioma infantil?
   a) Grande tamanho de massa.
   b) Distensão abdominal.
   c) Sopro sobre massa.
   d) Paciente do sexo feminino.

A resposta certa é (**c**). Pacientes com hemangioendotelioma infantil podem ter massa e distensão abdominal maiores, mas nenhum desses achados é muito específico. Da mesma forma, o hemangioendotelioma infantil é mais comum em meninas, mas apenas ligeiramente. Em contraste, um sopro sobre a massa é fortemente sugestivo de desvio vascular, que é relativamente específico para o hemangioendotelioma infantil.

2. Qual é a causa mais comum de morte em pacientes com hemangioendotelioma infantil?
   a) Insuficiência cardíaca congestiva.
   b) Efeito de massa sobre órgãos adjacentes.
   c) Transformação maligna para sarcoma.
   d) Complicações da terapia com corticosteroides.

A resposta certa é (**a**). Grandes hemangioendoteliomas infantis podem exercer considerável efeito de massa sobre os órgãos adjacentes, a transformação sarcomatosa tem sido relatada em casos raros, e os corticosteroides são frequentemente utilizados no tratamento de lesões sintomáticas. No entanto, a causa mais comum de morte em pacientes com hemangioendotelioma infantil é a insuficiência cardíaca congestiva.

■ Caso 95

1. Qual é o local mais comum para um cisto do ducto tireoglosso fora da linha média?
   a) Na base da língua.
   b) No nível do osso hioide.
   c) Próximo da cartilagem cricoide.
   d) Próximo da cartilagem tireoide.

A resposta certa é (**d**). Quando os cistos do ducto tireoglosso estão localizados fora da linha média, eles são geralmente insinuados próximo da cartilagem tireoide. É importante ressaltar que quanto mais inferior a lesão, maior a probabilidade de estar fora da linha média.

2. Qual é a massa cervical mais comum em uma criança?
   a) Cisto do ducto tireoglosso.
   b) Cisto da fenda branquial.
   c) Linfadenopatia.
   d) Higroma cístico.

A resposta certa é (**c**). A linfadenopatia é a massa cervical mais comum em uma criança. É muito mais comum do que um cisto do ducto tireoglosso, que é a massa cervical congênita mais comum em uma criança. Cistos do ducto tireoglosso são cerca de três vezes mais comuns do que cistos da fenda branquial.

■ Caso 96

1. Qual das alternativas abaixo é incomum para uma lesão por estresse tibial?
   a) Recrutamento militar recente.
   b) Atleta.
   c) Adolescente previamente sedentário que começou a correr.
   d) Paciente que ouviu um "estalo" e sofreu uma dor repentina na tíbia.

A resposta certa é (**d**). Por definição, as lesões por estresse não apresentam um episódio bem definido de traumatismo ou um início súbito dos sintomas. Recrutas militares, atletas e indivíduos que aumentam seu nível de atividade são cenários comuns para lesões por estresse.

2. Uma vez que o gesso é removido de pacientes que foram submetidos a uma lesão por estresse tibial, esses pacientes têm um risco maior de qual dos seguintes itens?
   a) Osteomielite.
   b) Sarcoma de Ewing.
   c) Fratura por insuficiência.
   d) Osteoma osteoide.

A resposta certa é (**c**). O uso diminuído e a hiperemia associada à cicatrização podem promover o desenvolvimento de osteopenia, que coloca o paciente em risco aumentado de fratura por insuficiência ao retornar à atividade normal.

■ Caso 97

1. Após a radiografia de tórax, qual deve ser a modalidade de imagem inicial para a maioria dos pacientes com suspeita de conexão venosa anômala?
   a) Ecocardiografia.
   b) CT.
   c) MR.
   d) Medicina nuclear.

A resposta certa é (**a**). A ecocardiografia é o estudo de imagem inicial de escolha em praticamente todas as formas de cardiopatia congênita, incluindo a conexão anômala das veias pulmonares.

2. Qual das alternativas a seguir não é uma desvantagem da MR, em comparação com a CT, na avaliação pós-operatória de um paciente com conexão anômala total de veias pulmonares?
   a) Longo tempo de aquisição de imagem.
   b) Necessidade frequente de sedação.
   c) Suscetibilidade a artefato de metal.
   d) Imagem multiplanar.

A resposta certa é (**d**). Longo tempo de aquisição de imagem, necessidade frequente de sedação e suscetibilidade a metal são todas as desvantagens da ressonância magnética, enquanto a imagem multiplanar é uma vantagem da ressonância magnética.

■ Caso 98

1. Em geral, qual é o primeiro exame de imagem mais adequado em um paciente pediátrico com suspeita de apendicite aguda?
   a) Radiografia abdominal.
   b) CT do abdome e da pelve.
   c) Ultrassonografia do quadrante inferior direito.
   d) Enema de bário.

A resposta certa é (**c**). Se a especificidade dos achados clínicos é baixa e outras etiologias, como a obstrução intestinal, também estão sendo consideradas, as radiografias simples podem ser uma primeira alternativa de imagem apropriada. Da mesma forma, se outras etiologias são igualmente prováveis, há alta suspeita clínica de perfuração, ou há pouca experiência local com ultrassonografia do quadrante inferior direito, a CT pode ser mais apropriada. Enema de bário atualmente não desempenha nenhum papel na avaliação da apendicite. Se a apendicite estiver no topo do diagnóstico diferencial, o paciente não é obeso e o exame será realizado por um ultrassonografista experiente, a ultrassonografia é um exame altamente preciso e reduz a exposição à radiação e o custo.

2. Os imitadores importantes da apendicite aguda incluem cada um dos seguintes, exceto...
   a) Adenite mesentérica.
   b) Torção ovariana.
   c) Infarto omental.
   d) Diverticulite.

A resposta certa é (**d**). Adenite mesentérica, torção ovariana e infarto omental são imitadores importantes da apendicite. Por outro lado, a diverticulite é relativamente incomum na população pediátrica e mais comumente se apresenta com dor no quadrante inferior esquerdo.

■ Caso 99

1. Qual parte do intestino é mais comumente lesada em traumatismo abdominal contuso?
   a) Duodeno.
   b) Íleo.
   c) Cólon.
   d) Reto.

A resposta certa é (**a**). Embora qualquer parte do intestino possa ser lesada em um trauma abdominal contuso, o duodeno é o local mais comum dessas escolhas, talvez porque seja frequentemente comprimido entre a parede abdominal anterior e a coluna vertebral.

2. Qual dos seguintes achados representa a indicação mais forte para cirurgia em um paciente que sofreu traumatismo abdominal contuso?
   a) Ascite.
   b) Espessamento da parede intestinal.
   c) Pneumoperitônio.
   d) Realce anormalmente intenso da parede intestinal.

A resposta certa é (**c**). Ascite, espessamento da parede intestinal e realce anormalmente intenso da parede intestinal podem ser sinais de lesão intestinal, mas o pneumoperitônio é o único que indica perfuração, para a qual a cirurgia é indicada.

■ Caso 100

1. Qual das seguintes é a anomalia pulmonar mais comumente diagnosticada no período pré-natal?
   a) Malformação congênita das vias respiratórias pulmonares.
   b) Cisto broncogênico.
   c) Sequestro pulmonar.
   d) Atresia brônquica.

A resposta certa é (**a**). A malformação pulmonar congênita das vias respiratórias é a malformação pulmonar mais comumente diagnosticada no período pré-natal e constitui aproximadamente um quarto das malformações pulmonares congênitas. Os outros são menos comumente diagnosticados no período pré-natal.

2. Em que lobo a malformação pulmonar congênita das vias respiratórias é menos frequentemente vista?
   a) Lobo superior.
   b) Lobo médio.
   c) Lobo inferior.

A resposta certa é (**b**). Malformações congênitas das vias respiratórias pulmonares são raramente encontradas no lobo médio. Quando presentes, eles normalmente se comunicam com a árvore traqueobrônquica.

Leituras Sugeridas

■ Caso 1

Lampl B, Levin TL, Berdon WE, Cowles RA. Malrotation and midgut volvulus: a historical review and current controversies in diagnosis and management. Pediatr Radiol 2009;39(4):359–366

Laurence N, Pollock AN. Malrotation with midgut volvulus. Pediatr Emerg Care 2012;28(1):87–89

Shew SB. Surgical concerns in malrotation and midgut volvulus. Pediatr Radiol 2009;39(Suppl 2):S167–S171

■ Caso 2

Agarwal R. Prenatal diagnosis of anterior abdominal wall defects: pictorial essay. Indian J Radiol Imaging 2005;15(3):361–372

Daltro P, Fricke BL, Kline-Fath BM, et al. Prenatal MRI of congenital abdominal and chest wall defects. AJR Am J Roentgenol 2005;184(3):1010–1016

■ Caso 3

Aksoy Ozcan U, Altun E, Abbasoglu L. Space occupying lesions in the fetal chest evaluated by MRI. Iran J Radiol 2012;9(3):122–129

Daltro P, Werner H, Gasparetto TD, et al. Congenital chest malformations: a multimodality approach with emphasis on fetal MR imaging. Radiographics 2010;30(2):385–395

Liu YP, Chen CP, Shih SL, Chen YF, Yang FS, Chen SC. Fetal cystic lung lesions: evaluation with magnetic resonance imaging. Pediatr Pulmonol 2010;45(6):592–600

Meholin-Ray AR, Cassady CI, Cass DL, Olutoye OO. Fetal MR imaging of congenital diaphragmatic hernia. Radiographics 2012;32(4):1067–1084

■ Caso 4

Chao TT, Dashe JS, Adams RC, Keefover-Hicks A, McIntire DD, Twickler DM. Fetal spine findings on MRI and associated outcomes in children with open neural tube defects. AJR Am J Roentgenol 2011;197(5):W956–W961

Geerdink N, van der Vliet T, Rotteveel JJ, Feuth T, Roeleveld N, Mullaart RA. Essential features of Chiari II malformation in MR imaging: an interobserver reliability study—part 1. Childs Nerv Syst 2012;28(7):977–985

Mangels KJ, Tulipan N, Tsao LY, Alarcon J, Bruner JP. Fetal MRI in the evaluation of intrauterine myelomeningocele. Pediatr Neurosurg 2000;32(3):124–131

Mirsky DM, Schwartz ES, Zarnow DM. Diagnostic features of myelomeningocele: the role of ultrafast fetal MRI. Fetal Diagn Ther 2015;37(3):219–225

■ Caso 5

Agarwal R, Khan A, Garg M, Aggarwal AN, Gupta D. Pictorial essay: allergic bronchopulmonary aspergillosis. Indian J Radiol Imaging 2011;21(4):242–252

Franquet T, Müller NL, Giménez A, Guembe P, de La Torre J, Bagué S. Spectrum of pulmonary aspergillosis: histologic, clinical, and radiologic findings. Radiographics 2001;21(4):825–837

■ Caso 6

Brody JM, Leighton DB, Murphy BL, et al. CT of blunt trauma bowel and mesenteric injury: typical findings and pitfalls in diagnosis. Radiographics 2000;20(6):1525–1536, discussion 1536–1537

Daly KP, Ho CP, Persson DL, Gay SB. Traumatic retroperitoneal injuries: review of multidetector CT findings. Radiographics 2008;28(6):1571–1590

Linsenmaier U, Wirth S, Reiser M, Körner M. Diagnosis and classification of pancreatic and duodenal injuries in emergency radiology. Radiographics 2008;28(6):1591–1602

■ Caso 7

Gun F, Erginel B, Unüvar A, Kebudi R, Salman T, Celik A. Mediastinal masses in children: experience with 120 cases. Pediatr Hematol Oncol 2012;29(2):141–147

Patel IJ, Hsiao E, Ahmad AH, Schroeder C, Gilkeson RC. AIRP best cases in radiologic-pathologic correlation: mediastinal mature cystic teratoma. Radiographics 2013;33(3):797–801

Ranganath SH, Lee EY, Restrepo R, Eisenberg RL. Mediastinal masses in children. AJR Am J Roentgenol 2012;198(3):W197–W216

■ Caso 8

Berrocal T, López-Pereira P, Arjonilla A, Gutiérrez J. Anomalies of the distal ureter, bladder, and urethra in children: embryologic, radiologic, and pathologic features. Radiographics 2002;22(5):1139–1164

Cruz-Diaz O, Salomon A, Rosenberg E, et al. Anterior urethral valves: not such a benign condition. . . . Front Pediatr 2013;1:35

Levin TL, Han B, Little BP. Congenital anomalies of the male urethra. Pediatr Radiol 2007;37(9):851–862, quiz 945

■ Caso 9

Koeller KK, Rosenblum RS, Morrison AL. Neoplasms of the spinal cord and filum terminale: radiologic-pathologic correlation. Radiographics 2000;20(6):1721–1749

Seo HS, Kim JH, Lee DH, et al. Nonenhancing intramedullary astrocytomas and other MR imaging features: a retrospective study and systematic review. AJNR Am J Neuroradiol 2010;31(3):498–503

■ Caso 10

Koeller KK, Alamo L, Adair CF, Smirniotopoulos JG. Congenital cystic masses of the neck: radiologic-pathologic correlation. Radiographics 1999;19(1): 121–146, quiz 152–153

Lanham PD, Wushensky C. Second brachial cleft cyst mimic: case report. AJNR Am J Neuroradiol 2005;26(7):1862–1864

■ Caso 11

Donnelly LF, Frush DP, Marshall KW, White KS. Lymphoproliferative disorders: CT findings in immunocompromised children. AJR Am J Roentgenol 1998;171(3):725–731

Pickhardt PJ, Siegel MJ, Hayashi RJ, Kelly M. Posttransplantation lymphoproliferative disorder in children: clinical, histopathologic, and imaging features. Radiology 2000;217(1):16–25

Scarsbrook AF, Warakaulle DR, Dattani M, Traill Z. Post-transplantation lymphoproliferative disorder: the spectrum of imaging appearances. Clin Radiol 2005;60(1):47–55

■ Caso 12

Bourekas EC, Varakis K, Bruns D, et al. Lesions of the corpus callosum: MR imaging and differential considerations in adults and children. AJR Am J Roentgenol 2002;179(1):251–257

Ho ML, Moonis G, Ginat DT, Eisenberg RL. Lesions of the corpus callosum. AJR Am J Roentgenol 2013;200(1): W1–W16

Kazi AZ, Joshi PC, Kelkar AB, Mahajan MS, Ghawate AS. MRI evaluation of pathologies affecting the corpus callosum: A pictorial essay. Indian J Radiol Imaging 2013;23(4):321–332

■ Caso 13

Geerdink N, van der Vliet T, Rotteveel JJ, Feuth T, Roeleveld N, Mullaart RA. Essential features of Chiari II malformation in MR imaging: an interobserver reliability study—part 1. Childs Nerv Syst 2012;28(7):977–985

Hadley DM. The Chiari malformations. J Neurol Neurosurg Psychiatry 2002;72(Suppl 2):ii38–ii40

■ Caso 14

Rufener SL, Ibrahim M, Raybaud CA, Parmar HA. Congenital spine and spinal cord malformations—pictorial review. AJR Am J Roentgenol 2010;194(3, Suppl)S26–S37

Sharma P, Kumar S, Jaiswal A. Clinico-radiologic findings in group II caudal regression syndrome. J Clin Imaging Sci 2013;3:26

■ Caso 15

Biyyam DR, Chapman T, Ferguson MR, Deutsch G, Dighe MK. Congenital lung abnormalities: embryologic features, prenatal diagnosis, and postnatal radiologic-pathologic correlation. Radiographics 2010;30(6):1721–1738

Odev K, Guler I, Altinok T, Pekcan S, Batur A, Ozbiner H. Cystic and cavitary lung lesions in children: radiologic findings with pathologic correlation. J Clin Imaging Sci 2013;3:60

Paterson A. Imaging evaluation of congenital lung abnormalities in infants and children. Radiol Clin North Am 2005;43(2):303–323

■ Caso 16

Arora R, Trehan V, Kumar A, Kalra GS, Nigam M. Transcatheter closure of congenital ventricular septal defects: experience with various devices. J Interv Cardiol 2003;16(1):83–91

Holzer R, Balzer D, Cao Q-L, Lock K, Hijazi ZM; Amplatzer Muscular Ventricular Septal Defect Investigators. Device closure of muscular ventricular septal defects using the Amplatzer muscular ventricular septal defect occluder: immediate and mid-term results of a U.S. registry. J Am Coll Cardiol 2004;43(7):1257–1263

■ Caso 17

Aly NT, Towbin AJ, Towbin RB. Pediatric radiological case: diastematomyelia. Appl Radiol 2014;Aug 21

Cheng B, Li FT, Lin L. Diastematomyelia: a retrospective review of 138 patients. J Bone Joint Surg Br 2012;94(3):365–372

Rufener SL, Ibrahim M, Raybaud CA, Parmar HA. Congenital spine and spinal cord malformations—pictorial review. AJR Am J Roentgenol 2010;194(3, Suppl)S26–S37

Unsinn KM, Geley T, Freund MC, Gassner I. US of the spinal cord in newborns: spectrum of normal findings, variants, congenital anomalies, and acquired diseases. Radiographics 2000;20(4):923–938

■ Caso 18

Bosemani T, Orman G, Boltshauser E, Tekes A, Huisman TA, Poretti A. Congenital abnormalities of the posterior fossa. Radiographics 2015;35(1):200–220

Epelman M, Daneman A, Blaser SI, et al. Differential diagnosis of intracranial cystic lesions at head US: correlation with CT and MR imaging. Radiographics 2006;26(1):173–196

Shekdar K. Posterior fossa malformations. Semin Ultrasound CT MR 2011;32(3):228–241

■ Caso 19

Cerwinka WH, Grattan-Smith JD, Scherz HC, Kirsch AJ. Appearance of Deflux implants with magnetic resonance imaging after endoscopic treatment of vesicoureteral reflux in children. J Pediatr Urol 2009;5(2):114–118

Cerwinka WH, Kaye JD, Scherz HC, Kirsch AJ, Grattan-Smith JD. Radiologic features of implants after endoscopic treatment of vesicoureteral reflux in children. AJR Am J Roentgenol 2010;195(1):234–240

Leopold I, Vollert K, Schuster T. The value of the sonographic appearance of the Deflux deposit following endoscopic VUR-therapy in respect of therapeutic success. J Pediatr Urol 2007;3:S15

■ Caso 20

Mermuys K, Jeuris W, Vanhoenacker PK, Van Hoe L, D'Haenens P. Best cases from the AFIP: supratentorial ependymoma. Radiographics 2005;25(2):486–490

Yuh EL, Barkovich AJ, Gupta N. Imaging of ependymomas: MRI and CT. Childs Nerv Syst 2009;25(10):1203–1213

■ Caso 21

Furukawa A, Sakoda M, Yamasaki M, et al. Gastrointestinal tract perforation: CT diagnosis of presence, site, and cause. Abdom Imaging 2005;30(5):524–534

Grassi R, Romano S, Pinto A, Romano L. Gastro-duodenal perforations: conventional plain film, US and CT findings in 166 consecutive patients. Eur J Radiol 2004;50(1):30–36

Linsenmaier U, Wirth S, Reiser M, Körner M. Diagnosis and classification of pancreatic and duodenal injuries in emergency radiology. Radiographics 2008;28(6):1591–1602

■ Caso 22

Berrocal T, Madrid C, Novo S, Gutiérrez J, Arjonilla A, Gómez-León N. Congenital anomalies of the tracheobronchial tree, lung, and mediastinum: embryology, radiology, and pathology. Radiographics 2004;24(1):e17

Zylak CJ, Eyler WR, Spizarny DL, Stone CH. Developmental lung anomalies in the adult: radiologic-pathologic correlation. Radiographics 2002;22(Spec No, S1)S25–S43

■ Caso 23

Chung EM, Cube R, Hall GJ, González C, Stocker JT, Glassman LM. From the archives of the AFIP: breast masses in children and adolescents: radiologic-pathologic correlation. Radiographics 2009;29(3): 907–931

García CJ, Espinoza A, Dinamarca V, et al. Breast US in children and adolescents. Radiographics 2000;20(6):1605–1612

Kaneda HJ, Mack J, Kasales CJ, Schetter S. Pediatric and adolescent breast masses: a review of pathophysiology, imaging, diagnosis, and treatment. AJR Am J Roentgenol 2013;200(2):W204–W212

■ Caso 24

Douglas-Akinwande AC, Mourad AA, Pradhan K, Hattab EM. Primary intracranial germinoma presenting as a central skull base lesion. AJNR Am J Neuroradiol 2006;27(2):270–273

Dumrongpisutikul N, Intrapiromkul J, Yousem DM. Distinguishing between germinomas and pineal cell tumors on MR imaging. AJNR Am J Neuroradiol 2012;33(3):550–555

Fang AS, Meyers SP. Magnetic resonance imaging of pineal region tumours. Insights Imaging 2013;4(3):369–382

■ Caso 25

Shiota K, Yamada S, Komada M, Ishibashi M. Embryogenesis of holoprosencephaly. Am J Med Genet A 2007;143A(24):3079–3087

Winter TC, Kennedy AM, Woodward PJ. Holoprosencephaly: a survey of the entity, with embryology and fetal imaging. Radiographics 2015;35(1):275–290

■ Caso 26

Squarcia U, Macchi C. Transposition of the great arteries. Curr Opin Pediatr 2011;23(5):518–522

Warnes CA. Transposition of the great arteries. Circulation 2006;114(24):2699–2709

■ Caso 27

Chaudry G, Perez-Atayde AR, Ngan BY, et al. Imaging of congenital mesoblastic nephroma. Pediatr Radiol 2009;39(10):1080–1086

Lowe LH, Isuani BH, Heller RM, et al. Pediatric renal masses: Wilms tumor and beyond. Radiographics 2000;20(6):1585–1603

Sheth MM, Cai G, Goodman TR. AIRP best cases in radiologic-pathologic correlation: congenital mesoblastic nephroma. Radiographics 2012;32(1):99–103

■ Caso 28

Aso C, Enríquez G, Fité M, et al. Gray-scale and color Doppler sonography of scrotal disorders in children: an update. Radiographics 2005;25(5):1197–1214

Coursey Moreno C, Small WC, Camacho JC, et al. Testicular tumors: what radiologists need to know—differential diagnosis, staging, and management. Radiographics 2015;35(2):400–415

Ross JH, Kay R. Prepubertal testis tumors. Rev Urol 2004;6(1):11–18

Sung EK, Setty BN, Castro-Aragon I. Sonography of the pediatric scrotum: emphasis on the Ts—torsion, trauma, and tumors. AJR Am J Roentgenol 2012;198(5):996–1003

■ Caso 29

O'Brien WT Sr. Neuroimaging manifestations of NF1—a pictorial review. J Am Osteopath Coll Radiol 2015;4(2):16–21

Patel NB, Stacy GS. Musculoskeletal manifestations of neurofibromatosis type 1. AJR Am J Roentgenol 2012;199(1):W99–W106

Rodriguez D, Young Poussaint T. Neuroimaging findings in neurofibromatosis type 1 and 2. Neuroimaging Clin N Am 2004;14(2):149–170, vii

■ Caso 30

Hlongwane ST, Pienaar M, Dekker G, et al. Proptosis as a manifestation of neuroblastoma. SA J Radiol 2006;10(4):31–32

Papaioannou G, McHugh K. Neuroblastoma in childhood: review and radiological findings. Cancer Imaging 2005;5(1):116–127

Caso 31

Applegate KE, Anderson JM, Klatte EC. Intestinal malrotation in children: a problem-solving approach to the upper gastrointestinal series. Radiographics 2006;26(5):1485–1500

Long FR, Kramer SS, Markowitz RI, Taylor GE. Radiographic patterns of intestinal malrotation in children. Radio- graphics 1996;16(3):547–556, discussion 556–560

Strouse PJ. Disorders of intestinal rotation and fixation ("malrotation"). Pediatr Radiol 2004;34(11):837–851

Caso 32

Chung EM, Cube R, Hall CJ, et al. Breast masses in children and adolescents: radiologic-pathologic correlation. Radiographics 2009;29:907–931

Garcia CJ, Espinoza A, Dinamarca V, et al. Breast US in children and adolescents. Radiographics 2000;20:1605–1612

Kaneda HJ, Mack J, Kasales CJ, Schetter S. Pediatric and adolescent breast masses: a review of pathophysiology, imaging, diagnosis, and treatment. AJR Am J Roentgenol 2013;200(2):W204–W212

Caso 33

Chourmouzi D, Papadopoulou E, Konstantinidis M, et al. Manifestations of pilocytic astrocytoma: a pictorial review. Insights Imaging 2014;5(3):387–402

Koeller KK, Rushing EJ. From the archives of the AFIP: pilocytic astrocytoma: radiologic-pathologic correlation. Radiographics 2004;24(6):1693–1708

Panigrahy A, Blüml S. Neuroimaging of pediatric brain tumors: from basic to advanced magnetic resonance imaging (MRI). J Child Neurol 2009;24(11):1343–1365

Caso 34

Corapçioğlu F, Liman T, Aksu G, et al. A case report with type II pleuropulmonary blastoma: successful treatment with surgery and chemotherapy. Turk J Pediatr 2009;51(1):78–81

Hashemi A, Souzani A, Souzani A, Keshavarzi S. Pleuropulmonary blastoma in children: a case report. Iran J Cancer Prev 2012;5(2):105–107

Zhang H, Xu CW, Wei JG, Zhu GJ, Xu S, Wang J. Infant pleuropulmonary blastoma: report of a rare case and review of literature. Int J Clin Exp Pathol 2015;8(10):13571–13577

Caso 35

Jeung MY, Gangi A, Gasser B, et al. Imaging of chest wall disorders. Radiographics 1999;19(3):617–637

Samuels TH, Haider MA, Kirkbride P. Poland's syndrome: a mammographic presentation. AJR Am J Roentgenol 1996;166(2):347–348

Caso 36

Crim JR. Imaging of tarsal coalition. Radiol Clin North Am 2008;46(6):1017–1026, vi

Crim JR, Kjeldsberg KM. Radiographic diagnosis of tarsal coalition. AJR Am J Roentgenol 2004;182(2):323–328

Caso 37

Kawashima A, Sandler CM, Goldman SM, Raval BK, Fishman EK. CT of renal inflammatory disease. Radiographics 1997;17(4):851–866, discussion 867–868

Seguias L, Srinivasan K, Mehta A. Pediatric renal abscess: a 10-year single-center retrospective analysis. Hosp Pediatr 2012;2(3):161–166

Son J, Lee EY, Restrepo R, Eisenberg RL. Focal renal lesions in pediatric patients. AJR Am J Roentgenol 2012;199(6):W668–W682

Caso 38

Kalra V, Mirza K, Malhotra A. Plunging ranula. J Radiol Case Rep 2011;5(6):18–24

La'Porte SJ, Juttla JK, Lingam RK, et al. Imaging the floor of the mouth and the sublingual space. Radiographics 2011;31(5):1215–1230

Sheikhi M, Jalalian F, Rashidipoor R, Mosavat F. Plunging ranula of the submandibular area. Dent Res J (Isfahan) 2011;8(Suppl 1):S114–S118

Caso 39

http://www.aast.org/library/traumatools/injuryscoring scales.aspx

Chiron P, Hornez E, Boddaert G, et al. Grade IV renal trauma management. A revision of the AAST renal injury grading scale is mandatory. Eur J Trauma Emerg Surg 2016;42(2):237–241

Park SJ, Kim JK, Kim KW, Cho KS. MDCT Findings of renal trauma. AJR Am J Roentgenol 2006;187(2):541–547

Ramchandani P, Buckler PM. Imaging of genitourinary trauma. AJR Am J Roentgenol 2009;192(6):1514–1523

Srinivasa RN, Akbar SA, Jafri SZ, Howells GA. Genitourinary trauma: a pictorial essay. Emerg Radiol 2009;16(1): 21–33

Caso 40

Debnam JM, Guha-Thakurta N. Retropharyngeal and prevertebral spaces: anatomic imaging and diagnosis. Otolaryngol Clin North Am 2012;45(6):1293–1310

Hoang JK, Branstetter BF IV, Eastwood JD, Glastonbury CM. Multiplanar CT and MRI of collections in the retropharyngeal space: is it an abscess? AJR Am J Roentgenol 2011;196(4):W426–W432

Caso 41

Lehmann CL, Arons RR, Loder RT, Vitale MG. The epidemiology of slipped capital femoral epiphysis: an update. J Pediatr Orthop 2006;26(3):286–290

Parsons SJ, Barton C, Banerjee R, Kiely NT. Slipped capital femoral epiphysis. Curr Orthop 2007;21:215–228

Caso 42

Akpinar E. The tram-track sign: cortical calcifications. Radiology 2004;231(2):515–516

Cagneaux M, Paoli V, Blanchard G, Ville D, Guibaud L. Pre- and postnatal imaging of early cerebral damage in Sturge-Weber syndrome. Pediatr Radiol 2013;43(11):1536–1539

Caso 43

Bouwman A, Verbeke J, Brand M, et al. Renal medullary hyperechogenicity in a neonate with oliguria. NDT Plus 2010;3(2):176–178

Daneman A, Navarro OM, Somers GR, Mohanta A, Jarrín JR, Traubici J. Renal pyramids: focused sonography of normal and pathologic processes. Radiographics 2010;30(5):1287–1307

Durr-E-Sabih, Khan AN, Craig M, Worrall JA. Sonographic mimics of renal calculi. J Ultrasound Med 2004;23(10):1361–1367

Pacifici GM. Clinical pharmacology of furosemide in neonates: a review. Pharmaceuticals (Basel) 2013;6(9):1094–1129

Caso 44

Aso C, Enríquez G, Fité M, et al. Gray-scale and color Doppler sonography of scrotal disorders in children: an update. Radiographics 2005;25(5):1197–1214

Bhatt S, Dogra VS. Role of US in testicular and scrotal trauma. Radiographics 2008;28(6):1617–1629

Sung EK, Setty BN, Castro-Aragon I. Sonography of the pediatric scrotum: emphasis on the Ts— torsion, trauma, and tumors. AJR Am J Roentgenol 2012;198(5):996–1003

Caso 45

Nasseri F, Eftekhari F. Clinical and radiologic review of the normal and abnormal thymus: pearls and pitfalls. Radiographics 2010;30(2):413–428

Nishino M, Ashiku SK, Kocher ON, Thurer RL, Boiselle PM, Hatabu H. The thymus: a comprehensive review. Radiographics 2006;26(2):335–348

Caso 46

Burge D, Drewett M. Meconium plug obstruction. Pediatr Surg Int 2004;20(2):108–110

Keckler SJ, St Peter SD, Spilde TL, et al. Current significance of meconium plug syndrome. J Pediatr Surg 2008;43(5):896–898

Krasna IH, Rosenfeld D, Salerno P. Is it necrotizing enterocolitis, microcolon of prematurity, or delayed meconium plug? A dilemma in the tiny premature infant. J Pediatr Surg 1996;31(6):855–858

Caso 47

Fink KR, Thapa MM, Ishak GE, Pruthi S. Neuroimaging of pediatric central nervous system cytomegalovirus infection. Radiographics 2010;30(7):1779–1796

Nickerson JP, Richner B, Santy K, et al. Neuroimaging of pediatric intracranial infection—part 2: TORCH, viral, fungal, and parasitic infections. J Neuroimaging 2012;22(2):e52–e63

Caso 48

Cleveland RH. A radiologic update on medical diseases of the newborn chest. Pediatr Radiol 1995;25(8):631–637

Guglani L, Lakshminrusimha S, Ryan RM. Transient tachypnea of the newborn. Pediatr Rev 2008;29(11):e59–e65

Wood J, Thomas L. Imaging of neonatal lung disease. J Am Osteopath Coll Radiol 2015;4(1):12–18

Caso 49

Parada Villavicencio C, Adam SZ, Nikolaidis P, Yaghmai V, Miller FH. Imaging of the urachus: anomalies, complications, and mimics. Radiographics 2016;36(7):2049–2063

Yu JS, Kim KW, Lee HJ, Lee YJ, Yoon CS, Kim MJ. Urachal remnant diseases: spectrum of CT and US findings. Radiographics 2001;21(2):451–461

Caso 50

Castellino SM, Martinez-Borges AR, McLean TW. Pediatric genitourinary tumors. Curr Opin Oncol 2009;21(3):278–283

Kobi M, Khatri G, Edelman M, Hines J. Sarcoma botryoides: MRI findings in two patients. J Magn Reson Imaging 2009;29(3):708–712

Parikh JH, Barton DPJ, Ind TEJ, Sohaib SA. MR imaging features of vaginal malignancies. Radiographics 2008;28(1):49–63, quiz 322

Van Rijn RR, Wilde JCH, Bras J, Oldenburger F, McHugh KM, Merks JH. Imaging findings in noncraniofacial childhood rhabdomyosarcoma. Pediatr Radiol 2008;38(6):617–634

Caso 51

Kucera JN, Coley I, O'Hara S, Kosnik EJ, Coley BD. The simple sacral dimple: diagnostic yield of ultrasound in neonates. Pediatr Radiol 2015;45(2):211–216

Ladino Torres MF, DiPietro MA. Spine ultrasound imaging in the newborn. Semin Ultrasound CT MR 2014;35(6):652–661

Lowe LH, Johanek AJ, Moore CW. Sonography of the neonatal spine: part 1. Normal anatomy, imaging pitfalls, and variations that may simulate disorders. AJR Am J Roentgenol 2007;188(3):733–738

Rufener SL, Ibrahim M, Raybaud CA, Parmar HA. Congenital spine and spinal cord malformations—pictorial review. AJR Am J Roentgenol 2010;194(3, Suppl)S26–S37

Unsinn KM, Geley T, Freund MC, Gassner I. US of the spinal cord in newborns: spectrum of normal findings, variants, congenital anomalies, and acquired diseases. Radiographics 2000;20(4):923–938

Caso 52

Aspelund G, Langer JC. Current management of hypertrophic pyloric stenosis. Semin Pediatr Surg 2007;16(1):27–33

Hernanz-Schulman M. Infantile hypertrophic pyloric stenosis. Radiology 2003;227(2):319–331

Caso 53

Korkmaz AA, Yildiz CE, Onan B, Guden M, Cetin G, Babaoglu K. Scimitar syndrome: a complex form of anomalous pulmonary venous return. J Card Surg 2011;26(5):529–534

Vida VL, Padalino MA, Boccuzzo G, et al. Scimitar syndrome: a European Congenital Heart Surgeons Association (ECHSA) multicentric study. Circulation 2010;122(12):1159–1166

Caso 54

Bousvaros A, Antonioli DA, Colletti RB, et al; North American Society for Pediatric Gastroenterology, Hepatology, and Nutrition; Colitis Foundation of America. Differentiating ulcerative colitis from Crohn disease in children and young adults: report of a working group of the North American Society for Pediatric Gastroenterology, Hepatology, and Nutrition and the Crohn's and Colitis Foundation of America. J Pediatr Gastroenterol Nutr 2007;44(5):653–674

Duigenan S, Gee MS. Imaging of pediatric patients with inflammatory bowel disease. AJR Am J Roentgenol 2012;199(4):907–915

Roggeveen MJ, Tismenetsky M, Shapiro R. Best cases from the AFIP: ulcerative colitis. Radiographics 2006;26(3):947–951

Caso 55

Abramson SJ, Price AP. Imaging of pediatric lymphomas. Radiol Clin North Am 2008;46(2):313–338,ix

Gun F, Erginel B, Unüvar A, Kebudi R, Salman T, Celik A. Mediastinal masses in children: experience with 120 cases. Pediatr Hematol Oncol 2012;29(2):141–147

Ranganath SH, Lee EY, Restrepo R, Eisenberg RL. Mediastinal masses in children. AJR Am J Roentgenol 2012;198(3):W197–W216

Caso 56

Dillman JR, Ladino-Torres MF, Adler J, et al. Comparison of MR enterography and histopathology in the evaluation of pediatric Crohn disease. Pediatr Radiol 2011;41(12):1552–1558

Furukawa A, Saotome T, Yamasaki M, et al. Cross-sectional imaging in Crohn disease. Radiographics 2004;24(3):689–702

Toma P, Granata C, Magnano G, Barabino A. CT and MRI of paediatric Crohn disease. Pediatr Radiol 2007;37(11):1083–1092

Caso 57

Bendeddouche I, Jean-Luc BB, Poiraudeau S, Nys A. Anterior superior iliac spine avulsion in a young soccer player. Ann Phys Rehabil Med 2010;53(9):584–590

Naylor JA, Goffar SL, Chugg J. Avulsion fracture of the anterior superior iliac spine. J Orthop Sports Phys Ther 2013;43(3):195

Caso 58

Lange R, Vogt M, Hörer J, et al. Long-term results of repair of anomalous origin of the left coronary artery from the pulmonary artery. Ann Thorac Surg 2007;83(4): 1463–1471

Peña E, Nguyen ET, Merchant N, Dennie C. ALCAPA syndrome: not just a pediatric disease. Radiographics 2009;29(2):553–565

Caso 59

Burton EC, Olson M, Rooper L. Defects in laterality with emphasis on heterotaxy syndromes with asplenia and polysplenia: an autopsy case series at a single institution. Pediatr Dev Pathol 2014;17(4):250–264

Pockett CR, Dicken B, Rebeyka IM, Ross DB, Ryerson LM. Heterotaxy syndrome: is a prophylactic Ladd procedure necessary in asymptomatic patients? Pediatr Cardiol 2013;34(1):59–63

Caso 60

Chavhan GB, Parra DA, Oudjhane K, Miller SF, Babyn PS, Pippi Salle FL. Imaging of ambiguous genitalia: classification and diagnostic approach. Radiographics 2008;28(7):1891–1904

Stranzinger E, Strouse PJ. Ultrasound of the pediatric female pelvis. Semin Ultrasound CT MR 2008;29(2): 98–113

Teixeira SR, Elias PC, Andrade MT, Melo AF, Elias Junior J. The role of imaging in congenital adrenal hyperplasia. Arq Bras Endocrinol Metabol 2014;58(7):701–708

Caso 61

d'Almeida M, Jose J, Oneto J, Restrepo R. Bowel wall thickening in children: CT findings. Radiographics 2008;28(3):727–746

Kirkpatrick IDC, Greenberg HM. Gastrointestinal complications in the neutropenic patient: characterization and differentiation with abdominal CT. Radiology 2003;226(3):668–674

Thoeni RF, Cello JP. CT imaging of colitis. Radiology 2006;240(3):623–638

Caso 62

Berrocal T, Lamas M, Gutiérrez J, Torres I, Prieto C, del Hoyo ML. Congenital anomalies of the small intestine, colon, and rectum. Radiographics 1999;19(5): 1219–1236

Dalla Vecchia LK, Grosfeld JL, West KW, Rescorla FJ, Scherer LR, Engum SA. Intestinal atresia and stenosis: a 25-year experience with 277 cases. Arch Surg 1998;133(5): 490–496, discussion 496–497

Caso 63

Ozkoc G, Gonc U, Kayaalp A, Teker K, Peker TT. Displaced supracondylar humeral fractures in children: open reduction vs. closed reduction and pinning. Arch Orthop Trauma Surg 2004;124(8):547–551

Simanovsky N, Lamdan R, Mosheiff R, Simanovsky N. Underreduced supracondylar fracture of the humerus in children: clinical significance at skeletal maturity. J Pediatr Orthop 2007;27(7):733–738

Caso 64

Bloom DC, Perkins JA, Manning SC. Management of lymphatic malformations. Curr Opin Otolaryngol Head Neck Surg 2004;12(6):500–504

Richter GT, Friedman AB. Hemangiomas and vascular malformations: current theory and management. Intern J Pediatr 2012:1–10

Caso 65

Gipson MG, Cummings KW, Hurth KM. Bronchial atresia. Radiographics 2009;29(5):1531–1535

Odev K, Guler I, Altinok T, Pekcan S, Batur A, Ozbiner H. Cystic and cavitary lung lesions in children: radiologic findings with pathologic correlation. J Clin Imaging Sci 2013;3:60

Rahalkar AM, Rahalkar MD, Rahalkar MA. Pictorial essay: all about bronchial atresia. Indian J Radiol Imaging 2005;15(3):389–393

Caso 66

Klein MJ, Siegal GP. Osteosarcoma: anatomic and histologic variants. Am J Clin Pathol 2006;125(4):555–581

Murphey MD, Jelinek JS, Temple HT, Flemming DJ, Gannon FH. Imaging of periosteal osteosarcoma: radiologic-pathologic comparison. Radiology 2004;233(1):129–138

Caso 67

Attenhofer Jost CH, Connolly HM, Dearani JA, Edwards WD, Danielson GK. Ebstein's anomaly. Circulation 2007;115(2):277–285

Ferguson EC, Krishnamurthy R, Oldham SAA. Classic imaging signs of congenital cardiovascular abnormalities. Radiographics 2007;27(5):1323–1334

Caso 68

De Mattos CB, Angsanuntsukh C, Arkader A, Dormans JP. Chondroblastoma and chondromyxoid fibroma. J Am Acad Orthop Surg 2013;21(4):225–233

Lehner B, Witte D, Weiss S. Clinical and radiological long-term results after operative treatment of chondroblastoma. Arch Orthop Trauma Surg 2011;131(1):45–52

Caso 69

Bader RS, Chitayat D, Kelly E, et al. Fetal rhabdomyoma: prenatal diagnosis, clinical outcome, and incidence of associated tuberous sclerosis complex. J Pediatr 2003;143(5):620–624

Grebenc ML, Rosado de Christenson ML, Burke AP, Green CE, Galvin JR. Primary cardiac and pericardial neoplasms: radiologic-pathologic correlation. Radiographics 2000;20(4):1073–1103, quiz 1110–1111, 1112

Caso 70

Aso C, Enríquez G, Fité M, et al. Gray-scale and color Doppler sonography of scrotal disorders in children: an update. Radiographics 2005;25(5):1197–1214

Coursey Moreno C, Small WC, Camacho JC, et al. Testicular tumors: what radiologists need to know—differential diagnosis, staging, and management. Radiographics 2015;35(2):400–415

Loberant N, Bhatt S, Messing E, Dogra VS. Bilateral testicular epidermoid cysts. J Clin Imaging Sci 2011;1:4

Ross JH, Kay R. Prepubertal testis tumors. Rev Urol 2004;6(1):11–18

Sung EK, Setty BN, Castro-Aragon I. Sonography of the pediatric scrotum: emphasis on the Ts—torsion, trauma, and tumors. AJR Am J Roentgenol 2012;198(5):996–1003

Caso 71

Stoker DJ. Osteopetrosis. Semin Musculoskelet Radiol 2002;6(4):299–305

Tolar J, Teitelbaum SL, Orchard PJ. Osteopetrosis. N Engl J Med 2004;351(27):2839–2849

Caso 72

Ebert EC. Gastrointestinal manifestations of Henoch-Schonlein purpura. Dig Dis Sci 2008;53(8):2011–2019

Peru H, Soylemezoglu O, Bakkaloglu SA, et al. Henoch-Schonlein purpura in childhood: clinical analysis of 254 cases over a 3-year period. Clin Rheumatol 2008;27(9):1087–1092

Caso 73

de Lorijn F, Kremer LCM, Reitsma JB, Benninga MA. Diagnostic tests in Hirschsprung disease: a systematic review. J Pediatr Gastroenterol Nutr 2006;42(5):496–505

de Lorijn F, Reitsma JB, Voskuijl WP, et al. Diagnosis of Hirschsprung's disease: a prospective, comparative accuracy study of common tests. J Pediatr 2005;146(6): 787–792

Caso 74

Cloutier DR, Baird TB, Gormley P, McCarten KM, Bussey JG, Luks FI. Pediatric splenic injuries with a contrast blush: successful nonoperative management without angiogra- phy and embolization. J Pediatr Surg 2004;39(6):969–971

Holmes JF, Sokolove PE, Brant WE, et al. Identification of children with intra-abdominal injuries after blunt trauma. Ann Emerg Med 2002;39(5):500–509

Wegner S, Colletti JE, Van Wie D. Pediatric blunt abdominal trauma. Pediatr Clin North Am 2006;53(2):243–256

Caso 75

Elhassanien AF, Alghaiaty HA. Joubert syndrome: clinical and radiological characteristics of nine patients. Ann Indian Acad Neurol 2013;16(2):239–244

McGraw P. The molar tooth sign. Radiology 2003;229(3):671–672

Poretti A, Huisman TAGM, Scheer I, Boltshauser E. Joubert syndrome and related disorders: spectrum of neuroimaging findings in 75 patients. AJNR Am J Neuroradiol 2011;32(8):1459–1463

Caso 76

Fike FB, Mortellaro V, Juang D, St Peter SD, Andrews WS, Snyder CL. Neutropenic colitis in children. J Surg Res 2011;170(1):73–76

Kirkpatrick IDC, Greenberg HM. Gastrointestinal complications in the neutropenic patient: characterization and differentiation with abdominal CT. Radiology 2003;226(3):668–674

Mullassery D, Bader A, Battersby AJ, et al. Diagnosis, incidence, and outcomes of suspected typhlitis in oncology patients—experience in a tertiary pediatric surgical center in the United Kingdom. J Pediatr Surg 2009;44(2):381–385

Caso 77

Berrocal T, Madrid C, Novo S, Gutiérrez J, Arjonilla A, Gómez-León N. Congenital anomalies of the tracheobronchial tree, lung, and mediastinum: embryology, radiology, and pathology. Radiographics 2004;24(1):e17

Konkin DE, O'hali WA, Webber EM, Blair GK. Outcomes in esophageal atresia and tracheoesophageal fistula. J Pediatr Surg 2003;38(12):1726–1729

Laffan EE, Daneman A, Ein SH, Kerrigan D, Manson DE. Tracheoesophageal fistula without esophageal atresia: are pull-back tube esophagograms needed for diagnosis? Pediatr Radiol 2006;36(11):1141–1147

Caso 78

Brown ML, Burkhart HM, Connolly HM, et al. Coarctation of the aorta: lifelong surveillance is mandatory following surgical repair. J Am Coll Cardiol 2013;62(11): 1020–1025

Tanous D, Benson LN, Horlick EM. Coarctation of the aorta: evaluation and management. Curr Opin Cardiol 2009;24(6):509–515

Caso 79

Halaas GW. Management of foreign bodies in the skin. Am Fam Physician 2007;76(5):683–688

Horton LK, Jacobson JA, Powell A, Fessell DP, Hayes CW. Sonography and radiography of soft-tissue foreign bodies. AJR Am J Roentgenol 2001;176(5):1155–1159

Caso 80

Akın MA, Akın L, Özbek S, et al. Fetal-neonatal ovarian cysts—their monitoring and management: retrospective evaluation of 20 cases and review of the literature. J Clin Res Pediatr Endocrinol 2010;2(1):28–33

Trinh TW, Kennedy AM. Fetal ovarian cysts: review of imaging spectrum, differential diagnosis, management, and outcome. Radiographics 2015;35(2):621–635

■ Caso 81

Daneman A, Navarro O. Intussusception. Part 1: a review of diagnostic approaches. Pediatr Radiol 2003;33(2):79–85

Daneman A, Navarro O. Intussusception. Part 2: an update on the evolution of management. Pediatr Radiol 2004;34(2):97–108, quiz 187

Hryhorczuk AL, Strouse PJ. Validation of US as a first-line diagnostic test for assessment of pediatric ileocolic intussusception. Pediatr Radiol 2009;39(10):1075–1079

■ Caso 82

Chung EM, Lattin GE Jr, Cube R, et al. From the archives of the AFIP: pediatric liver masses: radiologic-pathologic correlation. Part 2. Malignant tumors. Radiographics 2011;31(2):483–507

Roebuck DJ, Olsen Ø, Pariente D. Radiological staging in children with hepatoblastoma. Pediatr Radiol 2006;36(3):176–182

Roebuck DJ, Perilongo G. Hepatoblastoma: an oncological review. Pediatr Radiol 2006;36(3):183–186

■ Caso 83

Kemp AM, Butler A, Morris S, et al. Which radiological investigations should be performed to identify fractures in suspected child abuse? Clin Radiol 2006;61(9):723–736

Offiah A, van Rijn RR, Perez-Rossello JM, Kleinman PK. Skeletal imaging of child abuse (non-accidental injury). Pediatr Radiol 2009;39(5):461–470

■ Caso 84

Badger SA, Barclay R, Campbell P, Mole DJ, Diamond T. Management of liver trauma. World J Surg 2009;33(12): 2522–2537

Holmes JF, Sokolove PE, Brant WE, et al. Identification of children with intra-abdominal injuries after blunt trauma. Ann Emerg Med 2002;39(5):500–509

Yoon W, Jeong YY, Kim JK, et al. CT in blunt liver trauma. Radiographics 2005;25(1):87–104

■ Caso 85

Berrocal T, López-Pereira P, Arjonilla A, Gutiérrez J. Anomalies of the distal ureter, bladder, and urethra in children: embryologic, radiologic, and pathologic features. Radiographics 2002;22(5):1139–1164

Das narla L, Doherty RD, Hingsbergen EA, et al. Pediatric case of the day. Prune-belly syndrome (Eagle-Barrett syndrome, triad syndrome). Radiographics 1998;18(5):1318–1322

Levin TL, Han B, Little BP. Congenital anomalies of the male urethra. Pediatr Radiol 2007;37(9):851–862, quiz 945

■ Caso 86

Arora R, Trehan V, Kumar A, Kalra GS, Nigam M. Transcatheter closure of congenital ventricular septal defects: experience with various devices. J Interv Cardiol 2003;16(1):83–91

Minette MS, Sahn DJ. Ventricular septal defects. Circulation 2006;114(20):2190–2197

Penny DJ, Vick GW III. Ventricular septal defect. Lancet 2011;377(9771):1103–1112

■ Caso 87

Epelman M, Daneman A, Navarro OM, et al. Necrotizing enterocolitis: review of state-of-the-art imaging findings with pathologic correlation. Radiographics 2007;27(2):285–305

Hsueh W, Caplan MS, Qu X-W, Tan XD, De Plaen IG, Gonzalez-Crussi F. Neonatal necrotizing enterocolitis: clinical considerations and pathogenetic concepts. Pediatr Dev Pathol 2003;6(1):6–23

Neu J, Walker WA. Necrotizing enterocolitis. N Engl J Med 2011;364(3):255–264

■ Caso 88

Berrocal T, Torres I, Gutiérrez J, Prieto C, del Hoyo ML, Lamas M. Congenital anomalies of the upper gastrointes- tinal tract. Radiographics 1999;19(4):855–872

Choudhry MS, Rahman N, Boyd P, Lakhoo K. Duodenal atresia: associated anomalies, prenatal diagnosis and outcome. Pediatr Surg Int 2009;25(8):727–730

Escobar MA, Ladd AP, Grosfeld JL, et al. Duodenal atresia and stenosis: long-term follow-up over 30 years. J Pediatr Surg 2004;39(6):867–871, discussion 867–871

■ Caso 89

Kleinman PK, Perez-Rossello JM, Newton AW, Feldman HA, Kleinman PL. Prevalence of the classic metaphyseal lesion in infants at low versus high risk for abuse. AJR Am J Roentgenol 2011;197(4):1005–1008

Thackeray JD, Wannemacher J, Adler BH, Lindberg DM. The classic metaphyseal lesion and traumatic injury. Pediatr Radiol 2016;46(8):1128–1133

■ Caso 90

Han TI, Kim MJ, Yoon HK, Chung JY, Choeh K. Rhabdoid tumour of the kidney: imaging findings. Pediatr Radiol 2001;31(4):233–237

Lowe LH, Isuani BH, Heller RM, et al. Pediatric renal masses: Wilms tumor and beyond. Radiographics 2000;20(6):1585–1603

Winger DI, Buyuk A, Bohrer S, et al. Radiology-Pathology Conference: rhabdoid tumor of the kidney. Clin Imaging 2006;30(2):132–136

■ Caso 91

Azouz EM, Saigal G, Rodriguez MM, Podda A. Langerhans' cell histiocytosis: pathology, imaging and treatment of skeletal involvement. Pediatr Radiol 2005;35(2): 103–115

Hoover KB, Rosenthal DI, Mankin H. Langerhans cell histiocytosis. Skeletal Radiol 2007;36(2):95–104

■ Caso 92

Carlyle BE, Borowitz DS, Glick PL. A review of pathophysiology and management of fetuses and neonates with meconium ileus for the pediatric surgeon. J Pediatr Surg 2012;47(4):772–781

Kao SCS, Franken EA Jr. Nonoperative treatment of simple meconium ileus: a survey of the Society for Pediatric Radiology. Pediatr Radiol 1995;25(2):97–100

■ Caso 93

Cheng G, Soboleski D, Daneman A, Poenaru D, Hurlbut D. Sonographic pitfalls in the diagnosis of enteric duplication cysts. AJR Am J Roentgenol 2005;184(2):521–525

Onur MR, Bakal U, Kocakoc E, Tartar T, Kazez A. Cystic abdominal masses in children: a pictorial essay. Clin Imaging 2013;37(1):18–27

Ranganath SH, Lee EY, Eisenberg RL. Focal cystic abdominal masses in pediatric patients. AJR Am J Roentgenol 2012;199(1):W1–W16

■ Caso 94

Chung EM, Cube R, Lewis RB, Conran RM. From the archives of the AFIP: pediatric liver masses: radiologic-pathologic correlation part 1. Benign tumors. Radiographics 2010;30(3):801–826

Kassarjian A, Zurakowski D, Dubois J, Paltiel HJ, Fishman SJ, Burrows PE. Infantile hepatic hemangiomas: clinical and imaging findings and their correlation with therapy. AJR Am J Roentgenol 2004;182(3):785–795

Roos JE, Pfiffner R, Stallmach T, Stuckmann G, Marincek B, Willi U. Infantile hemangioendothelioma. Radiographics 2003;23(6):1649–1655

■ Caso 95

Meuwly JY, Lepori D, Theumann N, et al. Multimodality imaging evaluation of the pediatric neck: techniques and spectrum of findings. Radiographics 2005;25(4): 931–948

Mittal MK, Malik A, Sureka B, Thukral BB. Cystic masses of neck: A pictorial review. Indian J Radiol Imaging 2012;22(4):334–343

■ Caso 96

Beck BR, Bergman AG, Miner M, et al. Tibial stress injury: relationship of radiographic, nuclear medicine bone scanning, MR imaging, and CT Severity grades to clinical severity and time to healing. Radiology 2012;263(3):811–818

Gaeta M, Minutoli F, Scribano E, et al. CT and MR imaging findings in athletes with early tibial stress injuries: comparison with bone scintigraphy findings and emphasis on cortical abnormalities. Radiology 2005;235(2):553–561

Caso 97

Dillman JR, Yarram SG, Hernandez RJ. Imaging of pulmonary venous developmental anomalies. AJR Am J Roentgenol 2009;192(5):1272–1285

Somerville J, Grech V. The chest x-ray in congenital heart disease 1. Total anomalous pulmonary venous drainage and coarctation of the aorta. Images Paediatr Cardiol 2009;11(1):7–9

Caso 98

Krishnamoorthi R, Ramarajan N, Wang NE, et al. Effectiveness of a staged US and CT protocol for the diagnosis of pediatric appendicitis: reducing radiation exposure in the age of ALARA. Radiology 2011;259(1):231–239

Russell WS, Schuh AM, Hill JG, et al. Clinical practice guidelines for pediatric appendicitis evaluation can decrease computed tomography utilization while maintaining diagnostic accuracy. Pediatr Emerg Care 2013;29(5):568–573

Strouse PJ. Pediatric appendicitis: an argument for US. Radiology 2010;255(1):8–13

Caso 99

Brofman N, Atri M, Hanson JM, Grinblat L, Chughtai T, Brenneman F. Evaluation of bowel and mesenteric blunt trauma with multidetector CT. Radiographics 2006;26(4):1119–1131

Butela ST, Federle MP, Chang PJ, et al. Performance of CT in detection of bowel injury. AJR Am J Roentgenol 2001;176(1):129–135

Caso 100

Biyyam DR, Chapman T, Ferguson MR, Deutsch G, Dighe MK. Congenital lung abnormalities: embryologic features, prenatal diagnosis, and postnatal radiologic-pathologic correlation. Radiographics 2010;30(6):1721–1738

Daltro P, Werner H, Gasparetto TD, et al. Congenital chest malformations: a multimodality approach with emphasis on fetal MR imaging. Radiographics 2010;30(2):385–395

Índice Remissivo

Localizadores referem-se ao número do caso. Localizadores em negrito indicam diagnóstico primário.

■ A

AAST. *Ver* American Association for the Surgery of Trauma
ABPA. *Ver* Aspergilose broncopulmonar alérgica
Abscesso, 70
   hepático, 84
   pielonefrite com, **37**
   renal, 37
   retrofaríngeo, **40**
Abscesso hepático, 84
Abscesso renal, 37
Abscesso retrofaríngeo (RPA), **40**
Abuso infantil, 72, **83**
Acidente de automóvel
   dor abdominal após, 84, 99
   laceração esplênica de, **74**
Acidente de bicicleta, 39
Adenocarcinoma, 56
Alargamento vascular pulmonar, 86
Amastia, 35
American Association for the Surgery of Trauma (AAST), 39
Anel vascular, 77
Anemia, 71
Angiomas leptomeníngeos, 42
Angiomatose encefalotrigeminal, 42
Angiomiolipoma, 90
   renal, 69
Anomalia de Ebstein, **67**
Anomalias do trato urinário, 85
Anomalias faciais, 25
Ânus imperfurado, 14
Aparência das "listras de tigre" no baço, 74
Aparência do dente molar, 75
Apendicite aguda, **98**
Aquisição por *half-Fourier single-shot* turbo *spin-echo* (HASTE)
   imagem de MR fetal, 2, 3
Artefato, 16
Artrite, 63
ASD. *Ver* Defeito do septo atrial
Aspergillus (Aspergilose), 5
Aspergilose broncopulmonar alérgica (ABPA), **5**, 65
Asplenia, 59
Astrocitoma
   célula gigante, 69
   medula espinal, **9**
   pilocítico juvenil (JPA), **33**
   pilocítico, 33
Ataxia congênita, coloboma ocular e fibrose hepática (COACH), 75
Atresia, 14
Atresia brônquica, 5
Atresia brônquica congênita, 15, **65**
Atresia duodenal, **88**
Atresia esofágica, **77**
Atresia ileal, 46, **62**, 73, 92
Atresia pulmonar, 67
Atrofia/hipoplasia vermiana cerebelar, 75
AUV. *Ver* Válvula uretral anterior
AVM Pulmonar, 65
Avulsão da espinha ilíaca anterossuperior:, **57**

■ B

Bexiga neurogênica, 37
Bexiga trabeculada com divertículos, 8
Blastoma
   condroblastoma, **68**
   hepatoblastoma, **82**, 94
   meduloblastoma, 20, 33
   metástases de neuroblastoma, **30**
   nefroblastomatose, 27
   neuroblastoma, 22
   pineoblastoma, 24
   pleuropulmonar, **34**
Blastoma pleuropulmonar, **34**
Botrioide, 50
BPS. *Ver* Sequestro broncopulmonar
Broncoceles, 5, 65
Buftalmia, 42

■ C

CAH. *Ver* Hiperplasia suprarrenal congênita
Calcificação intra-hepática fetal, 47
Calcificações em trilho de trem, 42
Calcificações giriformes do, 42
Cálculos biliares, 56
Canal atrioventricular, 86
Carcinoma de células renais, 90
Carcinoma hepatocelular, 82
Cardiomegalia, 26, 86
Cardiomiopatia dilatada, 58
Cardiopatia congênita, 53
CDH. *Ver* Hérnia diafragmática congênita
Cianosis, 26, 67
Círculo de Willis, 78
Cisto(s)
   anecoicos, 32
   aracnoide, 18
   broncogênico, 15, 100
   dermoide, 95
   dermoide intracraniano, 12
   do úraco, 49

dorsal, 25
ducto tireoglosso, 10, 38, **95**
duplicação, 93
duplicação duodenal, 6
duplicação entérica, 64, 80
duplicação gástrica, **93**
fenda branquial, **10**, 38, 40, 95
filho, 80
mesentérico, 64
ósseo aneurismático, 66, 68
ovariano simples, **80**
ovarianos fetais, 80
ovarianos neonatais, 80
segunda fenda branquial, **10**, 38
Cistouretrografia miccional (VCUG), 85
Citomegalovírus (CMV), 47
CMV. *Ver* Citomegalovírus
Coalizão calcaneonavicular, **36**
Coalizão talocalcaneal, 36
Coarctação da aorta, **78**
Colangite esclerosante, 54
Colite, 54
Colite infecciosa, 54
Colite neutropênica, 61, **76**
Colite pseudomembranosa, **61**, 76
Colite ulcerativa, **54**, 61, 76
Cólon "cano de chumbo", 54
Coluna lombar, ultrassonografia longitudinal, 51
Complicação da colocação de tubo orogástrico, 77
Complicações relacionadas com o *shunt*, 4
Condroblastoma, **68**
Conexão das veias pulmonares totalmente anômala, **97**
Convulsão, 12, 42
Cor triatriatum, 97
Coração de "boneco de neve", 97
Corpo caloso
　agenesia parcial de, 25
　lipoma do, **12**
Corpo estranho, 50, 65, **79**
Covinha sacral, 14
CPAM. *Ver* Malformação(ões) congênita(s) das vias aéreas pulmonares
Crânio lacunar, 13
CRS. *Ver* Síndrome de regressão caudal

■ D

Defeito do septo, 16
Defeito do septo atrial (ASD), 26
　dispositivo de fechamento, 16
Defeito do septo ventricular, 26
　coarctação da aorta associada a, 78
　dificuldade respiratória com, **86**
　dispositivo de fechamento, **16**
Defeitos vertebrais, atresia anal, defeitos cardíacos, fístula traqueoesofágica, anomalias renais e anormalidades nos membros. Ver síndrome de VACTERL

Déficits neurológicos focais, 29
"Dentes flutuantes", 91
Diabetes, 46
Diabetes insípido, 24
Diarreia, 56, 61
Diastematomielia
　tipo 1, **17**
　tipo 2, 17
Dificuldade respiratória, 53
　anomalia de Ebstein com, **67**
　atresia duodenal com, **88**
　defeito do septo ventricular com, **86**
　heterotaxia com, **59**
　origem anômala da artéria coronária esquerda com, **58**
　rabdomioma cardíaco com, **69**
　timo com, **45**
　transposição das grandes artérias com, **26**
　TTN com, **48**
Diplomielia, 17
Disfunção do tronco cerebral, 4
Displasia fibrosa, 71
Displasia renal, 14
Disrafismo espinhal, 13, 51
Distensão abdominal, 46, 92
Distúrbios visuais, 29
Divertículo de Meckel, 81
Divertículo duodenal, 21
Divertículo uracal, 85
Divertículo uretral, 8
Divertículos da bexiga, 85
Doença de Crohn, 54, **56**, 99
Doença de Hirschsprung, 46, **73**, 87
Doença de Perthes, 41
Doença falciforme, 37
Doença granulomatosa, 11
Doença inflamatória idiopática do intestino, 56
Doença inflamatória intestinal, 99
Doença metastática, 34
Doenças malignas da tireoide, 95
Dor abdominal
　acidente de automóvel com, 84, 99
　apendicite aguda, **98**
　colite ulcerativa com, **54**
　hematoma duodenal com, **6**
　intussuscepção com, **81**
　leucemia mielogênica com, 76
　malformação venolinfática com, **64**
　perfuração duodenal com, **21**
　transtorno linfoproliferativo pós-transplante com, **11**
Dor de garganta, 40
Dor nas costas, 91
Dor nas pernas, 71
Dor no braço, 66
Dor no cotovelo, 63
Dor no peito, 55
Dor no quadril, 41, 57, 68
Dor tibial, 96

Dores de cabeça, 20, 33
Duodeno redundante, 31
Duplicação pelvicoureteral, 37

■ E

Ecocardiografia, regurgitação tricúspide em, 67
Ectopia renal, 14
Edema pulmonar, 48
Efusão pericárdica, 67
Embolização por cateter, 84
Êmese biliosa, 72
Encefalocele occipital, 18
Endentação da costela, 78
Endocardite bacteriana, 86
Enema, 81. *Ver também* Enema de contraste
Enema de contraste
    cólon de pequeno calibre em, 46
    diagnóstico de íleo meconial com, 92
    distensão do cólon em, 81
    microcólon revelado por, 62
    reto de calibre pequeno, 73
    risco de perfuração com, 61, 76
Enterite infecciosa, 72
Enterocolite necrosante, **87**
Entorse de tornozelo, 36
Ependimoma, 9, **20**, 33
Ependimoma medular, 9
Epidermoide, **70**
Epífise da cabeça femoral deslizada, **41**
Eplenomegalia, 47
Epstein-Barr negativo, 11
Equimoses por cinto de segurança, 6, 99
Esclerose tuberosa, 69
Escleroterapia, 64
Escoliose, 17
Esôfago, perfuração do, 59
Espinha bífida, 51
Esporão metafisário, 89
Estenose pilórica hipertrófica, **52**, 88

■ F

Febre
    blastoma pleuropulmonar com, **34**
    doença de Crohn com, **56**
    hematúria e, 90
    pielonefrite com, 37
    tumor rabdoide de rim com, 90
Fenda esplênica, 74
Fezes sanguinolentas, 81
Fibroadenoma celular, 23
Fibroadenoma complexo, **23**, 32
Fibroadenoma juvenil, 23, 32
Fibrolipoma de filum terminale, 51
Fibroma cardíaco, 69

Fibrose cística, 5, 65, 92
Fistula
    omfalomesentérica, 49
    traqueoesofágica, 77
    uracal, **49**. *Ver* Úraco patente
Fístula onfalomesentérica, 49
Fístula traqueoesofágica, 77
Flancos salientes, 85
Foice cerebral gordurosa, 12
Fratura do côndilo medial, 63
Fratura Salter-Harris I, 41
Fratura subtalar, 36
Fratura supracondianas, 63, **63**
Fratura testicular, 44
Fraturas do epicôndilo medial, 63
Fraturas escapulares, 83

■ G

Gás intestinal distal, 88
Gastroenterite, 1
Gastrosquise, 2
Genitália ambígua, 60
Germinomas pineais, 24
Glândula suprarrenal neonatal normal, 60
Glaucoma, 42
Glioma, 42
    óptico, **29**
    tronco cerebral, 20
Glioma óptico, paciente com NF1, **29**
Granuloma eosinofílico, 91

■ H

Hamartoma, 69
    leiomiomatoso, 27
    mesenquimal, 82, 94
    renal fetal, 27
HASTE. *Ver* Aquisição por *half-Fourier single-shot* turbo *spin-echo*
Hemangioendotelioma infantil, **94**
Hemangiomas cutâneos, 94
Hematocolpos, 50
Hematoma(s)
    abuso infantil, **83**
    colisão de veículo com, 99
    duodenal, **6**
    hiperagudos, 44
    intratesticular, 44
    lesão metafisária clássica com, **89**
    ruptura testicular com, **44**
    subcapsular, 74
    testicular, 28
Hematúria, 39, 90
Hemitórax hiperlucente, 35
Hemorragia, 84
Hepatoblastoma, **82**, 94

Hepatomegalia, 47
Hérnia/herniação
  diafragmática congênita, **3**, 100
  fisiológica do intestino, 2
Hérnia diafragmática congênita (CDH), **3**, 100
Herniação fisiológica do intestino, 2
Heterotaxia, 11, **59**
Heterotopia, 18
Hidranencefalia, 25
Hidrocefalia, 13, 18, 20
  severa, 25
Hidronefrose, 14, 19
  pré-natal, 8
Hidropisia, 48
Hidropisia fetal, 100
Hipercalcemia, 90
Hiperecogenicidade transitória das pirâmides em neonatos
  e lactentes (proteinúria de Tamm-Horsfall), **43**
Hiperecogenicidade, 43
Hiperplasia suprarrenal congênita (CAH), **60**
Hipertensão, 78
  pulmonar primária, 97
Hipervolemia, 48
Hipoplasia
  dos músculos da parede abdominal, 85
  pulmonar, 3, 53
  vermiana cerebelar, 75
Hipoplasia pulmonar, 3, 53
Hipotensão, 39
Hipotireoidismo, 94
Hipotonia, 75
Hipóxia, 97
Histiocitose de células de Langerhans, 30, 68, **91**
Holoprosencefalia (semilobar grave), 18, **25**
Holoprosencefalia alobar, 25
Holoprosencefalia lobar, 25
Holoprosencefalia semilobar, 25

■ I

Ileite infecciosa, 56
Íleo meconial, 46, 62, **92**
Inchaço na superfície palmar, 79
Infarto cortical cicatrizado, 42
Infarto esplênico, 74
Infarto hepático, 84
Infecção congênita por CMV, **47**
Infecção por *Candida*, 43
Infecção por TORCH, 42, 47
Infecção por toxoplasmose congênita, 47
Inflamação transmural, 56
Injeções de Deflux, **19**
Insensibilidade parcial ao andrógeno, 60
Insuficiência cardíaca congestiva, 53, 94
    cardiomegalia associada à, 26
    cor triatriatum com, 97

malformação congênita das vias aéreas
    pulmonares com, 100
  origem anômala da artéria coronária esquerda, com, **58**
Insuflação lobar congênita, **15**
Interrupção do arco aórtico, 78
Intestino opacificado com contraste, sobreposição de, 21
Intolerância alimentar, 87
Intubação esofágica, 87
Intussuscepção, **81**

■ J

JPA. *Ver* Astrocitoma pilocítico juvenil
Junções ureterovesicais (UVJs)
  pedras alojadas nas, 19

■ L

Laceração do fígado, **84**
Laceração esplênica, **74**
Laceração renal, grau III, 39
Laceração renal, grau IV, **39**
Laceração renal, grau V, 39
Lavagem peritoneal diagnóstica, 99
Lesão endobrônquica, 5
Lesão intestinal, **99**
Lesão metafisária clássica, **89**
Lesão por estresse tibial, **96**
Lesão por torção, 89
Lesões congênitas, 93
Lesões ósseas líticas, 91
Lesões por guidão, 6
Leucemia, 30, 91
Leucemia mielogênica, 76
Leucocitose, 56
Linfadenopatia, 11
Linfangioleiomiomatose, 69
Linfoma, 7, 11, **55**
  espessamento da parede do intestino ileal, 56
  intestino delgado, 81
  raro em recém-nascido, 45
  renal, 37
Linfoma de Hodgkin, 55
Linfoma não Hodgkin, 55
Linfoma renal, 37
Linfonodo supurativo, 10
Linfonodo supurativo retrofaríngeo, 40
Lipoma(s)
  angiomiolipoma, 90
  angiomiolipoma renal, 69
  do corpo caloso, **12**
  intradural, **51**
  pericalosos, 12
  pericalosos curvilíneos, 12
  pericalosos tubulonodulares, 12
Lipomielomeningocele, 51

M

Má rotação
    com vólvulo do intestino, 52, 88
    intestinal, **31**, 59
Macrocefalia, 18
Malformação clássica de Dandy-Walker, **18**
Malformação da veia de Galeno, 94
Malformação de Arnold-Chiari, 13
Malformação de Chiari I, 4, 13
Malformação de Chiari II, 4, **13**
Malformação de Chiari III, **4**, 13
Malformação linfática, 93
Malformação venolinfática, **64**
Malformação(ões) congênita(s) das vias aéreas pulmonares (CPAM), 3, 15, **100**
Mamografia, 23
Manchas em vinho do Porto, 42
MAS. *Ver* Síndrome de aspiração de mecônio
Massa abdominal, 11
    cisto ovariano simples com, **80**
    hemangioendotelioma infantil com, **94**
    nefroma mesoblástico com, **27**
Massa da linha média, 95
Massa mamária, 23, 32
Massa renal, 82
Massa testicular, 28, 70
Massa torácica, 7, 100
Massa torácica macrocística, 100
Massas pulmonares, 34
Meduloblastoma, 20, 33
Megacisterna magna, 18
Megalouretra, 85
Meningioma, 24
Meningioma do nervo óptico, 29
Meningite purulenta, 42
Metástases de neuroblastoma, **30**
Microcefalia congênita, 47
Mielomeningocele, 13
    lombar, 4
Mixoma, 69
MR fetal, 2, 3
Mucocele, 38

N

Nefroblastomatose, 27
Nefrolitíase, 56
Nefroma mesoblástico, **27**
Nefroma mesoblástico congênito, 27
Neurite óptica, 29
Neuroblastoma, 22
Neurofibromatose tipo 1 (NF1)
    glioma óptico com, **29**
NF1. *Ver* Neurofibromatose tipo 1
Nistagmo, 75
Nódulos subependimários, 69
NSGCT. *Ver* Tumor de células germinativas não seminomatoso

O

Obesidade, 41
Obstrução do trato urinário, 8, 49
Obstrução duodenal congênita, 1
Obstrução intestinal, 62
Obstrução intestinal distal, 87
Olécrano, 63
Oligofrenia, 75
Oligúria, 43
Onfalocele fetal, **2**
Origem anômala da artéria coronária esquerda, **58**
Orquite, 28
Ossificação apofisária, 57
Osteodistrofia renal, 71
Osteogênese imperfeita, 83
Osteoma osteoide, 57, 96
Osteomielite, 68, 91, 96
Osteopetrose, **71**
Osteossarcoma, 57, **66**

P

Pacientes cianóticos, 97
Papilomas do plexo coroide, 20
Paralisia de nervos cranianos, 71
Parto cesáreo, 48
Pé chato, 36
Perfuração do esôfago, 59
Perfuração duodenal, **21**
Perfuração intestinal, 21
Periostite espiculada, 30
Peritonite, 21, 99
Persistência do canal arterial, 26, 86
Pielonefrite com abscessos, **37**
Piloromiotomia, 52
Pilorospasmo, 52
Pneumatose intestinal, 87
Pneumonia, 65
Pneumonia lipoide, 22
Pneumoperitôneo, 81, 87, 99
Pneumotórax anterior, 35
Polidrâmnio, 100
Polimicrogiria, 18
Polisplenia, 59
Pressão intracraniana, 29
Procedimento Ladd, 1
Proptose, 29, 30
Proteinúria de Tamm-Horsfall. *Ver* Hiperecogenicidade transitória das pirâmides em recém-nascidos e lactentes
Pseudocisto meconial, 80
Pseudocisto pancreático, 6, 93
Pseudocoarctação, 78
Pseudo-*peune belly*, 85
Púrpura de Henoch-Schönlein, **72**, 99
Púrpura palpável, 72
PUV. *Ver* Válvula uretral posterior

R

Rabdomioma cardíaco, **69**
Rabdomiossarcoma, 50
Rabdomiossarcoma da bexiga, 19
Rabdomiossarcoma embrionário, 50
Rânula, **38**
Raquitismo, 83, 89
Refluxo vesicoureteral, 8, 37, 85
Retardo mental, 42
Retenção urinária, 50
Rim
    massa, 22
    tumor rabdoide do, **90**
Rombencefalossinapse, 75
Rotação do paciente, 31
RPA. *Ver* Abscesso retrofaríngeo
Rubéola, 47
Rubéola congênita, 47
Ruptura testicular com hematoma, **44**

S

Sarcoma botrioide, **50**
Sarcoma de células claras, 90
Sarcoma de Ewing, 34, 66
Sarcoma intratorácico dos tecidos moles, 34
Semilobar grave. *Ver* Holoprosencefalia
Sepsis, 21
Septo pelúcido, 25
Sequela de ventilação mecânica, 87
Sequestro broncopulmonar (BPS), 3
Sequestro extralobar, **22**
Sequestro intralobar, 22
Sequestro pulmonar, 53
Shunt periférico da esquerda para a direita, 58
Sífilis, 47
Sífilis congênita, 47
Sinal de acordeão, 61
Sinal de banana, 13
Sinal de dedo na luva, 65
Sinal de impressão digital, 61
Sinal do limão, 13
Síndrome da barriga de ameixa seca (Eagle - Barrett ou tríade), 8, **85**
Síndrome da cimitarra, **53**
Síndrome da pseudo-TORCH (síndrome de Baraitser-Reardon), 47
Síndrome da tríade. *Ver* Síndrome da barriga de ameixa
Síndrome de aspiração de mecônio (MAS), 48
Síndrome de Baraitser-Reardon. *Ver* Síndrome de Pseudo-TORCH
Síndrome de Dekaban-Arima, 75
Síndrome de Eagle-Barrett. *Ver* Síndrome da barriga de ameixa
Síndrome de Joubert, **75**
Síndrome de Klinefelter, 2
Síndrome de obstrução intestinal distal, 92
Síndrome de Poland, **35**
Síndrome de regressão caudal (SRC), **14**
Síndrome de Senior-Loken, 75
Síndrome de Sturge-Weber (SWS), **42**
Síndrome de VACTERL, 14, 77
Síndrome do COACH. *Ver* Ataxia congênita, coloboma ocular e fibrose hepática
Síndrome do tampão meconial, **46**, 62, 73, 92
Síndrome neurocutânea, 42
Síndrome venolobar congênita, 53
Sinovite transitória, 41
Sirenomelia, 14
Siringo-hidromielia, 9
Siringomielia, 17
Situs inversus, 59
SWS. *Ver* Síndrome de Sturge-Weber

T

Taquipneia transitória do recém-nascido (TTN), **48**
Teratoma, **7**
Tiflite, 76
Timo, 55
    desproporcionalmente grande, **45**
Timoma, 7, 45
Tosse, 34, 35, 97
Toxoplasmose; outro (sífilis); rubéola; citomegalovírus; herpes. *Ver* infecção por TORCH
Toxoplasmose congênita, 47
Transplante cardíaco, 11
Transplantes fecais, 61
Transposição das grandes artérias, **26**
Transtorno linfoproliferativo pós-transplante, **11**
Trauma no escroto, 44
Tríade Currarino, 14
Triângulo do Codman, 66
Trissomia 21, 88
Trissomias, 2
Trombose da veia renal, 43
Truncus arteriosus, 26
TTN. *Ver* Taquipneia transitória do recém-nascido
Tumor de células germinativas (germinoma), 7, **24**, 55
    não seminomatoso, 28, 70
Tumor de células germinativas não seminomatoso (NSGCT), **28**, 70
Tumor de ovário, 98
Tumor de Wilms, 27, 37, 90
Tumor do parênquima pineal (pineoblastoma/pineocitoma), 24
Tumor(es) do saco vitelino, 28
Tumor fibroepitelial, 32
Tumor filoide, 23, **32**
Tumor neuroectodérmico primitivo, 34
Tumor(es) rabdoide(s), 27
    do rim, **90**
Tumor(es) renal(is), 27, 90
Tumores intracranianos, 90
Turner, síndrome de, 2

U

Ultrassonografia
   da coluna lombar, 51
   fetal, 2–4
   lipoma, 12
   massa renal, 82
   úraco patente, 49
Úraco patente (fístula uracal), **49**
Urolitíase, 98
UVJs. *Ver* Junções ureterovesicais

V

Valva aórtica bicúspide, 78
Válvula uretral anterior (AUV), **8**, 85
Válvula uretral posterior (PUV), 8, 85
Vasculite idiopática de deposição do complexo imune, 72
VCUG. *Ver* Cistouretrografia miccional
Ventilação com bolsa-máscara, 87
Ventilação mecânica, 67
   sequela de, 87
Ventriculite, 4
Volvo do intestino médio, **1**
Volvo do intestino médio, má rotação com, 52, 88
Vólvulos, 88
Vômito
   doença de Hirschsprung, **73**
   estenose pilórica hipertrófica com, **52**
   rotação intestinal com, **31**
   vólvulo intestinal com, **1**